VORLESUNGEN ÜBER
KLINISCHE PROPÄDEUTIK

VON

PROFESSOR DR. ERNST MAGNUS-ALSLEBEN
VORSTAND DER MEDIZINISCHEN POLIKLINIK DER UNIVERSITÄT WÜRZBURG

DRITTE, DURCHGESEHENE UND VERMEHRTE AUFLAGE

MIT 14, ZUM TEIL FARBIGEN, ABBILDUNGEN

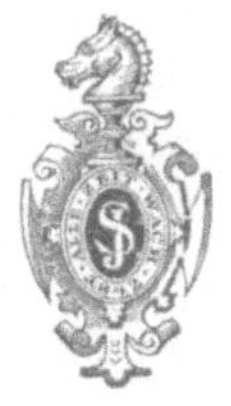

BERLIN
VERLAG VON JULIUS SPRINGER
1922

ISBN-13: 978-3-642-47234-3   e-ISBN-13: 978-3-642-47610-5
DOI: 10.1007/978-3-642-47610-5
Softcover reprint of the hardcover 3rd edition 1922

Vorrede zur ersten Auflage.

Die Zeiten sind längst vorüber, in denen man ein Lehrbuch schreiben konnte, um eine Lücke in der Literatur auszufüllen; man muß sich heute mit bescheideneren Zielen begnügen. Folgendes gab den Anlaß zu diesem Buche: Der Verfasser wunderte sich immer darüber, wie Studenten dieses oder jenes nicht begreifen oder nicht behalten konnten, was sie in den Vorlesungen sicher oft gehört hatten. Nach der Ursache solcher Unkenntnis gefragt, gaben sie meistens an, daß die theoretischen Vorkenntnisse ihnen häufig nicht gegenwärtig seien; denn von der Fülle des vor dem Physikum Gehörten wurde das praktisch Wichtige damals nicht erfaßt und blieb deshalb im Gedächtnis nicht haften. Erst während der klinischen Vorlesungen wurde das fühlbar; denn da wurde manches als bekannt vorausgesetzt, was es tatsächlich nicht war. Ferner macht das Hineinfinden in die klinische Betrachtungsweise, in die Art des klinischen Schlußfolgerns dem Anfänger meist mehr Schwierigkeiten, als es dem bewußt ist, der diese Dinge beherrscht.

In den folgenden Vorlesungen sollen die wichtigsten Krankheitsbilder in Kürze dargestellt werden. Die Auswahl des Stoffes und die Ausführlichkeit richtet sich ausschließlich nach den obigen Gesichtspunkten. Die Form der „Vorlesungen" ist gewählt, weil der Verfasser sich formal das Recht wahren wollte, in der Behandlung des Stoffes manchmal etwas inkonsequent zu sein. In einem „Lehrbuch" wird gleichmäßige Behandlung des Stoffes gefordert; es darf nichts fehlen, was zum Thema gehört, und es darf nichts darin stehen, was nicht streng unter die Überschrift fällt. In einer „Vorlesung" braucht man sich nicht so streng an einen Rahmen zu halten; man darf bei einem interessanten Punkte länger verweilen und einen anderen, unwesentlichen nur kurz streifen; auch gelegentlich etwas vom Thema abzuschweifen gilt nicht als unbedingt verboten. Eine Vorlesung kann und soll nicht alles erschöpfend bringen — in den großen theoretischen Vorlesungen des vorklinischen Studiums wird ja häufig nur ein kleiner Teil des ganzen Gebietes bewältigt — sondern sie soll zum Studium der ausführlichen Lehrbücher anregen und deren Verständnis erleichtern. Soweit dies ohne Demonstrationen möglich ist, möchte es der Verfasser in diesen „Vorlesungen über klinische Propädeutik" versuchen.

Mai 1914.

Die Veröffentlichung dieser Vorlesungen, welche für Oktober 1916 geplant war, ist durch den Krieg verzögert worden. Die vielen Unterbrechungen, die er mit sich brachte, die wechselnden äußeren Verhältnisse, unter denen ich zu arbeiten gezwungen war, haben die Einheitlichkeit der Abfassung erschwert; dafür ist das, was ich in Feld- und Kriegslazaretten an dem großen Krankenmaterial lernen konnte, manchem Kapitel wohl zugute gekommen.

Februar 1919   **Der Verfasser.**

Vorrede zur zweiten Auflage.

Die vorliegende 2. Auflage enthält eine neue Vorlesung über die Erkrankungen der endokrinen Drüsen. Eine Reihe anderer Vorlesungen, besonders die Nervenkrankheiten, sind vervollständigt. Vor allem sind die pathologisch-physiologischen Besprechungen erweitert; bei den Herz- und Stoffwechselkrankheiten sind neue zusammenhängende Kapitel darüber eingefügt, aber auch in fast allen anderen Vorlesungen sind in dieser Hinsicht Ergänzungen vorgenommen.

Ende 1920.   **Der Verfasser.**

Vorrede zur dritten Auflage.

Den Anregungen von Studenten folgend habe ich fast alle Kapitel ergänzt, besonders in denen über die Leber, die Magen-, Darm-, die Stoffwechsel- und die Nervenkrankheiten sind bisher unerwähnt gebliebene Fragen besprochen worden. In dem Kapitel über Blutkrankheiten sind die hämorrhagischen Diathesen neu aufgenommen worden. Es freute mich öfters zu hören, daß mein Buch nicht nur von Studenten, für die es geschrieben ist, mit Nutzen gebraucht wird, sondern daß auch ältere Kollegen, welche lange von der Universität weg sind, manchmal gerne darin lesen, um sich über moderne theoretische Fragen zu informieren.

August 1922.   **Der Verfasser.**

Inhaltsverzeichnis.

Lungenkrankheiten I.

Auskultation und Perkussion. Kruppöse Pneumonie.

Bevor ich an die Besprechung der einzelnen Lungenkrankheiten herangehe, soll das Wichtigste über die Auskultation und Perkussion im Zusammenhang abgehandelt werden. Alles Technische darüber werden Sie in den Kursen lernen und manche Einzelheiten sollen später noch ergänzt werden; jetzt nur folgende Richtpunkte.

Wenn man den Thorax eines Gesunden beklopft, so hört man überall, wo der beklopften Stelle eine dicke Schicht lufthaltiger Lunge unmittelbar anliegt — z. B. vorn unterhalb der Schlüsselbeine — einen Schall, den man den „lauten" oder „vollen Lungenschall" nennt. Klopft man dagegen dort, wo ein luftleeres Organ anliegt — am ausgesprochensten in der Gegend der Leber —, so hört man nichts von jenem lauten vollen Lungenschall; es besteht hier eine „absolute Dämpfung". Eine dritte Möglichkeit ist gegeben, wenn ein luftleeres Organ durch eine schmale Schicht lufthaltiger Lunge von der Brustwand getrennt ist; das wichtigste Beispiel hierfür ist das Herz. Es liegt nur zu einem kleinen Teil dem Thorax wandständig an; der Rand seiner Silhouette ist nicht wandständig, sondern er wird von einer schmalen Lungenschicht überlagert. Diese Randzone gibt deshalb keine „absolute Dämpfung", sondern einen nur etwas gedämpften Lungenschall. Man spricht dann von einer „relativen Dämpfung". Eine solche relative Dämpfung tritt auch da auf, wo Lunge von vermindertem Luftgehalt der Brustwand anliegt.

Halten Sie sich diese wenigen Überlegungen vor Augen; lauter, voller Lungenschall bedeutet die Anwesenheit von lufthaltiger Lunge an der beklopften Stelle. Eine Abschwächung oder gar ein Fehlen des Lungenschalles — d. h. also eine relative oder eine absolute Dämpfung — an Stellen, an denen voller, lauter Lungenschall sein soll, bedeutet ganz allgemein, daß der beklopften Stelle nicht Lunge von normalem Luftgehalt anliegt. Ob die Lunge hier nur ohne Luft, aber sonst intakt ist (Atelektase), oder ob ihre Alveolen mit einer festen Materie angefüllt sind (Infiltration), oder ob die ganze Lunge durch eine Flüssigkeitsansammlung im Pleuraraum von der Brustwand abgedrängt ist (Exsudat), oder ob ihre Oberfläche mit harten, schalldämpfenden

Schwarten bedeckt ist (Residuen einer Pleuritis), vermag die Perkussion allein nicht zu entscheiden. Die Lokalisation einer Dämpfung, ihre Ausdehnung, ihre Intensität, ihre Begrenzung usw. ergeben öfters gewisse Hinweise; aber im allgemeinen wird man zur Entscheidung stets die Auskultation, evtl. auch noch die Prüfung des Stimmfremitus zu Hilfe nehmen müssen.

In den Lehrbüchern lesen Sie, daß der Klopfschall über der Lunge nach einigen physikalischen Eigenschaften noch weiter zu differenzieren ist. Er ist „laut oder leise" (das hängt von der Amplitude der Schwingungen ab), ferner ist er „hoch oder tief" (hierfür ist die Frequenz der Schwingungen maßgebend); außerdem kann er „lang oder kurz" sein (das wird durch die Dauer der Schwingungen bedingt). Diese Qualitäten und Gegenüberstellungen decken sich teilweise, aber nicht ganz mit dem „vollen" und dem „gedämpften" Schall; doch ist die spezielle Unterscheidung oft schwierig und praktisch nicht wichtig, so daß ich sie hier übergehen kann. Dagegen muß ich dem „t y m p a n i t i - s c h e n" Schalle (durch die Regelmäßigkeit der Schwingungen charakterisiert) noch einige Worte widmen. Einen tympanitischen, d. h. etwas paukenähnlichen Klopfschall finden Sie normalerweise über dem Abdomen, während der Lungenschall für gewöhnlich einen solchen Beiklang vermissen läßt. Der Lungenschall ist tympanitisch unter Bedingungen, als deren Gemeinsames man eine Entspannung des Lungengewebes anzusprechen pflegt, während man aus dem Verschwinden des tympanitischen Schalles über dem Abdomen auf eine abnorme Spannung der Därme schließt. Wir werden noch öfters hierauf zurückkommen. Der normale Lungenschall reicht beim Gesunden oben vorn bis etwa 3 cm über den Schlüsselbeinrand, oben hinten bis zum Dornfortsatz des 7. Halswirbels. Rechts vorn unten erstreckt er sich in der Brustwarzenlinie bis etwa zur 6. Rippe, hinten unten neben der Wirbelsäule bis zum Dorn des 10. oder 11. Brustwirbels. Was die Projektion der einzelnen Lungenlappen auf die Thoraxoberfläche betrifft, so perkutiert man hinten auf beiden Seiten von der Spitze bis zur 4. Rippe die beiden Oberlappen, von da nach abwärts die beiden Unterlappen. Vorn auf der linken Seite liegt nur Oberlappen, in der linken Seitenwand ebenfalls fast nur Oberlappen, auf der rechten Seite vorn liegen Ober- und Mittellappen, in der rechten Seitenwand Ober-, Mittel- und Unterlappen.

Über die Auskultation jetzt auch nur das Wesentlichste. Man unterscheidet das v e s i k u l ä r e und das b r o n c h i a l e Atmen sowie als Mittelding das u n b e s t i m m t e Atmen. Der Anfänger meint häufig, beim Gesunden müsse an allen Stellen des Thorax vesikuläres Atmen zu hören sein und bronchiales Atmen bedeute immer etwas Pathologisches. Diese Meinung ist unrichtig. Ebenso wie der Perkussionsschall durch das darunterliegende Gewebe bedingt und modifiziert wird, ist das, was man bei der Auskultation hört, der akustische Ausdruck der an der betreffenden Stelle sich abspielenden Vorgänge. Und diese sind doch keineswegs überall gleich.

Hinten am Rücken über den großen Bronchien und vorn am Halse über der Trachea hört man b r o n c h i a l e s A t m e n. Dasselbe stellt ein hauchendes oder schabendes, manchmal sogar etwas pfeifendes Geräusch dar; während des In- und Exspiriums ist es von gleichem Charakter und ungefähr auch von gleicher Stärke; das Exspirium ist manchmal sogar noch lauter. Der Vorgang, durch den es entsteht, nämlich das Durchstreichen der Luft durch Trachea und Bronchien, ist im In- und Exspirium ziemlich gleich.

Ganz anders beim vesikulären Atmen. Man hört es am besten an Stellen, wo dicke Schichten von respirierendem Lungengewebe anliegen. Diese werden im Inspirium entfaltet, um während des Exspiriums wieder zusammenzusinken. Der inspiratorische Vorgang geht mit einer gewissen Kraft vor sich, der exspiratorische ist kraftlos, nur wie ein Nachtakt zum vorhergehenden. Dementsprechend hört man beim vesikulären Atmen eigentlich nur im Inspirium ein deutliches Geräusch von meist schlürfendem Charakter, während man im Exspirium nur ein viel leiseres, oft kaum hörbares Hauchen vernimmt. Ich rate, vorläufig in diesem Unterschiede, d. h. also in dem Verhältnis des Inspiriums zum Exspirium die charakteristischen Merkmale zwischen vesikulärem und bronchialem Atmen zu suchen. Ich betone ausdrücklich, daß diese Merkmale weder erschöpfend noch ausnahmslos richtig sind; aber ich glaube, daß der Anfänger am wenigsten Fehler macht, wenn er sich hieran hält. In den Büchern lesen Sie meistens, daß das vesikuläre Atmen einem f-Laut, das bronchiale einem ch-Laut entspricht. Eine solche Definition hat insofern vieles für sich, als das vesikuläre und bronchiale Atmen tatsächlich Differenzen in ihrem Klang aufweisen, und es wäre recht wünschenswert, diese zur Grundlage der Unterscheidung zu machen. Aber das ist eben außerordentlich schwierig; der Hinweis auf den f- und ch-Laut erschöpft das Charakteristische nicht annähernd. Er ist in vielen Fällen richtig, in manchen aber auch geradezu irreführend. Wenn man sich an die Betonung des In- und Exspiriums hält, so stellt das nur einen Notbehelf dar, aber ich rate Ihnen, sich für den Anfang damit zu begnügen. Nennen Sie vorläufig ein Atemgeräusch vesikulär, wenn das Exspirium sich nur wie ein leises Nachblasen dem Inspirium anschließt; nennen Sie es bronchial, wenn man ein Geräusch hört, das während des In- und Exspiriums ziemlich gleichmäßig laut ist; reden Sie von unbestimmtem Atmen, wenn das Exspirium zwar wesentlich lauter und hörbarer ist als beim typischen Vesikuläratmen, aber wenn es immerhin dem Inspirium noch etwas nachsteht.

Da die Lagebeziehungen zwischen Lungengewebe und Bronchien an den verschiedenen Stellen des Thorax ganz verschieden sind, klingt das Atemgeräusch auch beim Gesunden natürlich nicht an allen Stellen gleich. Der Anfänger glaubt meistens, man müsse überall ganz gleichmäßig ein reines weiches Vesikuläratmen hören und jede Abweichung davon bedeute etwas Krankhaftes. Nach obigen Auseinandersetzungen ist es klar, daß hinten am Rücken über beiden Unterlappen, ferner in den Seitenwänden und ebenso vorn beiderseits unterhalb der Schlüsselbeine tatsächlich richtiges reines vesikuläres Atmen zu erwarten ist. Über den Spitzen dagegen, wo nur dünne Lungenschichten liegen und größere Bronchien, sogar die Trachea nahe sind, wird das Atemgeräusch als die akustische Resultante (sit venia verbo) öfters unbestimmten Charakter haben, denn es spielen sich dort dicht nebeneinander verschiedenartige Vorgänge ab. Speziell hinten über der rechten Spitze ist das Atemgeräusch wegen der Lage des Bronchus daselbst auch beim Gesunden meistens unbestimmt, manchmal sogar richtig bronchial. Genau ebenso ist es im Interskapularraum. Hier liegen die beiden großen Bronchien ganz oberflächlich, so daß hier unbestimmtes oder gar bronchiales Atmen beinahe die Regel darstellt. Ausgesprochenes Bronchialatmen hört man selbstverständlich bei jedem Menschen vorn am Halse über der Trachea. Ich rate Ihnen, recht viel bei Gesunden den ganzen Thorax an allen Stellen durchzuauskultieren, um die normalerweise vorhandene Variationsbreite kennen zu lernen. Ganz entsprechend vorsichtig muß man übrigens mit der Verwertung der perkutorischen Befunde, speziell über den Spitzen sein. Bei der Besprechung der Lungentuberkulose wird uns das eingehend beschäftigen.

Kurz erwähnt sei noch eine Abart des bronchialen Atmens, nämlich das amphorische Atmen. So nennt man bronchiales Atmen, das besonders tief und hohl tönt. Man kann den Charakter desselben nachahmen, indem man kräftig über die Öffnung einer leeren Flasche bläst; einen solchen sausenden Beiklang, wie man ihn da hört, hat das In- und Exspirium beim amphorischen Atmen. Dieses amphorische Atmen hört man gelegentlich über größeren Hohlräumen mit glatten Wandungen (Kavernen und Pneumothorax). Ich betone, man hört es „gelegentlich"; denn wir wissen jetzt, seitdem wir uns über das Vorhandensein dieser Hohlräume durch die Röntgendurchleuchtung genauer informieren können als früher, daß recht oft Kavernen und ebenso ein Pneumothorax ohne amphorisches Atmen vorkommen.

Von den Nebengeräuschen auch nur das Wichtigste. Man unterscheidet zunächst Rasselgeräusche und pleuritische Reibegeräusche. Eine dritte von diesen beiden unabhängige Art von Nebengeräuschen ist das sog. Krepitieren.

Rasselgeräusche entstehen dadurch, daß Schleim in den Bronchien oder Alveolen durch den Luftstrom hin und her bewegt wird. Man kann sich leicht vorstellen, daß sich je nach der Beschaffenheit des Schleimes verschiedene Vorgänge abspielen werden. Einen trockenen und zähen Schleim, der wie ein fädiges Netz in den Bronchien hängt, wird der Luftstrom bei der In- und Exspiration weniger in Erschütterung versetzen als ein dünnflüssiges Sekret. Im letzteren Falle werden die Sekretmassen, wenn die Lunge sich inspiratorisch erweitert und der Luftstrom kräftig hineinbläst, mit einem Ruck zerreißen — dadurch entstehen ganz kurze knallartige oder blasige Schallphänomene. Im anderen Falle werden die zähen Sekretlamellen nur gedehnt, höchstens zu Fäden ausgezogen und der Luftstrom bringt sie dann ins Schwingen und Tönen „wie der Wind eine Äolsharfe". Dann hört man längere, kontinuierliche Schallphänomene. Man nennt die durch flüssiges Sekret verursachten kurzen blasigen Nebengeräusche „feuchte Rasselgeräusche" und die durch die Anwesenheit trockenen zähen Schleimes bedingten kontinuierlichen Nebengeräusche „trockene Rasselgeräusche". Diese letzteren können von recht verschiedenem Charakter sein, und man bezeichnet sie dann einfach mit einem beliebigen sinnfälligen Vergleiche als Pfeifen, Giemen, Brummen, Schnurren od. dgl. „Rhonchi sonori et sibilantes" nannten sie die alten Kliniker. Der spezielle Charakter des Geräusches hängt von Gesetzen ab, die wir nicht übersehen können, und er erlaubt deshalb keinerlei weitergehende diagnostische Schlüsse, wie wir das gleich bei den feuchten Rasselgeräuschen kennen lernen werden. Rhonchi sonori et sibilantes beweisen nur Anwesenheit zähen Sekretes in der Lunge; weiter können wir nichts darüber sagen.

Anders ist es bei den feuchten Rasselgeräuschen. Hier können wir aus ihrem speziellen Charakter bestimmte Schlüsse ziehen und zwar einerseits auf die Größe des Bronchus, in welchem sie entstehen, andererseits auf die Beschaffenheit des Lungengewebes um diesen Bronchus herum.

Die feuchten Rasselgeräusche stellen im Gegensatz zu den trockenen stets kurze, ruckweise Schallphänomene dar. Man vergleicht sie mit dem Springen und Brodeln von Blasen auf kochendem Wasser und sucht sie zu reproduzieren, indem man mit einer Pipette in Wasser bläst und dadurch Luftblasen aufsteigen läßt. Dieser Versuch ermöglicht es, eine der beiden Eigenarten der feuchten Rasselgeräusche nachzuahmen. Wenn man das eine Mal mit einer ganz dünn ausgezogenen Kapillare bläst und das andere Mal eine Pipette mit etwas weiterer Öffnung nimmt, so hört man im ersteren Falle eine viel größere Zahl kleinster und kürzester Explosionen als im zweiten Falle. Ein ähnlicher Unterschied läßt sich an den feuchten Rasselgeräuschen auch oft heraushören. Im ersteren Falle nimmt man an, daß sie analog dem obigen Versuche aus einem allerkleinsten Bronchus stammen; im zweiten Falle schließt man, daß sie in einem etwas größeren Bronchus entstehen. Hiernach teilt man die Rasselgeräusche in „kleinblasige" und „großblasige". Dieser Unterschied erlaubt es also, die feuchten Rasselgeräusche in bezug auf ihren Entstehungsort — in einem kleineren oder größeren Bronchus — zu differenzieren.

Ganz unabhängig von der Eigenschaft der Groß- oder der Kleinblasigkeit zeigen diese feuchten Rasselgeräusche noch Eigenschaften, die eine Einteilung unter einem ganz andern Gesichtspunkte gestatten. Manchmal nämlich sind sie auffallend scharf und deutlich, anscheinend besonders nahe dem Ohre zu hören. Während man sie für gewöhnlich mit einem Bullern oder Brodeln vergleichen möchte, pflegen sie dann zu knattern und zu prasseln, etwa wie der Hagel auf einem Schieferdach. Die ganz feinblasigen Geräusche, auch Knisterrasseln genannt, hören sich dann manchmal an wie Salz im Feuer. Man nennt die scharfen knatternden Rasselgeräusche „klingende" oder „konsonierende", die andern nichtklingende. In exquisiten Fällen haben die klingenden Rasselgeräusche Ähnlichkeit mit dem Klirren von Glaskugeln auf einem Metallteller; dann spricht man von „metallisch klingenden Rasselgeräuschen". Die Art des Sekretes, die den Unterschied zwischen den feuchten und den trockenen Rasselgeräuschen bedingt, hat hierauf keinerlei Einfluß; ebenso ist es gleichgültig, ob sie in einem größeren oder kleineren Bronchus zustande kommen, was ja die Trennung der feuchten in die groß- und kleinblasigen ermöglicht hatte. Unabhängig hiervon entsteht das Klingen durch geänderte Resonanzverhältnisse der Umgebung. Wenn feuchte Rasselgeräusche in einem pneumonisch infiltrierten Lungenlappen oder in einer von infiltriertem Lungengewebe umgebenen Kaverne entstehen, werden sie von nichtklingenden zu klingenden. Wenn wir also zunächst von trockenen und feuchten Rasselgeräuschen reden und diese feuchten dann wieder einteilen einerseits in groß- und kleinblasige, andererseits in klingende und nichtklingende, so handelt es sich hier um ganz verschiedene Gesichtspunkte der Beurteilung und der Klassifikation. Ich bespreche diese Dinge absichtlich mit einiger Breite, weil sie dem Anfänger offenbar große Schwierigkeiten machen; in den Klopfkursen bekommt man immer wieder falsche Antworten zu hören. Es werden die Einteilungsprinzipien durcheinander geworfen; ein Rasselgeräusch wird z. B. als „trocken und großblasig" bezeichnet oder es wird z. B. „klingend" als Gegensatz zu „feucht" hingestellt.

Über die Reibegeräusche ebenfalls nur einige Worte. Die Pleurablätter verschieben sich normalerweise infolge ihrer Glätte und Schlüpfrigkeit völlig geräuschlos gegeneinander. Wenn sie bei einer Pleuritis mit trockenen Fibrinmembranen bedeckt sind, so reiben sie sich gegeneinander und verursachen dabei allerlei kratzende, knarrende und schabende Geräusche, das sog. pleuritische Reiben. Manchmal sind diese Geräusche durch ihren Charakter ohne weiteres leicht als „Reiben" erkennbar. Aber sie können sowohl den trockenen als auch gewissen feuchten Rasselgeräuschen sehr ähnlich werden. Mit den trockenen Rasselgeräuschen können sie manchmal die Eigenschaft gemeinsam haben, daß sie ebenfalls kontinuierliche und nicht kurze blasige Schallphänomene darstellen. Ferner sind beide Arten von Geräuschen in- und exspiratorisch hörbar. Ihre Unterscheidung gelingt oft dadurch, daß die pleuritischen Reibegeräusche dem Ohr nahe zu sein scheinen, ferner daß sie nicht so gleichmäßig klingen, wie es bei den trockenen Rasselgeräuschen meistens der Fall ist. Die pleuritischen Reibegeräusche sind innerhalb einer Atmungsphase öfters ganz ungleich, abgesetzt, beinahe holperig. Wenn Sie einen Stock das eine Mal über eine glatte, das andere Mal über eine rauhe Unterlage schleifen, können Sie das Ungleichmäßige, Abgehackte, das ruckweise An- und Abschwellen, welches die Reibegeräusche charakterisiert, ganz gut nachahmen. Durch Hustenstöße werden Rasselgeräusche entsprechend der Beeinflußbarkeit des Sekretes durch den Husten oft weitgehend modifiziert, während Reibegeräusche beim Husten natürlich stets unverändert bleiben. Über den Lungenspitzen sind Reibegeräusche überhaupt schlechterdings unmöglich, weil sich die Lunge hier bei der Einatmung ausschließlich zentrifugal ausdehnt und keine nennenswerte Verschiebung der Pleurablätter gegeneinander erfolgt. (Freilich sind solche Geräusche manchmal auch etwas entfernt vom Orte ihrer Entstehung noch gut hörbar!) Im Gegensatz hierzu kann den feuchten Rasselgeräuschen, und zwar den ganz feinblasigen, dem sog. Knisterrasseln, eine gewisse Art von sehr weichem und zartem Reiben ähneln. Es klingt samtartig, wie wenn man Haare vor dem Ohre reibt. Zur Unterscheidung muß man oft auch hier die Beeinflußbarkeit durch Hustenstöße prüfen. Gelegentlich lassen einen aber alle diese Kriterien im Stich und man ist in Verlegenheit, ob es sich um Knisterrasseln, d. h. ganz feinblasige Rasselgeräusche, oder weiches Reiben handelt. Man spricht dann manchmal unverbindlich von „Knistern".

Die Deutung dieses weichen Knisterns wird dadurch noch erschwert, daß ganz gleichklingende Geräusche auch über normalen, sekretfreien Lungen mit intaktem Pleuraüberzug vorkommen, wo also die Vorbedingungen sowohl für Rasseln als auch für Reiben fehlen. Wenn Lungengesunde längere Zeit auf dem Rücken gelegen haben, nur oberflächlich atmen und ihre Lungen dadurch schlecht lüften, hört man während der ersten tiefen Inspirationen über den Unterlappen öfters ein solches Knistern. In diesem Falle ist es nur während der ersten Atemzüge und im Inspirium zu hören. Wenn man eine sekretfreie Leichenlunge mit einem Blasebalg aufbläst und dabei auskultiert, hört man auch ein solches Knistern. Es entsteht dann durch die Entfaltung der vorher kollabierten und leicht verklebten Alveolarwände (Entfaltungsknistern). Knistern, das auf solche Weise entsteht, nennt man „Krepitieren". In bestimmten Fällen pathologisch veränderter Lungen hört man gelegentlich Knistern, das seiner Genese nach als Krepitieren und nicht als Rasseln oder Reiben zu deuten ist. Wir kommen noch in der heutigen Vorlesung darauf zurück.

Mit Hilfe dieser Kenntnisse können wir an die Untersuchung des Kranken hier herantreten. Der kräftige, bisher stets gesunde junge Mann hat vor 3 Tagen während der Arbeit plötzlich Schmerzen auf der Brust verspürt und kurz darauf einen Schüttelfrost bekommen. Seitdem liegt er zu Bett und hat dauernd hohes Fieber. Sein Gesicht ist gerötet mit einem Stich ins Bläuliche; er ist kurzatmig und befördert unter häufigem quälendem Husten kleine Mengen eines klebrigen, rötlichen Auswurfes heraus. Beim Atmen bleibt die rechte Seite deutlich zurück. Bei der Perkussion ist der Schall über dem ganzen rechten Unterlappen gedämpft; man hört daselbst lautes Bronchialatmen und einige feinblasige Rasselgeräusche. Auf Grund dieser Symptome macht die Diagnose keine Schwierigkeiten; es handelt sich mit Sicherheit um eine kruppöse Pneumonie.

Den plötzlichen Beginn und das kontinuierliche hohe Fieber teilt die krupöse Pneumonie mit manchen andern akuten Infektionskrankheiten; bei einem Erysipel, bei einer schweren Angina, bei manchen exanthematischen Krankheiten kann es ebenso sein. Aber sobald der Kranke auch nur einen Ballen dieses zähen rotbraunen Auswurfes expektoriert, ist die Diagnose der krupösen Pneumonie gesichert. Durch die Plötzlichkeit des Beginnes und durch das oft ebenso rasche Verschwinden aller schweren Krankheitssymptome stellt die Pneumonie eines der prägnantesten und zugleich merkwürdigsten Krankheitsbilder dar.

Den anatomischen Prozeß lernen Sie in den Vorlesungen über Pathologie kennen. Sie werden da hören, daß die Lungenkapillaren ein entzündliches Sekret in die Alveolen ausschwitzen, welches die Eigenschaft hat, unmittelbar nach seinem Austritt aus der Gefäßwand in den Alveolen zu einer harten kompakten Masse zu gerinnen. Aus dem reichlich vorhandenen Fibrinogen ist Fibrin geworden; daher der Name „fibrinöse oder kruppöse Pneumonie". Der Prozeß befällt stets einen ganzen Lungenlappen, ohne einzelne Läppchen dazwischen auszusparen. Deshalb „Pneumonia lobaris". Die Krankheit ist eine selbständige, daher: „Pneumonia genuina". Auf dem Sektionstische ist ein pneumonischer Lungenlappen groß und schwer. Infolge des Mangels an Luft sinkt er im Gegensatz zur normalen Lunge in Wasser unter. Auf dem Höhestadium der Infiltration hat die Lunge in ihrer

Konsistenz Ähnlichkeit mit der Leber, deshalb nennt man diesen Prozeß auch: Verleberung, Hepatisation. Die Schnittfläche ist trocken und rauh, denn die in den Alveolen sitzenden Fibrinpfröpfe drängen sich etwas über die Oberfläche hervor. Mikroskopisch sieht man die Kapillaren strotzend gefüllt; die Alveolen und ebenso die kleinsten intralobulären Bronchien sind mit einem dichten Netz zarter verästelter Fibrinfäden ausgestopft; in den Maschen desselben sitzen rote und weiße Blutkörperchen sowie einige abgestoßene Epithelien; die Alveolarwände selber sind intakt. Bei einer Bakterienfärbung sieht man meistens zahlreiche Diplokokken. Im Anfange überwiegen in den Alveolarpfröpfen die roten, später die weißen Blutkörperchen und nach dem Überwiegen eines rötlichen oder grauen Farbentones spricht man von einer roten oder grauen Hepatisation. Im nächsten Stadium der Pneumonie, dem der Lösung, wird das Exsudat flüssig, verschwindet langsam und die Lunge wird wieder lufthaltig; darüber nachher noch einiges.

Die auskultatorischen und perkutorischen Befunde und ebenso manche der klinischen Symptome bei dem Kranken hier lassen sich aus dem anatomischen Prozesse ziemlich weitgehend ableiten. Die Verdrängung der Luft aus den Alveolen und die allmähliche Anfüllung derselben mit Exsudat im Zustande der „Anschoppung", wie man die erste Szene dieses Prozesses nennt, läßt den Klopfschall leiser werden und führt auf dem Höhepunkt der Hepatisation zu einer völligen Dämpfung. Diese hat manchmal einen leicht tympanitischen Beiklang, weil man durch die verdichtete Lunge hindurch die Bronchien in der Tiefe gewissermaßen mitperkutiert. Hohlräume, die unter geringer Spannung stehen, erfüllen ja die Bedingung zur Entstehung tympanitischen Schalles. Das Atemgeräusch wird entsprechend geändert. Im Zustande der Hepatisation ist kein vesikuläres Atmen zu hören; denn es fehlt der Prozeß, durch den es zustande kommt, nämlich die Entfaltung der Lungenalveolen durch die Inspiration. Statt dessen hört man lautes Bronchialatmen, als ob hier große Bronchien der Thoraxwand direkt anliegen. Dies beruht darauf, daß die hepatisierte Lunge einen guten Resonanzboden darstellt. Die in ihr eingebetteten kleinen Bronchien leiten das Atemgeräusch aus den in der Tiefe liegenden großen Bronchien an die Oberfläche. Der Übergang des hellen Schalls in den gedämpften und der des vesikulären Atmens in das bronchiale ist natürlich kein plötzlicher, sondern er schreitet allmählich durch alle Zwischenstufen hindurch.

Die Hepatisation der Lunge führt noch zu einigen anderen physikalischen Erscheinungen. Wenn der Patient mit lauter, tiefer Stimme spricht, so fühlen Sie den sog. „Stimmfremitus", die Erschütterungen der Stimme durch den Thorax hindurch, über dem infiltrierten Lungenlappen besser und stärker als über dem gesunden lufthaltigen. Auch wenn man die Stimme durch den Thorax hindurch auskultiert, hört man sie über Infiltrationen deutlicher als sonst. Bei einer Flüssigkeitsansammlung im Pleuraraum würde man die Stimme abgeschwächt fühlen und hören, ein wichtiger differentialdiagnostischer Anhaltspunkt (s. S. 16). Wenn sich eine Pneumonie mit einem Pleuraerguß vergesellschaftet, kann der Stimmfremitus daher leicht irreführen. Sowohl während der Anschoppung, als auch während der Lösung hört man über pneumonisch infiltrierten Lungenlappen Geräusche vom Charakter des „Knisterns". Man bezeichnet es als „Crepitatio indux" und „Crepitatio redux".

Wie hierin zum Ausdruck kommt, nimmt man an, daß es sich nicht um echte feinblasige Rasselgeräusche handelt, sondern um eine Entfaltung der infiltrierten und etwas verklebten Alveolen. Daß man auf der Höhe der Infiltration bei praller Ausfüllung der Alveolen kein Knistern hört, stimmt gut zu dieser Deutung. Die Genese dieser Geräusche ist also analog dem Entfaltungsknistern bei Lungengesunden. Während aber dieses nur bei den ersten paar Atemzügen zu hören ist, bleibt die Crepitatio der Pneumoniker bei beliebig vielen Inspirationen bestehen. In beiden Fällen ist sie selbstverständlich nur auf die Inspiration beschränkt. Neben diesem Knistern hört man meistens noch verschiedenartige andere Rasselgeräusche als Folge einer den pneumonischen Prozeß meist begleitenden Bronchitis. Durch das allmählich flüssiger werdende Exsudat können daneben noch Rasselgeräusche der verschiedensten Art entstehen. Mit dem Verschwinden des Exsudats wird der Klopfschall allmählich heller und das Atemgeräusch vesikulär, da der betreffende Lungenlappen dann wieder an der Atmung teilnimmt. Es tritt eine völlige Restitutio ad integrum ein; die kruppöse Pneumonie ist der Typus einer Krankheit, die auch anatomisch ideal heilt. Freilich zeigen uns die Röntgendurchleuchtungen, daß sich die Aufhellung der letzten Schatten manchmal länger in der Rekonvaleszenz hinzieht, als man früher angenommen hatte.

Das Verschwinden des Exsudates erfolgt nicht, wie man sich das meist vorstellt, durch Aushusten. Selbst bei Pneumonikern, die viel aushusten, ist die Gesamtmenge ihres Sputums gering im Vergleich zum ganzen Exsudat. Das Gewicht desselben kann in einem Lungenlappen ca. 1 Pfund betragen. Die größte Menge davon verschwindet durch Autolyse, d. h. Selbstverdauung und daran anschließende Resorption des Verdauten. Die verdauenden Fermente stammen aus den Leukozyten. Aussehen und Beschaffenheit des Sputums ist in leicht erklärlicher Weise durch die Natur des Exsudates bedingt. Die zähe Konsistenz, welche die Sputumballen am Glase festkleben läßt, kommt von dem Fibrinreichtum. Häufig findet man darin feine baumförmige Ausgüsse der kleinen Bronchien. Die rötliche Farbe, welche neben der Zähigkeit das pneumonische Sputum charakterisiert, rührt von seinem Gehalt an roten Blutkörpern her. Aber man findet hier nicht das reine Rot des Blutes, wie es aus einer Wunde fließt, oder wie es der Phthisiker bei einer Hämoptoe aushustet, sondern die Farbe ist dunkler, rotbraun, „rostfarben, rubiginös‟, wie man es nennt. Der Blutfarbstoff ist gewisse, chemisch noch nicht genauer gekannte Veränderungen eingegangen, die den Umschlag in das Rostfarbene bewirken. Mikroskopisch zeigt das Sputum nichts Charakteristisches.

Als Ursache der Schmerzen, über die der Pneumoniker im Anfang der Erkrankung häufig klagt, betrachtet man die stets vorhandene Entzündung der Pleura. Über dem infiltrierten Lungenlappen ist die Pleura nicht spiegelnd, glänzend und feucht wie sonst, sondern sie ist trocken, rauh und bei stärkerer Entzündung mit zarten Fibrinflocken bedeckt; es besteht eine Pleuritis sicca. Ich bemerke gleich, daß es stets Pleuraentzündungen sind, welche bei Lungenkranken Schmerzen verursachen. Veränderungen in der Lunge selber tun niemals weh. Tuberkulöse mit den ausgebreitetsten entzündlichen und ulzerösen Prozessen in der Lunge haben keine Schmerzen, sofern nicht frische Pleuritiden mit im Spiele sind.

Über den klinischen Verlauf der Pneumonie folgende Einzelheiten: Der Beginn ist manchmal so plötzlich, daß die Kranken die Stunde ihrer Erkrankung angeben können. Ebenso erfolgt die Heilung häufig durch einen plötzlichen Abfall von Temperatur und Puls, eine Krise. Der sehr rasche Fieberanstieg bedingt oftmals einen Schüttelfrost. Kopfschmerzen, Erbrechen, Nasenbluten begleiten ihn hin und wieder. Starke Brustschmerzen (durch die Pleurareizung) leiten bei der Untersuchung oft gleich auf die befallene Seite. Gelegentlich strahlen übrigens diese Schmerzen in das Abdomen, und zwar vorzugsweise in die Ileozökalgegend aus, so daß im Beginn eine Appendizitis vorgetäuscht werden kann. Ferner ist der Kranke meistens stark kurzatmig. In diesem Stadium, einige Stunden nach Beginn der Erkrankung ist eine Diagnose nur auf Grund der physikalischen Untersuchung schlechterdings unmöglich; denn der Kranke atmet wegen seiner Schmerzen meistens nicht tief genug, um ihn gut untersuchen zu können, und ferner ist der pneumonische Prozeß noch nicht genügend entwickelt, um beweisende Symptome hervortreten zu lassen. Eine leichte Verkürzung des Perkussionsschalles und etwas leiseres Atmen ist manchmal alles, was man findet.

Die Ursachen der Atemnot sind mehrfache. Zu einem Teil ist wohl nur, wie oben schon gesagt, die Pleuraaffektion daran schuld. Man kann sie, sit venia verbo, dem Patienten ansehen, nämlich daran, daß er beim Atmen die betreffende Seite schont. Es ist ein reflektorischer Schutzvorgang analog dem Muskelwiderstand bei Abdominalaffektionen. Weil der Kranke wegen der Schmerzen nur oberflächlich atmet, ventiliert er seine Lungen schlecht und wird dadurch zyanotisch. Gegen diese Zyanose sind dementsprechend Narkotika das sicherste Mittel. (10 bis 20 Tropfen einer 2 $^0/_0$ Kodeinlösung oder auch für die Nacht 1—2 cg Morphium subkutan.) Der Erfolg ist oft ganz überraschend.

Zum Teil ist die Atemnot aber, wenigstens im weiteren Verlaufe der Krankheit, von den Pleuraschmerzen unabhängig. Es mag am plausibelsten erscheinen, sie einfach auf die Einschränkung der respirierenden Alveolarfläche zu beziehen. Hiergegen spricht aber die häufige Inkongruenz zwischen der Ausdehnung des pneumonischen Prozesses und der Stärke der Dyspnoe. Ferner erfolgt die Lösung der Infiltration, nach Maßgabe der Auskultation und der Röntgendurchleuchtung, manchmal erst tagelang oder gar noch später nach Abfall des Fiebers und nach Schwinden der Atemnot. Solche Beobachtungen, die keineswegs selten sind, weisen darauf hin, dem mechanischen Momente der Einschränkung der Lungenoberfläche keine allzu große Rolle zuzuschreiben, sondern die Dyspnoe mehr als eine toxische, durch Lähmung der Zirkulation bedingte anzusehen genau so wie die Dyspnoe bei anderen fieberhaften Krankheiten. Dementsprechend soll diese Art der Dyspnoe auch durch Herzresp. Gefäßmittel behandelt werden.

Neben dem Ausgang durch Krise beobachtet man noch eine Lyse und eine Pseudokrise. Unter Pseudokrise versteht man einen Abfall der Temperatur, auf den ein nochmaliger Anstieg folgt. Eine Pseudokrise pflegt man dann zu argwöhnen, wenn die Pulsfrequenz auf der

alten Höhe bleibt und nicht mit abfällt. Von einer Heilung durch
Lyse spricht man, wenn Temperatur und Puls allmählich etwa im
Laufe von 4—5 Tagen abfallen. Es fehlt hier der für die Pneumonie
sonst so bezeichnende plötzliche Sturz von Temperatur und Puls und
der starke Schweißausbruch mit dem bald darauf erwachenden Wohl-
gefühl der Genesung. Eine Woche beträgt die ungefähre Dauer der
Fieberperiode; aber es kommen auch eintägige, sog. ephemere Pneumonien vor und ebenso solche von längerer Dauer. Die völlige Un-
berechenbarkeit des Verlaufes, die Häufigkeit von ganz kurzen Pneumonien muß stets berücksichtigt werden bei der kritischen Beurteilung
der zahlreichen Methoden, durch welche Pneumonien angeblich prompt
heilen!

Manche Pneumoniker zeigen einen abweichenden Habitus. Sie sind
nicht gerötet, unruhig, wie es unser Patient hier auch ist, sondern blaß,
matt, still wie ein Typhuskranker. Man spricht in solchen Fällen von
einer „asthenischen Pneumonie". Eine solche findet sich häufiger
bei alten Leuten. Manchmal fehlt hier sogar jede Temperatursteigerung,
auch Husten und Auswurf können einmal ausbleiben. Etwas Kopfweh,
einige Magenbeschwerden sind vielleicht das einzige, worüber ein alter
Mann mit einer Pneumonie nur zu klagen hat. Bei Insassen von Siechen-
häusern ist eine solche Pneumonie häufig ein unerwarteter Sektionsbefund.

Was die Lokalisation anbelangt, so sitzen die meisten Pneumonien
in einem der Unterlappen. Auch bei unserem Kranken ist dies der Fall.
Die Pneumonie kann auf diesen beschränkt bleiben, kann sich aber auch
auf die anderen Lappen derselben Seite, ja sogar auf die der anderen Seite
noch ausdehnen. Man sagt im allgemeinen, daß eine weitere Ausdehnung der Pneumonie auf der schon befallenen Seite die Erkrankung
nicht wesentlich schwerer macht, während eine Ausbreitung auf die
andere Seite als ungünstig gilt. Von dieser Regel machten die Pneumonien im Verlaufe der letzten Grippeepidemie eine Ausnahme; trotz
Infiltration auf beiden Seiten erfolgte nicht selten eine glatte Lösung.
Bei Unterlappenpneumonien wird eine Ausdehnung auf den anderen
Unterlappen manchmal dadurch vorgetäuscht, daß das bronchiale
Atmen von der kranken Seite auf die gesunde fortgeleitet wird. Die
genaueren Bedingungen, unter denen das geschieht, sind nicht genügend
bekannt.

Nicht selten befällt die Pneumonie einen Oberlappen. Hieran
hat man um so·eher zu denken, als diese Oberlappenpneumonien
erfahrungsgemäß gerne einen atypischen Verlauf nehmen und z. B.
öfters ohne die klassischen Initialsymptome einsetzen. Wenn in solchen
Fällen dann noch das rostfarbene Sputum fehlt, kann die Differentialdiagnose zwischen einer krupösen Pneumonie und einer Tuberkulose
recht schwierig werden. So sicher und leicht die Diagnose einer Pneu
monie oftmals gestellt werden kann, wenn wenigstens einige von ihren
prägnanten Symptomen vorhanden sind, kann ihre Erkennung in vielen
Fällen schwierig, ja unmöglich sein. Ein physikalischer Befund kann z. B.
vollständig fehlen, wenn der pneumonische Prozeß nur die Mitte eines
Lappens befallen hat und lufthaltiges Gewebe noch um die infiltrierte
Partie herumliegt, eine sog.· Pneumonia centralis. Neben dem

charakteristischen Sputum wird sich eine solche zentrale Pneumonie öfters durch Röntgenuntersuchung diagnostizieren lassen; sie zeigt einen am Hilus beginnenden scharf begrenzten intensiven Schatten. Im allgemeinen wird man freilich, wenn es die Unsicherheit der Diagnose nicht dringend erheischt, wegen des schweren Allgemeinzustandes von der Röntgendurchleuchtung bei Pneumonien Abstand nehmen. In allen zweifelhaften Fällen wird man besonders aufmerksam auf eine Reihe kleinerer Symptome achten, z. B. auf das Vorhandensein kleiner Bläschen an der Lippe, sog. Herpes labialis. Ein solcher Herpes ist nichts für eine Pneumonie eindeutig Beweisendes; er tritt bei anderen akut mit hohem Fieber einsetzenden Krankheiten auch auf; aber manchmal kann man sein Auftreten doch für die Diagnose einer Pneumonie mit in die Wagschale werfen. Eindeutiger kann in manchen Fällen das Verhalten der weißen Blutkörperchen Auskunft geben. Normalerweise findet man bekanntlich im Kubikmillimeter Blut 6—8000 weiße Blutkörperchen; nach einer Mahlzeit, während der sog. Verdauungsleukozytose mögen es 10, vielleicht auch 12000 sein. Bei Pneumonikern finden sich fast durchgehends sehr viel höhere Werte, 15000, 20000, ja noch darüber. Dieses Symptom ist von den kleineren Hilfszeichen vielleicht das wichtigste, weil auch sein Fehlen einigermaßen gegen die Diagnose Pneumonie spricht. Daß der Urin an Menge gering und dabei konzentriert ist, versteht sich bei dem Fieber von selbst. Sie sehen das bei diesem Kranken auch. Gelegentlich enthält er auch etwas Eiweiß, vielleicht auch einige Zylinder. Der Kochsalzgehalt ist meistens stark vermindert, so daß bei Zusatz von Silbernitrat nach Ansäuerung mit Salpetersäure nur eine schwache Trübung statt der normaliter ausfallenden dicken weißen Klumpen auftritt; aber das kommt auch als Folge von Kochsalzretention bei allen möglichen anderen fieberhaften Zuständen, besonders denen septischer Natur vor, so daß die diagnostische Bedeutung nicht überschätzt werden darf.

Das Wichtigste über die Bakteriologie der Pneumonie läßt sich rasch erledigen. In den meisten Fällen wird der Fränkelsche Pneumokokkus, der Diplococcus lanceolatus gefunden; er tritt im mikroskopischen Präparate öfters in Ketten von 4—5 Gliedern auf, färbt sich mit allen Anilinfarben und ist grampositiv. Mäuse gehen nach subkutaner Impfung mit pneumokokkenhaltigem Material rasch zugrunde und ihr Blut enthält dann zahllose Pneumokokken. Diese Pneumokokken, ebenso die im Sputum, in Abstrichen von der Lunge, in der Zerebrospinalflüssigkeit, kurz überall, wo sie direkt vom Menschen oder Tiere stammen, sind mit einer Kapsel umkleidet, auf Kulturen wachsen sie dagegen ohne Kapsel. Der Pneumokokkus wächst auf allen Nährböden, bei Zusatz von Blutserum freilich viel besser als ohne solches; er hämolysiert nicht. Die Kulturen sind nicht lange haltbar. Der Pneumokokkus findet sich bei der krupösen Pneumonie im Sputum fast ausnahmslos. Über die Häufigkeit seines Auftretens im Blute ist viel gestritten worden; früher schien es selten zu sein, und man meinte, die Fälle mit positivem Kokkenbefunde im Blute als schwere, prognostisch ungünstige ansehen zu müssen. Jetzt weiß man, daß die Pneumokokken, wenn auch keineswegs regelmäßig, so doch in der Mehrzahl der Fälle aus dem Blute gezüchtet werden können. Über die Bewertung solcher Befunde bringe ich beim Typhus Näheres (s. S. 131). Nach neueren Untersuchungen sollen sich serologisch vier Typen von Pneumokokken voneinander trennen lassen, deren pathogenetische Bedeutung eine verschiedene zu sein scheint.

Komplikationen sind bei der Pneumonie im allgemeinen nicht so zahlreich wie bei vielen anderen Krankheiten. Eine große Zahl der Pneumoniefälle kommt glatt und komplikationslos zur völligen Heilung. Eine geringe Pleuritis sicca ist, wie schon erwähnt, eine regelmäßige Begleiterscheinung der krupösen Pneumonie. Eine exsudative Pleuritis, die manchmal serös, manchmal aber auch eitrig ist, kommt nicht selten vor. Wir werden sie noch genauer besprechen; übrigens können die eitrigen Ergüsse, die sog. Empyeme nicht nur als metapneumonische, d. h. nach der Pneumonie, sondern gelegentlich auch schon während der Hepatisation als sog. parapneumonische auftreten. Diese sind meist leichter und prognostisch günstiger. Gelegentlich, aber nicht häufig, sieht man noch anderweitige eitrige Metastasen, z. B. Gelenkvereiterungen. Die Endokarditiden, die im Verlaufe einer Pneumonie manchmal auftreten, sind häufig so blande und fast symptomlos, daß sie unter Umständen nur bei der Sektion gefunden werden; man sieht dann manchmal mehrere Klappen, auch die Trikuspidalis, befallen. Sehr gefürchtet ist dagegen eine nach Ablauf der Fieberperiode auftretende Form der Endokarditis, weil sie an sich schon meist septischen Charakter hat und sich noch dazu oft mit einer eitrigen Meningitis kombiniert. Der Ausgang ist stets ungünstig. Meningitiden direkt, d. h. ohne das Zwischenglied der Endokarditis kommen auch vor, sind aber weniger häufig. Ein ziemlich häufiges Vorkommnis ist dagegen der sog. „Meningismus". Von Meningismus spricht man, wenn Kopfschmerzen, etwas Benommenheit und andere zerebrale Symptome, welche bei Meningitis stets sehr ausgeprägt sind, bei einer Pneumonie einmal im Vordergrunde des klinischen Bildes stehen und damit die Aufmerksamkeit zeitweise von den Lungensymptomen ablenken können. Speziell bei den Oberlappenpneumonien der Kinder ist das manchmal der Fall.

Stärkere Symptome von seiten des Digestionstraktus, d. h. also mehr als ein initiales Erbrechen und ein leichter Durchfall sind selten. Einen geringen Ikterus, über dessen Genese man sich übrigens nicht recht klar ist, sieht man öfters. Meteorismus (s. S. 167) ist wohl stets ein Zeichen von besonderer Schwere der Infektion.

Alle diese Komplikationen sind erfreulicherweise nicht häufig. Dagegen ist die Verhinderung der völligen Genesung durch etwas anderes nicht selten, nämlich durch ein Chronischwerden des pneumonischen Prozesses und durch das Auftreten von fibrösen Indurationen im Zwischengewebe. Das führt manchmal zu langwierigen Zuständen, deren Unterscheidung von einer Lungentuberkulose häufig nur durch die Untersuchung des Sputums auf Tuberkelbazillen möglich ist.

Was die Prognose der kruppösen Pneumonie betrifft, so haben wir es hier immer mit einer ernsten Krankheit zu tun, welche an die

Zirkulationsorgane hohe Anforderungen stellt. Nach Rombergs Untersuchungen ist es weniger das Herz als vielmehr die Gefäße, deren Erschlaffung die Gefahr bedingt. Unser Patient hier ist ein sonst gesunder kräftiger Mann von einigen 20 Jahren. Falls nicht unerwartete Komplikationen dazutreten, wird er seine Pneumonie hoffentlich glatt überstehen. Mit zunehmendem Alter des Patienten oder bei schwächlichen Individuen wird die Prognose schlechter.

Stets ernst sind Pneumonien bei Potatoren. Eine Gefahr besteht zunächst darin, daß der Potator meist ein labiles Gefäßsystem hat und deshalb der Pneumonie leichter erliegt; eine zweite liegt darin, daß während der Pneumonie gern ein Delirium tremens ausbricht.

Nun zur Behandlung. Strenge Bettruhe ist in allen Fällen unbedingt erforderlich. Nur bei den Pneumonien der alten Leute mit den oft geringfügigen Symptomen bedarf es gelegentlich dieser Mahnung. Eine spezifische Behandlung mit einem Antipneumokokkenserum (nach Römer) ist oftmals versucht worden, aber bisher niemals recht gelungen. Jedoch eröffnen die oben erwähnten Befunde über die verschiedenen Typen des Pneumokokkus hier neue Möglichkeiten. Die Vakzinetherapie (Einspritzung von Kokken, welche aus dem Sputum des Kranken gezüchtet werden) ist noch im Versuchsstadium. Überzeugende Beobachtungen konnten bisher noch nicht beigebracht werden. Über den Nutzen des neuerdings empfohlenen Optochins sind die Meinungen geteilt; die meisten erkennen seine Wirkung nicht an. Da die Hauptgefahr von seiten des Herzens und der Gefäße droht, wird man darauf sein Augenmerk richten müssen, um durch rechtzeitige Koffein-, Kampfer- oder Digitalisdarreichung einzuwirken. Von Sauerstoffeinatmungen wird man sich nicht allzuviel versprechen dürfen. Dagegen ist ein Aderlaß von 4—500 ccm in Fällen, wo starke Zyanose auf eine Überladung des venösen Systems hinweist, sicher manchmal von Nutzen. Was jeder Kranke stets angenehm empfindet, sind Prießnitzsche Brustwickel. Auch kühle Abwaschungen tun bei hohem Fieber dem Kranken wohl und sind oft von anregender Wirkung. Expektorantien, z. B. ein Senegadekokt oder ein Ipekakuanhainfus gehören neben einer Mixtura acida od. dgl. seit alters her zur Pneumoniebehandlung. Unzweifelhaft nützlich ist die reichliche Anwendung von Narkotizis, wenn quälender Hustenreiz dem Patienten die Ruhe raubt.

Auf die Ernährung bei fieberhaften Erkrankungen werde ich beim Typhus etwas genauer eingehen. Hier bei der Pneumonie ist der Magendarmtraktus nicht direkt beteiligt und wenn der Patient Appetit hat, kann man ihm ruhig zu willen sein. Bei der meistens bestehenden Appetitlosigkeit ist jedoch ein besonderes Aufdrängen von Nahrung nicht nötig, weil bei der kurzen Dauer der Erkrankung eine Gefahr durch Unterernährung nicht groß ist. Der meist lebhafte Durst kann und soll durch reichliche Getränke (süße Fruchtlimonaden, kalter Tee mit Zitrone) jederzeit gestillt werden.

2. Vorlesung.

Lungenkrankheiten II.

Pleuritis, Empyem, Pneumothorax.

Meine Herren! Der magere, schmalbrüstige junge Mann, den Sie hier im Bett liegen sehen, war bis vor ca. 4 Wochen ganz gesund. Dann fing er an zu kränkeln; er verlor den Appetit, hüstelte etwas, wurde kurzatmig und fühlte sich gegen Abend fiebrig. Zunächst ging er seiner Tätigkeit weiter nach; aber vor einigen Tagen veranlaßte ihn die Zunahme seiner Beschwerden, zum Arzte zu gehen. Derselbe fand eine Rippenfellentzündung mit einem Erguß und überwies ihn deshalb der Klinik. Ich habe in der vorigen Stunde schon wiederholt von der Rippenfellentzündung, Pleuritis, gesprochen. Zuerst sprach ich von den pleuritischen Reibegeräuschen als Zeichen der trockenen Pleuritis; hier sind die Pleurablätter trübe und mit Fibrin belegt. Eine solche Pleuritis sicca verursacht, besonders wenn sie frisch ist, starke Schmerzen bei der Atmung und kann dadurch zu Dyspnoe führen. Wenn hauptsächlich die dem Zwerchfell zugekehrten Teile der Pleura befallen sind und deshalb keine Reibegeräusche hörbar, dann erschließt man diese Pleuritis diaphragmatica öfter nur aus den Schmerzen und dem Atmungstypus; die Einatmung wird immer plötzlich unterbrochen und ist dadurch sehr charakteristisch. Ich konnte Ihnen das in der vorigen Stunde bei dem Kranken mit der Pneumonie zeigen, denn in deren Beginn tritt eine trockene Pleuritis fast regelmäßig auf. Ich sagte bereits auch, daß nach Abklingen einer Pneumonie sich nicht selten eine exsudative Pleuritis, d. h. ein Erguß in die Pleurahöhle entwickelt. Etwas Derartiges soll bei dem Kranken hier vorliegen. Wir wollen ihn jetzt untersuchen.

Wenn Sie ihn sich entkleiden lassen und genau betrachten, sehen Sie, daß sich die rechte Seite an der Atmung weniger beteiligt als die linke, und wenn Sie den Umfang beider Brusthälften vergleichen, ist die rechte die voluminösere. Der Anfänger schließt in solchen Fällen gerne, die linke Seite wäre die kranke, weil sie die kleinere ist; dieser Schluß ist irrtümlich. Diejenige Seite, welche mehr und gleichmäßiger atmet, ist für gewöhnlich die gesunde, und eine Erkrankung muß man stets in der Thoraxhälfte suchen, welche weniger oder ungleich an der Atmung teilnimmt. Hier ist also die weniger atmende erkrankte Seite voluminöser.

Beim Perkutieren der Brust finden Sie den hellen vollen Lungenschall rechts vorn nicht wie gewöhnlich bis zur ca. 6. Rippe, sondern er reicht nur bis zur 3. Rippe. Von hier an besteht eine absolute Dämpfung. Die linke Herzgrenze überschreitet die Mamillarlinie beträchtlich; den Spitzenstoß fühlt man fast zwei Finger außerhalb der Brustwarze. Der untere Leberrand überragt den Rippenbogen perkutorisch um zwei Finger und ist dort deutlich zu fühlen. Wenn man den Rücken abklopft, finden sich links normale Verhältnisse, ein heller Schall von der 11. Rippe nach aufwärts, ebenso an der Seitenwand. Rechts besteht dagegen eine intensive Dämpfung, welche die ganze untere Hälfte bis hinauf zur Mitte der Skapula und den größten Teil der Seitenwand einnimmt. Hier an der Seite ist die Dämpfung sogar noch intensiver und reicht noch etwas höher hinauf als hinten. Das ist der Perkussionsbefund. Er sagt uns also zunächst nur, daß sich an Stelle des normallufthaltigen rechten Unter- und Mittellappens etwas Luftleeres befindet. Es könnte die Lunge mit einem massiven Material ausgefüllt sein (dann wäre das Wahrscheinlichste eine pneumonische Infiltration, wie bei dem Patienten der letzten Stunde) oder es könnte die ganze Lunge von der Thoraxwand abgedrängt und an ihre Stelle etwas Luftleeres getreten sein; in diesem Falle hätten wir es höchst wahrscheinlich mit einem Flüssigkeitserguß im Pleuraraum zu tun. Alle andern Möglichkeiten, z. B. eine Atelektase (Luftleere der Lungen infolge Kollabierens der Alveolen), oder pleuritische Schwarten sind unwahrscheinlich wegen der Intensität der Dämpfung und wegen der deutlichen Atmungsbehinderung.

Also pneumonische Infiltration oder Pleuraerguß? Die Anamnese mit der allmählichen Entwicklung der Beschwerden sowie das Fehlen von Husten und rostfarbenem Auswurf spricht jedenfalls nachdrücklich gegen eine Pneumonie; derartige kleine Hilfen sollen Sie bei Ihren diagnostischen Erwägungen niemals außer acht lassen. Beim Auskultieren finden sich links überall ziemlich normale Verhältnisse, vesikuläres Atmen, hie und da diffus einige Rasselgeräusche. Rechts dagegen hören Sie unten gar kein Atmen, sowohl hinten als in der Seitenwand als auch vorn. Weiter oben, ungefähr an der oberen Grenze der Dämpfung befindet sich eine Zone mit leisem unbestimmtem Atmen und über der Spitze vorn und hinten ist das Atemgeräusch annähernd normal. Mit diesem Befund, m. H., können wir eine Pneumonie ausschließen; die breite Zone mit aufgehobenem Atemgeräusch bei einer intensiven Dämpfung ist mit der Annahme einer Lungeninfiltration nicht gut vereinbar. Dagegen erklärt sich dieser Befund restlos aus der Annahme einer großen Flüssigkeitsansammlung im Pleuraraum, wie sie der bisher behandelnde Arzt schon angenommen hatte. Der unterste Teil der Pleurahöhle ist offenbar mit Flüssigkeit angefüllt; dadurch entsteht die intensive Dämpfung und ebenso kann keinerlei Atemgeräusch gehört werden, weil hier eben keine atmende Lunge vorhanden ist. Oberhalb davon liegt der Thoraxwand wohl Lunge an; aber die Lunge ist hier durch die Flüssigkeit von unten her komprimiert. Sie kann an der Atmung nur mangelhaft teilnehmen und das Atemgeräusch hat deshalb hier einen unbestimmten Charakter. Oben in der Spitze macht sich die Kompression durch die Flüssigkeit nicht mehr bemerkbar; es findet sich normales vesikuläres Atmen. Auch die Prüfung des Stimmfremitus spricht gegen eine Pneumonie. Bei dem Pneumoniker in der letzten Vorlesung hatten wir sowohl beim Auskultieren als beim Palpieren der Stimme durch den Thorax eine Verstärkung auf der erkrankten Seite festgestellt; hier fehlen die hör- und fühlbaren Erschütterungen der Stimme; Flüssigkeit leitet dieselbe nicht gut.

Noch zwei Dinge waren bei der Untersuchung aufgefallen. Die Herzgrenze überschreitet nach links die Brustwarze und der untere Leberrand steht abnorm tief. Bedeutet das eine Herz- und Lebervergrößerung? Keineswegs; es sind offenbar nur Verdrängungen als Folgen der Flüssigkeitsansammlung. Ja diese Verdrängungen stellen sogar einen integrierenden Bestandteil des perkutorischen Befundes bei einem größeren Pleuraerguss dar. Jeder große Pleuraerguß muß seine Nachbarorgane verdrängen. Wenn diese nicht verdrängt sind, können Sie die Anwesenheit einer größeren Flüssigkeitsansammlung ablehnen, NB. falls diese Nachbarorgane nicht vielleicht durch ältere Verwachsungen fixiert sind und deshalb ihr Ausweichen verhindert ist. Die perkutorische Abgrenzung des Herzens nach rechts und die der Leber nach oben ist hier natürlich unmöglich.

Halten Sie sich nicht starr daran, daß bei jedem Flüssigkeitserguß in der Pleurahöhle der auskultatorische und perkutorische Befund dem hier erhobenen genau gleichen müsse. Je nach der Größe des Ergusses und der Stelle der Ansammlung können die Befunde ganz verschieden sein. Ein kleiner Erguß, sagen wir zum Beispiel ein Liter, braucht die Lunge gar nicht stark nach oben zu drängen und auf sich schwimmen zu lassen, wie es hier der Fall ist, sondern er schiebt sich vielleicht nur in schmaler Schicht zwischen Lunge und Thorax. Eine intensive Dämpfung bei der Perkussion findet man in solchem Falle natürlich auch; aber beim Auskultieren hört man, da sich die Lunge ja noch entfalten kann, ein vesikuläres Atmen, das freilich infolge der davor gelagerten Flüssigkeitsschicht sehr leise sein wird. So können je nach der Größe und Lokalisation des Ergusses noch zahlreiche ander Befunde zustande kommen. Z. B. kann sich der Erguß gelegentlich vorzugsweise vorn ansammeln; das kommt bei kurzatmigen Herzkranken, die Tag und Nacht in sitzender Stellung verbringen, nicht selten vor. Ferner: wenn sich ein Erguß zwischen zwei Lappen, intralobär, ansammelt, sind die physikalischen Symptome manchmal recht kompliziert. Ferner: bei ganz großen Ergüssen hört man an der oberen Grenze, wenn die Lunge dort durch Kompression völlig luftleer geworden ist, öfters ein Bronchialatmen von hohem etwas pfeifendem Charakter; man nennt das nach seiner Ätiologie „Kompressionsatmen". Bei einem linksseitigen Pleuraerguß ist das Herz natürlich nach rechts verdrängt und der tympanitische Schall des Magens zwischen Milz, Herz und Leber im sog. Traubeschen Raum ist gedämpft. Kurzum, es gibt keine festen Gesetze über den physikalischen Befund bei einem Pleuraerguß. Derselbe hängt ganz von seiner Größe, seiner Lokalisation und der Verschieblichkeit der Nachbarorgane ab.

Die Unterscheidung zwischen Pleuraerguß und Lungeninfiltration war hier bei diesem Kranken nicht schwer; aber die Fälle sind gar nicht selten, in denen doch Zweifel darüber bestehen und wir uns nur durch eine Probepunktion Gewißheit darüber verschaffen können. Es gilt leider kein Gesetz ganz ohne Ausnahmen; so stimmt die Regel, daß das Bronchialatmen bei der Pneumonie stets laut, das beim Pleuraerguß immer abgeschwächt sei, nicht immer. Von den Fehlerquellen nenne ich nur das eben erwähnte laute Kompressionsatmen über Pleuraergüssen aus der komprimierten Lunge, sowie das Fehlen von lautem Bronchialatmen bei Pneumonien, wenn die Bronchien einmal durch

Sekret verlegt sind. Ferner läßt die Prüfung des Stimmfremitus öfters im Stich, z. B. bei sehr schwachen Kranken, die nicht mit genügend lauter Stimme reden können, oder wenn ein Erguß neben der Infiltration besteht u. dgl. m.

Auf einen etwas schwierigen Punkt muß ich noch eingehen, nämlich auf die Frage nach der oberen Dämpfungslinie bei Pleuraergüssen. Wie verläuft sie, wo ist sie am höchsten? In den Büchern finden Sie allerlei Regeln, z. B.: wenn der Kranke während der Ansammlung des Ergusses im Bette liegt, dann soll die größte Menge desselben und damit der höchste Punkt der Dämpfungslinie hinten am Rücken liegen. Geht der Kranke dagegen während dieser Zeit noch umher, soll sie ungefähr horizontal um den Thorax herum verlaufen und bei der Resorption soll der höchste Punkt in der Seitenwand liegen (Ellis-Damoiseausche Kurve). Ich glaube, diese Lehren sind etwas vom grünen Tisch dekretiert. Die Schwierigkeit, sich über die obere Begrenzung und über den Unterschied zwischen einer relativen und absoluten Dämpfung bei einem Pleuraerguß zu einigen, liegt, wie ich glauben möchte, in folgendem:

Was wir perkutieren, sind bekanntlich immer nur Differenzen im Luftgehalt der darunter liegenden Organe. Wo es sich nun um große Unterschiede im Luftgehalt mit scharfer Begrenzung handelt, wie zum Beispiel bei der Leber gegen die normale Lunge, ist das Perkutieren leicht und sicher. Auch einen infiltrierten Lungenlappen kann man genau gegen den benachbarten lufthaltigen perkutorisch abgrenzen. Bei einem Pleuraerguß dagegen liegen oberhalb des Ergusses Lungenteile, die durch die Kompression, manchmal auch durch Infiltration mehr weniger luftleer sind und deshalb auch einen etwas gedämpften Schall geben können; erst noch höher hat die Lunge allmählich ihren normalen Luftgehalt. Daraus dürfte hervorgehen, daß eine scharfe Begrenzungslinie, die sich eindeutig herausperkutieren läßt, beim Pleuraerguß meistens gar nicht existieren wird. Man muß sich mit einem etwas ungefähren Resultat begnügen. Ein geringes Ansteigen der Dämpfung in der Seitenwand, wie wir es hier auch konstatiert haben, ist immerhin meist nachweisbar. Hierin ist ein Unterschied gegenüber der Pneumonie gegeben.

Die Röntgenuntersuchung kann man bei größeren Ergüssen entbehren. Man sieht dem Exsudat entsprechend einen Schatten, der sich nach außen manchmal etwas verdichtet und ansteigt. Die Trachea ist verschoben, was übrigens auch häufig gut fühlbar ist; die Wölbung des Zwerchfells ist flacher, seine respiratorische Verschieblichkeit vermindert. Ganz kleine Ergüsse, die sich perkutorisch nicht sicher nachweisen lassen, verraten sich im Röntgenschirm dadurch, daß der spitzwinklige Pleurasinus im Gegensatz zur gesunden Seite verschwunden ist; das Zwerchfell stellt eine mehr oder weniger horizontale Linie dar. Wie ich nebenbei nur erwähnen möchte, sieht man die Reste alter pleuritischer Prozesse manchmal in Form von allerlei Strängen und Zacken, welche die normalen Konturen von Herz, Lungenrand oder Zwerchfell verzerren.

Ich nenne noch einige Einzelheiten bei der Perkussion eines Pleuraergusses, welche aber noch Gegenstand der Diskussion sind, nämlich das sog. Rauchfußsche oder Groccosche Dreieck und das Garlandsche Dreieck. Unter dem letzteren Namen versteht man eine dreieckige Zone eines etwas helleren Schalles, den man über Pleuraergüssen dicht neben der Wirbelsäule öfters herausperkutieren kann. Er ist vielleicht dadurch bedingt, daß der Erguß dort hinten nur in dünnerer Schicht vorhanden ist und nach der Seite zu erst massiger wird Das Rauchfußsche oder Groccosche Dreieck stellt eine schmale dreieckige Dämpfungszone auf der dem Erguß entgegengesetzten Seite dar; sie wird meist als Folge einer Verdrängung des Mediastinums gedeutet. Ich schließe mich den Autoren an, welche der Lehre etwas skeptisch gegenüberstehen, daß diese Dreiecke ein regelmäßiges oder auch nur einigermaßen häufiges Symptom darstellen und daß ihnen eine nennenswerte diagnostische Bedeutung zukommt.

Welche Krankheitsprozesse führen nun zu einer solchen Flüssigkeitsansammlung im Pleuraraum ? Der Pathologe lehrt: 1. **Exsudate**, 2. **Transsudate**. Er sagt: Das Exsudat ist das Produkt eines entzündlichen Prozesses der Pleura; es ist also immer eine „Pleuritis" dabei im Spiele. Die Transsudate dagegen sind nichts Entzündliches; sie sind etwas dem Ödem Analoges, d. h. Serum, welches infolge einer allgemeinen Zirkulationsstörung oder einer lokalen mechanischen Ursache od. dgl. ausgetreten ist. Ein Transsudat ist stets eine sekundäre Affektion, meistens auf dem Boden einer Herz- oder Nierenkrankheit; ein entzündlicher Pleuraprozeß braucht nicht damit verknüpft zu sein. Er lehrt ferner: Die Exsudate sind eiweißreich, ihr spezifisches Gewicht beträgt ca. 1020 und darüber; die Transsudate sind eiweißärmer, ihr Gewicht ist meist unter 1015.

Der Kliniker vermag die Unterscheidung zwischen Transsudat und Exsudat nicht immer streng durchzuführen; so z. B. mischt sich einer längerdauernden Transsudation in die Pleurahöhle meistens bald ein entzündlicher Prozeß der Pleura bei. Es liegt also dann Transsudat plus Exsudat vor. Bei Blutungen in die Pleurahöhle ist es ähnlich; auch hier sondert die Pleurahöhle bald etwas entzündliches Serum ab. Sie hören deshalb in der Klinik oft jeden Pleuraerguß schlechtweg eine „Pleuritis" nennen, genau so wie der bequeme und kurze Name „Nephritis" für alle möglichen Nierenerkrankungen trotz aller Einwände dagegen sich nicht so leicht wird verdrängen lassen.

Was den Kliniker an den Pleuraergüssen mehr interessiert und wonach er sie benennt, ist vor allem die Beschaffenheit des Ergusses, nämlich ob **serös** oder **blutig** oder **eitrig**. Den Namen **Pleuritis** schlechtweg wendet man ausschließlich auf die serösen resp. serofibrinösen Ergüsse an; die eitrigen bezeichnet man als **Empyeme** und die bluthaltigen als **Hämatothorax**. Man spricht von Hämatothorax nicht nur bei eigentlichen Blutungen in die Pleurahöhle, sondern unkorrekterweise auch dann, wenn ein pleuritisches Exsudat stark hämorrhagisch ist; das kommt am häufigsten bei Tuberkulose und bei malignen Neoplasmen vor. Eine sichere Unterscheidung zwischen den verschiedenen Ergüssen ist ausschließlich durch eine Probepunktion möglich. Da die Entstehungsbedingungen und Ursachen der serösen und eitrigen Ergüsse keine prinzipiell verschiedenen sind, soll man eigentlich bei jedem etwas länger dauernden fieberhaften Pleuraerguß eine Probepunktion machen; denn sobald ein eitriger Erguß vorliegt, hat die Behandlung eine andere zu sein; davon nachher.

Hier bei unserem Kranken ergab die Probepunktion ein klares **gelbes** Serum. Einen durch Stauung entstandenen Erguß, also ein Transsudat im engeren Sinne würden wir annehmen, wenn eine Herz- oder Nierenerkrankung vorläge oder wenn noch anderwärts wäßrige Ansammlungen vorhanden wären, z. B. in der anderen Pleurahöhle, im Bauch, im Herzbeutel oder wenn ein diffuses Hautödem bestünde. All das ist hier nicht der Fall Es wird also wohl, noch dazu in Anbetracht des Fiebers, ein entzündlicher Pleuraerguß, eine Pleuritis im strengen Sinne vorliegen. Unter diesen kennt man nun zwei Gruppen: Bei der einen tritt die

Pleuritis als Begleitung einer anderen fieberhaften Erkrankung auf. Hierfür ist die Pleuritis nach Pneumonie, wie wir das in der vorigen Stunde kennen gelernt haben, das wichtigste Beispiel. Daneben ist von den akuten Krankheiten der Gelenkrheumatismus noch als häufige Ursache einer Pleuritis zu nennen; ferner treten im Verlauf einer manifesten Lungentuberkulose, und zwar in jedem Stadium derselben nicht selten Pleuritiden auf, wie wir das in der nächsten Stunde noch besprechen werden.

Bei der anderen Gruppe liegen die Dinge, wie hier bei unserem Kranken. Ohne besondere Ursache, bei einem scheinbar völlig Gesunden entwickelt sich langsam und schleichend ein pleuritischer Erguß. Früher nannte man das eine Pleuritis idiopathica. Seit langem wußte man nun schon, daß eine solche Pleuritis idiopathica zwar manchmal ebenso glatt und restlos heilt, wie die bei Pneumonie, Rheumatismus oder sonstigen akuten Krankheiten auftretenden Pleuritiden, daß aber nicht selten während oder nach einer solchen Pleuritis eine Lungentuberkulose in Erscheinung tritt. Man schloß daraus, daß eine solche primäre Pleuritis offenbar eine Disposition zur Lungentuberkulose schafft. Die Auffassung über den kausalen Zusammenhang hat sich im Laufe der letzten Jahrzehnte geändert. Man nimmt heute an, daß in allen diesen Fällen eine latente Tuberkulose, das heißt eine in den Drüsen oder vielleicht auch in abgekapselten Lungenherden schlummernde Tuberkulose, die lange Zeit hindurch keinerlei Symptome zu machen braucht, als primäre Krankheit vorliegt. Die scheinbar primär und als Morbus sui generis auftretende Pleuritis wird jetzt als sekundär, als bloßes Symptom der schon bestehenden alten Tuberkulose aufgefaßt. Die so häufigen tuberkulösen Antezedentien in der Anamnese solcher Kranken, ferner die modernen serologischen Untersuchungsmethoden im Verein mit autoptischen Befunden lassen diese Deutung als gut fundiert erscheinen. Als Kennzeichen dieser tuberkulösen Pleuritiden gilt, daß man im Sediment des Exsudates vorzugsweise einkernige Zellen findet, entsprechend dem chronischen Charakter der sie auslösenden Krankheit; das ist hier bei unserem Kranken auch der Fall. In den postpneumonischen, rheumatischen und allen anderen Exsudaten bei akuten Krankheiten überwiegen die mehrkernigen Zellen. Als weiteres Unterscheidungsmerkmal kann man die Untersuchung auf Bakterien heranziehen. Die pneumonischen und die meisten anderen „akuten" Exsudate enthalten mikroskopisch oder kulturell Kokken, während die tuberkulösen Pleuritiden bei diesen Untersuchungsmethoden steril bleiben. Die darin enthaltenen spärlichen Tuberkelbazillen wachsen auf den gewöhnlichen Nährböden nicht, sondern sind nur durch Impfung eines tuberkuloseempfänglichen Tieres, z. B. eines Meerschweinchens, nachzuweisen. Man muß zu diesen Unterscheidungsmerkmalen öfters greifen; denn die Angaben des Patienten über den Beginn seiner Erkrankung lassen uns nicht selten im Ungewissen. Manchmal wird der Beginn als schleichend hingestellt, während doch eine kleine Pneumonie vorangegangen war; im Gegensatz dazu kann sich eine tuberkulöse Pleuritis einmal etwas plötzlicher bemerkbar machen, so daß in dem Berichte des Kranken eine Pneumonie vorgetäuscht wird.

Die praktische Wichtigkeit der Unterscheidung zwischen einer tuberkulösen und einer nichttuberkulösen Pleuritis, ich meine punkto Behandlung, beginnt eigentlich erst beim Abklingen derselben. Dann handelt es sich darum, ob wir in dem Patienten einen Rekonvaleszenten nach einer akuten Krankheit vor uns haben, der also, sobald er sich wieder wohl fühlt, nach relativ kurzer Zeit seiner Tätigkeit nachgehen darf, oder ob wir einen Tuberkulösen vor uns haben. In diesem Falle werden wir dringendst eine längere Schonung empfehlen, eine Reise, Luftkur oder was sich sonst in Anbetracht der äußeren Umstände, der Vermögenslage des Kranken ermöglichen läßt; davon in der nächsten Vorlesung. Während der Erkrankung ist der Verlauf häufig in beiden Fällen der gleich günstige; auch die tuberkulöse Pleuritis klingt öfters leicht und glatt ab. Das Exsudat wächst nur zu einer mittleren Höhe und resorbiert sich nach Heruntergehen des Fiebers und unter steigenden Urinmengen wieder völlig ohne besondere eingreifende Therapie. Neben strikter Bettruhe, die natürlich eingehalten werden muß, kann man sich auf Prießnitzsche Brustwickel beschränken, vielleicht einmal einen Jodanstrich oder ein paar Schröpfköpfe anordnen. Narkotika, welche bei hauptsächlich trockenen Brustfellentzündungen wegen der starken Schmerzen häufig notwendig werden, sind bei der Pleuritis exsudativa oftmals gar nicht erforderlich, eben weil das Exsudat den Kontakt der entzündeten Pleurablätter aufhebt. Es ist nicht ratsam, aus übergroßer Vorsicht die Bettruhe nach dem Abfiebern allzulange auszudehnen, weil man damit der Neigung zu Schrumpfungen Vorschub leistet. Bei jeder Pleuritis kommt es leicht zu derartigen Schrumpfungen der befallenen Thoraxhälfte, denen man durch rechtzeitige Atemübungen entgegenwirken soll. Bei unserem Kranken weisen der ganze Habitus, die schleichende Entwicklung des Zustandes und die Beschaffenheit des Exsudates auf eine tuberkulöse Genese hin. Deshalb werden wir den Kranken bei seiner Entlassung in dem oben angedeuteten Sinne beraten.

Öfters ist der Verlauf kein so glatter, und man muß den Erguß mit Hilfe eines Troikarts ablassen. Hierbei gelten folgende Regeln: 1. soll ein Pleuraerguß abgelassen werden, wenn seine Größe unmittelbar eine Gefahr bedeutet; 2. wenn im fieberfreien Zustande die Resorption sich allzulange hinauszögert. ad 1. Die Gefahr eines übergroßen Exsudates liegt darin, daß es das Herz verschiebt und damit die großen Gefäße abknicken kann. Deshalb soll immer punktiert werden, wenn das Exsudat hinten etwa bis zur Spina scapulae und vorn bis zur ca. 3. oder gar 2. Rippe reicht, sobald das Herz um 2—3 Finger breit verdrängt ist und die Trachea verschoben; das letztere kann man oft deutlich im Jugulum fühlen. Am sichersten gehen Sie, wenn Sie sich in erster Linie nach der Herzverdrängung richten und schon auf diese hin punktieren, selbst wenn das Exsudat noch nicht übergroß zu sein scheint. Übrigens wird die absolute Menge eines Pleuraergusses von dem Anfänger meistens unterschätzt. 2—3 Liter machen nur ein etwa mittelgroßes Exsudat aus. Es finden in einer Pleurahöhle durch Kompression der ganzen Lunge und Ausdehnung der betreffenden Seite gelegentlich 4—5 Liter Platz.

2. Ein Erguß soll abgelassen werden, wenn das Fieber abgefallen ist und die Resorption ins Stocken gerät, damit die Lunge sich möglichst

bald wieder entfalten kann. Während des Fieberstadiums schiebt man eine Punktion gerne möglichst hinaus, weil das Exsudat in dieser Periode sich leicht wieder ergänzt. Man wird es nur dann tun, wenn die Verdrängung des Herzens dazu zwingt oder wenn die Atemnot allzu stark wird.

Die Frage nach dem Auftreten von Atemnot bei Pleuritis erfordert noch einige Worte. Wenn man nach den Indikationen zur Pleurapunktion fragt, erhält man meistens die Antwort: Atemnot. Das ist nicht ganz zutreffend. Es ist zu grob mechanisch gedacht. Es liegt da die Vorstellung zugrunde, als ob Hand in Hand mit der Größe eines raumbeengenden Agens im Pleuraraume eine Behinderung der Atmung auftreten müsse. Das ist unrichtig. Wenn sich ein Pleuraexsudat langsam entwickelt, so kann es zu stattlicher Größe anwachsen, ohne daß merklicher Lufthunger auftritt. Der Sauerstoffbedarf von bettlägerigen Kranken ist nicht groß und mit dem mechanischen Drucke eines nicht bösartigen Prozesses wissen sich viele Organe erstaunlich gut abzufinden, ohne sich in ihrer Funktion beeinträchtigen zu lassen. Bei Tumoren der Bauchhöhle kommen da allerlei lehrreiche Beispiele vor. Wenn bei einem Pleuraerguß stärkere Atemnot auftritt, so ist das häufig die Folge einer begleitenden Lungenaffektion. Stärkste Atemnot kommt dann gelegentlich bei kleinen Ergüssen vor und große Ergüsse verlaufen oft ohne Atemnot. Daraus resultiert die wichtige Regel, daß die Bedeutung eines Exsudates niemals unterschätzt und seine Punktion unterlassen werden darf mit der Begründung, es sei keine Atemnot da. Die Gefahr der Abknickung der großen Gefäße bleibt in solchen Fällen die gleiche. Um das Größer- oder Kleinerwerden eines Pleuraergusses festzustellen, gibt die Perkussion und Auskultation nicht immer zuverlässige Resultate, weil trotz Rückbildung des Exsudates der Klopfschall gedämpft bleiben kann, z. B. durch Schwartenbildung. Ebenso können Schwarten den Stimmfremitus (s. S. 8) verstärken und dadurch die Feststellung von kleineren Ergüssen erschweren. Die tägliche Bestimmung der Urinmenge und des Körpergewichts ist oft viel zuverlässiger. Ferner kann man manchmal regelmäßige Messungen des Brustumfanges zu Hilfe nehmen.

Hierbei findet man übrigens etwas sehr Überraschendes: Es wird auch die gesunde Seite gleichsinnig mit der erkrankten beim Wachsen des Exsudates etwas größer und nachher wieder kleiner. Es liegen nämlich recht komplizierte Verhältnisse im Thorax vor. Der Brustkorb wird beim Entstehen eines Pleuraergusses nicht einfach passiv gedehnt, sondern er erweitert sich aktiv; daran nimmt nun auch die gesunde Seite ein wenig mit teil. Infolge dieser aktiven Erweiterung ist auch der Druck des Exsudates in der Brusthöhle keineswegs besonders stark positiv. Man ist zunächst immer geneigt das anzunehmen, und es scheint ein solches Verhalten auch daraus hervorzugehen, daß bei einer Punktion die Flüssigkeit meist ohne weiteres leicht abfließt. Aber man übersieht dabei den auf der Punktionsstelle lastenden Druck des Pleuraexsudates. Dieser Punkt darf natürlich nicht vernachlässigt werden. Es ist erst in den letzten Jahren, hauptsächlich durch Untersuchungen meines Lehrers D. Gerhardt, in diese Dinge Klarheit gekommen. In Ergüssen, die nicht durch Pleuraverwachsungen abgekapselt sind, weicht unter Berücksichtigung der Höhe des Exsudates der Druck meist nur wenig vom Nullpunkt ab. In fest abgekapselten Ergüssen kann der Druck freilich gelegentlich stark positiv werden.

Wenn man feststellen will, ob überhaupt ein pleuritischer Erguß vorhanden ist, macht man die Probepunktion am besten etwas hoch, in der Gegend der obern Grenze der Dämpfung, weil tiefer unten häufig Pleuraverwachsungen vorkommen, welche das Ansaugen der Flüssigkeit verhindern. Stellen Sie sich bitte überhaupt nicht vor, daß ein Erguß in der Pleurahöhle wie in einem Fasse sich gleichmäßig und

frei ausbreitet. Selbst bei einem reinen Transsudate, einem Hydro-
thorax, ist die Flüssigkeit nicht recht beweglich und bei Lagewechsel
nicht leicht verschieblich. Das wird nämlich in den Lehrbüchern gerne
als Charakteristikum eines nicht entzündlichen Transsudates gegenüber
den entzündlichen Exsudaten angegeben. Eine prompte und rasche
Verschiebung bei Lagewechsel ist auch bei Transsudaten keinesfalls
die Regel. Wenn sich bei einem Patienten beim Aufsitzen oder beim
Umdrehen die obere Grenze eines Pleuraergusses momentan verschiebt,
dann liegt ganz gewiß kein einfacher Flüssigkeitserguß vor, sondern
dann enthält die Pleura Flüssigkeit und Luft nebeneinander; es besteht
ein Pneumoserothorax, wie wir das nachher besprechen werden. Bei
Exsudaten findet man auf dem Sektionstische häufig ein kompliziertes
System von Höhlen, Kammern und allerlei sulzigem Maschenwerk und
man wundert sich dann nicht mehr, daß man selbst innerhalb der
Dämpfung oftmals erst nach wiederholter Probepunktion auf Flüssigkeit
stößt oder ein andermal von einem großen Pleuraexsudat bei der Punktion nur wenig herausbekommt. Die Diagnose eines mehrkammerigen
Ergusses wird manchmal dadurch ermöglicht, daß man bei Punktionen
an verschiedenen Stellen eine Flüssigkeit von verschiedener Beschaffenheit herausbekommt. Es soll auch ausnahmslos jeder Punktion mit
dem Troikart eine Probepunktion mit einer kleinen Pravazspritze
vorausgehen; denn man ist niemals sicher, ob an der betreffenden Stelle
wirklich freie Flüssigkeit vorhanden ist.

Über die Menge von Flüssigkeit, die man ablassen darf, bestehen
neuerdings verschiedene Ansichten. Am besten bleibt man wohl noch
bei der alten Vorschrift, nach welcher nicht mehr als $1—1^1/_2$ Liter ab-
zulassen sind; das Eintreten von Luft in den Pleuraraum während der
Punktion soll man möglichst vermeiden. Aber, wie man jetzt auf Grund
der Röntgendurchleuchtungen weiß, kommt das doch häufiger vor,
als man früher angenommen hatte. Die Luft verschwindet übrigens
meist bald wieder, ohne weiteren Schaden anzurichten.

Bei starkem Hustenreiz soll die Punktion auf jeden Fall sofort
abgebrochen werden, sonst tritt einmal die gefürchtete Expectoration
albumineuse auf. Darunter versteht man das Aushusten von blutig-
schaumiger Flüssigkeit, wahrscheinlich infolge eines rasch entstandenen
Lungenödems. Eine Morphiumdosis von 1—2 cg kurz vor der Punktion
ist ein leidlich sicherer Schutz, um allzu starkem Husten und damit
diesem höchst gefährlichen Vorkommnis entgegenzuwirken.

Kurz erwähnen möchte ich noch einmal die hämorrhagischen
Pleuraergüsse; sie kommen am ehesten bei Tuberkulose, bei malignen
Neoplasmen oder bei Infarkten vor. (An einen intrathorakalen Tumor
soll man übrigens auch stets denken, wenn ein seröser Erguß ohne
sonstige Ursache sich nach wiederholten Punktionen auffallend rasch
immer wieder ergänzt.) Man kommt öfters in Versuchung, ein hämor-
rhagisches Exsudat mit Unrecht anzunehmen, wenn sich der Punktions-
flüssigkeit infolge des Durchstiches durch die Haut oder durch Anritzen
der Lunge etwas Blut beimischt; das letztere ist übrigens ganz ungefährlich, selbst wenn der Patient nachher etwas Blut aushustet.

Was die Empyeme betrifft, so ist ihre sichere Diagnose, ich meine, der Eitergehalt des Exsudates, ganz ausschließlich durch eine Probepunktion festzustellen. Die Entstehungsbedingungen der Empyeme sind etwa die gleichen wie die der serösen Pleuraentzündungen. Wir wissen freilich erfahrungsgemäß, daß unter den oben erwähnten Krankheiten die einen leichter zu eitrigen Pleuraergüssen führen als andere. So sind die postpneumonischen Exsudate wesentlich häufiger eitrig als die rheumatischen oder die tuberkulösen; auch die Exsudate bei schweren Grippefällen sind oft eitrig. Aber im gegebenen Falle ist die Unterscheidung ohne Probepunktion schlechterdings unmöglich. Denn auch die serösen Ergüsse können gelegentlich zu demselben schweren Allgemeinzustand und gleich hohem Fieber führen wie es bei Empyemen die Regel ist. Aber manchmal verläuft auch ein Empyem mit so geringen Erscheinungen, daß man bei der Punktion überrascht ist, Eiter zu finden. Bei Empyemen findet man, wie bei allen eitrigen Affektionen, eine starke Vermehrung der Leukozyten im Blut; deren Fehlen spräche wohl gegen Empyem. Aber eine Leukozytose kann natürlich auch bei serösen Pleuritiden durch die Grundkrankheit (z. B. die Pneumonie) bedingt sein.

Wenn man bei der Probepunktion Eiter festgestellt hat, liegen die Dinge viel ernster. Es handelt sich dann stets um einen schweren Krankheitszustand. Ein einfaches Ablassen mit dem Troikart genügt so gut wie niemals; es soll als Regel gelten, die Thorakotomie auszuführen, um durch ein breites Loch zwischen den Rippen dem Eiter genügend Abfluß zu verschaffen. Nur in bestimmten Fällen ist man mit der Operation lieber etwas zurückhaltend. Zunächst operiert der Chirurg nicht gern ein ganz frisches Empyem, weil sich sonst ein großer, die ganze Pleurahöhle ausfüllender Luftraum, ein totaler Pneumothorax bildet. Man wartet dann lieber, bis man genügend feste Pleuraverwachsungen annehmen darf, welche ein zu starkes Zurücksinken der ganzen Lunge verhüten. Ferner sucht man manchmal bei sehr schwachen oder hoch fiebernden Kranken die Thorakotomie etwas hinauszuschieben und sich eine Zeitlang auf Punktionen zu beschränken. In solchen Fällen mag man einen Versuch mit einer Saugdrainage machen; aber es soll dieselbe nicht schlechtweg an Stelle der operativen Behandlung treten, wie manche das in Anlehnung an die frühere diesbezügliche Gepflogenheit jetzt wieder anstreben. Einen Anhaltspunkt dafür, ob die Operation dringend angezeigt ist, gewinnen wir aus dem Bakteriengehalt des Eiters. Je ärmer oder avirulenter er sich herausstellt, um so eher können wir etwas warten. Von besonderer Gutartigkeit scheinen nur die kleinen Empyeme zu sein, die im Verlaufe der Pneumonie nicht selten auftreten, die sog. parapneumonischen Empyeme; diese heilen öfters sogar ganz spontan. Bei sehr tief, dicht am Zwerchfell gelegenen Eiterherden ist man manchmal im Zweifel, ob nicht ein subphrenischer Abszeß, d. h. eine Eiterung unterhalb des Zwerchfells vorliegt. Solche subphrenischen Abszesse bilden sich im Anschluß an die allerverschiedensten perforierenden oder eitrigen Abdominalaffektionen. Neben anderen differentialdiagnostischen Momenten (Anamnese, Vorwölbungen, Dämpfungsgrenzen, Hautödem) pflegt man darauf hinzuweisen, daß bei der Punktion aus einer Eiterung oberhalb des Zwerchfells der Eiter während der Exspiration, unterhalb des Zwerchfells während der Inspiration stärker heraustropft.

Wenn ich vorhin sagte, daß ein Empyem niemals durch seine klinischen Symptome zu diagnostizieren ist, so bedarf das noch einiger Bemerkungen: Es gibt gar nicht selten Fälle, in denen wir ein Empyem ohne weiteres annehmen, selbst wenn uns die Lungenuntersuchung gar keinen überzeugenden Anhaltspunkt dafür gibt, daß überhaupt ein Pleuraerguß vorhanden ist. Ich denke hier an gewisse Krankheitsbilder, z. B. nach einer Pneumonie, sowohl einer kruppösen als auch der später zu besprechenden katarrhalischen, oder nach einem bereits zurückgegangenen serösen Pleuraerguß, ferner nach Verletzungen des Thorax od. dgl. Es kommt da vor, daß der Patient fiebert und die Untersuchung der Lungen uns keinen erklärenden Befund aufdeckt. Wir finden einige Rasselgeräusche, vielleicht eine geringe Schallabschwächung, stellenweise etwas leiseres Atmen, kurzum allerlei Dinge, die uns beweisen, daß keine normalen Verhältnisse vorliegen, aber welche schließlich auch nur harmlose Residuen der durchgemachten Krankheit zu sein brauchen. Die Röntgendurchleuchtung bringt in diesen Fällen meist auch keine Klärung. Fieber und Abmagerung deuten auf einen Eiterherd und die vorangegangene Erkrankung im Thorax macht nach allen sonstigen klinischen Erfahrungen die Annahme einer eitrigen Pleuritis dann sehr wahrscheinlich. Auch bei unklaren Fieberzuständen, die sich an entzündliche Bauchaffektionen anschließen, soll man an versteckte Empyeme denken, die sich unter diesen Bedingungen gar nicht ganz selten entwickeln. In allen solchen Fällen hat man deshalb durch Probepunktionen, nötigenfalls zu wiederholten Malen, nach einem Empyem zu suchen, um es dann operativ zu eröffnen. Leider gelingt es nicht immer, es zu finden, oder der entkräftete Kranke vermag die Operation nicht zu überstehen. Aber gerade darum sollen Sie bei jedem Verdacht rechtzeitig danach suchen. Sie machen sich sonst eines ernsten Unterlassungsfehlers schuldig!

Die Anwesenheit von Luft im Pleuraraum, den sog. Pneumothorax habe ich heute schon mehrfach erwähnt. Wenn Sie sich vorstellen, daß eine Pleurahöhle völlig mit Luft gefüllt ist, sei es durch ein Loch in der Lunge oder von einer Verletzung der äußeren Brustwand herrührend, so treten sehr prägnante Symptome auf. Die Lunge sinkt völlig zurück und bleibt von der Respiration gänzlich ausgeschaltet. Die Thoraxhälfte ist erweitert und steht still. Das Gebiet des lauten Klopfschalles ist erweitert, das Herz und das ganze Mediastinum auf die andere Seite hinübergedrängt, meistens viel stärker als bei einem Flüssigkeitserguß. Der Klopfschall ist stets hell. Bei geringer Spannung der Luft ist er laut, voll und etwas tympanitisch; bei stärkerer Spannung wird er leiser und manchmal metallisch. Wie man sich diese metallischen Phänomene durch die sog. Stäbchenplessimeterperkussion am besten zu Gehör bringt, wird Ihnen im Klopfkurs an einem geeigneten Falle gelegentlich gezeigt werden. Das Atemgeräusch ist völlig aufgehoben oder mindestens doch abgeschwächt, manchmal ist es dann eigentümlich hallend und tief klingend, sog. amphorisches Atmen (s. S. 4). Fälle, in denen sich alle diese Symptome deutlich finden, sind nicht

häufig; denn ein Pneumothorax nimmt meist nicht den ganzen Pleuraraum ein. Die häufigste Ursache, abgesehen von Verwundungen, stellt
die Lungentuberkulose dar; und wie wir in der nächsten Vorlesung
noch besprechen werden, kommt es zur Perforation eines erkrankten
Herdes in der Lunge für gewöhnlich erst in einem Stadium, in welchem
sich bereits ausgedehnte Pleuraverwachsungen gebildet haben; ein Pneumothorax kann dann natürlich nur einen kleineren Bezirk einnehmen.
Fast ausnahmslos gesellt sich zu einem Pneumothorax schon nach kurzem
Bestande desselben ein pleuritisches Exsudat (Pneumoserothorax). Hierdurch treten etwas andere, und ebenfalls stets deutliche Symptome auf,
nämlich eine Dämpfung, welche sich gegenüber dem hellen Schall des
Luftraumes darüber beim Aufsitzen und Niederlegen des Patienten sehr
prompt verschiebt. Wenn der Kranke sich schüttelt, hört man ein
Plätschern, „Succussio Hippocratis". Im Röntgenschirm sieht man
unterhalb der starken Transparenz des Luftraumes die genau geradlinige Begrenzung des Flüssigkeitsspiegels; ferner manchmal noch ein
anderes sehr auffälliges Symptom: Das Zwerchfell geht auf der
Pneumothoraxseite bei der Inspiration nach oben. (Paradoxe Zwerchfellbewegung.) Die inspiratorische Erweiterung des Thorax führt nämlich
auf der erkrankten nicht atmenden Seite zu einer Luftverdünnung und
damit zu einer Ansaugung des Zwerchfells und manchmal sogar auch des
Mediastinums. Aber allein schon die sehr rasche Änderung der Dämpfungszone bei Lagewechsel ist ein so gut wie sicheres Zeichen für die
Anwesenheit von Flüssigkeit und Luft. Beim Fehlen von Flüssigkeit, also
beim reinen eigentlichen Pneumothorax, ist die Diagnose keineswegs immer
möglich; es können gelegentlich, wenigstens beim partiellen Pneumothorax fast sämtliche oben erwähnten Zeichen fehlen. Wir wissen das
seit einer Reihe von Jahren, seitdem man bei der Lungentuberkulose
zu therapeutischen Zwecken manchmal einen künstlichen Pneumothorax anlegt. Man ist immer wieder erstaunt, wenn in solchen
Fällen ein Pneumothorax, der im Röntgenschirm deutlich als helles
scharf begrenztes Feld ohne Lungenzeichnung nachweisbar ist, alle
sicheren physikalischen Symptome vermissen läßt. Ein solcher allseitig geschlossener Pneumothorax, wie es der künstliche stets ist,
und wie es der spontan entstandene durch nachträgliche Verklebung
der Perforationsöffnung werden kann, entzieht sich dem Nachweis
am ehesten. Viel seltener wird dies vorkommen, wenn der Pneumothorax mit der Lunge oder mit der Außenluft kommuniziert. Ist die
Fistel ganz offen, so fehlen zwar die Zeichen der Spannung (d. h. die
Verdrängungserscheinungen, Erweiterung der Lungengrenzen usw.); aber
man hört das Durchstreichen der Luft durch die Fistel als pfeifendes
Geräusch. Dafür treten die Zeichen der Spannung und Verdrängung
dann besonders stark auf, wenn die Fistel so beschaffen ist, daß sie wohl
bei der Inspiration die Luft eintreten, aber bei der Exspiration nicht
ganz entweichen läßt (Ventilpneumothorax). Dadurch pumpt sich die
Thoraxhälfte bei jedem Atemzuge immer stärker mit Luft voll und man
muß unter Umständen durch Punktion des Luftraumes dem Patienten
wenigstens vorübergehend Erleichterung zu verschaffen suchen. Im
übrigen richtet sich die Behandlung ganz nach der Größe des Pneumo-

thorax und dem Grundleiden. Ein durch Verletzung der Brust entstandener Pneumothorax, dessen Öffnung sich bald wieder schließt, kann sich relativ rasch spontan resorbieren. Größere Luftmengen können dadurch verschwinden, daß sie von einem allmählich wachsenden Exsudat verdrängt werden. Deshalb soll man bei diesen sog. Ersatzexsudaten mit dem Ablassen möglichst zurückhaltend sein, solange noch Luft in der Pleurahöhle ist. Denn die Exsudatbildung wirkt hier insofern günstig, als nach ihrem Verschwinden die Pleurablätter wieder verkleben können. Viel ernster wird die Prognose, wenn die Flüssigkeit eitrig ist, sog. Pyopneumothorax. Ohne Rücksicht auf den Luftgehalt der Pleurahöhle wird man hier dem Eiter Abfluß verschaffen müssen; der Ausgang dieser Fälle ist meist ungünstig.

3. Vorlesung.

Lungenkrankheiten III.

Lungentuberkulose.

Um zu lernen, sich in dem großen und schwierigen Kapitel der Lungentuberkulose zurechtzufinden, bitte ich Sie, hier gleich mehrere Kranke nebeneinander anzusehen; dieselben stellen so verschiedene Typen und Stadien der Lungentuberkulose dar, daß dem Laien gar nicht der Gedanke kommen würde, er hätte eine und dieselbe Krankheit vor sich.

Hier haben Sie zunächst einen jungen Mann von ca. 20 Jahren. Schmalbrüstig, mager, mit heiserer Stimme, ein langer dünner Hals, stark vorspringende Backenknochen, auf den eingefallenen Wangen die scharf umschriebene sog. hektische Röte. Ein Blick auf die Temperaturkurve zeigt große Remissionen zwischen Morgen- und Abendtemperatur; das Speiglas ist gefüllt mit massigen Sputumballen, „Sputa nummulata" nannten sie die alten Kliniker wegen ihrer Form; „Sputa fundum petentia", weil sie in Wasser wegen ihrer Luftarmut zu Boden sinken (im Gegensatz zum nicht tuberkulösen bronchitischen Sputum).

Daneben sehen Sie einen Kranken kurzatmig, fiebrig, aber ohne besondere Charakteristika, die Ihnen wie im ersten Falle die Diagnose gewissermaßen aufdrängen. Und ferner sind hier noch zwei Kranke, denen man überhaupt nichts von einer Krankheit anmerkt; der eine von beiden erzählt auf Befragen, er habe vor einigen Wochen einen Blutsturz gehabt, fühle sich aber jetzt wieder wohl; der andere klagt über Magenschmerzen; von seiten seiner Lungen hat er keinerlei Klagen.

Sie sehen also ein buntes Durcheinander. Wenn wir einmal bei dem letzten Patienten stehen bleiben, so lernen Sie gleich, daß nicht jede Lungentuberkulose mit Beschwerden von seiten der Lunge beginnen muß; speziell bei jungen Leuten, sagen wir zwischen 15 und 25 Jahren, müssen Sie bei allen möglichen Klagen, bei Mattigkeit, bei Kopfschmerz, bei Magen- und Darmstörungen, oft auch bei Leuten,

bei denen man sich gelegentlich mit der Diagnose „Blutarmut" begnügt hatte, an Lungentuberkulose denken und danach forschen.

Wie forscht man danach? Für eine Lungentuberkulose sprechen
zunächst zwei wichtige anamnestische Momente, die jeder Laie
kennt. Nämlich 1. hereditäre Belastung und 2. wenn auch in seiner
Bedeutung noch strittig, die Ansteckung durch enges Zusammenleben
mit Lungenkranken. Ist eines oder gar beide Momente vorhanden, so
bildet das eine gewichtige Stütze für die Annahme einer tuberkulösen
Erkrankung; werden dagegen beide verneint, so verliert die Vermutung
zunächst an Wahrscheinlichkeit, ohne daß man sie ganz ausschließen
dürfte. Dann fragt man, ob der Betreffende selber schon tuberkulöse
Erkrankungen durchgemacht hat, wobei besonders auf solche geachtet
werden muß, deren tuberkulöse Natur dem Kranken weniger geläufig
ist, also nach Knochenfraß, nach Drüseneiterungen, ferner nach Rippen-
fellerkrankungen und nach Bluthusten.

Dabei wären wir gleich bei einer anderen Form von Krankheitsbeginn,
dem Lungenbluten, Hämoptoe. Einer der anderen Kranken hier berichtet, wie Sie es in der Praxis oft hören werden, daß er vor einigen
Wochen ohne besonderen Anlaß plötzlich Schmerzen auf der Brust gespürt; dann mußte er husten und dabei habe er hellrotes Blut ausgeworfen. Ich will übrigens gleich darauf aufmerksam machen, daß die
Angaben der Kranken keineswegs immer so klar und eindeutig wie hier
auf eine Lungenblutung hinweisen. Oft ist es recht schwierig herauszu-
bekommen, ob das ausgeworfene Blut aus der Lunge ausgehustet
oder aus dem Magen erbrochen wurde. Selbst intelligente Kranke sind
sich oft darüber nicht klar; denn beim Brechen geraten die Kranken
durch Aspiration kleiner Partikel manchmal ins Husten, während umgekehrt beim Bluthusten leicht etwas verschluckt und dann nachträglich
tatsächlich erbrochen wird. Wenn man das Blut zu sehen bekommt,
kann man meistens die Entscheidung leicht treffen; über die Anhaltspunkte dafür später bei den Magenkrankheiten (s. S. 231). Ein derartiger
Bluthusten ist ein so gut wie sicheres Zeichen einer Lungentuberkulose.
Daß eine scheinbar spontane Pleuritis meist als tuberkulös anzusehen
ist, haben wir bei der Besprechung der Pleuritis bereits erwähnt. Von
der Diazoreaktion im Harn als Hinweis auf Tuberkulose werden Sie in
den praktischen Kursen Näheres lernen.

Ein anderes wichtiges Symptom, das meistens besonders erfragt
werden muß, ist Neigung zu Schweißen. Tuberkulöse schwitzen viel,
besonders gegen Ende der Nacht, so daß sie morgens mit schweiß-
feuchtem Hemde erwachen. Daß bei Klagen über Husten und Auswurf
nach einer Lungentuberkulose gesucht werden muß, versteht sich von
selbst.

Die spezielle Untersuchung hat stets und immer mit der Inspektion zu beginnen. Genau wie beim Herzen muß dies dem Anfänger oft
eingeschärft werden. Die Inspektion belehrt zunächst, ob ein sog. Thorax
phthisicus oder paralyticus vorhanden ist, ein langer schmaler
und flacher Brustkorb, breite Zwischenrippenräume, hervorstehende
Schlüsselbeine und langer dünner Hals. (Das Gegenstück dazu werden
wir später beim Emphysem kennen lernen.) Sein Vorhandensein spricht

für eine Tuberkulose, sein Fehlen schließt sie freilich nicht aus. Dann achtet man auf Asymmetrie bei der Atmung. Jedes Zurückbleiben einer Seite deutet auf einen chronischen schrumpfenden Prozeß, häufig eben eine Tuberkulose hin. Dann fühlt man nach Drüsenschwellungen am Halse. Aber es kommen hier nur diejenigen in Betracht, die seitlich am Halse vor dem Trapezius liegen. Die unter dem Kiefer gelegenen haben mit einer Tuberkulose nichts zu tun und sind nur die Folge von Mandel- und Rachenaffektionen. Gegen die Bewertung der seitlich am Halse gelegenen Drüsen als Tuberkulosesymptome hatte man öfters Bedenken geltend gemacht; man sagte, daß bei progressen Phthisen ebenso auch bei Sektionen der Phthisikerleichen gewöhnlich keine Halsdrüsen vorhanden seien. Dieser scheinbare Widerspruch könnte jedoch in den modernen Auffassungen über die Genese der Lungentuberkulose eine Erklärung finden. (Siehe weiter unten.)

Was die **Perkussion** betrifft, so sollte man glauben, daß über eine so alt erprobte und gut durchstudierte Methode überhaupt keine Meinungsverschiedenheiten bestehen könnten. Leider ist dem durchaus nicht so. Es gibt Untersucher, welche die Perkussion für die wichtigste und beweiskräftigste Methode halten, welche Lungenveränderungen durch Perkussion herausfinden wollen, die noch keine auskultatorischen Erscheinungen machen. Manche gehen sogar noch weiter und wollen die nach einer diagnostischen Tuberkulininjektion auftretende lokale Hyperämie in einer Lungenspitze herausperkutieren. Man denke doch an die anatomischen Verhältnisse der Lungen, speziell der Lungenspitzen und die dadurch bedingten ungünstigen Bedingungen für die Perkussion!

Was wir perkutieren, sind bekanntlich immer nur Differenzen im Luftgehalt der darunter liegenden Organe. Bei der Lunge ist nun zunächst jede Perkussion nur eine vergleichende. Man kann immer nur zwei Stellen miteinander vergleichen, z. B. die rechte Fossa supraspinata mit der linken Fossa supraspinata oder die rechte Fossa supraspinata mit der Gegend über dem rechten Unterlappen. Es geht nicht an, den Klang an einer Stelle allein als normal oder als verändert zu bezeichnen, denn wir haben keinerlei absolutes Maß, ich möchte sagen: keine Stimmgabel für den „normalen Lungenschall". Wenn Sie eine Reihe von gesunden Leuten nebeneinander untersuchen, dann differiert der Schall an genau der gleichen Stelle gar nicht wenig. Aber auch an den Begriff eines „gleich hellen Schalles beiderseits" darf man keine allzu strengen Anforderungen stellen. Bedenken Sie, daß ein Thorax niemals wirklich genau symmetrisch gebaut ist. Speziell über den Spitzen ist ein mäßiger Grad von Asymmetrie (z. B. ein geringer Tiefstand der einen Schulter) beinahe die Regel; dazu kommt eine verschieden starke Ausbildung der Muskulatur; die rechte Schulter ist bei den meisten Menschen muskulöser. Der Verlauf der großen Bronchien ist beiderseits nicht genau gleich, auch die Verhältnisse am Hilus mit seinen Drüsen differieren rechts und links meist etwas. Ferner liegen die Lungenspitzen als schmale Kegel mitten in einem dickwandigen Muskelmantel. Alle diese Dinge zusammengenommen sollten zu einer gewissen Resignation veranlassen und sollten dazu führen, aus minimalen

Schalldifferenzen nicht gleich weitgehende diagnostische Schlüsse über den Zustand der Lunge zu ziehen.

Um zu beurteilen, was von der Perkussion und Auskultation billigerweise zu verlangen ist und welche Schlüsse aus diesen Methoden zu ziehen sind, ist es vielleicht ganz praktisch, das Wichtigste über die pathologische Anatomie der Lungentuberkulose hier gleich zu besprechen.

Über die Tuberkulose werden Sie in den verschiedensten Vorlesungen noch viel und ausführlich hören. Sie werden hören, daß, nachdem Manget und besonders Bayle tuberkulöse Prozesse bereits gekannt und beschrieben haben, Laennec als erster die Einheitlichkeit der mannigfachen klinischen und anatomischen Erscheinungsformen der Tuberkulose erkannt hatte, wie aber dann ein lebhafter Streit entbrannte zwischen ihm und Broussais über die Natur der Tuberkulose. Broussais glaubte, daß sich die tuberkulösen Prozesse durch nichts Spezifisches von andern Entzündungen unterscheiden; er hielt die Tuberkelknötchen für Reste eines gewöhnlichen Katarrhs od. dgl. Laennec dagegen nahm gleich etwas Spezifisches und Parasitäres an. Dann zeigte Villemin im Jahr 1865 die Übertragbarkeit der Tuberkulose und im Jahr 1882 fand Robert Koch den Tuberkelbazillus. Damit mußte der anatomische Begriff der Tuberkulose revidiert werden, der inzwischen von Virchow in einer etwas engen Form gefaßt war.

Ursprünglich bei Virchow durfte man von Tuberkulose nur reden, wenn Tuberkel vorhanden waren. Und Tuberkel waren definiert als lymphoide Knötchen mit Riesenzellen am Rande und Verkäsung in der Mitte. Verkäsungen ohne Bildung umschriebener Tuberkel gehörten nicht zur Tuberkulose im engeren Sinne. So war es, als die pathologische Anatomie die Welt regierte, und so haben wir es noch in Straßburg beim alten Recklinghausen, dem strengsten und gewissenhaftesten Erben der Virchowschen Tradition gelernt. Dann war durch Robert Koch die bakteriologische Ära aufgeblüht und lehrte in unzweifelhafter Weise die ätiologische Rolle des Tuberkelbazillus kennen. Auch die eingefleischtesten Morphologen mußten es schließlich zugeben. Wie wurde es nun mit dem anatomischen Substrat der Tuberkulose? War jetzt alles schlechtweg als Tuberkulose anzusprechen, sobald man einen Tuberkelbazillus darin fand? Dann war die alte Definition viel zu eng, denn Tuberkelbazillen findet man außer in Tuberkeln, außer in sonstigen Käseherden noch unter allen möglichen anderen Bedingungen, z. B. in allerlei Granulationsgeweben. Gegen eine derartige weitherzige Umdeutung, wie sie tatsächlich viele Bakteriologen verlangten, wehrten sich nun wieder die Pathologen, wenigstens die vom alten Schlage, die direkten Virchowschüler. Wenn die meisten von ihnen auch zu einigen Konzessionen bereit waren und als anatomisches Substrat der Tuberkulose mehr als die klassischen Tuberkel gelten lassen wollten, so verlangten sie doch eine feste anatomische Struktur und begnügten sich nicht mit dem Befunde von Bazillen schlechtweg. Und an der Forderung, daß nicht die Anwesenheit des Bazillus an sich, sondern erst die spezifische Reaktion des Organismus auf seine Anwesenheit die Krankheit ausmacht (d. h. wenigstens in morphologischer Hinsicht!), wird man auch festhalten müssen. Mag das, was man spezifisches anatomisches Substrat nennt, heute in manchem etwas liberaler definiert werden als früher, so bleibt eine bestimmte morphologische Veränderung stets und immer ein integrierender Bestandteil der Krankheit; die Anwesenheit des Bazillus in einem gesunden oder unspezifisch veränderten Gewebe darf niemals genügen. (Auf eine etwas andere Auffassung der Dinge von seiten der Immunitätsforschung komme ich nachher noch zurück.)

Von den verschiedenen Rassen des Tuberkelbazillus, die man allmählich unterscheiden gelernt hat, den Typus humanus, Typus bovinus, den Bazillus der Geflügeltuberkulose und den der Kaltblütertuberkulose, kommen für die menschliche Pathologie vor allem die beiden ersteren in Betracht. Man hielt früher den Typus humanus für den einzigen, der für den Menschen Pathogenität besitzt. Heute weiß man, daß, wenn auch nicht sehr häufig, der Bazillus der Rindertuberkulose, der sog. Perlsucht, auf den Menschen übertragen werden kann. Die Menschenpathogenität der Geflügeltuberkulose ist noch nicht ganz entschieden; dieser Bazillus soll einige Male aus menschlichen Krankheitsprodukten gezüchtet worden sein. Als Eintrittspforte des Tuberkelbazillus spielen die Lungen durch Inhalation wohl die Hauptrolle; die Aufnahme durch den Verdauungskanal tritt daneben zurück. Der Ausbreitung des Tuberkelbazillus im Körper von dem erst befallenen Herde aus stehen die verschiedensten Wege offen, vor allem die direkte Ausbreitung auf die Nachbarschaft, dann die Lymphbahnen und dann, wenigstens für manche Fälle, die Blutbahn. Andere „Kanäle", wie z. B. der Ureter, können auch gelegentlich zum Wege für die Ausbreitung werden. Die Verimpfung mit tuberkelbazillenhaltigem Material ist für einige bestimmte Lokalisationen, z. B. für den Kehlkopf, als Hauptursache anzuschuldigen. Die Tuberkulose bei Kindern, welche die erste Infektion eines bis dahin tuberkulosefreien Organismus darstellt, soll in der Mitte der Lungen lokalisiert sein und sich hauptsächlich „lymphogen" ausbreiten (daher die oben erwähnten Drüsenschwellungen!) Die Tuberkulose der Erwachsenen (d. h. in einem Organismus, der schon einmal einer Tuberkuloseinfektion ausgesetzt war) beginnt in den Lungenspitzen und schreitet zunächst „hämatogen", später „endobronchial" und durch Kontakt fort; daher weniger Drüsenschwellungen. Man hat in Analogie zur Lues auch von 3 Stadien der Tuberkulose gesprochen. Ein von Aschoff ausgehender Vorschlag, die Tuberkulose und den Tuberkelbazillus in Phthise und Phthisebazillus umzutaufen, hat fast einmütige Ablehnung erfahren. Derartige Umnennungen wirken immer nur verwirrend.

Nun, m. H., welche auskultatorischen oder perkutorischen Folgen treten denn auf, wenn sich einige Tuberkel oder ein kleiner Herd tuberkulösen Granulationsgewebes od. dgl. in oder an einem Bronchus entwickelt? Selbstverständlich zunächst einmal gar keine! Halten Sie sich immer klar vor Augen, daß sich geringfügige tuberkulöse Veränderungen in einer Lunge durch Auskultation und Perkussion nicht finden, aber deren Anwesenheit auf Grund dieser Methoden auch nicht ausschließen lassen. Der Kranke verlangt oft Unmögliches vom Arzt, wenn er z. B. die Versicherung haben will, daß bestimmt nichts von Tuberkulose bei ihm vorhanden wäre. Ein kleiner tuberkulöser Herd macht direkt gar keine Symptome; er verrät sich erst dann, wenn er entweder zu einem Katarrh der kleinen Bronchien geführt hat — dann treten Rasselgeräusche auf — oder wenn ein ausreichend großer Herd von Lungengewebe infiltriert ist. Dieser infiltrierte Teil wirkt bei der Perkussion schalldämpfend; bei der Auskultation wandelt er das vesikuläre Atmen in bronchiales um und ferner verleiht er den Rasselgeräuschen den Charakter des Klingenden; das haben wir in der Einleitung zu den

Lungenkrankheiten alles genau besprochen. Der Prozeß, der dies zur Folge hat, ist in anatomischer Hinsicht ein pneumonischer, genauer: ein broncho-pneumonischer (siehe Vorlesung Nr. 4), das heißt also: Ausschwitzung eines Exsudates in die Lungenalveolen um einen Bronchus herum. Dieser tuberkulöse broncho-pneumonische Prozeß trägt immerhin schon allerlei Kennzeichen, die ihn bei der Sektion von andern Bronchopneumonien unterscheiden und als tuberkulös erkennen lassen; die verdichteten Herde bilden mit je einem käsigen Zentrum in der Mitte einen Kranz, den man mit einem Kleeblatt zu vergleichen pflegt. Aber für die klinische Untersuchung ist er durch nichts direkt als tuberkulös erkenntlich. Da macht er nur die Zeichen der Infiltration.

Wir können also nach Auskultation und Perkussion zwei anatomisch verschiedene Formen der Lungentuberkulose unterscheiden; erstens den Katarrh der Bronchien — er führt zu Rasselgeräuschen; zweitens die Infiltration des Lungengewebes; sie führt zu Dämpfung, Bronchialatmen und Klingendwerden der Rasselgeräusche. Zu einer zuverlässigen Einteilung der Lungentuberkulose reichen diese, ich möchte sagen, Momentaufnahmen natürlich noch nicht hin, um so mehr als der Prozeß ja wohl niemals nur einen Katarrh oder nur eine Infiltration darstellt. Es werden die Bilder noch sehr mannigfach durch das Dazutreten von Indurationen, den Zeichen der Heilungstendenz, und von Zerfallshöhlen, den Kavernen. Das Ideal einer Einteilung wäre eine solche, welche sowohl den anatomischen Bildern als den klinischen Verlaufsformen einigermaßen gerecht wird, welche also mit einem kurzen Worte über den Zustand der Lunge und die voraussichtlichen weiteren Verlaufsmöglichkeiten unterrichtet. Davon sind wir leider noch weit entfernt. Am ehesten dürfte das von Albrecht, dem verstorbenen Frankfurter Pathologen, vorgeschlagene Prinzip diesen Forderungen gerecht werden. Albrecht stellte drei Formen auf: Bei der einen steht die Bronchitis mit der tuberkulösen Granulombildung ihrer Umgebung im Vordergrunde; die Exsudation in die Bronchien und in das Alveolarlumen tritt zurück. Bei der zweiten spielt diese letztere die Hauptrolle; die pneumonischen Prozesse beherrschen das Bild. Die dritte Form ist der Ausdruck der Heilungstendenz; hier überwiegen allenthalben Zirrhosen und Indurationen. Jede der drei Formen kann sich nun vergesellschaften mit Ulzerationen, die zu Zerfallshöhlen der verschiedensten Größe führen können. Zur klinischen Erkennung dieser Formen reichen die oben erwähnten auskultatorischen und perkutorischen Phänomene allein natürlich nicht aus. Neben einer eingehenden Anamnese, Berücksichtigung des Sputums, Temperaturbeobachtung, Verhalten des Körpergewichtes, Diazoreaktion, Inspektion des Thorax (Eingesunkensein als Zeichen von Zirrhosen) leistet öfters auch die Röntgenuntersuchung hier wertvolle Dienste. Von den diesbezüglichen Einzelheiten nachher noch einiges.

Was die auskultatorischen und perkutorischen Kavernensymptome betrifft, so werden sie in Lehrbüchern meist sehr ausführlich abgehandelt und der Anfänger könnte sich danach vorstellen, es wäre nichts leichter als eine Kaverne zu diagnostizieren. Das ist durchaus nicht der Fall. Alle Kavernensymptome beruhen darauf, daß ein Hohlraum, wenn er von infiltriertem Gewebe umgeben ist, je nach seiner Größe, Form, Beschaffenheit der Wandung und des Inhalts usw. den Klopfschall und das Atemgeräusch in der verschiedensten Weise beeinflussen kann, aber, je nach diesen Umständen natürlich nicht beeinflussen muß. Der Friedreichsche, Gerhardtsche, Biermersche und der Wintrichsche Schallwechsel sowie das Geräusch des gesprungenen Topfes, bruit de pot fêlé, (worüber Sie Näheres in jedem Buche nachlesen können), finden sich deshalb nur gelegentlich einmal deutlich ausgeprägt. Kavernen, die in der Tiefe liegen oder solche, die zwar oberflächlich, aber nicht von infiltriertem Gewebe umgeben sind, machen oft gar keine charakteristischen Symptome; über letzteren hört man öfters nur Bronchialatmen mit oder ohne Rasselgeräusche.

Die wichtigsten, weil die häufigsten und halbwegs beweisenden unter den Kavernensymptomen sind die metallischen Phänomene. Wo sich Metallklang bei der Stäbchen-Plessimeterperkussion sowie amphorisches Atmen mit metallisch klingenden Rasselgeräuschen findet, kann man mit hoher Wahrscheinlichkeit eine größere Kaverne annehmen. Wie sich diese Phänomene anhören, werden Sie gelegentlich an einem typischen Falle demonstriert bekommen. Aber eines ist hierbei wieder zu bedenken: Wo diese Symptome besonders schön ausgeprägt sind, liegt meistens keine Kaverne (das heißt also ein Hohlraum innerhalb der Lunge), sondern ein Pneumothorax (d. h. eine viel größere Höhle außerhalb der Lunge, zwischen Lunge und Thoraxwand) vor. Im Röntgenbilde sind Kavernen häufig als scharf umrandete, dunkle, rundliche Partien sehr deutlich zu sehen.

Dieser ganz kurze Überblick, der natürlich an allen Ecken und Enden ergänzungsbedürftig ist, kann Ihnen vielleicht als Wegweiser dienen. Sie sollen aus demselben zunächst ersehen, daß man eine Lungentuberkulose niemals direkt herausauskultieren kann; ich meine, Sie können die tuberkulöse Natur der vorliegenden Lungenveränderung niemals aus dem einfachen Auskultations- und Perkussionsbefund direkt ableiten. Was man hierdurch feststellt, ist der augenblickliche Zustand der Lunge ohne jede Rücksicht auf Genese und Ätiologie, also entweder die Bronchitis oder die Infiltration oder schließlich manchmal noch die Höhlenbildung. Alles dies kommt aber natürlich auch auf nicht tuberkulöser Basis vor. Bronchitiden sind etwas ganz Häufiges; ebenso ist die Infiltration nichts für die Tuberkulose Spezifisches; die Pneumonie besteht ja auch in Infiltrationen. Ebenso kommen Höhlenbildungen, wenn auch freilich nicht so häufig und meist viel kleiner, bei nicht tuberkulösen Bronchitiden vor; man spricht da von Bronchiektasen. Daß die vorliegenden Zustände, die Bronchitis und die Infiltration, im gegebenen Falle auf tuberkulöser Basis beruhen, muß man aus andern Momenten ableiten.

Für die tuberkulöse Natur dieser Prozesse würde zunächst sprechen, wenn sie nicht diffus über beiden Lungen, sondern zirkumskript an einer Stelle, und zwar vorzugsweise im Oberlappen sitzen. Wenn ein Kranker in gutem Ernährungszustande über Husten klagt und man hört überall über den Lungen Rasselgeräusche, darf man eine harmlose Bronchitis annehmen. Sobald die Rasselgeräusche aber nur über einer Spitze zu hören sind, ist es verdächtiger. Da müssen dann die verschiedenen Hilfsmomente herangezogen werden. Für Tuberkulose spricht monate- oder jahrelanger Bestand der Krankheit, Temperatur- oder Pulserhöhung ev. deren abnormer Anstieg oder ungewöhnlich langes Anhalten derselben nach körperlichen Anstrengungen, ferner schlechter Ernährungszustand, Nachtschweiße, positive Diazoreaktion im Harn, außerdem natürlich die oben erwähnten Momente über Heredität, frühere Krankheiten und die charakteristische Thoraxform. Von den diagnostischen Impfungen später einiges.

Analog ist es mit größeren Infiltrationen. Eine lobäre kruppöse Pneumonie wird sich meistens leicht erkennen oder ausschließen lassen, wenn sie mit Schüttelfrost begonnen hat, wenn sie im Unterlappen sitzt, und wenn rostfarbener Auswurf vorhanden ist. Aber bei atypischem Beginne, bei atypischer Lokalisation und bei Fehlen des Auswurfes können auch hier Bedenken auftauchen.

Stets schwieriger ist die Unterscheidung, ob lobuläre bronchopneumonische Verdichtungen tuberkulös sind oder nicht. Die letzteren, das heißt die nicht tuberkulösen, können sich auch einer gewöhnlichen alten chronischen Bronchitis, besonders der Emphysembronchitis oder einer solchen mit Bronchiektasen (vgl. nächste Vorlesung) zugesellen. Ferner kommen ganz analoge Zustände vor bei Staubinhalationskrankheiten, sog. Pneumonokoniosen, wie sie bei dauerndem durch Berufsarbeiten bedingten Einatmen von Staub auftreten, so z. B. die Chalikosis bei Steinhauern, die Anthrakosis bei Kohlenarbeitern, die Siderosis bei Eisenarbeitern; auch bei Bäckern und Müllern wird ähnliches beobachtet. (Die Kieselsäure, wenigstens in nicht kristallisierter Form, wie sie von Porzellanarbeitern eingeatmet wird, macht eine Ausnahme und scheint sogar der Ausbreitung der Tuberkulose entgegenzuwirken.) Wenn es sich in allen diesen Fällen anatomisch auch weniger um pneumonische Infiltrationen als vielmehr um Bronchitis mit interstitieller Bindegewebswucherung (Cirrhosis pulmonum) handelt, so ist das auskultatorische Endresultat doch ziemlich das gleiche. Bronchialatmen, klingende Rasselgeräusche und eventuell Dämpfung kommen hier ebenso vor.

In allen solchen fraglichen Fällen, ja eigentlich in jedem Falle muß eine Untersuchung des Auswurfes auf Tuberkelbazillen zur Sicherung der Diagnose vorgenommen werden. Ohne positiven Bazillenbefund im Sputum wollen manche die Diagnose „Lungentuberkulose" eigentlich niemals stellen. Die Technik des Bazillennachweises lernen Sie in den technischen Kursen; die Erkennung des Tuberkelbazillus im mikroskopischen Präparate beruht darauf, daß er die Farbstoffe schwerer annimmt als andere Bazillen, dafür aber zäher festhält. Bei der üblichen Färbung nach Gabbet mit Karbolfuchsin und Methylenblau erscheinen die Tuberkelbazillen als schlanke rote Stäbchen auf blauem Grund. Einige andere Eigentümlichkeiten des tuberkulösen Sputums, die in der Zeit, bevor man den Tuberkelbazillus kannte, sich einer großen diagnostischen Wichtigkeit erfreut haben, sind jetzt fast ganz der Vergessenheit anheimgefallen. Ich meine die elastischen Fasern und jene kleinen stecknadelkopfgroßen weißgelben Gebilde, die sich leicht mit bloßem Auge finden lassen, wenn man das Sputum auf einen schwarzen Teller ausbreitet, die Corpora oryzoidea. Die ersteren sind ein Zeichen von Destruktion des Lungengewebes, die letzteren beweisen eine Sekretstagnation in Hohlräumen.

Bei Kranken ohne Auswurf bedient man sich öfters der diagnostischen Impfung mit Tuberkulin. Die hiermit zusammenhängenden Fragen stehen seit kurzem wieder im Mittelpunkt des Interesses; aber trotz aller Bemühungen, welche seit Jahrzehnten darauf verwandt werden, ist vieles von den Grundlagen noch ungeklärt.

Unter Tuberkulinen versteht man Extrakte aus Tuberkelbazillen, die auf verschiedenem Wege gewonnen wurden. (Das Alt-Tuberkulin T. A. stellt das eingeengte Filtrat dar von allem, was aus Tuberkelbazillen mit Wasser oder Glyzerin extrahierbar ist. Neu-Tuberkulin T. R. ist der unlösliche Rückstand von zerriebenen Bazillenleibern. Die Neu-Tuberkulin-Bazillenemulsion ist die gesamte zerriebene Leibessubstanz. Das albumosenfreie Tuberkulin T. A. F. wird von Bazillen gewonnen, deren Nährboden von stickstoffhaltigen Körpern nur Asparagin enthält; hierdurch soll das Albumosenfieber verhütet werden. Die Injektion dieser Tuberkuline bleibt bei völlig gesunden Individuen wirkungslos; sie löst dagegen bestimmte Reaktionen aus bei Tuberkulösen und allen, die, ohne zur Zeit krank zu sein, einmal tuberkulös infiziert waren. Zur Erklärung hat man bei Tuberkulösen alle die Schutzstoffe u. dgl. aufs eifrigste studiert, welche bei anderen Infektionskrankheiten im Blute gefunden werden und dort für Verlauf und Heilung eine wichtige Rolle spielen. Beim Typhus bespreche ich dieselben etwas genauer. Alle diese „humoralen‟ Schutzstoffe scheinen nun bei der Tuberkulose von untergeordneter Bedeutung zu sein. Die Einverleibung von Tuberkulinen bei Gesunden regt offenbar nicht die Neubildung von Schutzstoffen an und wirkt deshalb nicht in dem Maße immunisierend, wie es bei manchen anderen Infektionskrankheiten der Fall ist. Dagegen werden bei Tuberkulösen, d. h. bei Leuten, welche in ihrem Körper lebende Tuberkelbazillen beherbergen, durch Einführung von Tuberkulin die Antikörper um die lebenden Tuberkelbazillen herum konzentriert. Hierdurch kommt die sog. „Reaktion‟ zustande und ebenso müssen die Immunisierungs- und Heilungsvorgänge bei der Tuberkulose weniger von den humoralen Schutzstoffen abgeleitet werden, sondern in erster Linie von den lokalen zellulären Entzündungsprozessen, die sich um die im Körper befindlichen lebenden Tuberkelbazillen entwickeln. Daß die Anwesenheit von lebenden Tuberkelbazillen eine conditio sine qua non ist, erklärt die auffälligen Differenzen, welche zwischen der Injektion lebender Bazillen und der von Tuberkulinen einerseits sowie zwischen Tuberkulösen und Gesunden andererseits bestehen. Es scheint mir ganz korrekt und im Prinzip richtig, wenn neuerdings die Forderung erhoben wird, die Diagnose der Tuberkulose dürfte nicht erst abhängig gemacht werden von den oben erwähnten Kriterien (Auskultations- oder Röntgenbefund, Bazillennachweis u. dgl.), sondern müsse bereits auf Grund positiver Reaktionen bei der Impfung ausgesprochen werden. Aber ich glaube doch, daß man weit über das Ziel hinausschießen würde, wenn man alle Leute, die sonst klinisch gesund sind, aber auf Tuberkulin positiv reagieren, ohne weiteres für krank erklären und zum Gegenstand einer Behandlung machen würde.

Die zuverlässigste aller Methoden ist wohl immer noch die subkutane Injektion von Alt-Tuberkulin. Man injiziert nach vorausgegangener Temperaturbeobachtung 1 mmg oder noch vorsichtiger 0,5 mmg unter 3stündiger Kontrolle von Temperatur und Puls. Als positive Reaktion gilt jeder deutliche Anstieg von Temperatur oder Puls oder auch schon jede stärkere Störung des Allgemeinbefindens. Beim Ausbleiben jeder Reaktion injiziert man erst die gleiche Dosis noch einmal, dann weiter in steigenden Dosen bis 5 sogar bis 10 mmg. Diese Methode ist natürlich nur bei Fieberfreien anwendbar. (Bei Frauen wirken die Menses manchmal beinahe wie eine Tuberkulininjektion und lassen Temperatur und Puls ansteigen. Gelegentlich treten während der Menses sogar Rasselgeräusche auf, die sonst nicht zu hören waren.)

Die Pirquetsche Kutanreaktion (Ritzen der Epidermis mit 25% Tuberkulin) ist viel einfacher und insofern überlegen, als sie auch bei Fieberkranken angewendet werden kann, aber sie ist bei Erwachsenen wenig zuverlässig; bei Kindern gilt sie als sehr zuverlässig.

Die Ophthalmoreaktion (ein Tropfen einer einprozentigen Tuberkulinlösung in den Bindehautsack) hat wegen der gelegentlich danach auftretenden schweren Konjunktivitiden keine allgemeinere Anwendung gefunden.

Einen Überblick über den Verlauf der Lungentuberkulose zu geben, wie man es bei der Pneumonie, beim Typhus, bei Scharlach und Masern und bei den meisten andern Krankheiten kann, ist schlechterdings unmöglich. Der Verlaufsmöglichkeiten und der Komplikationen gibt es gar zu viele. Den Beginn mit einer Hämoptoe plötzlich aus voller Gesundheit heraus haben wir an dem einen Patienten hier kennen gelernt. Ein solcher Beginn ist insofern relativ günstig, als er den Kranken schon zu einer sehr frühen Zeit auf seine Krankheit aufmerksam macht. Daß der tuberkulöse Prozeß eine Arterie arrodiert, macht ihn nicht besonders schwer oder bösartig, wie der Laie häufig meint. Und die Hämoptoe an sich bedingt so gut wie nie eine direkte Lebensgefahr. Die Untersuchung dieses Kranken ergibt, wie es nicht selten bei Hämoptoe der Fall ist, noch nichts. Übrigens soll man eine genauere Untersuchung niemals sofort nach der Blutung vornehmen, sondern frühestens 8 Tage später. Gleich nach der Blutung ist strikteste Ruhe notwendig; der Kranke hütet das Bett und bekommt reichlich Morphium, um jeden Hustenreiz zu unterdrücken; dann steht die Blutung fast immer. Trotz gegenteiliger Meinungen, die neuerdings vertreten werden, möchte ich an dieser Behandlung festhalten.

Hat denn ein solcher Kranker überhaupt eine Lungentuberkulose, könnten Sie da vielleicht fragen. In manchen Fällen wird man den

Beweis dafür schuldig bleiben müssen. Wenn der Kranke nach mehrwöchigem Aufenthalte in frischer Luft und bei reichlicherErnährung sich vollkommen wohl fühlt und dann dauernd gesund bleibt, so steht der strikte Beweis aus. Die älteren Ärzte nahmen solche Fälle einer Hämoptoe ohne Lungenbefund, ohne Husten usw. auch nicht sehr ernst und trösteten sich damit, daß bei einer starken Anstrengung, Aufregung oder dergleichen, ein Lungengefäß infolge „Kongestion" einmal platzen könnte. Wir stehen einem solchen Vorgange heute skeptisch gegenüber und zögern mit der Annahme der Ruptur eines gesunden Gefäßes. Wir postulieren bei jeder nicht traumatischen Blutung eine vorangegangene Erkrankung der Gefäßwand. So machen wir es bei Hirnblutungen, bei Lungenblutungen und bei Magen- und Darmblutungen. (In sehr starken und langanhaltenden Hustenanfällen bei Keuchhusten kommen gelegentlich Rupturen gesunder Gefäße z. B. in der Konjunktiva vor.) Und auf Grund von zahlreichen klinischen Beobachtungen, daß eine solche Hämoptoe schließlich doch eine manifeste Lungentuberkulose nach sich zieht, aus Autopsien, durch serologische Proben usw. fühlen wir uns heute berechtigt, eine jede Hämoptoe als Symptom einer Lungentuberkulose anzusprechen.

Ähnlich ergeht es heute mit einer Affektion, die Sie bei einem andern der Kranken hier, dem mit der Dyspnoe, finden. Er erzählt, er sei vor drei Wochen mit Husten und Brustschmerzen allmählich erkrankt. Bei der Untersuchung findet man (wir können uns kurz fassen, da es Ihnen keine Schwierigkeiten mehr bereitet) ein großes Pleuraexsudat. Ich habe bei der Besprechung der Pleuritis in der vorigen Stunde schon erwähnt, daß alle Pleuraergüsse, welche nicht im Anschlusse an eine Pneumonie, eine Polyarthritis oder sonst eine akute Infektionskrankheit auftreten, heute als tuberkulös gelten. Genau wie die Hämoptoe kann auch eine solche Pleuritis die einzige Manifestation der Tuberkulose bilden und der Kranke kann nach Heilung derselben dauernd gesund bleiben.

Dann gibt es aber leider Fälle von Lungentuberkulose, die trotz jeder Therapie im Verlaufe von ein bis zwei Jahren, vielleicht auch noch rascher zum Tode führen. Wieder andere sind gutartiger. Sie dauern viele Jahre, ja sogar Jahrzehnte und es wechseln für die Kranken gute und schlechte Zeiten miteinander ab. Die Patienten haben Perioden, in denen sie so gut wie gesund und beinahe voll arbeitsfähig sind. Die Exazerbationen, die sie dann gelegentlich an das Bett oder mindestens an das Zimmer fesseln, sind entweder eine Hämoptoe (übrigens nicht so häufig im späteren Verlaufe, als man glauben möchte) oder eine Pleuritis oder ein starkes fieberhaftes Aufflackern der Bronchitis oder eine weitere Ausdehnung der Infiltrationen oder schließlich ulzeröse Prozesse, Kavernenbildung. Diese letztere kann man im großen und ganzen als das anatomische Substrat der klinisch malignen Fälle bezeichnen, während bei den günstig und protrahiert verlaufenden die Induration überwiegt. Auch jeder pneumonisch infiltrierende Prozeß verschlechtert den Gesamtzustand des Kranken insofern, als es hier niemals, wie bei der kruppösen Pneumonie, eine Restitutio ad integrum gibt. Die einmal befallenen

Teile bleiben dauernd ausgeschaltet. Was man günstigsten Falles erwarten kann und was man klinisch eine „Heilung" nennt, ist anatomisch immer nur fibröse Induration oder bindegewebige Abkapselung.

Denjenigen besonders bösartigen Fällen, welche einige Monate oder gar Wochen nach dem Beginne schon zum Tode führen, und die der Laie als „galoppierende Schwindsucht" zu bezeichnen pflegt, liegen häufig nicht Ulzerationen sondern eine besondere Art von pneumonischen Prozessen zugrunde; es handelt sich hier nicht um jene lobulären, kleinen katarrhalischen pneumonischen Herde um die Bronchien herum, sondern man sieht bei der Sektion große zusammenhängende lobäre Infiltrationen, welche den echten kruppösen Pneumonien ähneln. Sie entstehen wahrscheinlich durch Aspiration tuberkulösen Materiales aus älteren Lungenherden. Man nennt sie käsige tuberkulöse Pneumonien. Wenn der Prozeß im Stadium der Anschoppung stehen bleibt, spricht man von einer „gelatinösen" oder „glatten" Infiltration; hier soll eine Heilung gelegentlich noch möglich sein. Das vollentwickelte Stadium nennt man „Desquamativpneumonie". Die Alveolen enthalten im Gegensatz zur kruppösen Pneumonie wenig Fibrin und Blutkörperchen, sondern fast nur große Zellen, wahrscheinlich bindegewebiger Herkunft. Dieser Zustand ist keiner Rückbildung fähig.

Klinisch kann es Schwierigkeiten machen, eine solche tuberkulöse Pneumonie, welche auch ziemlich plötzlich einsetzen kann, von einer genuinen kruppösen Pneumonie zu unterscheiden. Tuberkulöse Antezedentien in der Anamnese, ev. eine Schrumpfung der befallenen Seite als Folge älterer tuberkulöser Erkrankungen, eine positive Diazoreaktion im Harn, ferner der meistens doch etwas weniger akute Beginn und ein grünliches Sputum an Stelle des rostfarbenen sprechen dann für tuberkulöse Pneumonie. Ein positiver Bazillenbefund im Sputum entscheidet eindeutig.

Die sog. Miliartuberkulose, d. h. eine Aussaat miliarer Tuberkel über alle möglichen Organe ist, wie ich ausdrücklich betonen möchte, meistens nicht das anatomische Substrat der rasch und maligne verlaufenden Fälle. Die Miliartuberkulose ist überhaupt nicht, wie es sich der Anfänger gerne vorstellt, eine häufigere Komplikation bei Schwindsüchtigen. Die Miliartuberkulose befällt meistens nach Art einer akuten Infektionskrankheit Leute, welche, wenn auch latent tuberkulös, so doch klinisch gesund waren. Deshalb soll diese Affektion hier auch gar nicht abgehandelt werden (s. S. 142).

Genau so ist es mit der tuberkulösen Meningitis. Auch diese ist als Komplikation bei Phthisikern nicht häufig; sie bildet vielmehr wie die Miliartuberkulose ein selbständiges klinisches Krankheitsbild (s. S. 289). Auch die tuberkulösen Affektionen der Haut befallen mehr Lungengesunde als Schwindsüchtige. Ähnlich ist es mit der Peritonitis und Spondylitis tuberculosa. Sie sind recht oft selbständige Krankheiten bei sonst Gesunden; als Komplikationen bei Lungenkranken treten sie gar nicht so sehr häufig auf.

Von den echten Komplikationen sind die häufigsten und wichtigsten die Tuberkulose des Kehlkopfes und des Darmes. Von der ersteren werden Sie in den laryngologischen Kursen genügend Beispiele zu sehen bekommen. Sie stellt insofern immer eine ernste Komplikation dar, als von den Geschwüren dauernd frisches infektiöses Material in die Lungen gerät. Die Diagnose tuberkulöser Geschwüre im Darme ist meistens unsicher. Man neigt dazu, sie anzunehmen, wenn der Kranke an Durchfällen leidet; aber sehr häufig findet man dann bei der Sektion nur eine Enteritis aber keine Geschwüre. Ein andermal sieht man ausgedehnte und tiefgreifende Geschwüre bei Kranken, die stets regelmäßigen Stuhlgang hatten. Nur wenn Geschwüre durch narbige Schrumpfung zu einer Darmstenose geführt haben, machen sie besondere Symptome und werden dann durch die Röntgenuntersuchung der Diagnose manchmal zugängig. Die Neigung zu allerlei fibrösen Prozessen ist übrigens die Ursache dafür, daß tuberkulöse Darmgeschwüre im Gegensatze zu typhösen weder zu Blutungen noch zu Perforationen neigen.

Bei dem pathologischen Anatomen spielt als Komplikation der Tuberkulose das Amyloid eine Rolle; es ist dies eine im Gefäßbindegewebe von Leber, Milz und Nieren sich ablagernde hyaline Substanz, welche allerlei Farbenreaktionen (z. B. mit Jod, Methylviolett usw.) gibt. Ihre klinische Bedeutung ist nicht groß. Wenn bei einer schweren Phthise Leber und Milz (oder wenigstens die erstere) vergrößert ist und daneben viel Albumen im Harn ohne sonstige Nephritissymptome (vor allem ohne Herzhypertrophie) gefunden wird, kann man die Wahrscheinlichkeitsdiagnose Amyloid stellen, NB. in Gegenden wo es vorkommt; denn merkwürdigerweise tritt das Amyloid regionär außerordentlich verschieden häufig auf; in Würzburg z. B. sieht man es sehr selten.

Die Röntgendurchleuchtung leistet bei der Untersuchung von Lungentuberkulösen oft wertvolle Dienste; sie zeigt den Prozeß manchmal viel ausgedehnter, als man ihn nach der Auskultation vermutet hatte. So erging es uns auch hier bei dem jungen Manne, der mit Magenbeschwerden erkrankt war und erst von seinem Arzte über das Vorhandensein eines Lungenleidens belehrt wurde. Die Perkussion ergibt eine geringe Schallabschwächung über der rechten Spitze, so gering, daß man schwankt, ob sie nicht noch innerhalb der Grenzen des Erlaubten liegt. Bei der Auskultation hört man rechts ein etwas unbestimmtes Atmen, wie es aber über der rechten Spitze häufig auch bei Gesunden gefunden wird. Von Rasselgeräuschen ist zunächst nichts zu hören. Wenn Sie den Kranken dann aber husten lassen, ein wichtiges Hilfsmittel, um Nebengeräusche zu provozieren, treten deutlich einige feinblasige Rasselgeräusche über der rechten Spitze auf; sonst sind überall normale Verhältnisse. Der Lungenprozeß scheint hiernach auf die Spitze beschränkt und rein bronchitisch zu sein. Auf der Röntgenplatte sehen Sie nun aber mindestens über dem ganzen rechten Oberlappen fleckige Schatten; das deutet auf Verdichtungen nach dem Typus der bronchial fortschreitenden tuberkulösen Wucherungen. Auch die linke Spitze ist entschieden weniger hell als die unteren Partien der Lunge. Während der Schirmdurchleuchtung hellte sie sich bei Hustenstößen nicht auf, wie das beim Gesunden geschieht. Also: Prozesse im rechten und linken Oberlappen.

Bei dem andern Kranken mit dem typischen Habitus phthisicus und dem charakteristischen Sputum zeigt schon Perkussion und Auskultation den Prozeß über beide Lungen verbreitet; ausgedehnte Dämpfungen, fast überall Bronchialatmen, großblasige, klingende Rasselgeräusche über der Spitze (Zeichen von Erweiterung der kleinen Bronchien durch Zerfall des Lungengewebes). Die Röntgenplatte gibt eine volle Bestätigung. Beide Lungen sind durch ausgedehnte flächenhafte Schatten verdunkelt, wie sie der pneumonischen Form eigen sind. Außerdem sehen Sie aber in dem einen Oberlappen einen dunkeln, d. h. mehr lufthaltigen Kreis mit einem scharfen Rand darum, offenbar eine große Kaverne.

Wie jede neue Untersuchungsmethode, so hat auch die Röntgenuntersuchung Perioden durchmachen müssen, in denen sie teils überschätzt, teils mißachtet wurde. Es mußte einerseits die Technik genügend vervollkommnet werden und andererseits mußte man viele Fehlerquellen und Täuschungen kennen lernen. Unter den letzteren spielten eine große Rolle die vielen verästelten Stränge, die sich vom Hilus wurmförmig über beiden Lungen verbreiten und die man oft bei Lungengesunden auch findet. Man hielt sie anfangs für Zeichen tuberkulöser Prozesse; jetzt werden sie als Schatten von Blutgefäßen oder Bronchien gedeutet. Jedenfalls stellen sie nicht ohne weiteres etwas Pathologisches und noch weniger etwas für Tuberkulose eindeutig Beweisendes dar; man verlangt sie sogar als Zeichen einer technisch gut gelungenen Aufnahme. Die Frage des Hilusschattens ist noch nicht genügend geklärt; die Diagnose einer Bronchialdrüsentuberkulose aus Hilusvergrößerungen wird wohl immer noch zu freigebig gestellt. Die Bedeutung der Röntgendurchleuchtung für die Erkennung der beginnenden Tuberkulose wird verschieden beurteilt.

M. H., wenn ich jetzt zum Schluß einige Worte über die Behandlung der Lungentuberkulose sagen will, so muß ich hier mehr als bei allem übrigen betonen, daß es sich nur um einige Hinweise handelt. Man hat über die Therapie der Lungentuberkulose dicke Handbücher geschrieben, und darüber läßt sich natürlich nicht in den letzten paar Minuten einer Vorlesung berichten.

Die drei Behandlungsverfahren, die heute einzeln oder kombiniert zur Diskussion stehen, sind die spezifische Serumbehandlung, die Sanatoriumsbehandlung mit Luft-, Liege- und Ernährungskuren und schließlich die operative Behandlung.

Die organo- und chemotherapeutischen Mittel, wie die Kupfer- und Goldpräparate sind noch im ersten Versuchsstadium. Eine medikamentöse Therapie, die sich gegen mehr als gegen einzelne Symptome richtet, spielt ebenfalls keine Rolle. Symptomatisch ist sie freilich unentbehrlich, so vor allem Narkotika gegen Hustenreiz und Styptika bei Durchfällen. Von den Narkoticis, auch vom Morphium, soll man gegebenen Falles reichlich Gebrauch machen. Man hört oft die Befürchtung, die Wirkung desselben könne eines Tages versagen und dann wäre man den Schmerzen des Kranken gegenüber waffenlos. Das ist unbegründet. Es gibt jetzt so zahlreiche und gute Narkotika und Sedativa, daß man eventuell durch Kombination mehrerer nicht leicht in ernstliche Schwierigkeiten gerät. Zu der symptomatischen medikamentösen Therapie, die gelegentlich nützlich sein kann, gehört auch die Bekämpfung des Fiebers durch Antipyretika.

Die spezifische Serumbehandlung in Form einer aktiven Immunisierung wird neuerdings wieder besonders empfohlen, freilich in einer viel vorsichtigeren Dosierung, als sie vor 30 Jahren von Koch inauguriert wurde und damals leider zu Mißerfolgen geführt hat. Speziell Sahli tritt warm dafür ein. Die von ihm empfohlene Methode (nach Béraneck) mit sehr kleiner Anfangsdosis und sehr langsamem Ansteigen habe ich in einer Reihe von Fällen angewandt und kann mit gutem Gewissen sagen, daß sie der wichtigsten Pflicht des Arztes, nil nocere, gerecht wird. Ich bitte Sie, m. H., diese Bemerkung nicht als ironisch auffassen zu wollen. Bei einer so heiklen und differenten Methode, wie es eine jede Form der Serumtherapie darstellt, ist es schon sehr wichtig, ihre Gefahrlosigkeit versichern zu können. Von einer andern neuerdings viel umstrittenen Methode der Immunisierung nach Friedmann mit Bazillen der Schildkrötentuberkulose schien dies, wenigstens nach den ersten Nachuntersuchungen, nicht sicher zu sein. Die Methode nach Petruschky hat den Vorteil großer Bequemlichkeit; hier wird das Tuberkulin eingerieben und so kann der Patient die Behandlung leicht selber durchführen. Ich hatte mehrmals den Eindruck, daß sie den Kranken genutzt hat.

Von den chirurgischen Behandlungsmethoden ist die am meisten angewandte die Anlegung eines künstlichen Pneumothorax. Ihr liegt der Gedanke zugrunde, daß die Heilung (d. h. also Stillstand des Prozesses mit fibröser Schrumpfung der befallenen Teile) dadurch begünstigt wird, daß die betreffende Lunge von der Respiration möglichst ausgeschaltet und eventuell vorhandene Kavernen zur Verhütung von Sekretansammlungen leergedrückt werden. Man sucht dies dadurch zu erreichen, daß man in den Pleurasack Stickstoff (als ein schwer resorbierbares Gas) einbläst. Möglichstes Beschränktsein auf nur eine Lunge und Fehlen von derberen Pleuraverwachsungen ist natürlich eine Vorbedingung für diese Methode. Böse Zufälle bei ihrer Ausführung (Tod durch Luftembolie) scheinen bei vorsichtiger Ausführung extrem selten zu sein, ebenso das Auftreten eines Empyems bei häufigem Nachfüllen; jedoch bildet sich nicht selten ein kleines bazillenreiches Exsudat. Über die Dauererfolge dieser Therapie steht ein sicheres Urteil noch aus.

Noch fraglicher steht es vorläufig mit den verschiedenen rein chirurgischen Behandlungsmethoden (denn die Anlegung ·des Pneumothorax gehört in die Domäne des Internen). Eine Durchschneidung der obersten Rippe wird von denen empfohlen, die eine abnorme Enge der oberen Brustapertur als prädisponierendes Moment der Lungentuberkulose ansehen (Gegensatz zum Emphysem). Das ist also mehr eine prophylaktische Operation oder mindestens eine, die nur bei beginnenden, auf den Oberlappen beschränkten Prozessen indiziert ist. Für die progressen Fälle sucht der Chirurg eine Kompression der Lunge, analog dem Pneumothorax, aber dauerhafter durch operative Verkleinerung des ganzen knöchernen Thorax zu erreichen. Auch hierüber ist ein Urteil noch nicht möglich.

Die Sanatoriumsbehandlung, welche in Form der Lungenheilstätten in Deutschland durch staatliche und private Mittel im großartigsten Maßstabe ausgebaut ist und dadurch auch den ärmeren Schichten
der Bevölkerung zugute kommt, bezweckt, kurz zusammengefaßt:
eine Hebung des allgemeinen Kräftezustandes durch Überernährung
und möglichst viel Aufenthalt in staubfreier windstiller Luft. Die
Kranken liegen nicht nur den ganzen Tag im Freien, sondern schlafen
teilweise auch in offenen Hallen. Ob die Schweizer Kurorte (Davos,
Arosa) mit ihrer Hochgebirgsluft den im deutschen Mittelgebirge und
teilweise sogar in der Ebene angelegten so entschieden überlegen sind,
wie man früher meinte, ist nicht recht sicher. Jedenfalls berichten auch
die deutschen Anstalten über vorzügliche Erfolge. In modernen Krankenhäusern bemüht man sich, durch Bau von offenen Veranden oder dergleichen ähnliches anzustreben. Wo die Verhältnisse aber in dieser
Hinsicht allzu bescheiden sind, wird man sich lieber auf die Pflege der
progressen Fälle beschränken und alle mit günstiger Prognose einer
Heilanstalt überweisen.

Denn das bleibt ja der Hauptzweck des gesamten Heilstättenwesens, Lungenkranke wieder arbeitsfähig zu machen. Unheilbare
und nicht mehr besserungsfähige gehören nicht in eine Heilstätte.
Deshalb ist die prognostische Beurteilung eines Lungenkranken eine
praktisch so eminent wichtige Frage. Eine einmalige Untersuchung
gibt niemals eine zuverlässige Antwort; der augenblickliche Zustand der Lunge, die Ausdehnung des Prozesses genügt durchaus
nicht. Es muß mit Hilfe der Anamnese festgestellt werden, ob die
Erkrankung progredienten Charakter hat oder mehr stationär ist.
Dem Verhalten des Körpergewichts kommt hierbei große Bedeutung
zu. Ferner muß Temperatur und Puls eine Zeitlang unter verschiedenen äußeren Bedingungen notiert werden, weil nicht nur deren
dauernde Erhöhung, sondern auch schon vorübergehende Steigerung,
z. B. nach leichtesten körperlichen Anstrengungen, bei Frauen während
der Menses prognostisch ungünstig ist. Neigungen zu Schweißen, Appetitlosigkeit, Durchfälle verschlechtern die Prognose ebenfalls. Das Auftreten der Diazoreaktion im Harne gilt als ungünstig. Auch allerlei
Fragen nicht rein ärztlicher Natur müssen oft mit in die Wagschale
geworfen werden. So wird man einem Kranken mit fraglicher Prognose
einen längerdauernden eventuell auch kostspieligen Kuraufenthalt anraten, wenn Zeit und Geld bei ihm keine Rolle spielen, und man wird
einem ganz gleichartigen Kranken von der Kur abraten, wenn sie von
den letzten Ersparnissen der Familie bestritten werden soll. Dann
kommen die zahllosen Fragen über Berufswahl, über Ehekonsenz u. dgl.
Kurzum, bei der Beratung Lungenkranker muß der Arzt mehr als bei
vielen andern Krankheiten es verstehen, sozialen und menschlichen
Gesichtspunkten Interesse und Verständnis entgegenzubringen.

4. Vorlesung.

Lungenkrankheiten IV.

Emphysem, Bronchitis, katarrhalische Pneumonie, Infarkt, Asthma, Abszeß, Gangrän.

M. H. Der kräftige, breitschultrige Mann, den Sie hier im Bette liegen sehen, berichtet, daß er schon seit langer Zeit, mindestens seit zwanzig Jahren, hustet. Meistens belästigt ihn dieser Zustand nicht allzuviel. Das ist bei vielen Menschen der Fall, sofern sie bei ihrem Husten leicht und mühelos auswerfen können. Viele Leute klagen nur dann über Husten, wenn er trocken ist, d. h. wenn sie ein zähes Sekret mühsam und unter Schmerzen auswerfen müssen. Ähnlich ergeht es unserem Kranken hier; er fühlt sich durch seinen Husten nur dann belästigt, wenn derselbe im Winter, besonders bei nasser Kälte, vorübergehend besonders heftig wird. In diesen Zeiten ist er dann leicht etwas kurzatmig. Jetzt führt ihn eine arge Verschlechterung seines Hustens, die seit etwa vierzehn Tagen sich entwickelt hat, ins Krankenhaus. Es stellte sich Fieber ein, die Atemnot nahm zu, und der Kranke geriet nach und nach in den ziemlich schweren Zustand, in dem Sie ihn jetzt hier sehen. Er gleicht durchaus dem Kranken mit der kruppösen Pneumonie, den ich Ihnen vor einigen Tagen vorgestellt habe. Das, was im Augenblick hier vorliegt, ist offenbar etwas ganz Ähnliches, wenn Vorgeschichte und Entwicklung auch ganz anders klingen.

Bei der Untersuchung wird Ihnen zunächst der Thoraxbau auffallen. Als ich neulich den schmalen, langbrüstigen Phthisiker zeigte, dessen Thorax demjenigen eines Normalmenschen im Zustande stärkster Exspiration ähnelte, wies ich darauf hin, daß wir auch ein Gegenstück dazu kennen, nämlich einen Thorax in übertriebener Inspirationsstellung. Er wird dann stark gewölbt, kugelig, dabei erscheint er relativ kurz, „faßförmig“, wie man es zu nennen pflegt. Einen solchen Thorax sehen Sie hier an dem Kranken. Er gilt, wie ich neulich sagte, als Zeichen einer Lungenerweiterung, sog. Lungenemphysem. Auf dem Boden dieses chronischen Zustandes, des Emphysems, mit der meist vergesellschafteten chronischen Bronchitis hat sich jetzt offenbar eine akute fieberhafte Affektion entwickelt. Wir müssen beide gesondert besprechen.

Ein wesentliches Merkmal des Emphysems findet sich bei der Perkussion. Der Klopfschall klingt besonders laut und voll, sog. Schachtelton. Die Lungengrenzen stehen vorn und hinten abnorm tief und verschieben sich beim tiefen Atmen nur wenig. Die Herzgrenzen sind kaum festzustellen. Eine absolute Herzgrenze fehlt ganz und eine wenig intensive relative Dämpfung ist eben gerade herauszuperkutieren. Die Lungen haben sich offenbar überall über die ihnen zustehenden Grenzen vorgedrängt. Es ist ihre Mittellage nach dem Zustande stärkster

Inspiration hin verschoben. Dabei ist ihre weitere inspiratorische Ausdehnungsmöglichkeit eingeschränkt; aber ihre Fähigkeit zu exspiratorischer Verkleinerung hat ebenfalls Einbuße erlitten. Anatomisch zeigen solche Lungen auf dem Durchschnitt eine Erweiterung ihrer Alveolen, aber auch ein Zusammenfließen benachbarter Alveolen infolge Atrophie ihrer Scheidewände. Besonders am Rande der Lungen sieht man manchmal kleinere, etwa apfelgroße Partien, die nur aus wenigen enorm vergrößerten Alveolen bestehen und beinahe durchscheinend sind.

Die Genese dieses merkwürdigen Zustandes hat schon viel Kopfzerbrechen gemacht, und man ist von einer allseitig befriedigenden Erklärung noch weit entfernt. Das Bequemste wäre die Annahme, daß das Lungengewebe abnorm schwach sei, stellenweise atrophiert und daß die elastischen Fasern überdehnt werden. Aber diese Hypothese entbehrt vorläufig jeder beweisenden Basis. Eine moderne, aber keineswegs allgemein akzeptierte Anschauung sieht das Primäre nicht in der Lunge selber, sondern in einer Anomalie des Thorax. Es soll eine abnorme Verknöcherung der Rippenknorpel vorliegen, so daß der Thorax in Inspirationsstellung fixiert, also „starr dilatiert" wird und damit unfähig zu ausgiebigen respiratorischen Bewegungen. Die Lunge muß notgedrungen der Thoraxform angepaßt bleiben und dementsprechend im Zustand inspiratorischer Ausdehnung verharren. Diese Deutung scheint ganz plausibel für die Emphyseme mit faßförmigem Thorax und abnorm verknöcherten Rippenknorpeln. Aber das sind keineswegs alle. Die Zahl der Emphyseme mit annähernd normalem Thorax ist nicht so gering, daß man sie als seltene Ausnahme betrachten und deswegen in Erklärungsversuchen ignorieren darf.

Der gleiche Einwand, nämlich nur für einen Teil der Fälle zuzutreffen, ist auch gegen eine andere weitverbreitete Erklärung berechtigt. Dieselbe stützt sich auf die chronische Bronchitis, die das Emphysem häufig, aber eben doch nicht regelmäßig begleitet. Diese Deutungsversuche weisen darauf hin, daß eine dauernde Bronchitis, besonders wenn durch zähes Sekret die Bronchien verlegt werden, die Atmungswiderstände steigert und dadurch allmählich zu einer Überdehnung der Lungen führt. Häufige anstrengende Hustenstöße sollen als wesentlich unterstützendes Moment dabei mitwirken. Wie eine solche Dehnung die intraalveolären Scheidewände und Kapillaren zur Atrophie bringen kann, ist freilich ein weiterer noch ungeklärter Punkt, an den bei der Lehre vom primär starren Thorax natürlich ebenso erinnert werden muß. Aber Emphyseme, die weder mit einem stark faßförmigen Thorax vergesellschaftet noch von einer dauernden Bronchitis begleitet sind, findet man gar nicht so selten. Man muß freilich speziell darauf achten; denn diese Leute haben meist gar keine diesbezüglichen Beschwerden und kommen deshalb nicht zum Arzt. Ich habe im Kriege eine nicht geringe Anzahl von Soldaten mit unzweideutigem Perkussionsbefund eines Emphysems gesehen, die sich völlig gesund fühlten und voll leistungsfähig waren. Man sprach früher in solchen Fällen von einem „Volumen pulmonum auctum" als einem Zustande, der zwar etwas abnorm sei, aber keine Beschwerden verursache im Gegensatz zum Emphysem, das durch Husten und Kurzatmigkeit die davon Befallenen zu Kranken macht. Wenn hierdurch eigentlich auch nichts erklärt war, so wurde man damit den Tatsachen doch besser gerecht als jetzt, wo man das Zusammentreffen von Emphysem, Bronchitis und ev. von Herzbeschwerden als regelmäßiger hinzustellen pflegt, als es tatsächlich der Fall ist.

Was den mit Emphysem Behafteten für gewöhnlich zum Arzt führt, sind Beschwerden von seiten einer Bronchitis oder Insuffizienzerscheinungen des Herzens. Die Emphysembronchitis gehört häufig den sog. trockenen Katarrhen an. Man hört dann über beiden Lungen überall lautes Schnurren, Pfeifen und alle übrigen Rhonchi sonori et sibilantes. Der Auswurf ist zäh und wird nur mühsam zutage gefördert. Aber es kommen, wenn auch entschieden seltener, Bronchialkatarrhe mit dünnerem und leicht exspektorierbarem Sputum vor. Dann hört man, wie Sie nach den Auseinandersetzungen der ersten Stunde werden ableiten können, mehr feuchte blasige Rasselgeräusche.

Die Herzstörungen, die sich bei solchen Leuten im Laufe der Jahre meist einstellen, haben zur anatomischen Grundlage eine Erkrankung des Herzmuskels und eine Herzhypertrophie, die zunächst nur den rechten Ventrikel betrifft. Als Ursachen, die den rechten Ventrikel belasten und damit seine Hypertrophie veranlassen, kommen mehrere in Frage. Zunächst eine Steigerung des Kapillardrucks in den Lungen infolge Schrumpfung und Verödung der Alveolarsepten. Dieses Moment spielt wohl freilich nicht ganz die Rolle, die man ihm früher zugesprochen hatte; denn teilweise Verlegung der Lungengefäßbahn vermehrt bei dem äußerst geringen Druck daselbst die Arbeit des rechten Ventrikels nicht nennenswert, wenigstens nicht in der Ruhe; bei körperlicher Arbeit mag es eher in Betracht kommen. Daß die Inspirationsstellung an sich ein zirkulationserschwerendes Moment darstellt, wird von manchen angenommen. Am wichtigsten ist wohl die intrapulmonale Drucksteigerung, welche besonders bei jedem Hustenstoß die Lungenkapillaren komprimiert und dadurch schwerer durchgängig macht. Daß die Erklärung der Herzhypertrophie in erster Linie von der Bronchitis ausgeht, ist sicher berechtigt; man pflegt Herzstörungen nur bei den mit chronischer Bronchitis komplizierten Emphysemfällen anzutreffen, und ebenso sieht man sie bei schweren chronischen Bronchitiden ohne Emphysem.

Von der chronischen Bronchitis, welche in der Praxis wegen ihrer Häufigkeit eine wichtige Rolle spielt, werden Sie in der Klinik und vor allem in der Poliklinik noch öfters hören. Die Behandlung ist ziemlich dankbar, wenn der Patient sich mit einer Linderung seiner Beschwerden begnügt. Eine Heilung gelingt wohl nur dann, wenn bestimmte berufliche oder sonstige Schädlichkeiten als Ursache nachgewiesen werden können und wenn es möglich ist, dieselben völlig auszuschalten; das ist leider nur selten der Fall. Ihre Diagnose, ihre Einteilung in bestimmte Formen nach der Art des Sekretes usw. bietet dem Verständnis keinerlei Schwierigkeiten und ich übergehe alle diese Dinge hier. Nur auf eine bestimmte Form, den sog. eosinophilen Katarrh komme ich nachher noch einmal zurück. Wann eine Bronchitis tuberkuloseverdächtig ist, habe ich bei der Lungentuberkulose schon abgehandelt.

Was für eine Komplikation der Bronchitis liegt hier bei diesem Kranken vor? Sie sehen neben seinem Bett eine Schale mit reichlichen Mengen eines weißgrauen, etwas geballten Sputums. Es zeigt nichts von den Zeichen einer kruppösen Pneumonie (zähe und rostfarben) nichts auf Tuberkulose deutendes (die Ballen schwimmen im Wasser oben und enthalten kein Blut). Auch mikroskopisch sieht man neben einigen schleimigen Fäden nur guterhaltene frische Eiterkörperchen, kurzum ein gewöhnliches bronchitisches Sputum. (Nachher noch einiges hierüber.)

Die Untersuchung der Lunge bei unserem Patienten ergibt fast überall einen hellen lauten, fast überlauten Klopfschall, wie es beim Emphysem häufig ist. Über den Unterlappen ist er etwas abgeschwächt. Beim Auskultieren hört man bei der gewöhnlichen Emphysembronchitis überall Pfeifen und Schnurren, die bekannten Zeichen des trockenen Katarrhs. Hier hören Sie außerdem über beiden Unterlappen feuchte, kleinblasige Geräusche, die besonders links hinten unten von ganz feinblasigem Charakter sind. Sie können hieraus folgern, wenn Sie sich der Überlegungen der ersten Stunde erinnern, daß hier in dieser Gegend ein Katarrh vorliegt, der bis in die kleinsten Bronchien vorgedrungen ist. Mehr läßt sich streng genommen aus dem Untersuchungsbefund nicht ableiten. Der etwas verkürzte Klopfschall könnte auf einen verminderten Luftgehalt hindeuten, doch sollen derartige Schlüsse immer nur mit Zurückhaltung gezogen werden, solange nicht mehrere derartige Zeichen in gleichem Sinne reden. Geringe Thoraxanomalien bedingen auch oft kleine Differenzen im Klopfschall, die einen leicht irre führen können. Hier in diesem Falle, im Verein mit den ganz feinblasigen Rasselgeräuschen, dürfen wir der Schallabschwächung schon eher eine Bedeutung im obigen Sinne zusprechen. Denn die Erfahrung lehrt, daß wenn im Verlaufe einer Bronchitis an umschriebener Stelle unter Fieberanstieg ein Fortschreiten des Prozesses auf die kleinsten Bronchien zu konstatieren ist, meistens nicht nur eine „Bronchiolitis" vorliegt, sondern daß dann auch das umliegende Lungenparenchym in die Entzündung mit einbezogen zu sein pflegt. Es besteht dann nicht mehr bloß eine Bronchitis, d. h. eine Entzündung der Bronchien, sondern auch eine Lungenentzündung, eine Pneumonie. Eine solche Pneumonie unterscheidet sich freilich ganz wesentlich von der Pneumonie, die Sie neulich kennen gelernt haben. Die neulich besprochene Form war durch ihre verschiedenen Namen: acuta, lobaris, fibrinosa, pneumococcica ziemlich gut charakterisiert; ganz ähnlich und treffend sind für diese hier vorliegende Pneumonieform die Bezeichnungen: catarrhalis oder lobularis oder Bronchopneumonie im Gebrauch. Die Entzündung verbreitet sich im Verlaufe einzelner Bronchien bis in deren kleinste Verzweigungen und von dort auf das umgebende Lungengewebe. Dementsprechend ist niemals ein ganzer Lappen gleichmäßig infiltriert, sondern es sind stets viele kleine einzelne Lobuli im Zustande der Infiltration; daher „Bronchopneumonie" nach der Genese, und „Pneumonia lobularis" nach der Topographie. Diese Infiltration beruht nicht auf einem fibrin- und blutreichen Exsudat, sondern sie ist eine rein katarrhalische, d. h. aus Schleim und Leukozyten bestehend; daher „katarrhalische" Pneumonie.

Dem Entstehungsmodus entsprechend schließt sich eine solche katarrhalische Pneumonie stets sekundär an eine Bronchitis an und befällt nicht einen Gesunden in aller Plötzlichkeit wie die kruppöse Pneumonie. Hier bei diesem Kranken hat sich die Pneumonie als akute Exazerbation einer alten chronischen Emphysembronchitis entwickelt, was häufig der Fall ist. Ebenso entwickelt sie sich bei den Bronchitiden, die eine fast regelmäßige Begleiterscheinung fast aller fieberhafter Infektionskrankheiten darstellen. Sie ist in solchen Fällen besonders bei wenig widerstandsfähigen Leuten eine recht gefürchtete Komplikation. So erliegen Kinder im Verlaufe von Masern oder Keuchhusten gelegentlich einer Bronchopneumonie, und ebenso führen solche Bronchopneumonien bei Typhus oder anderen schweren Infekten mit langem Krankenlager oder darniederliegender Herzkraft öfters zum Tode. Auch bei älteren Leuten mit geringfügiger, sie sonst nicht belästigender Bronchitis wird eine dazutretende Bronchopneumonie nicht selten zur Todesursache, wenn sie aus irgendeinem Grunde zu längerem Bettliegen gezwungen sind, z. B. wegen einer Fraktur des Beines, wegen irgendeiner Operation oder dergl. Noch größer natürlich ist die Gefahr im Anschluß an einen Schlaganfall, wenn ein schwerer Allgemeinzustand, eventuell Benommenheit den Kranken noch unbeweglicher macht, wenn die Expektoration erschwert ist usw. Man spricht dann auch von hypostatischer Pneumonie, weil eine Stauung des Blutes in den abhängigen Partien der Lungen als ein begünstigendes Moment gilt. Im übrigen stellt eine hypostatische Pneumonie nicht etwa eine besondere Form von Pneumonie dar, wie häufig irrtümlich angenommen wird. Wo die Aspiration von Fremdkörpern, z. B. verschluckten Speiseteilen infolge Lähmung der Schlingmuskeln als Ursache in Frage kommt, spricht man im gleichen Sinne von einer Aspirationspneumonie.

Die Diagnose der Bronchopneumonie stützt sich in allen diesen Fällen häufig nur darauf, daß etwas reichlichere und vor allem feinblasigere Rasselgeräusche, vielleicht von etwas klingendem Charakter hörbar werden, und daß eine sonst nicht erklärbare Temperatursteigerung auftritt. Die physikalischen Symptome der kruppösen Pneumonie, die ja dadurch bedingt waren, daß die Infiltration dort einen ganzen Lappen befällt, können auch bei der Bronchopneumonie vorkommen, nämlich dann wenn sehr viele Läppchen innerhalb eines Lungenlappens erkranken und dieselben dadurch zu einer kompakten luftleeren Masse zusammenfließen. Man spricht dann von einer pseudolobären Pneumonie. Der Klopfschall wird in diesem Falle richtig gedämpft und man hört Bronchialatmen und klingende Rasselgeräusche. Das ist aber nicht sehr häufig. Bei den schweren Bronchopneumonien, die bei den Grippeepidemien der letzten Jahre beobachtet werden, trifft man gelegentlich auf einen Befund, welcher dem der kruppösen Pneumonie völlig gleicht. Meistens jedoch verhindern die zwischen den infiltrierten Lobuli übriggebliebenen Inseln von lufthaltigen Lungenteilen

die Ausbildung des klassischen Pneumoniebefundes. Wie überall gibt
es natürlich auch hier Übergänge und Mischformen. So sieht man gelegentlich bei einer Pneumonie, welche nach ihrer Entwicklung und nach
der Art des Sputums als katarrhalisch angesprochen werden muß, einen
kritischen Temperaturabfall mit rascher Lösung der Infiltration, wie
das sonst als Zeichen der kruppösen Pneumonie gilt. Bronchopneumonien pflegen im allgemeinen langsam und allmählich zurückzugehen.
Manchmal ist das katarrhalische Sputum auch etwas hämorrhagisch,
freilich ohne dabei rostfarben zu werden. Auch autoptisch findet man
gelegentlich Infiltrationen, die nach Topographie und histologischer
Zusammensetzung sich an keine der beiden Formen streng halten, also
z. B. eine lobuläre Anordnung, aber dabei ein fibrinreiches Infiltrat oder
umgekehrt. Der bakteriologische Befund bei der Bronchopneumonie
ist kein einheitlicher; man findet die verschiedensten Stäbchen und
Kokken häufig als Mischinfektion. Über die Prognose lassen sich keinerlei
halbwegs gültige Regeln aufstellen, wie es bei der kruppösen Pneumonie wenigstens bis zu einem gewissen Grade möglich war. Denn der
Ausgang hängt ganz ausschließlich von der Grundkrankheit und dem
allgemeinen Kräftezustand des Patienten ab. So wird in den oben angeführten Beispielen die Bronchopneumonie oft zur Todesursache. Hier dagegen bei unserem Kranken können wir auf einen günstigen Ausgang
hoffen. Eine völlige Heilung wie bei einer kruppösen Pneumonie ist
natürlich nicht zu erwarten; denn die chronische Bronchitis, als deren
Exazerbation dieser Zustand nur aufzufassen ist, wird wohl bestehen
bleiben. Die Behandlung gleicht im ganzen der bei der kruppösen
Pneumonie üblichen. Zur Anwendung von Herzmitteln wird man
öfters greifen müssen. Bei den Bronchopneumonien der Kinder werden
gern energische Hautreize (Senfmehl) angewandt. Darüber werden Sie
in der Kinderklinik hören.

Als zweiten Fall, an dem eine andere Lungenaffektion demonstriert
werden soll, wollen wir diese Frau hier untersuchen. Wir finden über
den Lungen sehr ähnliche Veränderungen wie bei dem Manne eben,
nämlich reichlich mittelblasige und feinste Rasselgeräusche, teilweise
von etwas klingendem Charakter, aber fast nur über dem einen Unterlappen. Es besteht ebenfalls Fieber; das Sputum der Kranken ist
dagegen anders, es ist blutig und zwar fast von der gleichen etwas
schmutzigen Farbe wie bei der kruppösen Pneumonie. Ganz anders ist
aber die Vorgeschichte der Kranken. Sie hat vor 14 Tagen geboren;
das Kind ist gesund; auch ihr ging es gut bis eine Woche nach der Entbindung; da wurde sie plötzlich von starken Brustschmerzen und Atemnot befallen. Sie mußte viel husten und der Auswurf war blutig. Der
gleich gerufene Arzt sprach von einem „Lungenschlag“. Er empfahl vor
allem strikteste Ruhe, um einer Wiederholung vorzubeugen. Zur sofortigen Unterdrückung des Hustenreizes machte er eine Morphiumeinspritzung. Der zunächst schwere Zustand besserte sich auch bald; aber
die Temperatur stieg an und es blieb Husten mit reichlichem Auswurf,
dessen Blutgehalt freilich bald geringer wurde. Im Interesse besserer
Pflege wurde die Kranke dann, als die Hauptgefahr vorüber schien,
der Klinik überwiesen.

Die Untersuchung der Patientin allein hätte uns zunächst an einen pneumonischen Prozeß denken lassen. Aber das Zustandsbild, der einfache Untersuchungsbefund ist fast niemals so eindeutig beweisend für eine bestimmte Krankheit, daß wir der Vorgeschichte entbehren könnten. Die Anamnese schließt nicht selten eine Diagnose aus, die sich uns zuerst aufgedrängt hatte. Das Alter des Kranken, sein Beruf mit dessen ev. Schädlichkeiten, allerlei unmittelbar vorangegangene äußere Ereignisse und zahllose andere Dinge müssen mit berücksichtigt werden. Die Zusammenfassung aller dieser Gesichtspunkte erlaubt uns meist erst eine sichere Diagnose. Ferner: Wenn bei einem Kranken mehrere anscheinend noch so verschiedene Zustände einander folgen oder sich kombinieren, müssen wir stets einen Zusammenhang zwischen denselben, eine gemeinsame, alles erklärende Basis suchen, und in unseren diagnostischen Erwägungen sollen wir dem Zufall möglichst wenig Raum lassen, z. B. hier: Wenn plötzlich im Wochenbett schwere Lungensymptome auftreten, dann müssen Sie vor Ihrem geistigen Auge Revue passieren lassen, was unter diesen Umständen an pathologischen Prozessen hier in Betracht kommt; dann werden Ihnen bald Embolie und Infarkt einfallen. Aus den thrombosierten Venen des kleinen Beckens können Teile eines Thrombus losreißen, durch das rechte Herz in die Lungenarterien schießen und dort, je nach ihrer Größe einen Ast der Pulmonalis verstopfen. Wie und unter welchen Umständen es dann zur Ausschaltung der Lungenarterie dahinter und damit zum sog. Lungeninfarkt kommt, werden Sie in der pathologischen Anatomie genauer lernen; bei den Herzkrankheiten werde ich noch einmal darauf zu sprechen kommen. Hier nur folgendes: Beim Lungeninfarkt wird ein keilförmiger Lungenteil durch Stillstand der Zirkulation außer Funktion gesetzt und die Alveolen füllen sich dann mit Blutkörperchen, die aus den Kapillaren austreten. Der betreffende Lungenteil gerät dadurch in einen Zustand, welcher dem der entzündlichen Infiltration, der Hepatisation sehr ähnlich ist oder wenigstens sehr ähnliche physikalische Symptome verursacht (Schallabschwächung, leises, evtl. bronchiales Atmen usw.). Die Erkennung eines solchen Herdes kann durch Auskultation und Perkussion schlechterdings unmöglich sein, um so mehr als sich oft bronchitische oder bronchopneumonische Prozesse in der Umgebung entwickeln. Auch Entzündungen der Pleura, teils trockene, teils exsudative gesellen sich gewöhnlich dazu genau wie bei der Lungenentzündung. Die Ähnlichkeit der beiden Prozesse, Pneumonie und Infarkt, kann also trotz ihrer gänzlich verschiedenen Genese tatsächlich sehr groß werden. Das Sputum erlaubt öfters eine Entscheidung zu treffen, und zwar unter folgenden Gesichtspunkten: Das Sputum der Bronchopneumonie ist ein einfaches katarrhalisches. Wenn es einmal Blut enthält, wie es bei den schweren Grippepneumonien im Kriege öfters vorkam, dann ist dieses Blut meist frisch rot und nicht rostfarben, und niemals findet man Fibrinbäumchen in demselben. Rostbraune Farbe, zähe Konsistenz und Fibrinbäumchen waren die Charakteristika des Sputums der kruppösen Pneumonie. Infarktsputum enthält fast immer Blut, mindestens doch mikroskopisch. Es wird nicht selten dem rostfarbenen recht ähnlich; aber es fehlen stets die Fibrinbäumchen.

Dagegen findet man in vielen Fällen von Infarkt, wenigstens wenn man täglich danach sucht, Zellen mit eisenhaltigem Pigment, die sog. Herzfehlerzellen. Sie sind ein Zeichen für Stauung im kleinen Kreislauf und kommen dementsprechend in jeder Stauungsbronchitis vor, wie wir es bei den Herzkrankheiten noch sehen werden. Sie fehlen dagegen stets bei pneumonischen Prozessen und sprechen deshalb im Zweifelsfall für einen Infarkt. Sie sehen aus diesen Hinweisen, daß die Diagnose eines Infarktes gegenüber einem pneumonischen Infiltrat ausschließlich aus dem Untersuchungsbefunde öfters unsicher bleibt und sich häufig fast nur auf das Vorhandensein eines ätiologischen Momentes für Infarktbildung wird stützen müssen.

Für die Schwere der Symptome ist vor allem die Größe des infarzierten Lungenteiles maßgebend. Ein Embolus, der einen großen Pulmonalast verstopft, vielleicht sogar den Hauptstamm, wird in aller kürzester Zeit zum Tode führen. Im Gegensatz dazu können ganz kleine Infarkte völlig unbemerkt verlaufen resp. sich nur dadurch verraten, daß im Anschluß an sie ein pleuritischer Prozeß zur Entwicklung kommt. So mag manche scheinbar idiopathische Pleuritis in Wirklichkeit die Folge eines Infarktes sein, z. B. nach Operationen oder bei Leuten mit Krampfadern usw. Aber nicht selten sieht man frische Infarkte bei der Autopsie, welche im Leben völlig unbemerkt verlaufen sind.

Ich sprach vorhin schon davon, daß gelegentlich das Sputum bei einem Bronchitiskranken diagnostische Fingerzeige gibt, welche aus der körperlichen Untersuchung nicht hervorgehen. Ich hatte gesagt, daß man bei dem ersten Kranken im Auswurf mikroskopisch nur lauter frische, gut erhaltene Leukozyten gefunden habe. Dabei hatte ich im Auge, daß man manchmal im Sputum viel zerfallene Leukozyten und als noch Wichtigeres die sog. Dittrichschen Pfröpfe findet. Es sind das kleine Klümpchen, auf schwarzer Unterlage mit bloßem Auge eben sichtbar, mikroskopisch bestehend aus einem Zentrum von kernlosen scholligen Massen und rings herum einem Kranz von Fettsäurenadeln, die sich aus degenerierten Zellen gebildet haben. Diese beweisen, daß das Sputum in der Lunge längere Zeit liegen geblieben ist, bevor es ausgeworfen wurde. Manchmal finden sich auch Hämatoidinkristalle als Zeichen, daß kleine Blutungen stattgefunden haben. Bei einer gewöhnlichen Bronchitis innerhalb von intaktem Lungengewebe kommt das niemals vor, sondern nur dann, wenn die Bronchien erweitert sind, in sog. Bronchiektasen. Solche Bronchiektasen bilden sich unter verschiedenen Bedingungen. Manchmal beobachtet man sie nach schlecht heilenden Pneumonien, besonders nach langwierigen Bronchopneumonien bei Kindern. Ferner sieht man sie, wenn ein Lungenlappen längere Zeit infolge eines Pleuraergusses komprimiert und luftleer war, sog. Atelektase. Oft ist aber eine besondere Ursache nicht recht ersichtlich. Eine Erklärung dieser Bronchuserweiterungen einfach, mechanisch durch Zug oder Dehnung od. dgl. ist nicht angängig. Man kommt um die freilich unbewiesene Annahme einer speziellen Erkrankung der Bronchialwand als Ursache nicht recht herum. In der pathologischen Anatomie werden Sie verschiedene Formen der Bronchiektasen kennen lernen, die zylindrischen und die sackförmigen; diese

Trennung hat aber für die Klinik keinerlei Bedeutung, weil wir außerstande sind, sie im Leben gesondert zu diagnostizieren und weil sie auch für den Verlauf der Krankheit ohne Einfluß sind. Die Bedeutung der Bronchiektasen liegt vor allem darin, daß sie durch Sekretretention den bronchitischen Prozeß dauernd neu anfachen und verschlechtern. Die Größe der Bronchiektasen ist eine ganz wechselnde von den allerkleinsten bis zu faustgroßen. Diese letzteren können richtige Kavernensymptome machen und dadurch den Verdacht einer Tuberkulose wachrufen. Aber so große bronchiektatische Höhlen sind nicht häufig. Sie haben wohl auch schon gelesen oder gehört, daß Leute mit Bronchiektasen, wenn sie längere Zeit eine bestimmte Körperlage eingenommen haben, welche den Sekretabfluß begünstigt, auffallend große Mengen von Sputum mit einem Hustenstoße entleeren; man spricht dann von einer „maulvollen Expektoration". Ein solches Sputum setzt sich im Glase infolge seiner teils flüssigen, teils schleimigen und teils bröckligen Konsistenz in mehreren Schichten ab, welche die Diagnose auf den ersten Blick hin sichern; aber auch das ist keineswegs häufig. Sichere auskultatorische Zeichen machen die meisten Bronchiektasen überhaupt nicht. Auch im Röntgenbild sieht man häufig allerlei vieldeutige diffuse Schatten, aber selten etwas die Diagnose Sicherndes. Der Nachweis von mehreren kleinen Kavernen im Unterlappen deutet auf Bronchiektasen hin. Dann wird der Verdacht auf Bronchiektasen wachgerufen, wenn bei einer hartnäckigen Bronchitis die Zeichen der Bronchiolitis auffallend konstant an bestimmten Stellen der Lungen hörbar sind; ferner durch Blutbeimengungen zum Auswurf ohne sonstige Ursachen dafür, speziell ohne Tuberkulose. Die oben erwähnten mikroskopischen Sputumbefunde (Dittrichsche Pfröpfe und Hämatoidinkristalle) sind oftmals der einzige sichere Hinweis, daß keine einfache Bronchitis vorliegt, sondern daß Ektasien vorhanden sind, eine Komplikation, welche die Aussicht auf Heilung oder auch nur auf wesentliche Besserung erheblich trübt. Bemerkenswert ist noch, daß Kranke mit Bronchiektasen häufig „Trommelschlägerfinger" bekommen; darunter versteht man kolbige Auftreibungen der Endphalangen der Finger, welche meist nur auf Weichteilschwellung beruhen. Die Behandlung der Bronchiektasen zielt vor allem darauf, der Zersetzung des Sekretes möglichst entgegenzuwirken. Von den hier üblichen Mitteln werden Sie noch oft genug in der Poliklinik hören, zu deren ständigen Patienten Bronchitiker und Bronchiektatiker allerorts gehören.

Als dritten Fall möchte ich Ihnen diesen Kranken zeigen. Auf den ersten Blick erkennen Sie den Thorax des Emphysematikers; aber was den Mann in die Klinik geführt hat, ist etwas Besonderes. Der Patient wurde gestern hier eingeliefert in einem Zustand allergrößter und sehr bedrohlich erscheinender Atemnot. Er atmete langsam und schwer, und man hörte ihn weithin ächzen und schnauben. Zeitweise mußte er aufrecht sitzen, sich mit beiden Armen aufstützen, um Luft zu bekommen. Mit mühsamen Hustenstößen brachte er ganz geringe Mengen eines zähen glasigen Auswurfs heraus (von dessen Untersuchung nachher). Die Perkussion ergab überall hellen Schall noch über die normalen Grenzen hinaus. Die Lungen waren

4*

überall stark erweitert, die Herzdämpfung vollständig überlagert. Über den Lungen hörte man lautes Schnurren und Pfeifen. Die Auskultation, aber bei genauerem Zusehen auch schon die bloße Betrachtung der Atmung ließ erkennen, daß besonders die Phase der Exspiration verlängert und offenbar erschwert war. Diese Exspirationserschwerung ist ein diagnostisch wichtiger Punkt für die hier vorliegende Affektion. Die meisten Zustände von Atemnot gehen mit Beschleunigung der Atmung einher, und ein evtl. mechanisches Hindernis betrifft meistens die Phase der Inspiration. Wir werden besonders bei der Besprechung der Diphtherie darauf zurückkommen und werden dort die Zeichen kennen lernen, die, wenigstens beim kindlichen Thorax, die erschwerte Einatmung schon beim ersten Blick erkennen lassen. (Einziehungen an den nachgiebigsten Stellen des Thorax, s. S. 152.) Bei unserem Kranken fehlte dies alles. Die Herztöne waren rein, die Aktion regelmäßig und wenig beschleunigt. Alle anderen Organe zeigten normalen Befund; es bestanden keinerlei Ödeme oder sonstige Zeichen von Herzinsuffizienz, wie wir sie später noch ausführlich besprechen werden. Der Kranke selbst schien nicht besonders beunruhigt oder ängstlich, wie man es erwarten sollte. Er bat gleich bei seinem Kommen um eine Morphiumeinspritzung; er leide an diesen Anfällen schon seit Jahren und sie kämen in wechselnden Abständen, um dann nach einigen Stunden zu vergehen. Morphium erleichtere ihm seinen Zustand stets außerordentlich. Seine Beschwerden besserten sich auch bald; er konnte leichter auswerfen und ist heute früh wieder völlig wohl. Wir finden jetzt bei ihm eine mäßige Lungenerweiterung, das Herz etwas überlagert, einige trockene Geräusche, kurzum den gewöhnlichen Befund einer mittelstarken Emphysembronchitis. Das Sputum zeigt, worauf ich vorhin schon hinwies, einige Besonderheiten. Wenn man es auf einem schwarzen Teller ausbreitet, so findet man einige kleinste, eben sichtbare spiralige Gebilde. Unter dem Mikroskop erkennt man sie schon bei schwacher Vergrößerung als gedrehte zopfartige Fäden mit einem stabförmigen Zentrum. Daneben finden sich, ebenfalls schon im ungefärbten Präparat, neben den gewöhnlichen Leukozyten einige Zellen mit groben, derben Granula. Wie wir später bei den Blutkrankheiten besprechen werden, dürfen Sie solche Zellen auch ohne Färbung als eosinophile ansprechen. Die neutrophilen Granula der gewöhnlichen polynukleären Zellen sind viel zu zart, um ohne Färbung sichtbar zu werden. Schließlich zeigt das Sputum einige schmale, längliche, sechseckige Kristalle, die sog. Charcot - Leyden - Neumannschen Kristalle. Dieselben stehen, wie wir bei den Blutkrankheiten noch erwähnen werden, in einem genetischen Zusammenhange mit den eosinophilen Zellen. Manchmal bilden sie sich erst bei längerem Stehen in einem Sputum, das viele eosinophile Zellen enthält. Die Untersuchung des Blutes, um auch dieses gleich zu erledigen, ergibt in den einzelnen Stadien dieser Anfälle meist folgendes Verhalten. Im Anfang sind die eosinophilen Zellen vermindert, die neutrophilen etwas vermehrt. Im weiteren Verlaufe des Anfalles findet man dagegen eine deutliche Vermehrung der eosinophilen Zellen im Blute, so daß die Herkunft der Zellen im Sputum aus denen des

Blutes wohl als sicher gelten darf. Das wäre das wichtigste der Untersuchung.

Derartige Anfälle, wie der Kranke hier gestern einen durchgemacht hat, nennt man Asthma. Mit diesem Namen bezeichnet man nicht eine wohlumschriebene und selbständige Krankheit, sondern asthmatische Anfälle kommen als Symptom der verschiedensten Krankheiten vor. So werden wir bei den Herzkrankheiten von einem Asthma cardiale zu reden haben. Bei Nephritikern spricht man von einem Asthma uraemicum. Auch Hysterische können Atemstörungen bekommen, die dem Asthma recht ähnlich sind. Ferner lösen die verschiedensten Mediastinalerkrankungen durch Druck auf den Vagus asthmaartige Zustände aus. In allen diesen Fällen ist das Asthma das Symptom einer andern Krankheit. Im Gegensatz dazu stellen bei manchen Leuten die Asthmaanfälle die Krankheit selber dar. Man nennt das dann ein Asthma bronchiale, eine Bezeichnung, die insofern nicht berechtigt ist, als die Bronchien und die Lungen eigentlich nicht den Sedes morbi darstellen, sondern die letzte Ursache auch hier sicher anderwärts sitzt. Dieses Asthma bronchiale findet sich häufig bei Emphysem und ist oft kombiniert mit einer Bronchitis, so wie das hier auch der Fall ist. Aber das Zusammentreffen ist kein obligatorisches, und das Asthma läßt sich keineswegs ohne weiteres von dem Emphysem oder der Bronchitis herleiten oder erklären. Im Gegenteil, öfters mag das Emphysem die Folge von häufigen Asthmaanfällen sein, und auch die Bronchitis mag durch das Asthma mindestens doch unterhalten und immer wieder angefacht werden. Echtes Asthma bronchiale kommt auch bei phthisischem Thorax vor, und ebenso kann jede nennenswerte Bronchitis in der Zeit zwischen den Anfällen fehlen. Die meisten Autoren nehmen an, daß die Atmungsbehinderung gar nicht auf einer Schwellung der Bronchialschleimhaut beruht, sondern zunächst auf einen Krampf der Bronchialmuskulatur zurückzuführen ist. Freilich bleibt die Schleimhaut während des weiteren Anfalles nicht unbeteiligt. Das wird bewiesen durch die im Verlaufe des Anfalles sich einstellende Sekretion. Die dabei produzierten charakteristischen Bestandteile, die Spiralen, Kristalle und der Gehalt an eosinophilen Zellen drücken dem Katarrh einen besonderen Stempel auf. Die oben beschriebenen Spiralen sind nichts von Hause aus Spezifisches, sondern sie bestehen wohl nur aus zähem Sekret, das beim Durchtreten durch die verengten Bronchiallumina in diese eigentümliche Form gepreßt worden ist. Ob bestimmte physikalisch chemische Prozesse, etwa kolloidale Quellung oder dergleichen dabei eine Rolle spielen, wie manche vermuten, ist ganz unsicher.

Die Pathogenese des Asthmaanfalles ist nicht in einer kurzen Formel auszudrücken; sie ist kompliziert und wahrscheinlich gar nicht in allen Fällen die gleiche. Ein pathologisch-anatomisches Substrat des Asthmas gibt es strenggenommen nicht, falls man nicht das eben beschriebene Bronchialsekret mit seinen besonderen Bestandteilen als solches gelten lassen will. Der das Asthma charakterisierende abnorme Atemmechanismus wäre erklärt durch eine akute Schwellung der Bronchialschleimhaut oder durch einen Krampf der Bronchialmuskulatur. Erkrankungen der Bronchien mit Neigung zu akuter Hyperämie werden wohl meist eine Rolle als auslösendes Moment spielen. Es gibt Bronchialkatarrhe, deren Sekret dauernd eosinophile Zellen enthält. Ob und in welchem Zusammenhange diese mit den Asthmaanfällen stehen, ist ganz unsicher. Ferner werden alle möglichen Erkrankungen anderer Organe (Nase, Genitalien, Darm usw.) angeschuldigt, auf reflektorischem Wege Asthmaanfälle auslösen zu können. Ferner alle möglichen klimatischen und tellurischen Einflüsse, Gerüche usw.; schließlich auch rein nervöse, vielleicht sogar psychogene Momente. Eine plausible Erklärung dafür, daß die Anfälle bei manchen vorzugsweise während der Nacht auftreten, fehlt auch vorläufig noch. Die wichtige Rolle, die der psychogene Faktor spielt, drängt sich einem auf, wenn man hört, was die Kranken alles als Ursache ihres Leidens angeben. Was der eine meidet, weil es bei ihm Anfälle sicher auslösen soll, wendet der andere absichtlich an, um diese mit Gewißheit zu kupieren. Unser Kranker hier weiß die Ursache seiner Anfälle nicht zu erklären, und er hat auch kein Mittel gefunden, um ihnen aus dem Wege zu gehen.

Das Asthma bronchiale spielt stets eine Rolle in den medizinischen Diskussionen über die „Diathesen“. Hiermit hat es folgende Bewandtnis: Man muß zugeben, daß es manchmal mehr als ein bloßer Zufall ist, wenn gewisse Krankheiten oder wenigstens einander nahestehende Krankheitszustände sich bei mehreren Mitgliedern derselben Familie finden oder wenn mit einem gewissen Grade von Gesetzmäßigkeit bei manchen Individuen gewisse Krankheiten in der Kindheit und gewisse andere im späteren Lebensalter auftreten. Besonders die Pädiater und Dermatologen wissen von solchen Beobachtungen zu berichten, welche einem die Vorstellung aufdrängen, daß manchen Leuten oder gar manchen Familien eine gewisse Bereitschaft, Neigung, Anfälligkeit, oder wie man es nennen mag, zu bestimmten Krankheiten oder zu abnormen Reaktionen auf gewisse Schädlichkeiten angeboren ist. Man spricht dann von Konstitution, Disposition oder Diathese. Diese Ausdrücke werden übrigens keineswegs synonym gebraucht; aber ich gehe auf die feineren Unterschiede hier nicht ein. Der hypothetischen Annahme einer angeborenen Neigung zu nervösen Erkrankungen, sog. neuropathischen Disposition, wird man sich kaum verschließen können. In der Kinderklinik werden Sie viel von einer exsudativen Diathese hören, die von den Pädiatern energisch verfochten wird. In der inneren Klinik der Erwachsenen ist es schwierig, hierzu Stellung zu nehmen. Auf ganz unsicherem Boden stehen alle die anderen Diathesen, die spasmophile, die kalkuläre, die herpetische und vor allem die arthritische. Besonders die letztere spielt bei den Franzosen eine große Rolle. Französische Autoren pflegen nach den Vorschlägen von Bazin und Bouchard hierunter eine Reihe von Krankheiten zusammenzufassen, indem sie als deren gemeinsame Ursache ein „Ralentissement de la nutrition“ hinstellen. Diese Fragen sind jedoch noch lange nicht spruchreif.

Die Diagnose des Asthma bronchiale kann gelegentlich gegenüber dem Asthma cardiale einige Schwierigkeiten machen. Aber beim Kardialasthma fehlen wohl niemals andere Zeichen einer Herzinsuffizienz, deren Symptom das Asthma doch nur bildet. Ferner kommt es hierbei nicht zur Entwicklung einer akuten Lungenblähung wie so häufig beim Bronchialasthma. Auch die Unterscheidung von andern ähnlichen Zuständen, auch den hysterischen wird meist gelingen, wenn man sich streng an das Charakteristische des asthmatischen Atmungstypus hält, nämlich an die langsame Einatmung mit der erschwerten Exspiration.

Mit dem Asthma öfters verwechselt, aber in Wirklichkeit ganz verschieden davon, ist der jedermann bekannte Heuschnupfen. Es ist das ein bei manchen Leuten jedes Jahr zur Zeit der Grasblüte auftretender Schnupfen mit einer enormen wäßrigen Sekretion, begleitet von Reizerscheinungen an den Augen, dem Rachen und dem Kehlkopf. Durch das letztere können asthmaähnliche Zustände verursacht werden. Man hielt den Heuschnupfen früher für eine Folge des eingeatmeten Pollenstaubes, also mechanisch bedingt. Nach neueren Untersuchungen soll es aber ein in den Pollen enthaltenes echtes Toxalbumin sein, das die Anfälle auslöst. Hiernach gehört der Heuschnupfen ins Kapitel der Anaphylaxie (auf die ich beim Gelenkrheumatismus noch kurz zu sprechen kommen werde, s. S. 192) und stellt dann wohl das einzige Beispiel dar, wo diese theoretisch interessanten und im Tierexperiment wichtigen Erscheinungen beim Menschen eine Rolle spielen. Ich erwähne hierbei, daß manche auch das echte Bronchialasthma der Anaphylaxie zuzählen wollen; speziell englische und amerikanische Autoren bringen zur Stütze dieser Anschauung neuerdings allerlei Beobachtungen, nach welchen Asthmatiker auf parenterale Zufuhr von Eiweiß der verschiedensten Nahrungsmittel abnorm reagieren sollen.

Die Therapie sucht an den verschiedenen Stellen einzusetzen, welche beim Zustandekommen eines Asthmaanfalles als beteiligt gelten. In der Pharmakologie hören Sie von dem Antagonismus zwischen dem autonomen und dem sympathischen Nervensystem und von seiner Beeinflußbarkeit durch bestimmte Pharmaka. Ich komme beim Magengeschwür darauf zu sprechen (s. S. 236). Atropin wendet man überall an, wo eine vom Vagus versorgte Innervation gebremst werden soll. Im Asthmaanfalle wird deshalb Atropin verwandt, um die vom Vagus innervierten konstriktorischen Bronchialmuskeln zum Erschlaffen zu bringen. Auf Grund gleicher Überlegungen kann man auch Adrenalin anwenden, um die vom Sympathikus innervierten bronchodilatatorischen Nervenfasern zu reizen. Amylnitrit, Koffein und Diuretin sollen ebenfalls wie Adrenalin auf die Bronchialmuskulatur wirken. Bei sehr lang andauernden Anfällen versucht man auch mit Ipekakuanha in großen Dosen (etwa 1 cg subkutan) Expektoration zu erzwingen und damit Erleichterung zu verschaffen. In allen schweren Fällen, wenn diese Mittel versagen, wird man zum Morphium greifen, dem sichersten Mittel zur Beruhigung des erregten Atmungszentrums. Für alle leichteren Fälle erfreuen sich seit alter Zeit die verschiedensten Räucherstoffe großer Beliebtheit, sowohl zur Kupierung eines Anfalls in seinem ersten Beginn als auch gegenüber dem schon ausgebrochenen. In der Zeit zwischen den Anfällen richtet sich die Behandlung gegen die Bronchitis, gegen den allgemeinen Status nervosus oder was man sonst als wesentliches Moment ansprechen zu können glaubt. Klimatische Kuren, speziell Aufenthalt im Hochgebirge, wird von den dort tätigen Ärzten sehr gerühmt.

Zum Schluß möchte ich noch zwei Lungenaffektionen kurz erwähnen, nämlich den Lungenabszeß und die Lungengangrän. Ihre geringe Häufigkeit würde eine ausführliche Besprechung nicht rechtfertigen. Abszeß bedeutet eitrige Einschmelzung von entzündlich infiltriertem Gewebe; das Produkt eines Abszesses ist also Eiter. Von Gangrän dagegen spricht man, wenn abgestorbenes Gewebe durch die

Einwirkung von Fäulnisbakterien zerfällt. Hierbei werden unter Bildung stinkender Eiweißabbauprodukte gröbere Fetzen von morschem, zundrigem Gewebe abgestoßen. Trotz der scharfen pathologischen Trennung beider Prozesse stehen sie sich klinisch ziemlich nahe. Sie entstehen unter ähnlichen Bedingungen, und Kombinationen sind häufig. So können z. B. die oben erwähnten Lungeninfarkte sowohl in Abszeß als auch in Gangrän übergehen, wenn der verursachende Embolus mit entsprechenden hochvirulenten Bakterien beladen war. (Beides ist übrigens ziemlich selten.) Eher kommt es nach schweren Pneumonien, sowohl kruppösen als auch katarrhalischen einmal zu einem derartigen Ausgange. Besonders die Influenzapneumonien sind wegen ihrer Neigung zu Vereiterung gefürchtet. Zur Gangrän kommt es nach einer Pneumonie wohl nur bei ganz besonders dekrepiden Individuen oder bei Diabetikern. Bei diesen besteht eine Neigung zu jeder Art von Störung eines Heilungsprozesses. Vor allem spielen Fremdkörper, die auf den verschiedensten Wegen in die Lungen geraten, z. B. allerlei aus dem Munde Aspiriertes, eine wichtige Rolle in der Ätiologie der vorliegenden Affektionen. Für Gangrän müssen noch die oben besprochenen Bronchiektasen als Ursache genannt werden, ferner die sog. Bronchitis putrida, d. h. eine Bronchitis, bei der ein reichliches Sekret mit Neigung zu fauliger Zersetzung produziert wird. An Perforationen aus der Nachbarschaft, z. B. zerfallene Karzinome des Ösophagus, muß man auch denken. Wenn ich oben diese Affektionen als selten bezeichnet habe, so bezieht sich das nur auf ihr Vorkommen als selbständige Krankheit und in Form von größeren Herden; denn zahlreiche kleinste Lungenabszesse, welche klinisch keinerlei Symptome machen, sind ein häufiger Sektionsbefund bei allen möglichen septischen Zuständen.

Einen Abszess oder eine Gangrän aus dem Untersuchungsbefund zu diagnostizieren, ist schwierig, oft kaum möglich. Man muß immer an diese Affektionen denken, wenn nach einem der eben erwähnten Vorkommnisse schwere Lungenerscheinungen, Fieber und rapider Kräfteverfall besteht. Der Abszeß wird nur durch eine Punktion festgestellt werden können (d. h. natürlich wenn man sicher ist, nicht ein Empyem punktiert zu haben), oder wenn er sich in einen Bronchus entleert; dann enthält das Sputum reichlich Eiter. Ein plötzliches Auftreten von viel Eiter im Sputum, gleichzeitig verbunden mit einem Absinken der Temperatur, ist stets ein Hinweis auf einen Lungenabszeß. Die Gangrän ist oft leichter und sicherer zu erkennen an dem „aashaften Gestank", den der Kranke mit seinem Auswurf und noch mehr mit seiner Ausatmungsluft um sich verbreitet. Die Röntgenuntersuchung vermag höchstens die festgestellte Erkrankung zu lokalisieren (vielleicht einmal den Fremdkörper aufzudecken) und damit evtl. eine Operation zu ermöglichen. Über die mikroskopischen Befunde des Sputums werden Sie in den praktischen Kursen öfters hören (beim Abszeß kommen neben Eiterkörperchen als Hauptmasse elastische Fasern, Fettsäurenadeln, Hämatoidinkristalle, vielleicht auch einmal Cholestearinkristalle vor; bei der Lungengangrän ganze Lungenfetzen, seltener einzelne elastische Fasern oder Fettsäurenadeln, auch Dittrichsche Pfröpfe und Blut; letzteres manchmal sogar sehr reichlich).

5. Vorlesung.

Herzkrankheiten I.

Insufficientia cordis.

M. H.! Heute und in den nächsten Stunden wollen wir uns mit den Herzkrankheiten befassen. Bevor wir die genauere Untersuchung des Kranken hier vornehmen, sollen aber erst einige allgemeine Dinge aus der Herzpathologie abgehandelt werden; vor allem sollen einige verkehrte Vorstellungen korrigiert werden, die jeder Laie hat, und mit denen Sie sonst wohl auch an diese Fragen herangehen würden.

Bei dem Worte „Herzkrankheit" denkt man immer nur, oder wenigstens vorzugsweise, an einen Herzklappenfehler. Das ist unrichtig; ein großer Teil der Herzkranken leidet nicht an einem Klappenfehler sondern an einer Herzmuskelerkrankung. Die Ursachen derselben können recht verschiedene sein. Es können z. B. entzündliche oder degenerative Prozesse im Herzmuskel Platz gegriffen haben oder es kann Arteriosklerose, speziell der Koronargefäße, zu Ernährungsstörungen geführt haben. Schließlich können extrakardial gelegene Momente eine abnorme Abnutzung des Herzens veranlaßt haben, für die uns eine befriedigende anatomische Unterlage noch fehlt. Alles dies zu entscheiden, ist übrigens zunächst gar nicht so wichtig.

Wenn man an einen Herzkranken, oder ich möchte beinahe sagen, wenn man überhaupt an einen Kranken herantritt, so ist das wichtigste etwas viel Allgemeineres, nämlich: Ist das Herz suffizient oder insuffizient? Zur Erörterung dieser Frage wollen wir uns jetzt den Patienten hier einmal ansehen. Allerlei an ihm fällt gleich auf: Zunächst einmal seine Lage im Bett: er liegt nicht flach, wie es andere Patienten gewöhnlich tun, sondern er liegt mit stark erhöhtem Rücken, er sitzt beinahe. Sein Gesicht, speziell die Lippen sind bläulich; die Atmung ist angestrengt, beschleunigt; am Halse sieht man die Venen lebhaft pulsieren. Die Beine sind bis zu den Knien hinauf angeschwollen. Beim Betasten lassen sie sich eindrücken und jeder Fingerdruck bleibt als kleine Delle bestehen, ein sog. Ödem. Ebenso ist es in der Gesäßgegend (sog. Anasarka). Der Bauch ist stark aufgetrieben. Wenn man mit einer Hand leicht und kurz unten an die Seite des Bauches klopft, fühlt man auf der anderen Seite mit der Hand eine Wellenbewegung. Die abhängigen Partien geben beim Perkutieren eine Dämpfung, welche sich bei Lagewechsel verschiebt. Analog dem Befund beim Pneumoserothorax schließt man hieraus, daß sich im Abdomen neben den lufthaltigen Darmschlingen noch verschiebliche Flüssigkeit befindet, ein sog. Aszites. Dieser Aszites erschwert den Nachweis eines anderen Symptomes, welches sicher vorhanden ist, nämlich einer Lebervergrößerung. Als weiches und dehnbares Organ schwillt die Leber an, wenn das Venenblut nicht glatt in das rechte Herz abfließen kann. Hiernach ist die Leberschwellung ein guter Index für eine Stauung im Kreislauf. Übrigens kann eine solche Stauungsleber sehr schmerzhaft sein, so daß die Entscheidung

manchmal schwierig ist, ob nur eine Stauungsleber vorliegt oder vielleicht
noch eine andere selbständige Erkrankung daneben, z. B. Gallensteine.
Beim Perkutieren der Lungen reicht der helle Schall vorn nur bis zur
5. Rippe, hinten beiderseits bis etwa zur 7. Rippe. Der geringe Hochstand vorn mag durch Empordrängung von seiten der Bauchorgane erklärt sein; hinten dagegen sind die Pleurasäcke offenbar mit Flüssigkeit gefüllt. Neben dem dadurch bedingten stark abgeschwächten
Atmen hört man über den Lungen zahlreiche Rasselgeräusche. Dies
alles zusammen gibt das typische Bild eines Kranken mit schwerer
Herzinsuffizienz.

Unter Herzinsuffizienz versteht man einen Zustand, in welchem
das Herz es nicht vermag, das Blut in vorgeschriebener Weise durch
das Gefäßsystem zu treiben. Die Kammern, speziell die linke, können
das genügende Quantum Blut nicht in die Arterien werfen. Die Folge
davon ist eine verkehrte Blutverteilung, nämlich ein Minus an
Blut im arteriellen und ein Plus im venösen System. Prägen Sie sich
das ein; es ist das A und O des Begriffes „Herzinsuffizienz“. Alles was
der Kranke hier zeigt, sind die Folgen eines Defizits im Arteriensystem und einer Überfüllung in den Venen.

Sie ersehen aus dieser Definition, daß hier die Betonung der mechanischen
Momente vollkommen im Mittelpunkt steht. Man glaubte, ich möchte
sagen, man hoffte eine Zeitlang, daß unsere fortschreitenden Kenntnisse
der Herzphysiologie die klinische Betrachtungsweise maßgebender beeinflussen und ändern würden, als es tatsächlich der Fall war. Sie kennen alle
den Streit um die neurogene und die myogene Herztheorie. Als vor
einigen Jahrzehnten die myogene Theorie unter Engelmanns Ägide bei
den Klinikern immer mehr Anhänger fand, trat v. Cyon, der begeisterte
Vertreter der neurogenen Lehre auf und klagte in seiner temperamentvollen
Weise darüber, welcher Nachteil für die Kranken daraus erwachsen würde,
wenn der Arzt die Herzreize an die Muskelfasern und nicht an die nervösen
Elemente gebunden erachtet! Der Physiologe überschätzte damit die
Nutzanwendung dieser noch so wertvollen theoretischen Anschauungen
auf die Behandlung des Kranken; dieselbe ist vorläufig völlig unberührt
davon geblieben. Unabhängig von der Frage, ob die Automatie an die Muskelfasern oder an die nervösen Elemente gebunden ist, bleibt natürlich die Beeinflussung der Herztätigkeit durch die extrakardialen Nerven, nämlich
durch den hemmenden Vagus und den fördernden Akzelerans. Durchschneidung von allen extrakardialen Nerven verursacht bei Tieren, solange
sie in Ruhe sind, keinerlei Störungen; die Herztätigkeit geht völlig geregelt
vor sich. Aber einer größeren Körperanstrengung sind die Tiere dann bemerkenswerterweise nicht mehr fähig.

Etwas fruchtbarer für die Klinik waren die Studien über den Entstehungsort der Herzreize und die Wege, welche diese im Herzen einschlagen. Als Ursprungsstätte der Herzreize hat man den Keith-Flackschen Knoten zwischen der V. cava sup. und dem rechten Vorhof kennen
gelernt. Wie die Herzreize dort entstehen, ist im einzelnen noch unklar.
Man mag sich die Vorstellung bilden, daß dort irgendwelche Zellen sind,
welche durch gewisse Stoffwechselprodukte gereizt werden. Dieser Dauerreiz löst infolge von besonderen Eigentümlichkeiten der Herzmuskelfasern
rhythmische Herzkontraktionen aus. Denn die Herzmuskelfasern führen,
wie Sie gelernt haben, stets eine maximale Kontraktion aus und bleiben
dann eine gewisse Zeitlang während der sog. refraktären Periode unempfänglich für neue Reize. (Um einem häufigen Mißverständnis zu begegnen,
sei bemerkt, daß man sich unter dem Begriffe der „maximalen Kontraktion“
keine unveränderliche Größe vorstellen darf. Je nach dem Zustande der
Herzmuskelzellen können die Kontraktionen natürlich mehr oder weniger

ergiebig ausfallen, wie ja der Unterschied zwischen Ruhe und Arbeit ohne weiteres zeigt.) Die Zellen des Keith-Flackschen Knotens sind offenbar die empfindlichsten. Sie sprechen am leichtesten an und wirken deshalb unter normalen Verhältnissen als Schrittmacher für das ganze Herz. Fällt der Keith-Flacksche Knoten, das sog. primäre Zentrum, aus, so vermögen tiefer gelegene Zentren, die mit etwas geringerer Empfindlichkeit ausgestattet sind, die Herztätigkeit immer noch aufrecht zu erhalten, freilich etwas weniger rasch. Ob die Herzreize vom Keith-Flackschen Knoten aus auf bestimmten umschriebenen Bahnen oder diffus im Vorhof wandern, steht noch nicht ganz fest. Gut bekannt sind dann die sekundären Zentren im Tawaraschen Knoten (in der Vorhofscheidewand, dicht oberhalb der Ventrikelgrenze gelegen). Dieser Tawarasche Knoten bildet die Ausgangsstation des von His entdeckten und von Tawara genauer studierten Bündels, welches in der Ventrikelscheidewand nach abwärts zur Herzspitze verläuft und von da aus noch seitlich in beide Kammern ausstrahlt. Daselbst finden sich dann noch die tertiären Zentren. Diese Verhältnisse haben für die Klinik Bedeutung gewonnen. Man hat Unterbrechungen in diesen Bahnen kennen gelernt, welche zu allerlei Rhythmusstörungen, zu Automatie tieferer Zentren u. dgl. führen können; davon später noch einiges. Das Studium der Arhythmien ist übrigens vorläufig die einzige klinische Nutzanwendung einer modernen Untersuchungsmethode geblieben, von welcher man sich anfangs mehr praktische Resultate versprochen hatte, ich meine die Elektrokardiographie. Dieselbe registriert die Aktionsströme des Herzens mit Hilfe eines Saitengalvanometers. Die anfänglichen Hoffnungen, aus dieser Methode zuverlässige Schlüsse auf den Funktionszustand des Herzens, auf die „Herzkraft" und dergleichen ableiten zu können, haben sich nicht recht erfüllt; aber zum Studium der Arhythmien und aller hier einschlägigen Fragen ist die Elektrokardiographie die bequemste und beste Methode.

Für die klinische Betrachtung der Herzinsuffizienz dreht sich, wie erwähnt, alles um die Tatsache der geänderten Blutverteilung, und wir wollen deshalb von den hierbei wirkenden mechanischen Verhältnissen noch einiges besprechen. Die Durchschnittszahlen, welche uns über die vom Herzen geleistete Arbeit eine ungefähre Vorstellung geben, werden Ihnen noch erinnerlich sein. Der linke Ventrikel wirft mit jeder Kontraktion ca. 60 ccm aus. (Das Sekundenvolumen beträgt ca. $^1/_{1000}$ des Körpergewichts.) Da von der verbrauchten Energie höchstens $^2/_3$ in Arbeit umgesetzt wird, muß der Kalorienbedarf des Herzens im Verhältnis zu seiner Muskelmasse ein ganz außerordentlicher sein. Er beträgt ca. 5% des gesamten Energieverbrauchs, während das Herzgewicht nur $0,5\%$ des Körpergewichts ausmacht. Bei körperlicher Arbeit steigt die Leistung auf das Mehrfache und ebenso ist es, wenn bei Klappenfehlern, wie wir das in der nächsten Vorlesung eingehend besprechen werden, ein Teil der Arbeit verbraucht wird, ohne die ausgeworfene Blutmenge zu erhöhen; denn es kommt natürlich nur auf diese letztere an. Neueste Untersuchungen zeigen, daß im Tierexperiment bei künstlich gesetzten Klappenfehlern Stauungserscheinungen auftreten, wenn der Blutstrom auf $^3/_4$—$^2/_3$ der Norm verlangsamt ist.

Von den Fragen der Kreislaufmechanik wird zur Zeit das Problem von der aktiven Mitarbeit der Arterien viel diskutiert. Für allerlei Probleme der Klinik wäre es tatsächlich verlockend, derartiges anzunehmen. Manche Frage aus der Pathologie der Arteriosklerose wäre bequemer zu beantworten, wenn wir einfach einen Ausfall der „peripheren Herzen" statuieren dürften. Aber die Existenz einer regelmäßigen aktiven Mitarbeit der Gefäße ist bisher unbewiesen. Wenn man zeigen konnte, daß überlebende Arterien in entsprechenden Lösungen gelegentlich Kontraktionen ausführen, so ist für die vorliegende Frage damit gar nichts bewiesen. Denn diese Kontraktionen erfolgen viel zu selten, um für die Pumparbeit des Kreislaufs rechnerisch in Betracht zu kommen. Eine regelmäßige und sehr wesentliche Mitbeteiligung der Gefäße, freilich in anderem Sinne, als es die Anhänger der aktiven Arterienkontraktion meinen, wird durch ihre elastischen Eigenschaften gewährleistet. Von dem großen Vorteile, welchen elastische Röhren gegenüber starren für eine Pumpe besitzen, können Sie sich jederzeit leicht überzeugen, wenn Sie eine große Spritze einmal durch einen Gummischlauch und dann durch ein ebenso langes und dickes, aber starres Rohr ausspritzen. Im letzteren Falle brauchen Sie erheblich mehr Kraft, weil in dem starrwandigen Rohre stets die gesamte Flüssigkeitssäule vorgeschoben wird. In einem elastischen Rohre dagegen buchtet sich unter dem Drucke der eindringenden Flüssigkeit der der Spritze zunächst gelegene Teil etwas aus. Er wird in Spannung versetzt und speichert damit gewissermaßen einen Teil der Pumparbeit in sich auf. Infolge dieser Eigenschaften entleert sich das bei jeder Systole gefüllte arterielle System auch während der Diastole in die Kapillaren, der Wirkung eines Windkessels vergleichbar. In einem starren Röhrensysteme wäre es unmöglich, mit rhythmischem Drucke eine konstante Strömung zu erzeugen. Am Gefäßsystem des Menschen kommt der bei jeder Systole auftretende Druckzuwachs als Puls zum Ausdruck. Dieser Druckzuwachs bedingt die „Größe" des Pulses (Pulsus magnus et parvus). Einen Unterschied machen zu wollen, wie weit sich an dieser Größe einerseits die Kaliberzunahme des Arterienrohres und andererseits die Druckdifferenz zwischen systolischer Füllung und diastolischer Erweiterung beteiligen, ob wir also einen Volum- oder einen Druckpuls fühlen, erscheint nicht gut durchführbar.

Von den übrigen Eigenschaften des Pulses, welche in der Klinik eine Rolle spielen, hängt die „Spannung" oder die „Härte" des Pulses ab von der Höhe des mittleren Blutdrucks an der betreffenden Stelle. Dieser Blutdruck, wie man ihn beim Tier durch Einbinden eines Quecksilbermanometers leicht und genau messen kann, wird beim Menschen bestimmt, indem man eine breite Gummimanschette um den Oberarm legt, diese mit einem Gebläse aufpumpt und nun an einem eingeschalteten Manometer abliest, bei welchem Drucke die Radialarterie nicht mehr fühlbar ist. Die Durchschnittswerte bei Gesunden liegen zwischen 110 und 140 mm Hg.

In diesem bequem feststellbaren Blutdruck hoffte man anfangs ein zuverlässiges Maß für die „Herzkraft" zu haben. Das war, wie die Betrachtung der physiologischen Verhältnisse ohne weiteres ergibt, ein Irrtum; denn neben der Stärke und der Frequenz der Herzkontraktionen ist der Blutdruck von der Blutmenge im Gefäßsystem und von den Widerständen in demselben abhängig. Die Verhältnisse der letzteren sind etwas kompliziert. Der Gesamtquerschnitt des Gefäßsystems nimmt vom Herzen nach dem Kapillargebiet hin dauernd zu, denn wo sich ein Gefäß teilt, sind die Äste zusammen stets breiter, als es der Stamm war. Unter normalen Verhältnissen fällt der arterielle Druck von der Aorta bis zu den kleinsten präkapillaren Arterien auf 60—70 mm Hg, d. h. auf etwa die Hälfte des Ausgangswertes; innerhalb des Kapillarsystems selber fällt er dann aber sehr rasch auf 15—20 mm Hg. Der Druck in der Kubitalvene beträgt ca. 12 cm, so daß also der Venendruck in cm Wasser etwa dem arteriellen in cm Hg entspricht. Die Weite der Gefäße ist keine konstante Größe sondern jeden Augenblick dem Einfluß erweiternder und verengernder Nerven unterworfen. Die allerverschiedensten Momente wie körperliche Anstrengung, psychische Erregungen, chemische Einwirkung der Stoffwechselprodukte, toxische Einflüsse können das Kaliber der Gefäße, entweder aller oder einzelner Gefäßprovinzen ändern. Dementsprechend ist der Blutdruck mannigfach beeinflußbar, ohne daß ein Schluß auf die Herzkraft daraus erlaubt wäre. Auf einige weitere Eigenschaften des Pulses, die Zelerität, die Dikrotie sowie auf die Rhythmusstörungen komme ich noch später zu sprechen.

Sehen wir uns die Folgen der verkehrten Blutverteilung jetzt im einzelnen an. Die einfachste ist die Zyanose, d. h. die bläuliche Farbe der Haut und der Schleimhäute. Die Überfüllung der Venen hat weiter nach rückwärts gewirkt und den Abfluß aus den Kapillaren erschwert; diese sind deshalb mit venösem, kohlensäurereichem Blut gefüllt und bedingen dadurch den blauen Schimmer der Haut. An dieser einfachen Deutung wollen wir vorläufig festhalten, wenn auch neuerdings allerlei Einwendungen dagegen erhoben sind.

Etwas schwieriger steht es schon mit der Erklärung der Dyspnoe, d. h. der mühsamen Atmung, welche insuffiziente Herzkranke oft zeigen. Ihre Atmung erfolgt mit einem abnormen Kraftaufwand. Von den verschiedenen Punkten, die als Ursache dafür in Frage kommen, ist zunächst die Überfüllung der Lungenkapillaren mit Blut vielfach studiert worden. Wie dieselbe ein Atemhindernis darstellt, ist noch strittig, ob sie der Luft den Zugang zu den Alveolen erschwert und den Luftraum innerhalb der Lunge verkleinert oder ob sie die Lungen nur „starr“ und damit für die Atembewegungen schwerer beweglich macht oder ob eine Verlangsamung des Blutstromes in den Lungen anzuschuldigen ist. Ein einfacher freilich nicht ganz befriedigender Erklärungsversuch weist darauf hin, daß von der Überfüllung der Kapillaren mit kohlensäurereichem Blut neben allen anderen Geweben auch das Respirationszentrum in der Medulla befallen wird; infolge seiner besonderen Empfindlichkeit gegen Kohlensäure reagiert es auf eine zu starke Kohlensäurereizung sofort mit verstärkten Atembewegungen.

Die Rasselgeräusche über der Lunge zeigen eine „Stauungsbronchitis“ an, wie sie sich in solchen hyperämischen Lungen gern entwickelt. Das Sputum enthält infolge der kleinen parenchymatösen Blutungen, die in solchen Stauungslungen erfolgen, öfters Zellen mit einem eisenhaltigen Pigment, die sog. Herzfehlerzellen.

Viel schwieriger steht es mit der Erklärung der wässerigen Ansammlungen, die sich in Pleura, Bauch und vor allem unter der Haut finden, der sog. Ödeme. Wir werden uns bei der Nephritis mit diesen Dingen genauer zu beschäftigen haben, und ich möchte hier nur folgendes sagen: Die Annahme, daß die Ödembildung, d. h. die Ansammlung von Flüssigkeit in den Gewebsspalten usw., einfach eine Folge verminderter Urinausscheidung sei, ist unzutreffend. Eine Stockung der Urinsekretion führt ebenso wie intravenöse Wasserinjektionen nicht ohne weiteres zu einem Ödem, sondern nur zu einem Plus an Wasser in den Gefäßen. Dies kann wohl die Lymphbildung vermehren und damit vielleicht eine Ödembildung begünstigen; aber bei glattem Abfluß der Lymphe kommt es durch ihre starke Bildung allein nicht zu einer Ansammlung. Es wird noch eine Erschwerung des Lymphabflusses dazu kommen müssen. Eine solche Störung des Abflusses allein führt wiederum auch nicht zu Ödemen, weil dann die Gewebsflüssigkeit ohne weiteres durch die Venen abfließt. Eine Behinderung des venösen Abflusses ist eine wichtige Bedingung. Aber man kann im Experiment niemals durch nur ein Moment Ödeme erzeugen, sondern immer nur durch eine Kombination von mehreren. Bei einer Herzinsuffizienz können tatsächlich immer mehrere dieser Momente in Frage kommen. Verminderte Urinmenge mag zu einem Plus im Arteriensystem führen und damit den Lymphzufluß steigern; andererseits erschwert die Überfüllung des Venensystems den Abfluß und schließlich mögen Ernährungsstörungen die Gewebsspannung herabsetzen, die Gefäße schädigen und ihre Durchlässigkeit erhöhen. Wir werden bei der Nephritis noch einmal von diesen Dingen reden.

Auch mit unseren Kenntnissen über die verminderte Harnausscheidung, die Oligurie, steht es unbefriedigend. Sie wissen aus der Physiologie, daß die von den Nieren abgesonderte Menge an Harn beeinflußt wird von dem Druck und der Geschwindigkeit des die Nieren durchfließenden Blutes. Aber weder eine Druckverminderung noch eine Stromverlangsamung ist als regelmäßiges Vorkommnis bei insuffizienten Herzen bewiesen. Eine Blutdruckherabsetzung besteht bei den meisten Kranken mit Herzinsuffizienz sicher nicht. Meist ist der Blutdruck normal, häufig sogar erhöht. Es ist dies übrigens gar nicht so erstaunlich, wie es erscheinen möchte. Was man mißt, ist ja keineswegs die „Herzkraft", sondern eine ganz komplizierte Resultante aus zahllosen verschiedenen Kräften. Neuerdings weist man auch auf die mangelhafte Sauerstoffversorgung der Nieren als Ursache der Funktionsbeeinträchtigung hin (siehe bei Nephritis S. 122). Man wird sich bei der Frage der Oligurie, wie öfters, damit begnügen müssen, verschiedene Momente nebeneinander zu erwägen. Neben der immerhin möglichen Verlangsamung des Blutstromes mag es sich um Ernährungsstörungen des Nierenparenchyms und andere, der echten Nephritis eigene Veränderungen handeln. Mit letzteren darf man rechnen; denn zunächst enthält ein solcher Harn stets etwas Eiweiß, ein Zeichen für eine Läsion der Nieren selber. Häufig sind auch einige Zylinder vorhanden. Ferner ist die Wasserausscheidung keineswegs die einzige Nierenfunktion, welche bei einer „Stauungsniere" (so nennt man die Nieren in solchen Fällen) darniederliegt. Auch die Ausscheidung der festen Harnbestandteile kann zeitweise beeinträchtigt sein wie bei der richtigen Nephritis. Das ist freilich immer nur vorübergehend der Fall, und stets sind diese Funktionen weniger gestört als die Wasserausscheidung. Infolge davon ist der Stauungsharn immer konzentriert, von hohem spezifischem Gewicht und dunkler Farbe. Das Wasserausscheidungsvermögen, gleichgültig was seine genaue Ursache ist, sinkt und fällt mit der Leistungsfähigkeit des Herzens. Dadurch wird der Harn zu einem bequemen Indikator für die Beurteilung des augenblicklichen Zustandes eines Herzkranken. Im Krankenhaus wird meist auf der Temperaturkurve die Harnmenge und das spezifische Gewicht täglich notiert und hieraus ist alles genau zu ersehen. In der Praxis draußen muß man auf ein tägliches Sammeln und Messen des Harnes meist verzichten; aber es genügt auch ein Blick auf die letzte Harnportion, um sich über das Wesentliche zu informieren. Ein reichlicher heller, klarer Harn ist bei Herzkranken immer ein günstiges Zeichen; eine kleine Menge dunklen Harnes mit einem dicken, rötlichen Bodensatz ist ungünstig; es bedeutet: Insuffizienz, Retention. Die dunkle Farbe rührt von dem hohen Urobilingehalt her. Der Bodensatz besteht aus sauren harnsauren Salzen, dem sog. Sedimentum lateritium. Sie sind im frisch gelassenen körperwarmen Harn gelöst, im erkalteten fallen sie aus. Das Ausfallen dieses Sedimentes ist ausschließlich eine Folge der hohen Konzentration des Harnes und kommt deshalb keineswegs nur bei wasserretinierenden Herzkranken vor. Man sieht es vielmehr überall da, wo Wasser nicht durch die Nieren abgegeben wird. Ein fiebernder Phthisiker oder Pneumoniker hat es ebenso wie ein schwitzender Rheumatiker; ja genau das gleiche Sediment hat auch schon manchen kerngesunden Touristen erschreckt, wenn es sich früh morgens nach einer anstrengenden und heißen Wanderung im Pot de chambre zeigte.

Einfacher dagegen, wie man es sich vorstellt, verhält es sich mit der Venenpulsation am Halse, welche bei dem Patienten hier deutlich zu sehen ist. Die Deutung der verschiedenen Wellen und Täler scheint zunächst unüberwindliche Schwierigkeiten zu bereiten. Worauf es ankommt, ist, festzustellen ob die stärkste Erhebung an den Halsvenen mit dem Spitzenstoß zusammenfällt — dann spricht man von einem „systolischen Venenpuls" — oder ob sie ihm ein wenig vorausgeht; dann ist der Venenpuls „präsystolisch". Die Ursache des letzteren ist klar. In den Venen, welche in den rechten Vorhof münden, machen sich die Bewegungsvorgänge des rechten Vorhofs bemerkbar. Da sich die Vorhöfe kurz vor den Kammern kontrahieren (in der Präsystole), so wird die Vorhofskontraktion in diesem Augenblick zu einem Anschwellen der benachbarten Venen führen. — (NB.! Es ist für die Erklärung dieses präsystolischen Anschwellens der Venenwand ganz gleichgültig, ob man ein wirkliches Zurückströmen von Blut aus dem Vorhof in die Venen oder nur eine momentane Behinderung des Weiterfließens während der Vorhofskontraktion annimmt. Wie es sich wirklich verhält, ist unsicher. Sie wissen ja, daß am Übergang der Vena cava in den rechten Vorhof kein richtiger Schließmuskel nachweisbar ist, und auf die Frage, ob bei der Kontraktion des rechten Vorhofs die Einmündungsstelle der oberen Hohlvene ganz zugeklemmt wird oder nicht, vermögen uns die Physiologen keine sichere Antwort zu geben.) — Beim Gesunden, wenn er in Ruhe ist, sieht man von einem präsystolischen Anschwellen der Halsvenen meistens nichts. Dagegen kann es auch beim Gesunden nach starken körperlichen Anstrengungen oder psychischen Erregungen gelegentlich sichtbar werden; ebenso findet es sich bei allen möglichen entkräfteten Kranken im Fieber oder auch bei allerlei anämischen Zuständen, speziell bei Chlorosen. Diese Venenpulsation von präsystolischem Typus ist also ein Vorkommnis, das an sich nichts Pathologisches darstellt. Nur daß man die Pulsationen so leicht und deutlich sieht, ist in jenen Fällen abnorm. Aber es erlaubt keinerlei spezielle diagnostische Schlüsse und bedeutet auf keinen Fall einen Herzfehler, wie man gerne annimmt. Hier bei dem Kranken ist es aber anders. Hier schwillt die Vene im Moment des Spitzenstoßes an; dann sinkt sie tief zusammen, um erst wieder mit dem nächsten Spitzenstoß anzusteigen. Es fehlt also die präsystolische Erhebung und an ihrer Stelle besteht eine systolische Welle. Die Erklärung hierfür ist nicht schwer. Das Fehlen der präsystolischen Welle, welche von der Kontraktion des Vorhofs herrührt, beweist, daß der Vorhof sich eben nicht kontrahiert. Dieser Punkt gibt den Schlüssel zum Verständnis des systolischen Venenpulses. Die Vorhöfe, wenn sie nicht in Tätigkeit sind, stellen eine Fortsetzung der Venen dar und bilden deren letztes Stück unmittelbar vor den Ventrikeln. Vene plus gelähmter Vorhof verhält sich also zum Ventrikel wie sonst die Vene zum tätigen Vorhof. Genau so wie sich sonst die Kontraktion der Vorhöfe als ein präsystolisches

Anschwellen der Venenwandung sichtbar macht, wird bei Vorhofslähmung die Systole der Ventrikel den Zufluß aus den Venen für einen Moment hemmen und damit zu einem systolischen Venenpuls führen. Die darauffolgende tiefe Einsenkung der Venenwand (der diastolische Kollaps) ist das Zeichen dafür, daß jetzt während der Diastole das Blut in die weit geöffneten Ventrikel mit viel größerer Geschwindigkeit einfließen kann, als es bei dazwischengeschalteten aktiven Vorhöfen der Fall ist. Es gibt noch eine andere Möglichkeit für einen systolischen Venenpuls, nämlich ein Offenstehen der Trikuspidalklappen, eine Trikuspidalinsuffizienz.

Noch etwas anderes fällt bei der Beobachtung der Pulsationen auf, nämlich die Unregelmäßigkeit des Herzschlages. Große und kleine Herzschläge, lange und kurze Intervalle wechseln in buntem Durcheinander. Eine solche Arhythmie findet man oft bei schwerer Herzinsuffizienz, aber sie ist kein integrierender Bestandteil und es gibt andererseits suffiziente Herzen mit ganz unregelmäßiger Schlagfolge.

Ich möchte hier gleich das Wichtigste über die Arhythmien abhandeln. Es ist noch nicht sehr lange her, daß man jede Rhythmusstörung am Herzen, wenigstens bei jüngeren Leuten, schlechtweg als ernstes Symptom, als Zeichen eines kranken oder schwachen Herzens deutete. Diese Auffassung kann nicht mehr aufrecht erhalten werden. Wir können heute verschiedene Formen der Arhythmien unterscheiden und wissen, daß einige davon nicht im geringsten den Beweis für eine Herzkrankheit darstellen. So z. B. die respiratorische Arhythmie. Jeder Gesunde zeigt, wenn man seine Herzschlagfolge graphisch registriert und dann die Perioden genau ausmißt, eine vom Vagus abhängige ganz geringe Beschleunigung während der Inspiration und eine Verlangsamung während der Exspiration. Diese Differenz ist so gering, daß wir sie bei der Palpation nicht merken; nur bei tiefstem Ein- und Ausatmen wird auch beim Gesunden eine geringe derartige Arhythmie meist deutlich erkennbar. Man spricht von einer „respiratorischen Arhythmie" als einem etwas abnormen Zustand, wenn schon bei gewöhnlicher Atmung ein Wechsel zwischen rascheren und langsameren Schlägen ohne weiteres bemerkbar wird. Eine solche respiratorische Arhythmie hat nichts mit einer Herzkrankheit zu tun. Sie ist bei Neurasthenikern und Rekonvaleszenten häufig und weist diagnostisch höchstens auf eine gewisse Labilität des ganzen Menschen hin.

Von den Extrasystolen haben Sie in der Physiologie schon allerlei gesehen und gehört. Wenn man ein herausgeschnittenes Kaltblüterherz mechanisch, chemisch oder elektrisch reizt, erfolgt sofort eine Kontraktion, eine Extrasystole; unmittelbar darauf folgt eine Pause. Es fällt nämlich die nächste Systole aus, welche erfolgt wäre, wenn man die Extrasystole nicht ausgelöst hätte; die darauffolgende Systole findet dann wieder zur rechten Zeit statt, als ob nichts geschehen wäre. Es bleibt also mit Hilfe einer „kompensatorischen Pause" der vorherige Rhythmus erhalten. Derartige Extrasystolen mit genau den gleichen Eigenschaften kommen nun auch beim Menschen vor, teils sporadisch, teils in einem gewissen Rhythmus. Wenn jedem Herzschlag eine solche Extrasystole angehängt ist, spricht man von einem **Pulsus bigeminus**; wenn immer zwei Extrasystolen folgen, von einem **Trigeminus**. Ich übergehe die feineren Unterschiede, die dadurch bedingt werden, daß eine Extrasystole von den verschiedensten Stellen des Herzens (Vorhof, Kammer od. dgl.) ausgehen kann. Die diagnostische Bedeutung der Extrasystolen ist etwas schwierig zu beurteilen. Als alleiniger Befund brauchen sie nichts zu bedeuten und können als „funktionell" angesprochen werden. Aber sie kommen auch bei allen Arten von organischen Herzkrankheiten speziell bei myokarditischen Prozessen vor. Ihre Erkennung macht beim Auskultieren am Herzen keinerlei Schwierigkeit. Man hört unmittelbar nach ·einer Kontraktion eine zweite vorzeitige und dann folgt eine Pause. An der Radialis fällt meistens ein Puls völlig aus, da die Extrasystole nicht genügend Blut auswirft, um die peripheren Arterien zu füllen.

Das gleiche Verhalten, nämlich Pulsausfall an den peripheren Arterien, verursachen die **Überleitungsstörungen** im Hisschen Bündel. Hier wird der Impuls vom Vorhof dem Ventrikel nicht zugeleitet; daher fällt eine Kontraktion am Herzen völlig aus. Hierin liegt der wichtige Unterschied gegenüber der Extrasystole. Einen solchen Pulsausfall sieht man dann, wenn das Hissche Bündel nur gelegentlich einmal versagt (sog. **unvollkommene Dissoziation**). Wenn es völlig leitungsunfähig ist und gar keine Impulse mehr dem Ventrikel zuströmen läßt, besinnen sich die Kammern ihrer eigenen automatischen Fähigkeit und schlagen selbständig; ihre Schlagfolge ist dann regelmäßig, aber abnorm langsam, ca. 30 mal in der Minute und völlig unabhängig von den Kontraktionen der Vorhöfe, die in viel frequenterem Tempo weiter schlagen (**vollkommene Dissoziation**). Solche Überleitungsstörungen haben stets eine etwas ernstere Bedeutung. Meistens sind sie die Folge einer organischen Veränderung im Bündel. Aber man sieht sie auch im Verlaufe von akuten fieberhaften Krankheiten manchmal kommen und rasch wieder verschwinden, so daß ein gröberer organischer Prozeß unwahrscheinlich ist und man eher zu der Annahme einer toxischen Beeinflussung gedrängt wird. Aber als „nervös" dürfen sie niemals gedeutet werden.

Ferner gibt es Leute, bei denen der Pulsrhythmus ein völliges Durcheinander zeigt. Es wechseln große und kleine Schläge, lange und kurze Intervalle. Einen solchen Fall sehen Sie bei unserem Kranken. Man dachte früher daran, daß es sich hier um eine Häufung von Extrasystolen handelte, eine Möglichkeit, die man theoretisch ohne Zweifel zugeben muß. Aber ein solches Durcheinander der Herzaktion durch Extrasystolen kommt höchstens einmal als kurz dauernder Zustand vor. In Fällen wie hier hält die Arhythmie aber für gewöhnlich dauernd an, wenn sie sich einmal etabliert hat. Deshalb nennt man sie **Arhythmia perpetua**, ein Name, der vorläufig im Gebrauch geblieben ist, trotzdem man von der Regel des Andauerns dieser Arhythmieform auch allerlei Ausnahmen kennen gelernt hat. Wie ich oben schon angedeutet habe, liegt das Wesentliche in dem Fehlen der normalen Vorhofsaktion; dies gilt als diagnostisches Kriterium der Arhythmia perpetua bei allen graphischen Untersuchungsmethoden. Die Vorhöfe befinden sich in einem Zustande von abnorm beschleunigter Aktion, die keinerlei Effekt auf die Austreibung des Blutes hat, sog. Flimmern oder Flattern. Der hierdurch bedingte Verlust für die Pumparbeit des Herzens ist nicht so groß als man anzunehmen geneigt ist. Hiervon werden wir in der nächsten Stunde noch zu reden haben. Etwas schwierig ist es, den ursächlichen Zusammenhang zu erklären, der zwischen der Ventrikelarhythmie und dem Vorhofsflimmern besteht. Die üblichen Erklärungen sind unbefriedigend; jedoch würde mich eine genauere Besprechung dieses Problems zu weit abführen. Am Krankenbett, wenn Ihnen die graphischen Untersuchungsmethoden nicht zu Gebote stehen, werden Sie jede völlige Arhythmie, wenn sie mehrere Tage hintereinander anhält, mit hinreichender Wahrscheinlichkeit als Arhythmia perpetua ansprechen können. Die Arhythmia perpetua ist mit der Annahme einer nur nervösen Herzaffektion nicht vereinbar. Sie wird meistens bei chronischen Herzleiden mit Affektion des Myokards gefunden. Von den vorübergehenden Formen ist das sog. Delirium cordis bei akuten fieberhaften Erkrankungen die wichtigste. Aber die Arhythmia perpetua tritt keineswegs ausschließlich bei insuffizientem Herzen auf wie bei unserem Kranken hier, sondern sie ist mit jahrelanger ausreichender Leistungsfähigkeit durchaus vereinbar. Wir werden einen Menschen mit einer solchen Arhythmie niemals für völlig gesund erklären dürfen, aber wir brauchen ihm auch bloß auf seine Pulsunregelmäßigkeit hin nicht die strengen Verordnungen vorzuschreiben, wie wir es bei einem schwer Herzkranken tun und brauchen ihm durchaus keine schlechte Prognose zu stellen.

Unter den Arhythmien pflegt man den Pulsus alternans mit abzuhandeln. Es ist dies eigentlich keine Arhythmie, sondern ein regelmäßiger Wechsel von großen und kleinen Schlägen bei sonst völlig regelmäßiger Schlagfolge. Er kommt nur bei ernsteren Herzleiden vor. Extrasystolen können ein sehr ähnliches Bild vortäuschen; man nennt das dann Pulsus pseudoalternans. Der echte Pulsus alternans ist außerordentlich selten.

Ein Zustand von Herzinsuffizienz, wie Sie ihn bei dem Kranken hier sehen, ist keineswegs an eine bestimmte Herzkrankheit geknüpft. Er kann ganz unabhängig von einer bestimmten anatomischen Läsion im Verlaufe einer jeden Herzaffektion auftreten, oder richtiger gesagt, im Verlaufe einer jeden Krankheit, einer Lungenentzündung, eines Scharlach, aller möglichen chirurgischen Affektionen etc. Eine solche Herzinsuffizienz kann, wie ich gleich betonen möchte, auch wieder zurückgehen, und das Herz kann wieder vollständig suffizient werden. Die Suffizienz ist keineswegs daran gebunden, daß das Herz anatomisch intakt sei. Ein Herz mit noch so schweren anatomischen Läsionen vermag seiner Aufgabe jahrelang gerecht zu werden. Dies ist dadurch ermöglicht, daß der Fehler durch die Mehrarbeit einzelner Herzabschnitte gut gemacht, ausgeglichen, kompensiert wird, wie der Terminus technicus lautet. Den Ausdruck „Kompensation" hat man früher ganz speziell für das Ausgleichen eines Klappenfehlers gebraucht; man sprach von Kompensation, resp. Dekompensation eines Klappenfehlers. Neuerdings, wo der Begriff der Kompensation von manchen weiter·ausgedehnt wird, wendet man ihn gelegentlich auch sonst an und nennt jedes Herz, das trotz einer Erkrankung suffizient ist, ein „kompensiertes" Herz, jedes insuffiziente Herz schlechtweg ein dekompensiertes Herz. Diese Ausdrücke sind nicht sehr korrekt, denn der ganze Begriff der Kompensation ist speziell für die Ausgleichvorrichtungen bei Klappenfehlern studiert und ausgebaut worden. Hier liegen die Dinge am klarsten und wir wollen sie deshalb in der nächsten Vorlesung bei der Besprechung der Klappenfehler genau erörtern. Heute sei nur so viel gesagt: Ein jedes Organ verfügt über Reservekräfte, die es bei Mehransprüchen zu mobilisieren vermag. Wenn das Herz dem, was es leisten soll, nicht mehr gewachsen ist, nimmt es seine Reserven in Anspruch, mit deren Hilfe es ihm oftmals gelingt, die Kompensation wieder herzustellen, wieder suffizient zu werden. Dieses Mobilmachen seiner Reserven besteht in einer Ausdehnung der Herzhöhlen oder in einer Zunahme der Muskelwand, kurzum in einer Herzvergrößerung. (Die detaillierte Erklärung später.) Eine Herzvergrößerung ist also das Zeichen dafür, daß Reserven bereits in Aktion getreten sind. Dieser Punkt ist wichtig, um sich über die Prognose einer Herzinsuffizienz im konkreten Fall ein Urteil zu verschaffen. Wenn Sie bei einem Patienten mit Herzinsuffizienz (d. h. also mit Dyspnoe, Zyanose, Ödem) das Herz stark vergrößert finden, so bedeutet das, daß hier schon viel an Reservekräften in Anspruch genommen und demnach nicht mehr viel zu erhoffen ist. Sind dagegen die Herzgrenzen nicht wesentlich vergrößert, so spricht das dafür, daß hier noch nicht alle Reserven in Tätigkeit getreten sind, daß das Herz nötigenfalls noch mehr aufbringen kann. Es ist also prognostisch günstiger. Es gibt natürlich auch Fälle schwerster Debilitas, wo es gar nicht zu einem genügenden Mobilisieren der Reserven kommt, wo vielleicht der allgemeine Ernährungszustand der Kranken so darniederliegt, daß die Entwicklung einer Herzvergrößerung unmöglich ist.

Fälle mit maximaler Erweiterung des Herzens verraten sich meistens schon durch den Aspektus. Außer dem oben bereits erwähnten Pulsieren der Halsvenen sieht und fühlt man meist noch abnorm viel Pulsationen an der Brustwand. Normalerweise sieht man von dem Spitzenstoß des Herzens kaum etwas, man fühlt ihn mit der aufgelegten Hand als schwaches, kurzes Anklopfen an eng umschriebener Stelle im 5. Interkostalraum links innerhalb der Medioklavikularlinie. (Die Mamilla soll wegen ihrer wechselnden Lage nicht zur Ortsbestimmung am Thorax benutzt werden.) Bei stark erweitertem, insuffizientem Herzen hebt sich oft die Brustwand in einem handtellergroßen Bezirk in- und außerhalb der Mamilla bei jedem Herzschlag stark vor. Das ist ein Zeichen für die Erweiterung des linken Ventrikels. Hat die Erweiterung auch die rechte Kammer befallen, dann sieht und fühlt man oft auch Pulsationen am ganzen linken, ja sogar am rechten Rippenbogen neben dem Processus ensiformis. Es klingt etwas paradox, daß es ein Zeichen für ein Darniederliegen der Herzkraft sein soll, wenn man an der Brustwand abnorm kräftige Pulsationen verspürt. Dieser scheinbare Widerspruch löst sich aber, wenn man sich der Entstehung des Spitzenstoßes erinnert. Der Spitzenstoß entspricht nicht der Phase, in welcher

der Ventrikel seinen Inhalt auswirft, sondern er fällt in die „Verschlußzeit“, jenen kurzen Augenblick im Beginn der Systole, wo sämtliche
Klappen geschlossen sind und sich der Ventrikel bemüht, den Aorten-
druck zu überwinden; erst dann öffnen sich die Aortenklappen und
der Ventrikel kann sein Blut entleeren. Deshalb ist es unberechtigt,
zwischen der Stärke des Spitzenstoßes und der Kraft der Austreibung
einen Parallelismus zu fordern; ja manchmal mag sogar ein Antagonismus eher plausibel erscheinen. Wenn z. B. bei einem insuffizienten
Herzen die Verschlußzeit verlängert und auf deren Kosten die Austreibungszeit kürzer wird, dann mag man die lange und deutliche Phase,
in welcher der Spitzenstoß sicht- und fühlbar ist, geradezu als einen
Beweis für die verkürzte und ungenügende Austreibung ansehen.

Übrigens muß in betreff der Sichtbarkeit und Fühlbarkeit des Spitzenstoßes noch eines berücksichtigt werden, daß nämlich der Spitzenstoß
für gewöhnlich nicht direkt an die Brustwand anschlägt, sondern
durch einen Teil der darübergelagerten Lunge hindurch. Diese dämpft
und bremst selbstverständlich, und da nun ein vergrößertes Herz die
Lunge leicht auf die Seite schieben kann und dann direkt an die
Brustwand schlägt, so begünstigt dies Moment die Fühlbarkeit des
Spitzenstoßes auch noch. Wieviel die Hemmung durch die Lunge
ausmacht, sieht man am offenen Thorax im Tierexperiment oder
gelegentlich auch bei Operationen am Menschen; man ist in solchen
Fällen immer wieder erstaunt über die außerordentliche Kraft der normalen Pulsationen. Infolge davon bedingt eine Retraktion der linken
Lunge, wie sie durch schrumpfende Prozesse nicht selten ist, daß man
von den Pulsationen des gesunden Herzens manchmal auffallend viel
sehen und fühlen kann. Daran muß man stets denken und bei Kranken
mit linksseitigen chronischen Lungenaffektionen mit der Diagnose einer
„Herzvergrößerung“ zurückhaltend sein.

Ein anderes wichtiges Kriterium für die „Güte“ der Herzkraft ist
die Palpation des Pulses. Früheren Ärztegenerationen war der Griff
nach dem Pulse des Kranken das allererste; unser apparatenfrohes Zeit-
alter, das alles in Maß und Formeln ausdrücken·will, neigt vielleicht dazu,
das Pulsfühlen zu unterschätzen. Die einzelnen Sonderqualitäten des
Pulses, von denen ich die wichtigsten kurz besprochen habe (S. 60)
und welche Sie in den Büchern meist sehr ausführlich abgehandelt
finden, sind keineswegs bei jedem Menschen alle einzeln herauszufühlen.
Aber Sie werden hier bei unserem Kranken ohne weitere Detaillierung
leicht feststellen können, daß das Arterienrohr schlecht gefüllt ist; der
Impetus dessen, was man unter dem Finger fühlt, ist schwächer als
sonst, die Pulswelle läßt sich leichter unterdrücken.

Sie werden sich wundern, daß wir hier so viel an einem Herzkranken besprechen und immer noch nicht auskultiert haben. Der Griff
zum Stethoskop pflegt das erste zu sein, was der Anfänger beim Herzkranken tut. Das ist unrichtig. Die Auskultation belehrt vor allem über
die Intaktheit der Klappen; das werden wir in der nächsten Stunde durchsprechen. Für die Frage der Suffizienz sagt sie viel weniger. Hierüber
müssen Sie sich in erster Linie mit Hilfe der Untersuchungen und Erwägungen ein Urteil verschaffen, die wir heute hier durchgegangen sind.

6. Vorlesung.

Herzkrankheiten II.

Herzklappenfehler.

M. H.! Heute sollen uns die Herzklappenfehler beschäftigen. Zunächst müssen die mechanischen Verhältnisse derselben durchgesprochen werden. Hierzu müssen Sie die Grundtatsachen über den Bau und den Kontraktionsablauf des Herzens vor Augen haben.

Das venöse kohlensäurereiche Blut strömt aus den Geweben durch die beiden Hohlvenen (Vena cava sup. und inf.) in den rechten Vorhof, von dort durch die Trikuspidalklappe in den rechten Ventrikel. Der rechte Ventrikel pumpt es durch die Arteria pulmonalis (Arterie, weil sie vom Herzen kommt, trotzdem sie venöses Blut enthält) in die Lungen. Zwischen rechtem Ventrikel und Pulmonalarterie ist die Pulmonalklappe. In den Lungen wird das Blut arterialisiert und fließt durch die Pulmonalvenen (Venen, weil sie zum Herzen gehen) in den linken Vorhof; vom linken Vorhof geht es durch das Mitralostium zum linken Ventrikel, von dort durch das Aortenostium in die Aorta. Beifolgende Zeichnung Nr. 1 zeigt in möglichster Schematisierung diese Verhältnisse. Der Abgang der Aorta und Pulmonalis ist der Einfachheit halber oben und unten seitlich an die Ventrikel gesetzt worden. Daß die Mitral- und Trikuspidalklappen einerseits, die Aorten- und Pulmonalklappen andererseits ganz verschieden gebaut sind (die einen als Segel-, die anderen als Taschenklappen), ist für unsere Betrachtung hier gleichgültig.

Nun einige Punkte über die Physiologie des Herzens. Die Zeichnung 2 zeigt zwei Herzrevolutionen (nach von Frey), beginnend mit der Kontraktion der Ventrikel. Die obere Linie zeigt den Druckablauf der Ventrikel, die untere den der Vorhöfe. Die geraden vertikalen Linien markieren die Momente, in denen sich die Klappen öffnen und schließen; die Linien von oben beziehen sich auf die Aortenklappen, die von unten auf die Mitralis. Da beide Herzhälften stets synchron arbeiten, wollen wir nur immer von dem linken Herzen reden; beim rechten sind die Verhältnisse genau die gleichen.

Der linke Ventrikel beginnt mit seiner Kontraktion, sobald die Mitralklappe geschlossen ist; Nr. I der Zeichnung 2. Die Austreibung des Blutes in die Aorta erfolgt freilich erst etwas später, nachdem der Druck des linken Ventrikels den Druck in der Aorta überwunden und die Aortenklappen aufgedrückt hat; dieser Moment ist durch I a der Zeichnung markiert. Bis hierher dauert die sog. „Anspannungs- oder Verschlußzeit", also von I—I a. Während dieser bleibt die Länge der Muskelfasern gleich, nur ihre Spannung nimmt zu (isometrische Muskelkontraktion); in der darauffolgenden „Austreibungszeit" wird der Muskel kürzer bei etwa gleichbleibender Spannung (isotonische Muskelkontraktion). Wenn der Ventrikel alles Blut in die Aorta ausgeworfen hat, schließen sich die Aortenklappen, Nr. II der Zeichnung. Dann erschlafft der Ventrikel und eine Herzrevolution ist beendet. Im Moment von I erklingt der erste Herzton, hauptsächlich ein Muskelton, durch die Kontraktion des Ventrikels verursacht. Im Moment II hört man den zweiten Herzton, durch die Stellung der Aortenklappen bedingt. Die Phase der Kontraktion des Ventrikels nennt man die Systole, die der Erschlaffung die Diastole. Die Systole dauert also vom ersten Herzton, dem systolischen (I der Zeichnung) bis zum zweiten, dem diastolischen (II der Zeichnung), die Diastole vom zweiten bis zum nächsten ersten. Diese ganz wenigen Tatsachen genügen, um das meiste der Klappenfehlermechanik zu begreifen.

Um aber für alle Einzelheiten gerüstet zu sein, müssen wir noch die Zeit der Erschlaffung des Ventrikels, die Diastole genauer betrachten. Wäh-

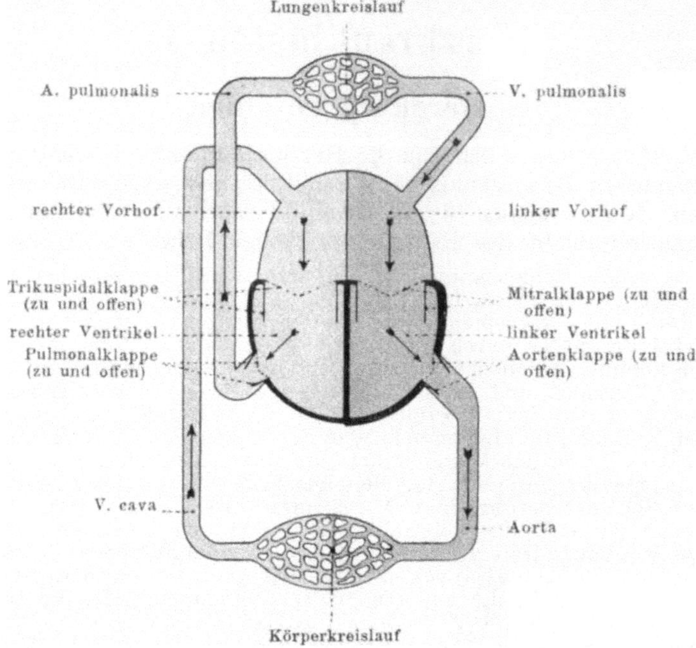

Abb. 1.

rend derselben fließt das Blut aus dem Vorhof in die Kammer, aber das geschieht nicht während der ganzen Diastole mit gleichmäßiger Geschwindig-

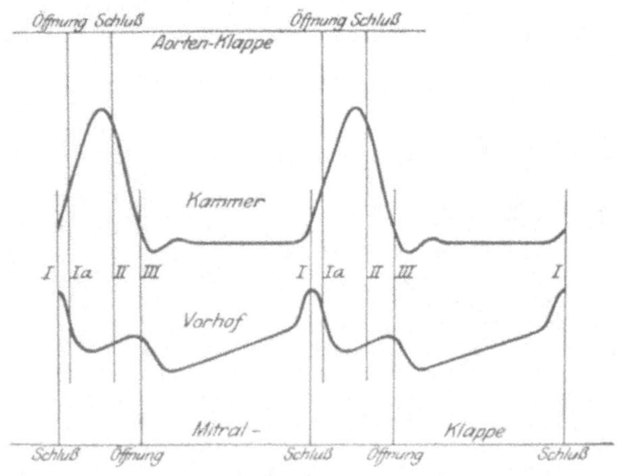

Abb. 2.

keit. Es fließt rasch im Anfang, wenn der Vorhof noch ganz voll und der Ventrikel leer ist. Dieser Beginn des Einfließens erfolgt nicht gleichzeitig mit dem Schluß der Aortenklappen, d. h. dem zweiten Herzton (Nr. II der Zeichnung), sondern erst ein Zeitteilchen später (bei Nr. III der Zeichnung). Denn im Beginn der Diastole fängt der Ventrikel erst an zu erschlaffen, die Mitralklappe bleibt noch geschlossen. Erst wenn die Erschlaffung des Ventrikels einen gewissen Grad erreicht und der Druck dadurch genügend gesunken ist, öffnet sich die Mitralklappe (Nr. III der Zeichnung). In diesem Moment (d. h. also erst später als der Schluß der Aortenklappen) strömt das Blut rasch in den Ventrikel. Wahrscheinlich fließt es einfach infolge der Druckdifferenz zwischen Vorhof und Ventrikel; eine aktive Saugung des Ventrikels spielt nicht die Rolle, die man ihr früher zugesprochen hatte. Allmählich entleert sich der Vorhof, der Ventrikel wird voller, die Druckdifferenz wird geringer und infolgedessen verlangsamt sich der Zufluß. Am Ende der Diastole wird dann der Rest durch die Kontraktion des Vorhofes in den Ventrikel gepreßt. Diese letzte sog. präsystolische Phase sehen Sie auf der Zeichnung in dem Anstieg der Vorhofsdruckkurve kurz vor I, d. h. unmittelbar vor der steilen Zacke der nächsten Ventrikelkontraktion.

Ich habe die beiden Momente des beschleunigten Einfließens aus dem Vorhof in den Ventrikel bei III und kurz vor I etwas genauer besprochen als es in den Büchern meistens geschieht, weil Sie mit Hilfe dieser Kenntnisse die komplizierten Schallverhältnisse bei der Mitralstenose ohne Schwierigkeiten begreifen werden. Beachten Sie gleich noch eines, nämlich die geringfügige Rolle, die die Vorhofskontraktion für das Weiterbefördern des Blutes spielt. Man stellt sich meistens vor, daß es nur der Vorhof ist, welcher das Blut in den Ventrikel „pumpt". Das ist unrichtig. Das Blut fließt zum größten Teile, zu etwa $^4/_5$ ohne Zutun des Vorhofs in den Ventrikel. Erst am Schluß der Diastole kommt durch die Vorhofskontraktion eine geringe Druckwirkung dazu. Diese Tatsache ist neuerdings praktisch wichtig geworden, seitdem man weiß, daß es Herzaffektionen gibt, bei denen der Vorhof jahre- und jahrzehntelang seine Tätigkeit einstellt (Arythmia perpetua, S. 95). Leute mit solchen Affektionen können sich ganz wohl fühlen und brauchen so gut wie keine Störungen zu zeigen. Das wäre unerklärlich, wenn dem Vorhof die wichtige Rolle als Pumpe zukäme, die man ihm früher zugesprochen hatte. (An dieser Zeichnung werden Sie übrigens repetieren können, was wir in der vorigen Vorlesung über die Venenpulsation besprochen haben.)

In bezug auf die Schallphänomene unterscheidet man Herztöne und Herzgeräusche. Diese Unterscheidung ist nicht etwa im physikalischen Sinne streng zu nehmen; es handelt sich niemals um durch periodische Schwingungen verursachte, richtige „Töne", sondern akustisch betrachtet stets um Geräusche. Die Franzosen sind darin korrekter und nennen das, was wir als Töne bezeichnen, „les bruits normaux", während sie unsere Geräusche mit dem Wort „souffles" belegen. Die Unterscheidung zwischen Ton und Geräusch (resp. zwischen den „bruits normaux" und den „souffles") beruht darauf, daß man unter einem Ton ein ganz kurzes, knallähnliches Schallphänomen versteht, das plötzlich einsetzt und plötzlich aufhört; von einem Geräusch dagegen spricht man, wenn das Schallphänomen etwas länger dauert und im Beginn oder am Ende nicht abrupt, sondern allmählich einsetzt oder aufhört. Geräusche sind also oft anschwellend oder verklingend. Die französische Benennung „souffles" (Blasen) erscheint auch in der Charakterisierung des Schalleindruckes ganz glücklich, ist freilich insofern nicht erschöpfend, als der Charakter der Geräusche vielfach nicht ein weiches Blasen ist, sondern auch ein Kratzen, Schaben oder dergleichen darstellen kann.

Bei Gesunden hört man am Herzen gewöhnlich zwei Töne, den systolischen und den diastolischen. In welchen Phasen der Herzaktion und durch welche Bewegungsvorgänge diese Töne entstehen, haben wir vorhin gesehen. Ein Blick auf die Zeichnung belehrt Sie auch darüber, wie man den systolischen und den diastolischen Ton erkennt, nämlich einfach daran, daß sie beide kurz hintereinander folgen und daß dann zwischen dem

II. und dem nächstfolgenden I. Ton eine etwas längere Pause sich einschiebt. Ein anderes Kriterium ist darin gegeben, daß an der Spitze der erste Ton, an der Basis dagegen der zweite lauter ist. Dies rührt daher, daß die ersten Töne im Ventrikel entstehen und oben an der Basis des Herzens nur als fortgeleitete gehört werden, während die II. Töne umgekehrt an der Basis gebildet werden und nach der Spitze hin nur fortgeleitet sind. Falls es einmal Schwierigkeiten machen sollte, den I. vom II. Ton zu unterscheiden (das kommt gelegentlich vor; denn beide Kriterien, sowohl die Betonung des einen, als auch die Pause zwischen II. und nächstfolgendem I. Ton sind manchmal, besonders bei sehr rascher Herzaktion, nicht über jeden Zweifel erhaben), dann palpieren Sie während der Auskultation die Karotis am Halse. Derjenige Herzton, der mit dem Karotispuls zusammenfällt, ist der erste, der nächstfolgende der zweite.

Die wichtigste Bedingung, unter der man nicht Töne, sondern Geräusche am Herzen hört, sind die Klappenfehler. Klappenfehler führen so gut wie ausnahmslos zu Geräuschen, und zwar dadurch, daß sie das glatte Fließen des Blutes stören und zu Wirbeln Anlaß geben. Um sich das Wesen der Klappenfehler und der durch sie verursachten Störungen klar zu machen, müssen Sie sich gegenwärtig halten, daß eine jede Klappe abwechselnd zwei ganz verschiedene Funktionen zu erfüllen hat. Betrachten wir zu diesem Zwecke einmal die Mitralis (Abb. 1 Seite 70); sie liegt zwischen linkem Vorhof und linkem Ventrikel. In der Systole, wenn der linke Ventrikel seinen Inhalt in die Aorta auswirft, soll die Mitralklappe geschlossen sein und soll verhüten, daß auch nur ein Tropfen Blut zurück in den Vorhof entweicht anstatt in die Aorta zu strömen. In der nächsten Phase, in der Diastole, soll die Mitralklappe ganz offen stehen und das Blut ungehindert in den Ventrikel fließen lassen. Während der Systole waren Vorhof und Ventrikel zwei vollständig getrennte Räume; in der Diastole bilden sie eine einzige Höhle. Die Funktion der Aortenklappe ist genau entsprechend; sie schließt die Aorta vom Ventrikel während der Diastole des Ventrikels völlig ab, so daß kein Blut aus der gefüllten Aorta in den leeren Ventrikel zurückfließt und das Vorhofsblut ungestört einfließen kann. Bei der Systole des Ventrikels verschwindet diese Scheidewand wieder, so daß der Ventrikelinhalt glatt und unbehindert in die Aorta strömen kann. Die Funktion der Klappen des rechten Herzens, der Pulmonalis und der Trikuspidalis, ist ganz die gleiche; Sie können sich das leicht ableiten. Zwischen den Taschenklappen der Aorta und Pulmonalis sowie den Segelklappen der Mitralis und Trikuspidalis besteht trotz ihres verschiedenen anatomischen Baues in bezug auf ihre Funktion keinerlei Unterschied.

Ein Klappenfehler besteht in einer Alteration einer Klappe, durch welche eine ihrer beiden Funktionen gestört wird. Wenn eine Klappe nicht fest zu schließen vermag, spricht man von einer Klappeninsuffizienz; wenn sie sich nicht ganz öffnet, von einer Stenose. Beide Male kommt es naturgemäß zu Wirbeln im Blutstrom; denn das eine Mal (bei der Stenose) muß sich das Blut durch eine verengte Stelle drängen anstatt in breiter Bahn zu fließen; das andere Mal spritzt ein Teil des Blutes durch einen Spalt in der ungenügend schließenden Klappe zurück.

Diese Wirbel erschüttern die anliegenden Wandungen und dadurch entstehen jene Schallphänomene, die man Geräusche nennt. Die Franzosen definieren die „Geräusche" als „des bruits liquidiens", weil sie durch Flüssigkeitswirbel entstehen; im Gegensatz dazu bezeichnen sie die „Töne" als „des bruits solidiens", weil sie durch Klappenspannung und Muskelkontraktion erzeugt werden.

Ein Punkt läßt sich gleich im Prinzip ableiten, der später noch im einzelnen besprochen werden muß, nämlich welcher Phase der

Herzaktion die Geräusche bei den einzelnen Klappenfehlern angehören: natürlich immer derjenigen Phase, in welcher die abnormen Wirbelbildungen entstehen. Bei der Insuffizienz der Mitralis spritzt Blut während der Systole des Ventrikels in den Vorhof zurück; dies ist der geräuscherregende pathologische Vorgang. Also muß ein Mitralisinsuffizienzgeräusch systolisch sein. Bei der Mitralstenose drängt sich der Blutstrom vom Vorhof in den Ventrikel während der Ventrikelerschlaffung, der Diastole. Daher ist das Mitralstenosengeräusch diastolisch. Bei den Aortenklappen ist es umgekehrt. Hier stört die Verengerung in dem Augenblick, wo der Ventrikel seinen Inhalt auspumpt, d. h. während der Systole. Daher ist das Aortenstenosengeräusch ebenso wie das der Mitralinsuffizienz ein systolisches. Die Schlußunfähigkeit der Aortenklappen schließlich macht sich dann geltend, wenn die Klappe geschlossen sein soll, um einen Rückfluß des Blutes aus der Aorta in den linken Ventrikel zu verhüten. Das ist während der Diastole. Also haben wir bei der Aorteninsuffizienz ebenso wie bei der Mitralstenose ein diastolisches Geräusch. Wie man die beiden systolischen und diastolischen Geräusche voneinander unterscheidet, ob sie also auf ein Vitium der Mitralis oder auf eines der Aorta zu beziehen sind, werden wir später kennen lernen. Praktisch kommt nur diese Unterscheidung in Frage. Genau dieselben Geräusche könnten natürlich auch durch Fehler an den Klappen des rechten Herzens entstehen und damit würde die Unterscheidung viel schwieriger werden. Klappenfehler des rechten Herzens spielen aber praktisch keine Rolle, weil die Affektionen, die zu Klappenfehlern führen, nämlich die Endokarditis und die Arteriosklerose stets fast nur die Klappen des linken Herzens befallen. Wir brauchen deshalb nur die Mitral- und Aortenfehler abzuhandeln. Die Mitralis wird an der Herzspitze, die Aorta im 2. Zwischenrippenraum rechts und die Pulmonalklappe im 2. Zwischenrippenraum links dicht neben dem Brustbein auskultiert.

Nun kommen wir zu dem höchst wichtigen Kapitel der Kompensation der Klappenfehler, das in der vorigen Stunde schon kurz angedeutet wurde. Was wird aus den Kreislaufverhältnissen, wenn eine Klappe unrichtig funktioniert? Es entsteht ein Plus an Blut in dem Raume oberhalb und ein Minus in dem Raume unterhalb der lädierten Klappe. (Die Ausdrücke oberhalb und unterhalb, ebenso stromaufwärts und stromabwärts beziehen sich auf die Richtung des Blutstroms.) Um bei dem Beispiel der Mitralis zu bleiben: ein jeder Mitralfehler verursacht ein Plus an Blut im linken Vorhof und ein Minus in der linken Kammer. Berücksichtigen Sie den sehr wichtigen Punkt, daß die Folgen für die Blutverteilung ganz die gleichen sind, ob es sich um die Insuffizienz oder um die Stenose einer Klappe handelt. Bei der Stenose entsteht das Plus an Blut in dem stromaufwärts gelegenen Teil dadurch, daß infolge der Verengerung der Klappe ein Teil zurückgeblieben ist, und bei der Insuffizienz kommt es zu dem gleichen Effekt, weil ein Teil wieder nach oben zurückfließt.

Also merken Sie sich die wichtigste der gesamten Lehren von den Kompensationsstörungen: Ein jeder Klappenfehler führt zu einer Überfüllung der stromaufwärts gelegenen Herzteile.

Da sich nun das Herz bemüht, die durch den Klappenfehler verursachte ungleiche Blutverteilung wieder gut zu machen, oder richtiger gesagt, eine solche womöglich gar nicht aufkommen zu lassen, wird der stromaufwärts der erkrankten Klappe gelegene Teil in vermehrte Aktion treten müssen. Er muß durch zweckmäßige Mehrarbeit dafür sorgen, daß er nicht überfüllt wird resp. nicht überfüllt bleibt.

Diese zweckmäßige Mehrarbeit, mit deren Hilfe sich der stromaufwärts der erkrankten Klappe gelegene Teil vor Überfüllung schützt, kann zweierlei Art sein. Das wird Ihnen klar, wenn Sie daran

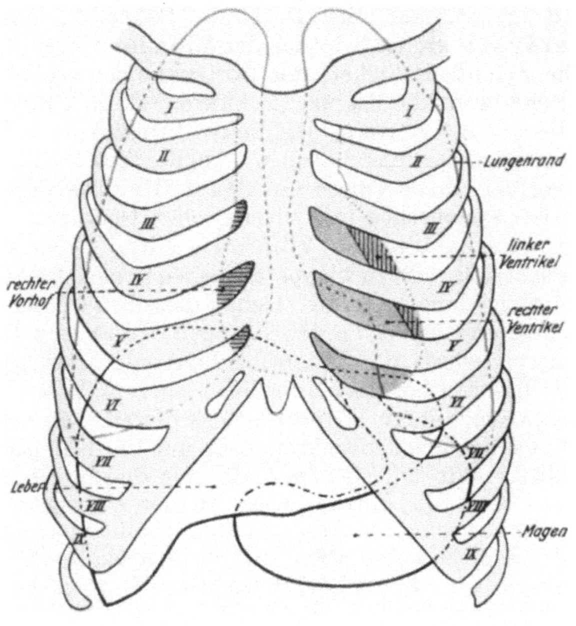

Abb. 3.

denken, daß jede Herzhöhle normalerweise schon zwei verschiedenen Funktionen zu dienen hat. Im Momente der Systole hat sie die Aufgabe, sich zu kontrahieren, um ihren Inhalt auszupressen; da wirkt sie als Pumpe. In der Diastole dagegen erweitert sie sich, um das ihr zuströmende Blut aufzunehmen; sie dient als Reservoir. Die gewünschte zweckmäßige Mehrleistung kann sich nun auf die eine oder die andere Funktion beziehen. Die Herzhöhle hat entweder stärker zu pumpen oder mehr zu fassen (natürlich kann auch beides von ihr verlangt werden). Wenn eine Herzhöhle bei ihrer Systole dauernd stärker zu pumpen hat, dann nimmt ihre Muskelwand an Volumen zu, sie „hypertrophiert". Wenn sie dagegen während ihrer Diastole in der Eigenschaft als Reservoir mehr in Anspruch genommen wird, dann wird sie weiter, sie „dilatiert". (Daß nach neueren Untersuchungen jede Hypertrophie mit einer geringen Dilatation einhergeht, will ich hier außer acht lassen.) Die Hypertrophie und die Dilatation einzelner

Herzhöhlen sind also die Mittel, mit deren Hilfe das Herz imstande ist, trotz eines Klappenfehlers die Zirkulation in vorschriftsmäßiger Weise aufrecht zu erhalten, „suffizient" zu bleiben. Ein solches Herz, das also trotz eines Klappenfehlers durch Hypertrophie oder Dilatation suffizient geblieben ist, nennt man, wie schon erwähnt, ein „kompensiertes" Herz. Es ist jedem unbenommen, ob er in diesen Kompensationsvorgängen etwas Teleologisches sehen will oder ob er sich mit der nüchternen Konstatierung der Tatsache begnügt, daß der

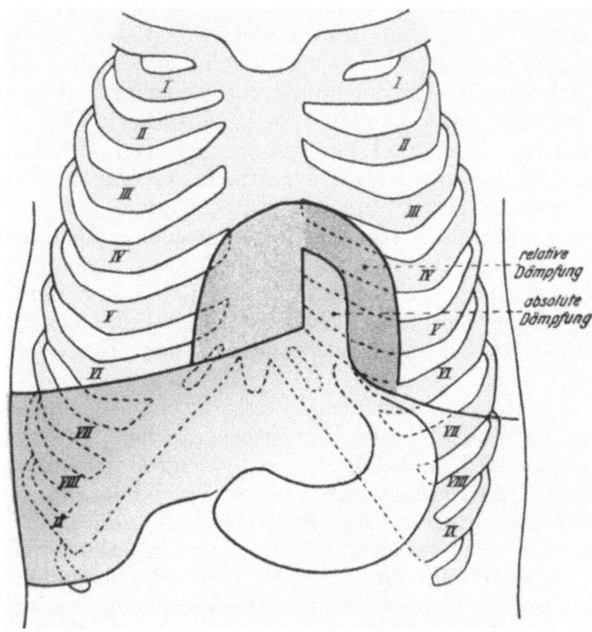

Abb. 4.

Herzmuskel auf Mehrbelastung in dieser Weise reagiert. (Näheres hierüber S. 88.)

Mit Hilfe dieser wenigen Tatsachen lassen sich alle Einzelheiten über die Kompensation der einzelnen Klappenfehler sowie auch allerlei über die dabei entstehenden Geräusche mit Leichtigkeit ableiten. Um die Klappenfehler aber gleich vollständig mit ihren klinischen Eigentümlichkeiten abhandeln zu können, wollen wir das Wichtigste über die Herzperkussion hier einfügen.

Erinnern Sie sich bitte an das bei der Lungenperkussion Gesagte: Ein luftleeres Organ, das dem Thorax wandständig anliegt, verursacht eine „oberflächliche" oder „absolute" Dämpfung; wenn es in geringer Entfernung von der Brustwand liegt, durch eine Lungenschicht von ihr getrennt, findet man daselbst eine „tiefe" oder „relative" Dämpfung. Dementsprechend besteht eine kleinere „oberflächliche oder absolute" Herzdämpfung da, wo der rechte Lungenrand und die

Incisura cardiaca der linken Lunge das Herz an die Brustwand treten lassen. Eine größere „tiefe oder relative" Herzdämpfuug soll dem ganzen Herzen entsprechen. Man spricht in abgekürzter Form auch von einer „großen und einer „kleinen" Herzdämpfung. Ein Blick auf die nebenstehende Abbildung (3) wird Ihnen die topographischen Verhältnisse zwischen Lunge und Herz und auch gleich die zwischen Herz, Leber und Magen ins Gedächtnis rufen. Sie sehen das Herz dem Zwerchfell aufliegen; den größten Teil der Vorderfläche bildet der rechte Ventrikel; der rechte Vorhof liegt rechts daneben ebenfalls der Vorderfläche an. Vom linken Ventrikel schließt sich an der Vorderfläche nur ein schmaler Streifen links außen neben dem rechten an. Diese drei Herzteile, soweit sie die Vorderfläche bilden und nahe der Brustwand liegen, sind in der Zeichnung rot ausgefüllt. (Der rechte Vorhof ist quer und der linke Ventrikel längs schraffiert.) Vom linken Vorhof ist oberhalb der Ventrikel nur ein kleiner Teil auf die Vorderfläche projizierbar; dieser liegt ebenso wie die Aorta und die Vena cava ziemlich weit von der Brustwand ab. Diese Organe sind nicht ausgefüllt, sondern es ist nur ihre Kontur rot eingetragen. (Den Grund für diese Differenz nachher.) Die blaue Linie deutet die Lungenränder an. Ferner sehen Sie unterhalb des Zwerchfells die Leber und den Magen eingezeichnet. Achten Sie gleich darauf, daß der linke Leberlappen sich in seiner Projektion auf die Brustwand mit dem Herzen teilweise überdeckt.

Man könnte nun vermuten, daß als oberflächliche oder kleine Dämpfung tatsächlich alles herausperkutierbar ist, was nicht von Lunge bedeckt wird, und daß die tiefe oder große Dämpfung der wahren Herzsilhouette entspricht, wie sie der Orthodiagraph oder die Teleröntgenaufnahme angibt. Das ist leider nicht der Fall.

Was man in zuverlässiger Weise herausperkutieren kann, zeigt umstehende Abbildung (Nr. 4). Der blaue Bezirk stellt die oberflächliche oder absolute oder kleine, der rote die tiefe oder relative oder große Herzdämpfung dar; in der letzteren zeigt die dunkler rot ausgefüllte Partie den Teil der Herzdämpfung, den man fast stets mit Sicherheit herausperkutieren kann; der heller rote Teil ist nur manchmal unter günstigen Umständen perkutierbar. Vergleichen Sie die Zeichnungen 3 und 4 miteinander! Woher kommt die Divergenz zwischen dem, was man als Perkussionsresultat erwarten möchte, und dem, was tatsächlich zu perkutieren gelingt? Erstens sind alle Teile, die hinter dem Sternum liegen, einer genauen Perkussion nicht in präziser Weise zugänglich. Zweitens sind die Zwischenrippenräume unmittelbar neben dem Sternum oft recht schmal und erschweren damit die Perkussion; und drittens ist der äußerste Rand des Herzens von der Brustwand soweit abgelegen, daß die perkutorische Feststellung dieser Randpartien unsicher wird. Man perkutiert als große Dämpfung tatsächlich denjenigen Ausschnitt des Herzens, der dicht genug an die Brustwand herantritt, um perkutierbar zu werden. Der linke Vorhof ebenso wie die Aorta und die Vena cava liegen stets so weit ab, daß sie der Perkussion unter normalen Verhältnissen meist nicht zugänglich werden; von diesen Teilen sind in der Zeichnung nur die Grenzen angedeutet.

Im einzelnen noch folgendes: Die oberflächliche Herzdämpfung entspricht, wie Sie durch Vergleich der beiden Zeichnungen sehen, nach oben und nach links ziemlich gut dem von der Lunge tatsächlich freigelassenen Teile des rechten Ventrikels. Nach rechts dagegen reicht sie nicht bis zum Rande der rechten Lunge, wie sie sollte, sondern hört stets am linken Sternalrand auf. Das Sternum schwingt beim Beklopfen infolge seines Baues als Strebepfeiler zwischen den Rippen immer als Ganzes. Der Klopfschall über der unteren Hälfte des Brustbeines, besonders links, wo es dem Herzen direkt aufliegt, ist meist kürzer als oben, wo es frei schwingt. Das ist zuzugeben. Aber eine genaue Abgrenzung des vom Herzen eingenommenen Gebietes ist durch den Klopfschall schlechterdings nicht zu erwarten. Wegen dieser Eigenschaft, immer in toto zu schwingen, finden Sie auf dem Sternum überhaupt niemals eine absolute Dämpfung, wenigstens sofern Sie sich strikte an die Definition halten. Denn von einer absoluten Dämpfung soll man nur da reden, wo auch bei leisester Perkussion nichts von Lungenschall zu hören ist. Und über dem Sternum finden Sie (vielleicht ausgenommen Fälle mit größten Herzbeutelergüssen oder ausgedehnten Mediastinaltumoren) stets etwas Schall.

Daß die Herzdämpfung unten in die Leberdämpfung übergehen muß und von dieser nicht abgegrenzt werden kann, versteht sich von selbst, da sich ja Herz und linker Leberlappen in ihrer Projektion auf die vordere Brustwand teilweise decken.

Noch auf einen Punkt möchte ich gleich hinweisen, der die Perkussion dieser oberflächlichen oder absoluten Herzdämpfung oftmals erschwert. Wie Sie aus der Zeichnung ersehen, liegt dem linken Leberlappen und dem Herzen der Magen an, welcher ebenso wie der Darm gewöhnlich einen sog. tympanitischen, paukenähnlichen Schall gibt. Von dieser Tympanie mischt sich je nach dem Füllungszustand des Magens beim Perkutieren der unteren Herzteile und ebenso des linken Leberlappens öfters etwas Klang bei, so daß die absolute Dämpfung hier nicht immer „absolut" im strengen Sinne des Wortes bleibt. Der linke Leberlappen ist dadurch der Perkussion meistens nicht sicher zugänglich. Deshalb ist dieser Teil auf der Zeichnung 4 mit einem helleren Blau gezeichnet. (Wenn der linke Leberlappen von der Bauchwand stärker abgedrängt ist und hier ein sehr ausgesprochen tympanitischer Schall herrscht, gelingt es manchmal, das weniger oder gar nicht tympanitisch klingende Herz abzugrenzen und so seinen unteren Rand perkutorisch zu bestimmen; aber ein regelmäßiger und zuverlässig zu erhebender Befund ist das natürlich nicht.)

Die tiefe oder große oder relative Herzdämpfung entspricht nach links meistens ungefähr dem wirklichen Herzrande. Nach oben kann sie, wie erwähnt, schlechterdings nur soweit reichen, als das Herz dicht genug an die vordere Thoraxwand herantritt; das ist für gewöhnlich nur beim rechten Ventrikel der Fall. Der linke Vorhof und die Aorta liegen zu weit nach hinten, um sich unter normalen Verhältnissen (d. h. ohne vergrößert zu sein und ohne Schrumpfung der Lunge) durch eine Dämpfung des Lungenschalles zu verraten. Deshalb biegt die relative Herznach dem Brustbein zu um. Der rechte Vorhof, soweit er das Brustbein überragt, ist wegen der engen Zwischenrippenräume daselbst nicht regelmäßig zu perkutieren. Wir können oft nur feststellen, daß die Herzdämpfung nach rechts das Brustbein nicht überschreitet (damit ist eine nennenswerte Vergrößerung nach rechts auszuschließen). Manchmal aber, besonders wenn in tiefster Exspiration der Lungenrand etwas zurücktritt, gelingt es, rechts vom Sternum eine schmale etwa einen Finger breite relative Dämpfungszone festzustellen. Das bedeutet noch keine Vergrößerung.

Wie Sie aus dieser kurzen Besprechung und aus den Zeichnungen ersehen, ist die Herzperkussion eine Methode, deren Resultate immer und in jedem einzelnen Falle nur mit allerstrengster Kritik verwendet werden dürfen. Beide Dämpfungsfiguren, die oberflächliche und die tiefe, stellen eine Resultante zwischen der Größe des Herzens und dem Verhalten der Lunge dar. Sie können sich die einzelnen Möglichkeiten selber konstruieren, wie also z. B. eine Vergrößerung der Lunge (Emphysem) die oberflächliche Herzdämpfung zum Verschwinden bringen und auch die Feststellung der tiefen mehr oder weniger erschweren kann. Unter solchen Umständen kann ein vergrößertes Herz vielleicht nur die Dämpfungsfigur eines normal großen ergeben. Im Gegensatz dazu kann eine Lungenschrumpfung (Tuberkulose, alte Pleuritis) eine Herzvergrößerung dadurch vortäuschen, daß Teile des normal großen Herzens der Perkussion zugänglich werden, die es sonst nicht sind, z. B. der linke Vorhof oder die aufsteigende Aorta. Ferner muß man sorgfältig auf die Thoraxform achten, ehe man eine Änderung der Herzdämpfung auf eine Herzvergrößerung bezieht. So können Thoraxverbiegungen die Lage des Herzens leicht beeinflussen und es z. B. mehr an die Brustwand pressen, so daß eine Vergrößerung, besonders der absoluten Dämpfung bei normal großem Herzen zustande kommt. Bei einem seitlich steil abfallenden Thorax findet man die linke Grenze manchmal außerhalb der Medioklavikularlinie, während sich bei genauer sagittaler Projektion auf die Vorderfläche (durch Röntgenstrahlen) das Herz nicht als vergrößert erweist; auch den Spitzenstoß fühlt man in solchen Fällen oft außerhalb der Medioklavikularlinie an die linke Brustwand anklopfen. An derartige leicht zu erklärende Fehlerquellen muß man stets denken. Prozesse im Abdomen, die das Zwerchfell nach oben drängen, können das Herz schief lagern und dadurch ebenfalls zu einer scheinbaren Vergrößerung führen. Erst wenn man alle solche Fehlerquellen ausgeschlossen hat, darf man eine „Herzvergrößerung" diagnostizieren. Herzverkleinerungen gibt es klinisch nicht. Wo der Anatom von einer „Atrophia cordis" spricht, ist die Volumabnahme niemals groß genug, um eine perkutorisch deutliche Verkleinerung zu verursachen. Wenn eine Herzdämpfung zu klein ist, kann man das ruhig auf eine Vergrößerung der Lunge beziehen. (Einen sehr maßgebenden Einfluß auf das, was wir klinisch als

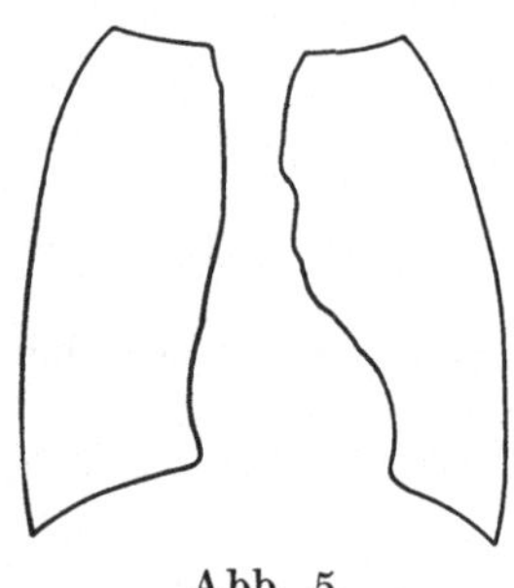

Abb. 5.

„Herzgröße" bezeichnen, hat natürlich die „Füllung" des Herzens, welche neben anderen Punkten von der Blutmenge, einem noch recht ungenügend gekannten Faktor, abhängt.)

Über die Ausführung der Perkussion möchte ich ebenso wie bei der Lungenperkussion keine technischen Einzelheiten bringen, sondern ich verweise Sie auf die praktischen Kurse. Die Erfahrung zeigt, daß man auf den verschiedensten Wegen richtig perkutieren kann, sowohl mit stärkerem als mit schwächerem Anschlag, sowohl mit kurzen als mit „verweilenden" Schlägen. Auch ob man Finger-Finger klopft oder Hammer und Plessimeter dazu verwendet, ist mehr Bequemlichkeits- und Geschmacksache als eine Prinzipienfrage. Auf jeden Fall aber ist es ratsam, die Herzperkussion stets damit zu beginnen, daß man erst die Lungen-Lebergrenze bestimmt und auf der dadurch gefundenen Zwerchfellhöhe die Herzdämpfung aufbaut. Damit entgeht man manchem groben Fehler; besonders bei tiefem Zwerchfellstande (Enteroptose od. dgl.) gerät man sonst oft in Gefahr, das Herz viel zu hoch zu suchen. Es liegt natürlich immer dem Zwerchfell auf.

Vermittelst der Röntgenstrahlen (durch Orthodiagraphie oder Teleaufnahmen) ist eine Kontrolle der Perkussionsresultate möglich, welche in vielen Fällen sehr wertvoll ist. Besonders die Vergrößerungen einzelner Herzhöhlen, wie sie für bestimmte Klappenfehler charakteristisch sind, werden oft erst durch die Röntgenuntersuchung mit Sicherheit erkannt. Dagegen vergesse man jedoch nicht, daß die Röntgenuntersuchung genau wie die Perkussion nur das Herz als luftleeres Organ von den lufthaltigen Nachbarorganen abzugrenzen vermag. Wo durch Verminderung des Luftgehaltes der Lunge Schwierigkeiten für die Perkussion auftreten, da bestehen sie ganz genau ebenso für die Deutung des Röntgenbildes. Daher machen vergrößerte Drüsen im Mediastinum, ferner die in den Lungenhilus ziehenden größeren Gefäße und vielleicht auch die größeren Bronchien mit ihrer knorpeligen Wand es oft schwierig, die oberen Grenzen des Herzens und die der aufsteigenden Aorta genau zu erkennen. Beifolgend sehen Sie in Zeichnung 5 das Schema eines „normalen" Röntgenogrammes, wie es sich in günstigen Fällen zeigt. Der rechte Herzrand wird durch zwei Bogen gebildet, unten durch den schwach pulsierenden rechten Vorhof, oben die Aorta ascendens resp. die Vena cava superior. Links heben sich drei Bogen ab, unten der stark pulsierende linke Ventrikel, oben die ebenfalls pulsierende Aorta; zwischen beide schiebt sich ein nicht pulsierender kleiner Bogen ein, der dem linken Vorhof plus der Arteria pulmonalis entspricht. Manchmal lassen sich diese beiden, oben die Pulmonalarterie, unten der Vorhof, ganz gut voneinander trennen. Von den charakteristischen Abweichungen, welche die Klappenfehler oftmals zeigen, werden wir nachher reden.

Man hat versucht, auch durch Perkussion diese wahre Herzsilhouette genau festzustellen, ebenso wie es die Röntgenstrahlen vermögen. Die eine Schule (Moritz) sucht dies mit möglichst lauten Perkussionsschlägen zu erreichen; eine andere (Goldscheider) sieht in der allerleisesten, der sog. Schwellenwertperkussion den geeignetsten Weg. Es ist zuzugeben, daß man in manchen Fällen die wahren Herzgrenzen etwas genauer finden kann, als es in der obigen Darstellung angegeben ist. So gelingt es z. B. manchmal, neben dem oberen Teil des Sternums die Begrenzung der Gefäße dort zu

perkutieren. Daß dies aber stets möglich ist und deshalb als Regel gefordert
werden darf, davon haben die Verfechter dieser Methoden die Mehrzahl
der Ärzte nicht zu überzeugen vermocht. In einzelnen Punkten muß es
geradezu unmöglich erscheinen, was die betreffenden Autoren herausperkutieren zu können angeben. Daß die Röntgenuntersuchung keineswegs beanspruchen darf, stets als unfehlbare Kontrollmethode zu gelten, ist schon
erwähnt. Beim Gefäßschatten z. B. zeigen die Röntgenbilder oft ein un-
entwirrbares Mixtum compositum, aus dem Schatten sämtlicher Mediastinal-
organe bestehend, das in seiner Deutung dem Belieben des Beobachters
genau so viel Spielraum läßt wie die Perkussionsresultate. In bezug auf eine
weitere eingehendere Kritik dieser modernen Perkussionsmethoden empfehle
ich Ihnen, das betreffende Kapitel im Sahli nachzulesen; ich möchte mich
jedem Worte daselbst anschließen und wüßte nichts anderes und besseres
darüber zu sagen.

Jetzt dürften Sie genügend vorbereitet sein, um die einzelnen
Klappenfehler durchzugehen.

Beginnen wir mit der Aortenstenose; hier liegen die Dinge
am einfachsten. Bei der Aortenstenose stößt der linke Ventrikel auf
ein Hindernis, wenn er seinen Inhalt in die Aorta werfen will; die
Aortenklappen sind im gegebenen Momente nicht ganz geöffnet. Um
seiner Verpflichtung, während der Systole seinen gesamten Inhalt in
die Aorta zu entleeren, nachzukommen, muß der linke Ventrikel
mit vermehrter Kraft pumpen; wenn er dies dauernd tut, dann muß
er nach unseren früheren Auseinandersetzungen hypertrophieren. Mit
der Hypertrophie des linken Ventrikels ist die Aortenstenose
kompensiert; die stromaufwärts vom linken Ventrikel gelegenen Teile,
der linke Vorhof und vor allem der Lungenkreislauf, werden von einer
kompensierten Aortenstenose nicht berührt.

Die auskultatorischen Phänomene sind einfach abzuleiten. Das
Strömungshindernis macht sich während der Systole geltend; daher muß
ein systolisches Geräusch auftreten; da dasselbe an der Aortenklappe entsteht, wird es dort, d. h. im zweiten Zwischenrippenraum rechts vom Brustbein sein Punctum maximum haben. Von
hier pflanzt es sich längs des Sternums nach der Karotis zu fort, da es ja
durch die Wirbel in dem nach oben fließenden Blut entsteht. Wenn man
es auch oft über dem ganzen Herzen hört, so ist in der besonders deutlichen
Hörbarkeit über dem oberen Sternum ein wichtiger Unterschied gegenüber anderen systolischen Geräuschen gegeben. Ferner läßt sich manchmal noch eine andere Eigentümlichkeit des systolischen Aortenstenosen-
geräusches heraushören: Es beginnt nicht genau synchron mit der
Systole sondern erst ein Zeitteilchen später Das Passagehindernis
an der Aorta macht sich eben nicht im Beginne der Systole geltend,
wenn der erste Ton entsteht, sondern erst nach der Anspannungszeit,
wenn das Blut durch die geöffneten Aortenklappen treten soll (bei
Ia der Zeichnung 2). Deshalb beginnt das Geräusch erst etwas später.
Ferner pflegt bei starken Stenosen der zweite Ton über der Aorta leiser
zu werden oder gar zu verschwinden. Man hört dann manchmal über
dem Herzen überall nur ein lautes systolisches Geräusch, dessen
Punctum maximum aber doch stets oben neben dem Brustbein bleibt.

Für die Perkussion pflegt eine kompensierte Aortenstenose nichts
Besonderes zu ergeben. Die Hypertrophie des linken Ventrikels, durch

welche der Defekt ausgeglichen wird, führt nicht zu einer so starken Volumzunahme des Herzens, daß seine Grenzen auf dem Thorax für die Perkussion deutlich größer werden. Mit Hilfe der Röntgenstrahlen ist eine solche Hypertrophie aber öfters nachweisbar. In typischen Fällen sieht man, wie der linke Ventrikel stärker als sonst nach links ausgebuchtet ist.

Dagegen verleiht die Hypertrophie des linken Ventrikels dem Spitzenstoß gewisse gut erkennbare Eigentümlichkeiten. Die palpierende Hand fühlt in solchen Fällen den Spitzenstoß nicht als kurzes leichtes Anklopfen wie unter normalen Verhältnissen, sondern als ein ungemein kraftvolles allmähliches Andrängen an engumschriebener Stelle. Ein solcher sog. „langsam hebender Spitzenstoß“ ist (einen normal gebauten Thorax vorausgesetzt!) ein eindeutiger und sicherer Beweis für einen hypertrophischen linken Ventrikel. Deshalb ist es wichtig, ihn genau zu kennen. Man darf ihn nicht verwechseln mit dem sog. „erschütternden oder schleudernden Spitzenstoß“. Darunter versteht man ein abnorm kräftiges aber kurzes Anschlagen, welches die Brustwand manchmal weithin erzittern läßt. Dieser erschütternde Spitzenstoß beweist nicht das Vorhandensein einer organischen Herzveränderung, sondern findet sich vorzugsweise bei nervösen Zuständen, speziell beim Basedowherz.

Der Puls bei der Aortenstenose ist ein sog. Pulsus tardus. Der Anstieg und ebenso der Abfall ist weniger steil als sonst. Seine Höhe ist geringer, vermutlich weil die Blutwelle an der stenosierten Stelle gebremst, ihr Impetus etwas gedämpft wird. Manchmal kann man hieran eine Aortenstenose schon bei Palpation der Radialarterie diagnostizieren oder mindestens vermuten. Die Herzaktion ist öfters auffallend langsam. Wer will, kann hierin wieder etwas Teleologisches sehen. Denn wenn die langsamere Herzaktion auch zum größten Teile durch eine Verlängerung der Diastole zustande kommt, so profitiert die Systole doch auch ein wenig davon; und eine solche Systolenverlängerung erleichtert es dem linken Ventrikel natürlich, das Hindernis an der Aorta zu überwinden.

Ein wenig komplizierter liegen die Verhältnisse bei der Insuffizienz der Aortenklappen. Bei diesem Klappenfehler fehlt der prompte Schluß der Aortenklappen in der Phase, in welcher sie geschlossen sein sollen, nämlich in der Diastole des Ventrikels. Während der Diastole soll sich der Ventrikel mit dem aus dem Vorhof zuströmenden Blut füllen und inzwischen soll das in die Aorta geworfene Blut in die Peripherie abfließen. Schließen die Aortenklappen jetzt nicht dicht, dann fließt ein gewisser Teil des Blutes aus der Aorta zurück in den linken Ventrikel. Hier prallt es dann mit dem aus dem Vorhof zufließenden Blute zusammen. Zur Aufrechterhaltung der normalen Blutverteilung fallen dem linken Ventrikel jetzt zwei Aufgaben zu: Zunächst muß er während seiner Diastole das ihm rechtmäßig zufließende Blut aus dem Vorhof und dazu noch das unrechtmäßig aus der Aorta zurückströmende Blut beherbergen. Um das auf die Dauer zu leisten, muß er dilatieren. Ferner muß er aber dann bei seiner nächsten Systole diese ganze übergroße Menge in die Aorta werfen. Denn der Körperkreislauf soll sein ihm zustehendes Quantum empfangen unbeschadet des teilweisen Rückflusses in den linken Ventrikel. Um dieser Aufgabe gewachsen zu sein, muß er hypertrophieren. Also wird eine **Insuffizienz der Aortenklappen** kompensiert durch **Hypertrophie** und **Dilatation des linken Ventrikels**.

Das **Geräusch der Aorteninsuffizienz** muß ein **diastolisches** sein, da ja der zu pathologischen Wirbeln führende Vorgang sich während der Diastole abspielt. Das Punctum maximum dieses Geräusches ist an seinem Entstehungsorte, den Aortenklappen, d. h. dem zweiten Zwischenrippenraum rechts am Brustbein zu erwarten. Da es durch die Wirbel des in den Ventrikel zurückströmenden Blutes entsteht, wird es in der Richtung dieses Rückfließens, d. h. nach der Spitze zu ebenfalls

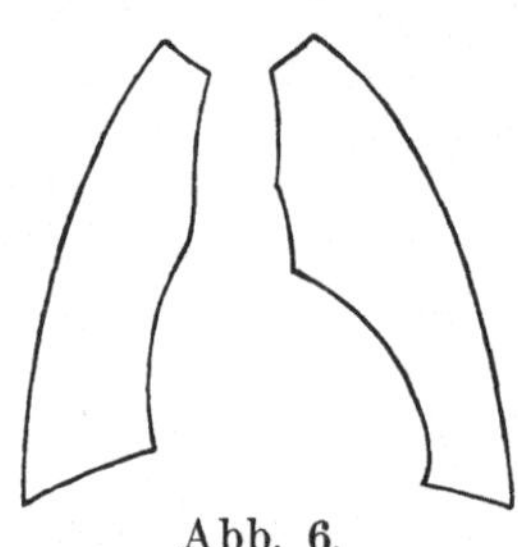

Abb. 6.

zu hören sein. In vielen Fällen hört man es unten über dem Sternum oder gar im dritten Zwischenrippenraum links vom Sternum am deutlichsten. Man versäume deshalb nie, an dieser Stelle danach zu suchen. Entsprechend seiner Entstehung setzt es stets im Beginn der Diastole ein, um im Verlaufe derselben allmählich abzuklingen; man spricht deshalb von einem „Dekrescendo"-Geräusch. Dieses Abklingen während der Diastole spricht, ebenso wie auch diesbezügliche Experimente dafür, daß der Rückfluß des Blutes aus der Aorta in die Kammer nicht die ganze Diastole hindurch anhält. Der zweite Ton über der Aorta im Beginne der Diastole ist neben dem diastolischen Geräusch manchmal, aber nicht immer herauszuhören. Eine besondere Bedeutung scheint dem nicht zuzukommen.

Außer dem diastolischen Aortengeräusch hört man bei der Aorteninsuffizienz oft, vielleicht sogar meistens, noch ein systolisches Geräusch. Wenn es über der Aorta am deutlichsten ist, wird man es auf eine Stenose der Aorta beziehen dürfen, wie sie häufig mit der Insuffizienz vergesellschaftet ist. Wenn es dagegen an der Spitze am lautesten ist, wird man sich wohl oder übel mit den verschiedenen unbefriedigenden Erklärungsversuchen begnügen müssen, auf die man auch sonst bei systolischen Geräuschen ohne Klappenfehler zurückzugreifen pflegt. Wir kommen darauf später noch zurück (S. 88).

Palpatorisch und auch perkutorisch (letzteres im Gegensatz zur Aortenstenose) verrät sich die Aorteninsuffizienz durch deutlichen Befund. Die Dilatation des linken Ventrikels, welche neben der Hypertrophie zur Kompensierung des Klappendefektes erforderlich ist, läßt die Herzsilhouette deutlich größer werden. Der dilatierte linke Ventrikel schiebt die linke Lunge beiseite; dementsprechend wird sowohl die oberflächliche als auch die tiefe **Herzdämpfung** größer. Die letztere reicht oft bis ein oder gar zwei Finger breit über die Medioklavikularlinie hinaus. Der **Spitzenstoß** wandert in der Längsachse des vergrößerten linken Ventrikels, d. h. nach **außen** und **unten**; in schweren Fällen kann er bis in den 7. Zwischenrippenraum in die vordere Axillarlinie zu liegen kommen. (Bei einer bloßen Verschiebung des linken Ventrikels durch den vergrößerten rechten tritt der Spitzenstoß nur nach außen, ohne weiter nach unten zu rücken. Infolge der Hypertrophie des Ventrikels hat er selbstverständlich den Charakter des „langsam hebenden" Spitzenstoßes wie bei der Aortenstenose.

Auf der Röntgenplatte sieht man eine ähnliche aber meist noch stärkere Ausbuchtung des linken Ventrikels. Er kann dann mit dem linken Vorhof nicht einen stumpfen, sondern beinahe einen rechten Winkel bilden. Manchmal ist auch die Aorta noch etwas erweitert (Abb. 6).

Der Puls bei der Aorteninsuffizienz ist der Typus derjenigen Pulsform, welche Sie unter dem Namen des Pulsus celer et altus, des schnellenden Pulses, in der Physiologie kennen gelernt haben. Die Pulswelle steigt abnorm steil und hoch an, um dann ebenso steil ganz tief abzufallen. Auf diesen starken Abfall, während dessen das Arterienrohr fast leer erscheint, ist bei der Palpation Gewicht zu legen, wenn man den richtigen Pulsus celer nicht z. B. mit dem lebhaft anschlagenden Fieberpuls verwechseln will. Nach der landläufigen Erklärung beruht der rasche und steile Anstieg beim Pulsus celer auf der abnorm großen Blutwelle, welche in die Aorta geworfen wird, und der steile Abfall rührt her von dem teilweisen Rückfluß des Blutes aus der Aorta in die Kammer. Diese Deutung ist unbefriedigend. Wäre sie richtig, dann müßte die Eigenschaft der Zelerität in der Nähe des Herzens am stärksten ausgeprägt sein und nach der Peripherie hin abnehmen. Tatsächlich ist dies nicht der Fall. In der Nähe des Herzens ist die Zelerität weniger deutlich als in den weiter abgelegenen mittleren Gefäßen. Das spricht dafür, daß allerlei Vorgänge in den Gefäßen eine ausschlaggebende Rolle dabei spielen. Meist macht sich die Pulswelle noch im Kapillargebiet bemerkbar als abwechselndes Rot- und Blaßwerden, wenn man die Haut etwas reibt, sog. Kapillarpuls. Derselbe ist öfters auch im Augenhintergrund zu sehen.

Ferner werden Ihnen gelegentlich einmal an einem Kranken mit Aorteninsuffizienz verschiedene abnorme auskultatorische Phänomene über den Arterien (Töne und Geräusche) demonstriert werden. Ich übergehe dieselben hier, da sie wegen ihrer Seltenheit nur geringe praktische Bedeutung haben.

Beide Aortenfehler, die Insuffizienz und die Stenose werden also durch zweckentsprechende Mehrarbeit des linken Ventrikels kompensiert. Da der linke Ventrikel die kräftigste und stärkste von allen Herzkammern ist, so vermag er die geforderte Mehrarbeit häufig lange Zeit genügend zu leisten. Die stromaufwärts gelegenen Teile, vor allem der Lungenkreislauf werden von einem kompensierten Aortenfehler nicht in Mitleidenschaft gezogen.

Wesentlich ungünstiger liegen in dieser Hinsicht die Verhältnisse bei den Mitralfehlern. Entsprechend dem Grundgesetz der Klappenfehlerkompensation, daß der Herzteil stromaufwärts von der lädierten Klappe den Schaden wett zu machen hat, muß bei Mitralfehlern der linke Vorhof helfend eintreten. Er muß einem Plus an Blut oberhalb der lädierten Klappe entgegenarbeiten. Da der linke Vorhof viel

schwächer und dünnwandiger ist als der linke Ventrikel, so ist er bald
mit seinen Reservekräften am Ende. Dann machen sich die Folgen des
Defektes an der Mitralis auch in den weiter rückwärts gelegenen Teilen
bemerkbar; der Lungenkreislauf wird überfüllt. Um dem abzuhelfen, muß
dann der rechte Ventrikel eingreifen. Er muß nämlich den Druck
im Lungenkreislauf derart erhöhen, daß das Blut aus den Lungenvenen
in den linken Vorhof trotz der dort bestehenden Überfüllung abfließen
kann. Um diese vermehrte Pumparbeit zu leisten, muß der rechte Ventrikel hypertrophieren. Erst damit ist dann der Mitralfehler in bezug
auf die stromaufwärts gelegenen Teile in dauerhafterer Weise kompensiert.
Freilich ist der Lungenkreislauf dabei konstant unter einen abnorm hohen
Druck gesetzt. Hierdurch ist eine Neigung zu Bronchitiden und Zyanose
gegeben, die wir als Folge der Überfüllung des Lungenkreislaufes im
vorigen Kapitel bereits besprochen haben.

Bei der Stenose der Mitralis, mit der wir wieder beginnen
wollen, verhält es sich im einzelnen folgendermaßen: Das Blut stößt
an der Mitralklappe auf ein Hindernis, wenn es während der Diastole
vom linken Vorhof in den linken Ventrikel strömt; hiernach wird das
Mitralstenosengeräusch ein diastolisches sein, und zwar ist es
meist am Ende der Diastole als ein anschwellendes Krescendo
am besten zu hören.

Um die Eigentümlichkeiten und Modifikationen dieses diastolischen
Mitralstenosengeräusches sowie die Kompensationsvorgänge bei diesem
Klappenfehler im einzelnen zu verstehen, erinnere ich Sie an das im Anfange
der heutigen Vorlesung Besprochene. Das Blut fließt größtenteils nur infolge
Druckdifferenz vom Vorhof in den Ventrikel; erst am Schluß der Diastole
wird der Rest durch eine Kontraktion des Vorhofs in den Ventrikel gepreßt. Die beiden Momente des beschleunigten Fließens sind oben auch
besprochen (nämlich kurz nach dem Beginne der Diastole, wenn die Druckdifferenz noch hoch ist, und kurz vor dem Ende der Diastole, wenn der Vorhof
nachhilft). Begünstigt werden kann der Abfluß bei einem Passagehindernis
entweder dadurch, daß am Ende der Diastole stärker gepumpt, oder dadurch,
daß im Beginn der Diastole für einen höheren Druck im Vorhof gesorgt wird.
Das erstere kann durch den linken Vorhof, das letztere durch vermehrte
Pumparbeit des rechten Ventrikels erreicht werden. Also wird eine Mitralstenose kompensiert zunächst (aber weniger wirksam) durch eine
Hypertrophie des linken Vorhofes und dann als zweite wirksamere
Instanz durch eine Hypertrophie des rechten Ventrikels. Die für
eine Geräuschentstehung günstigsten Momente sind natürlich die des
raschesten Fließens. Das findet durch die kompensatorische Mehrarbeit
des linken Vorhofs resp. der rechten Kammer in den beiden Phasen im Anfang und am Ende der Diastole statt, in denen der Abfluß auch normalerweise schon eine Beschleunigung erfährt. Das sind die Momente, welche
in der Zeichnung 2 (S. 70) bei III und kurz vor I liegen. Die Vielfältigkeit,
unter der das Mitralstenosengeräusch auftreten kann, ist bedingt durch
das Überwiegen des einen oder des anderen Momentes; hierdurch kommen
seine verschiedenen Modifikationen zustande; aber sie gruppieren sich stets
um diese beiden „kritischen" Punkte des beschleunigten Fließens.

In manchen Fällen von Mitralstenose, bei denen die Kompensation
hauptsächlich durch Mehrarbeit des linken Vorhofes gewährleistet wird,
wirkt ausschließlich die Vorhofskontraktion geräuscherzeugend. Man hört
dann ein Geräusch ausschließlich im Moment der Vorhofskontraktion, also
am Ende der Diastole unmittelbar vor der nächsten Systole. Der Charakter
dieses sog. präsystolischen Geräusches ist anschwellend, krescendo;
es schließt mit dem nächsten ersten Tone scharf ab. Manchmal kann man

es mit der Hand gut fühlen; man spricht dann auch von „Katzenschnurren“. Ein andermal, vermutlich dann, wenn die Druckerhöhung im linken Vorhof infolge der Mehrarbeit des rechten Ventrikels eine wichtige Rolle bei der Kompensation spielt, hört man neben dem präsystolischen Geräusch im Beginne der Diastole kurz nach dem zweiten Ton (bei III der Zeichnung 2) noch ein Geräusch. Man nennt das ein „protodiastolisches“ Geräusch. In wieder anderen Fällen ist dieses protodiastolische Geräusch allein hörbar, offenbar dann, wenn der linke Vorhof seine Tätigkeit eingestellt hat. Das ist, wie oben erwähnt, kein seltenes Vorkommnis. Ferner hört man manchmal ein Geräusch kontinuierlich während der ganzen Diastole, dann jedoch mit Verstärkungen in den beiden kritischen Momenten.

Schließlich hört man gelegentlich in der ersten Hälfte der Diastole kein Geräusch, sondern einen dritten Ton; er bleibt von dem zweiten Ton durch ein deutliches Intervall getrennt; ein präsystolisches Geräusch kann daneben vorhanden sein oder auch fehlen. Die Entstehung dieses dritten Tones ist nicht ganz sicher. Nach den Anschauungen meines Lehrers D. Gerhardt, dem ich in der Darstellung hier folge, entsteht dieser dritte Ton im Momente der Öffnung der Mitralklappe, also auch bei III der Zeichnung 2. Man wird ihn davon herzuleiten haben, daß das ruckartige Aufgehen der stenosierten Mitralklappe tonbildend wirkt. Es handelt sich nach dieser Auffassung also um einen neugebildeten dritten Ton.

Ob ein solcher dritter Ton allein auch ohne jedes Geräusch die Diagnose einer Mitralstenose sichert. ist noch strittig. Man hört ihn, wenn auch nur sehr leise, bei sonst völlig Gesunden gelegentlich. Jedenfalls darf man ihn nicht mit anderen ähnlichen Schallerscheinungen zusammenwerfen. Derartiger Verwechslungsmöglichkeiten gibt es mehrere. Da sind zunächst einmal die respiratorischen Spaltungen des zweiten Tones zu nennen. Man hört oftmals auch bei Gesunden am Ende des Inspiriums und im Beginne des Exspiriums über der Herzbasis den zweiten Ton gespalten, also statt eines Tones zwei ganz kurz aufeinander folgende Töne. Man erklärt dieselben damit, daß in diesen Fällen der Schluß der Pulmonalklappe etwas verspätet erfolgt; die inspiratorische Erweiterung des Thorax soll den rechten Ventrikel stärker füllen und dadurch die Systole verlängern. Die Erkennung einer solchen respiratorischen Spaltung ist leicht, zunächst einmal durch ihre Abhängigkeit von der bestimmten Respirationsphase. Ferner folgen sich die beiden Töne außerordentlich kurz aufeinander; manchmal lassen sie sich nur bei genauester Aufmerksamkeit von einem „unreinen“ Ton unterscheiden und als zwei getrennte Töne erkennen. Man hat übrigens auch den dritten Ton der Mitralstenose durch einen verspäteten Pulmonalklappenschluß erklären wollen. Die Verlängerung der Systole der rechten Kammer soll dann durch den gesteigerten Widerstand im Lungenkreislauf verursacht sein. Dieser Deutung ist entgegenzuhalten, daß ein solcher dritter Ton dann stets bei Drucksteigerung im Lungenkreislauf auftreten müßte; das ist aber keineswegs der Fall. Die obige Erklärung, welche ihn als einen neugebildeten, an der Mitralklappe entstandenen anspricht, erscheint besser begründet.

Schwieriger ist manchmal die Unterscheidung dieses dritten Mitralstenosentones von dem sog. Galopprhythmus, der bei verschiedenen Herzmuskelerkrankungen, speziell dem Nephritisherz vorkommt. Auch hier ist ein dritter Ton hörbar, deutlich getrennt von den beiden andern. Er wird meist von einem Hörbarwerden der Vorhofsaktion hergeleitet. Die Aufeinanderfolge der Töne ist hier etwas anders. Der Dreischlag des Galopprhythmus wird durch den Vergleich mit einem galoppierenden Pferde gut wiedergegeben; man hört ein ⌣ ⌣ ⌣. Bei der Mitralstenose hört man ein ⌣ ⌣ ⌣. Man ahmt diesen letzteren Klang nach durch den Rhythmus der Worte „Fürchtegott“ oder „Wachtelschlag“ oder „Schufterle“.

Ein so gut wie regelmäßiges weiteres Symptom der Mitralstenose ist eine Verstärkung des zweiten Pulmonaltones als Folge der Druckerhöhung im Lungenkreislauf. Hiermit hat es folgende

Bewandtnis. Der über den Aortenklappen entstehende Ton ist normalerweise wegen des stärkeren Druckes im Aortensystem lauter als der über der Pulmonalis. Da die Aortenklappen aber weiter ab von der Thoraxwand liegen, sind beim Gesunden beide Töne annähernd gleich laut zu hören. Aus der Verstärkung eines von beiden gegenüber dem andern darf man deshalb auf eine Drucksteigerung im großen resp. kleinen Kreislauf schließen, falls nicht durch abnormes Freiliegen der eine Ton lauter oder durch Abdrängung vom Thorax und durch Überlagerung der andere leiser als gewöhnlich gehört wird. Bei der Pulmonalis kann das eine durch Schrumpfung der linken Lunge (Tuberkulose, alte Pleuritis), das andere durch Emphysem leicht geschehen und damit eine pathologische Veränderung des Herzens vorgetäuscht werden.

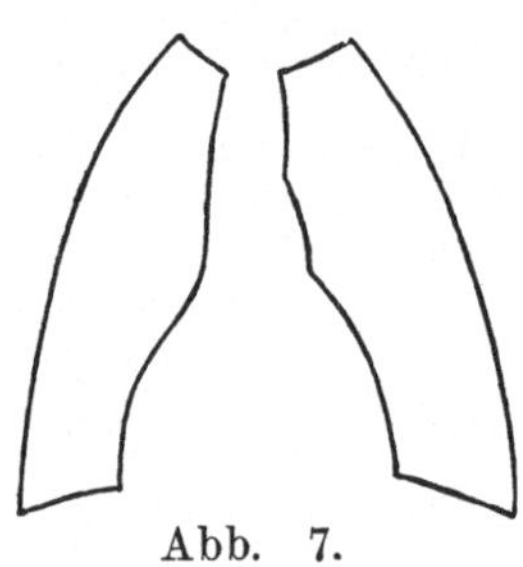
Abb. 7.

Bei gut gebautem Thorax und gesunder Lunge dürfen Sie aus einem zu lauten zweiten Pulmonalton auf eine Drucksteigerung im Lungenkreislauf schließen. Eine solche ist bei Mitralfehlern mit Ausnahme der allerleichtesten Fälle stets vorhanden. Gelegentlich ist der verstärkte Klappenschluß auch mit der aufgelegten Hand gut zu fühlen. Diese Verstärkung des zweiten Pulmonaltones findet man jedoch nicht immer am klassischen Fleck am besten (im zweiten Zwischenrippenraum links dicht am Sternum), sondern man muß öfters etwas weiter außen danach suchen.

Ein anderes nicht regelmäßiges aber häufiges Zeichen der Mehrarbeit der rechten Kammer ist eine sicht- und fühlbare Pulsation des linken, ja manchmal sogar des rechten Rippenbogens. Schließlich ist der erste Ton an der Spitze oft abnorm laut; einen Erklärungsversuch siehe weiter unten.

Für die Perkussion braucht sich eine gut kompensierte Mitralstenose ebenso wie eine Aortenstenose kaum zu verraten, da die Hypertrophie einer Kammer (ohne stärkere Dilatation) die Dämpfungsfigur nicht genügend vergrößert.

Im Röntgenbilde zeigen dagegen auch gut kompensierte Mitralstenosen öfters charakteristische Bilder: Die Hypertrophie des rechten Ventrikels buchtet den unteren Bogen rechts vom Brustbein stärker aus; die Vergrößerung des linken Vorhofes sieht man daran, daß der mittlere Bogen links größer wird; die linke Begrenzungslinie bildet dadurch beinahe eine Gerade, die „Taille“ wird verstrichen (siehe Abb. 7).

In den Büchern finden Sie häufig die Angabe, daß bei der Mitralstenose der linke Ventrikel atrophiere und zwar aus Inaktivität, weil ihm zu wenig Blut zugeführt werde. Bei einer kompensierten Mitralstenose, von der wir hier ja ausschließlich sprechen, kann davon natürlich keine Rede sein. Es gehört ja zum Begriff des kompensierten Klappenfehlers, daß die Blutverteilung und der Kreislauf in normaler Weise aufrecht erhalten werden. Für dekompensierte Mitralstenosen könnte man mit Wenckebach (mündliche Mitteilung) an folgendes denken:

Bei starker Dekompensation zirkuliert gar nicht die gesamte Blutmenge bei jeder Herzkontraktion, sondern ein Teil des Blutes bleibt in der Lunge „wie in einem Stauwehr" liegen. Hierdurch ließe sich eine Inaktivitätsatrophie allenfalls erklären und ebenso könnte man in diesen Fällen den abnorm lauten I. Ton gewissermaßen von einem Leerschlagen der linken Kammer herleiten, ebenso wie man ja auch während einer Ohnmacht ähnliches findet. Manchmal ist bei der Sektion eine Atrophie des linken Ventrikels wohl nur durch die Hypertrophie des rechten vorgetäuscht. Diesbezügliche genaue Wägungen der einzelnen Herzhöhlen haben keineswegs allen Untersuchern eindeutige Resultate ergeben.

Als letzten Klappenfehler wollen wir die Mitralinsuffizienz abhandeln. Hier liegen die Verhältnisse am kompliziertesten; wir finden etwas, das den Grundgesetzen der Kompensationslehre zu widersprechen scheint. An der kompensatorischen Mehrarbeit beteiligt sich nämlich neben den stromaufwärts gelegenen Herzteilen auch noch die stromabwärts gelegene linke Kammer. Mit Hilfe des bisher Besprochenen läßt sich zunächst folgendes leicht ableiten.

Bei jeder Systole des linken Ventrikels spritzt ein Teil des Blutes, das eigentlich quantitativ in die Aorta gelangen sollte, durch die insuffiziente Mitralklappe in den linken Vorhof zurück. Der linke Vorhof sieht sich damit vor die gleichen Aufgaben gestellt wie der linke Ventrikel bei der Aorteninsuffizienz. Er muß dilatieren und hypertrophieren, da er eine abnorm große Menge Blut zuerst beherbergen und dann weiter pumpen muß. Da seine Reservekräfte nur gering sind, so wird genau wie bei der Mitralstenose der rechte Ventrikel bald zu Hilfe kommen müssen. Er muß durch Schaffung eines genügenden Druckes an der Anfangsstation des überfüllten Lungenkreislaufs für ein ausreichendes Gefälle in demselben sorgen, so daß das Blut aus dem linken Vorhof trotz der vermehrten Menge daselbst in den linken Ventrikel glatt abfließen kann. Er muß hypertrophieren. Soweit stimmen die Verhältnisse mit allem bisher Bekannten überein.

Aber ist nunmehr der Schaden für den gesamten Kreislauf beseitigt? Nein! Der Ventildefekt ist ausgeglichen nur in bezug auf die stromaufwärts gelegenen Teile; die stromabwärts gelegenen kommen zu kurz. Es gelangt ja bei jeder Systole des linken Ventrikels nicht sein gesamtes normales Schlagvolumen in die Aorta, sondern ein Teil spritzt in den Vorhof zurück. Die Aorta und damit der gesamte Körperkreislauf empfängt zu wenig. Er empfängt das normale Schlagvolumen der linken Kammer minus der Menge, welche durch die insuffiziente Mitralis zurückspritzt. Ebenso wie bei der Aorteninsuffizienz zwischen linker Kammer und Aorta, so wird hier zwischen linkem Vorhof und Ventrikel ein gewisses Quantum Blut als „Pendelblut" nutzlos hin und her geschoben. Um den Körperkreislauf ausreichend zu versorgen, muß der linke Ventrikel sein Schlagvolumen um die bei jeder Systole zurückfließende Blutmenge vergrößern. Er muß sich während seiner Diastole stärker füllen und dann während seiner Systole stärker pumpen; er wird also dilatieren und hypertrophieren. Erst dann wird die Aorta ausreichend gespeist.

Auf welche Einflüsse hin die linke Kammer wächst, trotzdem sie durch den Ventildefekt an der Mitralis direkt gar nicht in Mitleidenschaft gezogen wird, ist etwas schwierig zu beantworten, falls man nicht zu der oben angedeuteten teleologischen Deutung seine Zuflucht nimmt. Man kann immerhin darauf hinweisen, daß der vergrößerte linke Vorhof bei jeder Kontraktion dem linken Ventrikel eine abnorm große Blutmenge zuschiebt. Hierin mag der Anstoß für die linke Kammer gegeben sein, ebenfalls zu hypertrophieren und zu dilatieren, trotzdem sie nach den Gesetzen der Klappenfehlerkompensation bei einem Mitralfehler eigentlich unbeteiligt bleiben sollte. An Derartiges denkt H. Straub als allgemeingültige Erklärung für die Kompensationsvorgänge bei allen Klappenfehlern. Nach seinen Ausführungen haben alle Störungen, welche zu Hypertrophie führen, gemeinsam, daß die Spannung im Beginne der Systole gesteigert ist. Diese Steigerung rührt her teils von einem systolischen Rückstand und teils von vermehrter diastolischer Füllung. Jedes dieser beiden Momente vermehrt die Anfangsfüllung, damit die Anfangsspannung und beansprucht nach den allgemeinen Zukkungsgesetzen eine erhöhte Energie der Muskelkontraktion.

Der Perkussion zugänglich ist die Dilatation des linken Ventrikels; die linke Herzgrenze ist etwas nach links verbreitert. Die aufgelegte Hand fühlt an dem hebenden Spitzenstoß neben der Dilatation auch noch die Hypertrophie der linken Kammer. Freilich sind diese Symptome bei weitem nicht so ausgesprochen wie bei der Aorteninsuffizienz; dort sind Hypertrophie und Dilatation der linken Kammer viel stärker. Das Geräusch der Mitralinsuffizienz ist natürlich systolisch, denn in der Systole macht sich der Ventildefekt bemerkbar. Das Punctum maximum ist, wie stets bei Mitralfehlern, nicht über der Mitralklappe, sondern an der Herzspitze, eine Tatsache, deren Ursache übrigens nicht recht klar ist. Daneben erkennt man, wie bei der Mitralstenose, den erhöhten Druck, unter dem der Lungenkreislauf steht, an der Verstärkung des zweiten Pulmonaltones; die Mehrarbeit der rechten Kammer ist oft noch durch die Pulsation an den Rippenbögen nachweisbar.

Es ist bei der Mitralinsuffizienz noch wichtiger als bei anderen Klappenfehlern, auf diese übrigen Symptome zu achten (also den verstärkten zweiten Pulmonalton, den verstärkten Spitzenstoß, die perkutorische Vergrößerung), weil ein systolisches Geräusch allein zur Diagnose einer Mitralinsuffizienz erfahrungsgemäß nicht ausreicht. Man hört solche systolischen Geräusche öfters auch bei ganz Gesunden.

Die sehr bequeme Annahme einer „relativen Mitralinsuffizienz", wenn bei einer im Leben diagnostizierten Mitralinsuffizienz die Autopsie intakte Klappen zeigt, bedarf sicher weitgehendster Einschränkung. Bei einer solchen relativen Klappeninsuffizienz denkt man an eine Schlußunfähigkeit intakter Klappen nur durch Überdehnung oder Muskelschwäche des Klappenringes. Dieses Vorkommnis ist sicher möglich, aber wahrscheinlich nicht so häufig, daß man alle unklaren systolischen Geräusche, besonders soweit sie dauernd bestehen, damit erklären kann.

Eine befriedigende Erklärung für die systolischen Geräusche ohne organischen Klappenfehler oder gar überhaupt ohne eine Herzerkrankung steht noch aus. Diejenigen Geräusche, die ihr Punctum maximum über der Pulmonalis haben, dürfen mit gutem Gewissen als ganz harmlos angesprochen werden. Bei jugendlichen Leuten mit grazilem Thorax sind sie durchaus häufig. In vielen anderen Fällen müssen wir leider über die Entstehung und Bedeutung eines systolischen Geräusches ein „non liquet" aussprechen. Man soll auch hier, wie so oft, nicht allzuviel und allzu Unmögliches fragen. Der Mechanismus der Herzkontraktion ist ein so ver-

wickelter und ist in bezug auf seine Tonerzeugung in seinen Einzelheiten
noch so ganz unübersehbar, daß die von Sahli einmal gemachte Bemerkung
ganz einleuchtend erscheint: man solle sich eigentlich wundern, daß nicht
immer Geräusche über dem Herzen zu hören seien! Jedenfalls kommen
systolische Geräusche sowohl nur an der Spitze, als auch gleichmäßig über
allen Ostien bei allen Arten von Herzaffektionen vor; aber ebenso bei gesunden Herzen.

Bei den diastolischen Geräuschen haben wir es in dieser Hinsicht
leichter. Diastolische Geräusche sind (falls sie wirklich endokardialer
Natur sind und nicht durch perikardiales Reiben vorgetäuscht werden)
so gut wie sicher auf einen Klappenfehler zu beziehen. Deshalb pflegen
wir auch bei systolischen Geräuschen, wenn wir ihrer Klappenfehler-
genese nicht sicher sind, nach einem gleichzeitigen diastolischen Geräusch
zu suchen. Ein solches ist nämlich bei Klappenfehlern meist daneben
vorhanden.

Denn ein einzelner reiner Klappenfehler ist selten; meist haben wir es
mit einer Kombination von mehreren zu tun. Neben der Schlußunfähigkeit einer Klappe ist fast immer auch eine Verengerung dabei; ja gleich-
zeitige Defekte an der Mitralis und an der Aorta sind recht häufig.
Das ist ohne weiteres verständlich, wenn man die Genese der Klappenfehler bedenkt. Was wir einen **Klappenfehler** nennen, stellt in der
Mehrzahl der Fälle (etwa 60—70$^0/_0$) das **Residuum** einer **akuten
Endokarditis** dar, wie sie bei jeder Infektionskrankheit vorkommen
kann, erfahrungsgemäß aber am häufigsten beim akuten Gelenkrheumatismus. Der akute Prozeß der Endokarditis, welcher in Auflagerungen
oder Ulzerationen an der Klappe besteht, heilt unter Bildung von
narbigen Verdickungen, Schrumpfungen und Verkürzungen an der
Klappe. Es liegt auf der Hand, daß solche Narben der Funktion
der Klappe in jeder Hinsicht hinderlich sein werden sowohl bei der
Öffnung als auch beim Schluß. Ferner befällt die Endokarditis selber
häufig die Aorta und die Mitralis zusammen.

Auch die Arteriosklerose, welche nach der Endokarditis die häufigste
Ursache der Klappenfehler abgibt (etwa 10—15$^0/_0$), pflegt nicht elektiv
eine einzelne Funktion zu alterieren. Wenn wir in der Klinik schlechtweg von einem Klappenfehler, z. B. von einer Mitralstenose reden,
so meinen wir damit nur, daß die Symptome dieses Klappenfehlers im
Vordergrunde des klinischen Bildes stehen. Denn das ist oft der Fall,
selbst wenn anatomisch der Defekt komplizierter ist. So pflegen bei
„Mitralfehlerkranken" Zeichen von Behinderung des Lungenkreislaufs
(Neigung zu Bronchitiden und Zyanose) eher aufzutreten als bei Aortenfehlern. Die Art, wie die beiden Gruppen von Klappenfehlern kompensiert werden, macht dies ohne weiteres verständlich. Ferner tritt die
sog. Arhythmia perpetua vorzugsweise bei Mitralfehlern auf. Manche
andere Regel und manches Schlagwort, mit denen man früher Eigentümlichkeit oder Verlauf eines einzelnen Klappenfehlers zu charakterisieren
pflegte, beurteilt man heute etwas skeptischer; daß Aortenfehlerkranke
im Bette „liegen", Mitralfehlerkranke dagegen „sitzen", wird man als
ein hübsches und manchmal treffendes Bonmot, aber nicht als ein
Gesetz gelten lassen.

Alles das, was wir hier als Symptome der einzelnen Klappenfehler besprochen haben, bezieht sich, woran ich noch einmal ausdrücklich erinnern möchte, auf die Klappenfehler im Zustande der Kompensation, in welchem sich die betreffenden Individuen in Befinden und Leistungsfähigkeit von einem Gesunden nicht wesentlich zu unterscheiden brauchen. Die Erfahrung zeigt aber leider, daß bei den meisten Klappenfehlerkranken die Kompensation schließlich nicht mehr ausreicht und daß eines Tages der Zustand auftritt, den wir in der letzten Vorlesung als „Insufficientia cordis" kennen gelernt haben. Die Symptome des Klappenfehlers, der ursprünglich zugrunde gelegen hat, können sich dann völlig verwischen und derselbe kann ganz undiagnostizierbar werden. Ein solcher dekompensierter Klappenfehler unterscheidet sich dann manchmal in nichts von den häufigen Zuständen von Herzinsuffizienz, welche ohne Klappenfehler entstanden sind. Hiermit werden wir uns in der nächsten Stunde beschäftigen.

7. Vorlesung.

Herzkrankheiten III.

Myokarditis, Arteriosklerose, nervöse Herzstörungen.

M. H.! In der vorletzten Stunde habe ich Ihnen einen Patienten gezeigt mit einer „Insufficientia cordis". Ohne denselben genau zu untersuchen, wenigstens in bezug auf sein Herz, und ohne auf die Ursache dieses Zustandes einzugehen, haben wir die Symptome der Herzinsuffizienz, wie sie sich bei langsamer Entwicklung und bei längerem Bestande darstellen, etwas genauer besprochen und in ihrer Entstehung zu erklären versucht. In der vorigen Stunde habe ich dann ohne Krankendemonstration den Mechanismus der einzelnen Klappenfehler auseinandergesetzt. Ich habe darauf hingewiesen, daß solche Klappenfehlerherzen zwar meist nach mehr oder weniger langer Zeit insuffizient werden, daß man aber trotzdem Klappenfehler und Herzinsuffizienz niemals ohne weiteres identifizieren darf. Denn ein Klappenfehlerkranker im Stadium der Kompensation kann ein voll leistungsfähiges Herz haben, andererseits kann sich die Herzinsuffizienz auf dem Boden der allerverschiedensten Zustände ausbilden, wie ich auch schon gesagt habe. Ich wiederhole es mit allem Nachdruck, um davor zu warnen, in diesen immer wieder gemachten Fehler zu verfallen. Aufgabe der heutigen Stunde soll es sein, an der Hand von mehreren Kranken die wichtigsten von den Entwicklungsmöglichkeiten einer Herzinsuffizienz zu besprechen.

Ich stelle Ihnen heute den Kranken von der vorletzten Stunde noch einmal vor. Wenn wir ihn nach seiner Vorgeschichte fragen, so erfahren wir von dem 50jährigen Mann, daß er seit einigen Jahren kränkelt. Er war früher stets gesund und leistungsfähig; etwas Fettleibigkeit, die sich in den letzten 10 Jahren einstellte, belästigte ihn weiter

nicht. Seit etwa zwei Jahren fühlt er sich nicht mehr der Alte. Beim
Treppensteigen, beim raschen Gehen kommt er leicht außer Atem;
er muß dann stehen bleiben, um wieder Luft zu schöpfen. Abends im
Bett wird er häufig von einem lästigen Druck in der Herzgegend geplagt.
Trotz alledem ging er seiner Tätigkeit weiter nach, bis er merkte, daß
seine Füße abends etwas anschwollen. Die Stiefel drückten ihn nach
längerem Gehen und Stehen. Daran merkt der Kranke oft den ersten
Beginn einer Ödementwicklung. Als er daraufhin einen Arzt aufsuchte,
stellte derselbe bei ihm eine **chronische Herzmuskelerkrankung
mit Arterienverkalkung** fest. Er erklärte ihm auf sein Fragen,
daß das beinahe eine Art von Alterserscheinung sei, die sich freilich bei
ihm etwas früh einstelle. Eine eigentliche Heilung seines Leidens sei
nicht zu erhoffen; aber durch entsprechende Lebensführung, Badekuren
und gelegentliche Medikamentbehandlung könne er zuversichtlich darauf
rechnen, bei einiger Schonung noch viele Jahre wohl und arbeitsfähig
zu bleiben. Nach einer mehrwöchigen Digitalisbehandlung war die
Schwellung der Beine völlig zurückgegangen, auch alle anderen Beschwerden waren geschwunden. Über ein Jahr lang konnte er seinem
Beruf wieder nachgehen; dann kamen die früheren Klagen wieder.
Dieses Mal wollten sie aber der Ruhe und einer erneuten Digitaliskur
nicht prompt weichen. Es trat nur eine leidliche Besserung ein.
In Nauheim nahm er dann Kohlensäurebäder und wurde schließlich
wieder leidlich hergestellt. Aber die Perioden der Arbeitsfähigkeit
wurden immer kürzer, die der Kränklichkeit immer länger und schwerer.
Seit etwa $^1/_4$ Jahr ist er dauernd an das Zimmer gebunden und ver-
bringt seine Tage, vor allem die Nächte teils im Bett, teils im Lehnstuhl.
Es ist nicht gelungen, den Kreislauf wieder suffizient zu machen.

Es soll jetzt unsere Aufgabe sein, durch spezielle Untersuchung
des Herzens und durch Erwägungen nachzuforschen, auf welchem
Boden sich diese Herzinsuffizienz entwickelt haben mag. Ich sage mit
Absicht: durch Untersuchung des Herzens und durch Erwägungen;
denn ich möchte gleich betonen, daß Auskultation und Perkussion,
auch Röntgenstrahlen und Elektrokardiographie usw. uns in vielen
Fällen keinen befriedigenden Aufschluß geben. Alle diese Methoden
erlauben uns, wenn kein Klappenfehler vorliegt, nur selten einen eindeutigen Schluß auf den vorliegenden anatomischen Prozeß. Die
Anamnese, sowohl in bezug auf durchgemachte Krankheiten als auch
in bezug auf Lebensführung, hereditäre Momente, die Konstitution des
Kranken usw. sind notwendige Erfordernisse, die mit herangezogen
werden müssen, und auch dann bedarf es manchmal einer längeren
Beobachtung, um zu einer halbwegs zuverlässigen Diagnose zu kommen.

Eine Zwischenfrage: Wie weit dürfen wir überhaupt erwarten, eine
anatomische Unterlage für den Begriff der Herzinsuffizienz namhaft zu
machen? Mit der Bezeichnung „Herzinsuffizienz" haben wir eigentlich nicht
viel mehr getan, als wenn wir „Durchfall" oder „Gelbsucht" oder „Kopfschmerzen" diagnostiziert haben. Unserer ganzen medizinischen Schulung
nach hat jeder von uns das Bestreben zu erfahren, wie ein insuffizientes Herz
aussieht, ebenso wie wir es von einer pneumonischen Lunge oder einer zirrhotischen Leber wissen wollen. Die diesbezüglichen Untersuchungen sind
anfangs vornehmlich an Klappenfehlerherzen gemacht worden. Die Frage,

warum die meisten Klappenfehlerkranken schließlich an Herzinsuffizienz zugrunde gehen, auch wenn sie zunächst gut kompensiert und damit praktisch doch mehr oder weniger gesund waren, hat die Forscher vor allem gefesselt. Seit den ausgedehnten Untersuchungen von Krehl und Romberg nimmt die Vorstellung, daß chronisch entzündliche Prozesse im Herzmuskel hierbei eine ausschlaggebende Rolle spielen, in unserem Denken den ersten Platz ein. Die weiteren Studien hierüber haben einen engen und gesetzmäßigen Konnex zwischen Ausdehnung resp. Art des anatomischen Prozesses und klinischer Funktionsbeeinträchtigung nicht immer ergeben. Diese Tatsache der mangelnden Übereinstimmung, über die man oft klagen hört, brauchte uns eigentlich nicht weiter zu erstaunen; denn bei anderen Organen fehlt dieser Parallelismus ebenso. Das Maß der Funktionsbeeinträchtigung vermag der pathologische Anatom aus seinen Befunden meistens nicht recht abzuschätzen. Bei der Niere, bei der Leber und bei allen anderen Organen ist es genau ebenso. Aber gerade die Frage nach der anatomischen Unterlage für die Herzinsuffizienz fesselt deshalb jeden von uns besonders, weil sie aufs Engste zusammenhängt mit dem jedermann interessierenden Problem von der Todesursache. Als Todesursache möchte man gern bei der Sektion einen Befund demonstriert bekommen, der uns unzweideutig erklärt, warum das betreffende Individuum zu der und der Stunde gestorben ist. Wenn der Anatom bei der Sektion eine ausgedehnte Lungentuberkulose, eine eitrige Peritonitis, eine weitverbreitete Karzinomatose oder dergleichen präsentieren kann, dann befriedigen den Beschauer diese handgreiflichen Befunde meistens. Dagegen sieht der Obduzent häufig fragende Blicke auf sich gerichtet, wenn er z. B. bei einer akuten, rasch zum Tode führenden Intoxikation, bei einer Sepsis oder sonst einem akuten Herztod nicht viel Abnormes an den Organen findet. Wer sich streng Rechenschaft gibt, sollte sich eigentlich auch in den zuerst angeführten Beispielen unbefriedigt fühlen. Der Peritonitiskranke ist nicht daran gestorben, daß so und so viel Liter Eiter in seinem Bauche waren, sondern er starb, weil der Eiter die Toxine von virulenten Kokken enthielt, z. B. Streptokokken oder dergleichen. Ein Kranker mit der harmloseren Pneumokokkenperitonitis erliegt ihr ja gar nicht, trotz des morphologisch gleichen Befundes. Die Streptokokkentoxine haben im ersten Falle das Herz gelähmt und das „wie“ kann man bei der Autopsie auch nicht sehen. Ganz analog ist es beinahe ausnahmslos mit allen anderen Todesursachen; strenggenommen sehen wir auf dem Sektionstisch fast immer nur eine Affektion, von der wir erfahrungsgemäß wissen, daß in ihrem Verlauf mehr oder weniger häufig das Herz versagt. Warum dieses Ereignis zu der und der Stunde eingetreten ist, sehen wir fast niemals.

Ich will Ihnen mit diesen Betrachtungen plausibel machen, daß es oftmals nur auf einem Illogismus beruht, wenn über ein unbefriedigendes Sektionsergebnis geklagt wird. Es ist insofern unlogisch, als man sich in anderen Fällen häufig nur durch einen Befund hat bestechen lassen, der einem bei strengem Zusehen auch nicht mehr sagt. Wir werden also logischerweise auch hier nur fragen dürfen, welche anatomischen Prozesse sich erfahrungsgemäß gerne mit einer Herzinsuffizienz vergesellschaften. Damit müssen wir uns billigerweise bescheiden. Daß dieser Prozeß das eine Mal trotz schwerer klinischer Erscheinungen nur mäßig ausgedehnt ist, und daß wir ein andermal viel stärkere Veränderungen ohne entsprechende Beschwerden sehen, darf uns mit Hinweis auf die gleichen Unstimmigkeiten bei allen anderen Organen nicht allzusehr verwundern.

Drei Gruppen von pathologischen Veränderungen kommen vor allem in Betracht: 1. die schon erwähnten Klappenerkrankungen, d. h. also die Endokarditis mit ihren Folgezuständen, 2. Prozesse am Myokard, Myokarditis oder Myodegeneratio cordis und 3. Veränderungen an den Gefäßen, vor allem Arteriosklerose.

Betrachten Sie bitte diese drei Gruppen, über die Sie alle Einzelheiten in der pathologischen Anatomie lernen werden, keineswegs als etwas, das sich gegenseitig ausschließt oder auch nur mit starren Grenzen nebeneinander hergeht. Wir konstruieren uns überall Grenzen, um in der Mannigfaltigkeit der klinischen Bilder einen Wegweiser zu haben; aber die Natur kehrt sich nicht an unsere Grenzpfähle. Da gibt es stets Mischformen oder fließende Übergänge. So sind auch hier allerlei Kombinationen beinahe die Regel. Endokarditiden sind stets mit Myokarditischem vergesellschaftet, und ebenso geht die Arteriosklerose so gut wie ausnahmslos mit Erkrankungen des Myokards einher. Auch das Perikard nimmt oft mit teil, so daß man manchmal korrekterweise von einer „Pankarditis" zu reden hätte. Diejenigen Myokarditiden, welche die rheumatische Endokarditis begleiten, zeigen mikroskopisch etwas Charakteristisches, das ihre Entstehung erkennen läßt, nämlich kleine runde Schwielen, dicht unter dem Endokard, die Residuen der sog. rheumatischen Knötchen. Hiervon abgesehen verrät der anatomische Befund am Herzmuskel aber nicht viel von seiner Genese. Herzaffektionen der verschiedensten Herkunft können zu dem gleichen anatomischen Bild führen. Neueste Untersuchungen berichten von positiven bakteriologischen Befunden im Herzmuskel; doch wird man noch weitere Beobachtungen abwarten, ehe man daraus Schlüsse zieht.

Die Momente, die als Ursache in Frage kommen, sind außerordentlich mannigfach. Auf einiges habe ich oben schon hingewiesen. Für die Endokarditis ist die häufigste Ursache der akute Gelenkrheumatismus; aber fast alle anderen Infektionskrankheiten können auch dazu führen. Für alle nicht endokarditischen Affektionen sind die Infektionskrankheiten ebenfalls beinahe an erster Stelle zu nennen; freilich spielt hier der Gelenkrheumatismus nicht die besondere Rolle wie für die Endokarditis. Dann erwähne ich den Alkohol- und Tabakmißbrauch, den letzteren speziell für die Arteriosklerose. Fettleibige neigen zu Herzinsuffizienz ohne charakteristischen anatomischen Befund. Die Verfettung der Herzmuskelfasern spielt jedenfalls nicht die Rolle, die man ihr früher zugeschrieben hatte. Daß chronische Nierenerkrankungen, sowohl entzündliche als auch sklerotische das Herz in Mitleidenschaft ziehen und zu Insuffizienz führen können, wird bei den Nierenkrankheiten noch zu besprechen sein. In solchen Fällen deutet die Hypertrophie des linken Ventrikels darauf hin, daß eine Mehrbelastung im großen Kreislauf als schädigende Ursache gewirkt hat. Bei allerlei chronischen Lungenkrankheiten, beim Emphysem, bei chronischer Bronchitis usw., ferner bei Kyphoskoliotikern ist die schleichende Entwicklung einer Herzinsuffizienz ganz häufig. Hier findet man eine Hypertrophie der rechten Kammer als Hinweis auf die Mehrbelastung im Lungenkreislauf. Praktisch wichtig aber theoretisch noch unklar ist der Zusammenhang von körperlicher Arbeit mit Herzaffektionen. Jedenfalls kommen sowohl nach einmaligen ganz enormen Überanstrengungen als auch bei Schwerarbeitern und übertriebenem Sport Herzvergrößerungen und Herzinsuffizienz nicht selten vor. Es ist vielleicht theoretisch nicht ganz streng zu verfechten, daß jede Hypertrophie des Herzens schließlich zu einer Insuffizienz führen muß; aber praktisch ist dieses Ereignis jedenfalls so häufig, daß der Träger eines hypertrophischen Herzens stets als gefährdet zu gelten hat.

Welche Schlüsse erlaubt unsere physikalische Untersuchung auf die vorliegenden anatomischen Veränderungen zu ziehen? Eindeutige auskultatorische Befunde, die uns jeder weiteren Mühe entheben, gibt es nur bei den Klappenfehlern. Die diastolischen Geräusche der Mitralstenose und der Aorteninsuffizienz sind ohne weiteres beweisend. Die systolischen der Mitralinsuffizienz und der Aortenstenose bedürfen gewisser Hilfsmomente in bezug auf Lokalisation usw., wie wir das in der vorigen Stunde eingehend besprochen haben. Von großer Bedeutung ist die Verstärkung des 2. Aorten- resp. des 2. Pulmonaltones (NB. sofern letzteres nicht durch abnormes Freiliegen des Herzens bedingt ist). Sie zeigen eine Mehrarbeit der linken resp. rechten Kammer an und deuten damit auf Hindernisse im großen resp. kleinen Kreislauf. Auf die weiteren Schlüsse hieraus gehe ich jetzt nicht ein.

Was sagt uns die Perkussion? Da die bloße Hypertrophie einer Höhle die Herzsilhouette nicht wesentlich vergrößert, wird eine deutliche Vergrößerung bei der Perkussion stets eine Dilatation beweisen. Wenn dieselbe ausschließlich oder vorzugsweise nur eine Höhle befällt (was auf der Röntgenplatte meist genauer zu sehen ist), so vermag das zur anatomischen Diagnose öfters beizusteuern. So z. B. werden wir ein sonst unsicheres systolisches Spitzengeräusch viel eher als Zeichen einer Mitralinsuffizienz ansprechen, wenn wir durch Perkussion oder auf einer Teleaufnahme resp. einem Orthodiagramm die für Mitralfehler charakteristische Herzfigur finden (vgl. letzte Vorlesung).

Eine sehr starke Vergrößerung der Perkussionsfigur in allen Richtungen weist auf eine Überdehnung aller vier Höhlen hin. (NB. falls sie nicht von einem Perikardialexsudat herrührt; davon in der nächsten Stunde.) Man nennt das eine Stauungsdilatation, im Gegensatz zu den kompensatorischen Dilatationen, die wir bei den Klappenfehlern kennen gelernt haben. Eine solche Stauungsdilatation tritt nur bei erlahmendem Herzen auf. In diesem Sinne erlaubt der Nachweis einer starken perkutorischen Herzvergrößerung den Wahrscheinlichkeitsschluß auf Herzinsuffizienz zu ziehen. Halten Sie sich bitte die Gesichtspunkte, die uns bei diesen Erwägungen leiten, klar vor Augen: Auf Herzinsuffizienz schließt man im allgemeinen aus den Zeichen der ungenügenden Zirkulation an den verschiedenen Organen, aus dem Verhalten der Atmung, dem Gesamthabitus usw. Die Herzinsuffizienz als solche löst keinerlei beweisende auskultatorische, perkutorische Phänomene u. dgl. aus. Diese sind Zeichen der anatomischen Veränderungen am Herzen, und die anatomischen Veränderungen stehen in keinem obligatorischen Zusammenhang zur Suffizienz resp. Insuffizienz. Aber einige der physikalisch feststellbaren Symptome am Herzen sind erfahrungsgemäß so regelmäßige Begleiter der Insuffizienz, daß sie doch immerhin eine Insuffizienz vermuten lassen. Hierzu gehört neben der allseitigen starken Vergrößerung ein abnorm weit sicht- und fühlbarer Spitzenstoß, worauf ich Sie in der vorletzten Stunde bereits hingewiesen habe. Ferner dürfen Sie auf Erlahmen des Herzens schließen, wenn eine bis dahin vorhandene Verstärkung eines der beiden zweiten Basistöne nachläßt. Hierher gehören ferner der Galopprhythmus und die alternierende Herzaktion, meist unkorrekterweise Pulsus alternans genannt.

Aus dem Puls können Sie auf Insuffizienz nur dann schließen, wenn die Radialarterie auffallend schlecht gefüllt und der Impetus der Pulswelle ganz ungenügend ist, ein sog. Pulsus inanis oder filiformis. Das ist aber nur ziemlich selten der Fall. Meistens vermag das Gefäßsystem durch eine kompensatorische Kontraktion dem einigermaßen entgegenzuwirken. Deshalb ist ja auch eine Blutdrucksenkung keineswegs eine regelmäßige Begleiterscheinung einer Herzinsuffizienz, wie man sich das früher vorgestellt hat, sondern sie kommt fast nur im akuten Kollaps vor. Im Gegenteil, Erhöhungen des Blutdruckes sind bei Herzkranken beinahe häufiger. Deren Ursachen mögen verschieden sein. Bei stärkeren Graden von Blutdruckerhöhung, etwa 150 mm Hg und darüber, denkt man an Arteriosklerose oder Nierenerkrankung; davon später. Auf jeden Fall schließen sich Herzinsuffizienz und erhöhter Blutdruck keineswegs aus. Arhythmien sind strenggenommen weder die Ursache noch die Folge einer Insuffizienz. Wieweit einzelnen Formen der Arhythmie eine diagnostische Bedeutung für bestimmte Herzkrankheiten zukommt, ist in der vorletzten Stunde besprochen worden.

Wenden wir uns nach diesen Vorbesprechungen wieder unserem Kranken zu. Alles was die Inspektion zeigt, die Zyanose, die Dyspnoe, die pulsierenden Halsvenen, die Ödeme, den Aszites haben wir schon erledigt. Bei der speziellen Herzuntersuchung finden wir den Spitzenstoß im 5. Interkostalraum in der Brustwarzenlinie von gewöhnlicher Stärke, die Herzgrenzen sind bei der Perkussion nach allen Richtungen ein wenig vergrößert. Die Röntgendurchleuchtung bestätigt dies. Wir sehen ein in allen Maßen erweitertes Herz; es ist nicht in einzelnen Teilen vergrößert, wie es für einen bestimmten Klappenfehler charakteristisch wäre. Die Herztöne zeigen nichts Besonderes, die zweiten Töne über der Basis sind gleich laut. Der Blutdruck ist normal. Die Aktion ist stark beschleunigt, über 100, und, wie wir auch schon festgestellt haben, völlig unregelmäßig. Daß diese Unregelmäßigkeit alle Tage ganz gleichmäßig besteht, erweckt schon den Verdacht einer Arhythmia perpetua. Die graphische Registrierung zeigt das Fehlen einer Vorhofswelle, womit wir wohl diese Arhythmieform als gesichert betrachten können. Erinnern Sie sich bitte, daß man die Arhythmia perpetua in einen ätiologischen Zusammenhang mit einer Überdehnung der Vorhöfe, besonders des rechten zu bringen pflegt; deshalb findet man sie bei Mitralfehlern und myokarditischen Affektionen viel häufiger als bei Aortenfehlern, Arteriosklerose und Nierenherzen, wo sie kaum einmal beobachtet wird.

Wir vermissen hier also eigentlich alles, was auf ein bestimmtes anatomisches Bild hinweist. Wir haben klinisch eine Insuffizienz, und anatomisch dürfen wir auf eine geringe Herzvergrößerung ohne Klappenfehler schließen. Wenn wir, immerhin gestützt auf die Arhythmia perpetua, in solchen Fällen eine Myokarditis annehmen, wie man es zu machen pflegt, so ist diese Diagnose nicht präzis abgeleitet und nicht streng beweisbar, sondern sie stellt nur einen Wahrscheinlichkeitsschluß auf Grund sonstiger ähnlicher Erfahrungen dar. So ist es leider oft. Wenn man noch dazu bedenkt, daß das anatomische, besonders mikroskopische Bild solcher Herzen nicht immer genügend erklärende Befunde aufdeckt, so wird man sich ehrlicherweise nicht verhehlen dürfen, daß die Diagnose „Myokarditis" oft etwas unbefriedigend ist; man wäre beinahe versucht zu sagen, sie sei manchmal nicht viel mehr als eine hypothetische Übertragung des klinischen Begriffes der Herzinsuffizienz auf einen anatomischen. Ich glaube Ihnen die Schwierigkeit und Unsicherheit dieser Dinge nicht verschweigen zu sollen.

Als zweiten Fall, bei dem wir auf etwas gesichertem Boden stehen werden, bitte ich Sie diesen blassen, abgemagerten Mann anzusehen. Er macht den Eindruck eines über Sechzigjährigen. Tatsächlich ist er eben fünfzig. Was ihn zum Arzte führte, sind nächtliche Schmerzanfälle, an denen er in zunehmendem Maße seit einer Reihe von Monaten leidet. Plötzlich nachts, wenn er im Bette liegt, packt es ihn an der Brust wie eine glühende Eisenfaust, oder als wolle man ihm das Herz herausreißen. Solche Kranke greifen bei der Schilderung ihrer Attacken häufig zu den allerdrastischsten Vergleichen. Im Vordergrund stehen stets allerstärkste Schmerzen, welche oft deutlich in den linken Arm ausstrahlen; dabei befällt sie eine Todesangst. Manche reden von einem Vernichtungsgefühl. Neben dem Schmerz treten alle anderen Symptome zurück. Eine eigentliche Dyspnoe braucht gar nicht vorhanden zu sein; Zyanose fehlt ebenso meist und der Puls bleibt oft fast unbeeinflußt.

Was der Kranke hier schildert, ist ein typischer stenokardischer Anfall, eine sog. Angina pectoris; sie gilt seit langem als Zeichen einer Arteriosklerose, speziell der Koronargefäße. Als Ursache dieser Anfälle vermutet man spastische Kontraktionen der Koronararterien, durch welche die Blutversorgung des Herzens momentan mehr oder weniger gehemmt wird. Das nächtliche Auftreten dieser Anfälle ist bemerkenswert. Wir schließen sonst eher auf eine nervöse Störung und nicht auf ein organisches Leiden, wenn etwas Derartiges nicht im Anschluß an körperliche Anstrengung auftritt. Es spielen bei der Angina pectoris wohl auch nervöse Momente mit hinein; aber sie entwickeln sich hier doch offenbar auf dem Boden ernster organischer Prozesse. Der Annahme einer nervösen oder unechten Angina pectoris, die früher gang und gäbe war, steht man teilweise ablehnend gegenüber. Aber ich meine, daß man ihre Möglichkeit jetzt um so eher konzedieren muß, wo wir die Häufigkeit von spastischen Kontraktionszuständen an anderen Organen, z. B. am Magendarmkanal durch das Röntgenverfahren kennen gelernt haben. Daneben finden sich die Zeichen der Herzinsuffizienz sehr verschieden stark ausgeprägt. Bei diesem Kranken hier fehlen sie fast ganz. Atemnot stellt sich nur gelegentlich einmal ein; Ödeme lassen sich abends an den Knöcheln eben gerade nachweisen. Pleuraergüsse, Aszites usw. fehlen. Der Urin ist von gewöhnlicher Menge und mittlerem spezifischem Gewicht, frei von Eiweiß. Bei der Herzuntersuchung fühlt man den Spitzenstoß etwa an normaler Stelle „langsam hebend". Es ist ein allmähliches kraftvolles Andrängen, das die aufgelegte Hand verspürt. Die Herzdämpfung ist perkutorisch nicht deutlich vergrößert; bei der Röntgenuntersuchung zeigt sich der linke Ventrikel ein wenig ausgebuchtet, nach Art eines Aortenherzens. An der Spitze hört man ein kurzes systolisches Geräusch, über der Basis ist der 2. Aortenton deutlich verstärkt und etwas klingend. Die Aktion ist regelmäßig und von gewöhnlicher Frequenz. Die Radialarterie fühlt sich bei der Palpation etwas härter an als gewöhnlich. Der Blutdruck beträgt 170 mm Hg, also eine deutliche Steigerung über die Norm.

Eine folgerichtige Ableitung einer anatomischen Diagnose ist hier wesentlich leichter und sicherer als im vorigen Fall. Der hebende Spitzenstoß, der klingende Charakter des 2. Aortentones (eine Eigenschaft, die Sie bei einiger Übung bald herauszuhören lernen werden) deuten auf Mehrbelastung des linken Ventrikels hin. Im Röntgenschirm ist der linke Ventrikel vergrößert, länglich, etwas liegend; die Entfernung zu dem vorspringenden Aortenbogen erscheint ziemlich groß. Die Aorta ist diffus zylindrisch erweitert. Im Verein mit der Blutdrucksteigerung und der harten Radialarterie scheint die Diagnose „Arteriosklerose" als gesichert. Was wir nach den Klagen vermutet hatten, ist bestätigt. Ich brauche wohl nicht besonders zu betonen, daß nicht immer alle Symptome vereint vorhanden sind wie hier. Beinahe jedes kann fehlen; besonders betonen möchte ich das von der Blutdrucksteigerung, die von manchen als eine unerläßliche Bedingung angesehen wird. Blutdrucksteigerungen sind bei Arteriosklerose oft, aber nicht ausnahmslos vorhanden. Vielleicht ist eine bestimmte Lokalisation des sklerotischen Prozesses in dem einen oder anderen Gefäßgebiet dafür verantwortlich. Ähnlich ist es mit der Entwicklung einer Herzhypertrophie. Manchmal läßt sich ihr Ausbleiben erklären mit einem allzu schlechten allgemeinen Kräftezustand des Kranken. Denn wenn sich Arteriosklerose auch oft mit Fettleibigkeit vergesellschaftet, so bringt sie in anderen Fällen eine schwere Reduktion des Ernährungszustandes mit sich. Das Befallensein bestimmter Gefäßprovinzen (der Bauchgefäße?) scheint auf die Herzhypertrophie von Einfluß zu sein. Sie sehen hieraus, wie schwierig und unsicher die Feststellung einer Arteriosklerose sein wird, wenn die Beschwerden weniger typisch sind als bei unserem Kranken und wenn die hier nachweisbaren objektiven Veränderungen am Zirkulationsapparat fehlen. Besonders warnen möchte ich vor dem Überschätzen des Symptoms der fühlbaren harten oder geschlängelten Arterien, und zwar sowohl wenn sie vorhanden sind, als auch wenn sie fehlen. Wenn sie vorhanden sind, beweisen sie eine Arteriosklerose der peripheren Arterien, aber nicht die der zentralen, welche die wichtigeren sind. Die Erfahrung lehrt, daß die Sklerose der peripheren Arterien mit der der Aorta usw. gar nicht immer Hand in Hand geht. Die Palpation der Karotis ergibt manchmal zuverlässigere Resultate als die der Radialis. Manche legen Gewicht auf ein sichtbares Pulsieren der Brachialis bei herabhängendem ausgestrecktem Arm. Die Schlängelung der Temporalarterie ist bei vielen Leuten, manchmal bei allen Mitgliedern einer Familie auffallend ausgeprägt, ohne daß Neigung zu Arteriosklerose u. dgl. besteht.

Von den vielen theoretischen Fragen, die sich bei dem Problem der Arteriosklerose aufdrängen, kann ich nur einiges wenige streifen. Zunächst den Zusammenhang oder richtiger gesagt die Übergänge zu dem Krankheitsbild der Nierensklerose, alias Schrumpfniere. Ein

besonders hoher Blutdruck, etwa 200 mm Hg oder noch höher, ebenso
ein reichlicher heller Urin, der keineswegs immer Eiweiß und Zylinder
enthalten muß, lassen uns daran denken, daß der sklerotische Prozeß
hauptsächlich die Nieren befallen hat. Aber sowohl klinisch als auch
anatomisch lassen sich keine scharfen Grenzen zwischen der Arteriosklerose und der Schrumpfniere ziehen. Andererseits ist bei den mannigfachen Momenten, die zu Blutdrucksteigerung führen können, die Identifizierung von Blutdrucksteigerung und Nierenerkrankung in solchen
Fällen nicht zulässig. Wir kommen bei den Nierenkrankheiten noch
einmal darauf zu sprechen.

Einige Worte über die Pathogenese der Arteriosklerose. In der
pathologischen Anatomie werden Sie die Arteriosklerose kennen lernen als
einen histologisch wohl charakterisierten Prozeß, der in der Intima beginnt.
Im Gegensatz dazu befällt die Syphilis die Media der Arterien, als sog.
Mesarteriitis syphilitica. Die letztere spielt bei den Hirngefäßen eine
große Rolle, und wir werden ihr bei der Apoplexie noch einmal begegnen.
Gewisse Eigenheiten im klinischen Bilde eines Schlaganfalls weisen darauf hin,
daß er auf Grund eines syphilitischen und nicht eines arteriosklerotischen
Prozesses entstanden ist. Dann kommt die Lues besonders in der Aorta
als Mesaortitis syphilitica vor, und Sie werden in den pathologischen Kursen
derartige Präparate demonstriert bekommen. Als sicherer Ausdruck einer
syphilitischen Arterienerkrankung wird das Aneurysma der Aorta betrachtet. Unter Aneurysma versteht man eine umschriebene Erweiterung
einer Arterie. Die Aortenaneurysmen, meist an der aufsteigenden Aorta
oder am Arkus sitzend, machen teilweise lokale Symptome durch Druck
auf ihre Umgebung (Trachea, Nervus recurrens), teils verraten sie sich nur
durch die von der Arterienerkrankung im ganzen abhängige Herzinsuffizienz.
Eine sichere Diagnose ist meist nur durch eine Röntgendurchleuchtung
möglich. Ich gehe hier nicht näher auf diese nicht allzu häufige Erkrankung
ein. Wegen der imponierenden Symptome, welche ein Aortenaneurysma
gelegentlich einmal macht, findet diese Erkrankung oftmals eine eingehendere
Besprechung, als ihrer Wichtigkeit entspricht. Neben der Arteriosklerose
und der Syphilis werden Sie in der pathologischen Anatomie nicht allzuviel von anderen Arterienerkrankungen hören. Die Entzündung, die sonst
bei jedem Organ in der Pathologie zuerst abgehandelt wird und immer
einen breiten Raum einnimmt, wird bei den Arterien nur recht kurz erwähnt
werden. Anders in den Lehren der französischen Autoren. Dort spielt die
Entzündung der Arterien, speziell die der Aorta, eine große Rolle. Manches,
was wir als Arteriosklerose ansprechen, wird dort als „Aortite chronique"
gedeutet und allerlei akute Herzstörungen, die nach unserer Auffassung
teilweise der Stenokardie zuzuzählen sind, fassen die französischen Autoren
als eine „Aortite aigue" auf. Vielleicht verdienen diese Gesichtspunkte
tatsächlich mehr Berücksichtigung als ihnen bei uns zuteil wird.

Die Behandlung aller dieser Zustände will ich mit wenigen Worten
abtun. Es wird Ihnen dieselbe in der Klinik genau vorgetragen und Sie
finden sie auch in allen Büchern ausführlich abgehandelt. Bettruhe und
Digitalis stellen die Grundpfeiler dar. In der Pharmakologie werden Sie
viel Theoretisches über die Digitaliswirkung auf Herz und Gefäße und
allerlei hieraus abgeleitete bestimmte Indikationen und Kontraindi-
kationen lernen. Die Praxis vermag dem nicht in allem beizupflichten.
Man pflegt Digitalis schlechterdings bei jeder Form von Herzinsuffizienz anzuwenden, gleichgültig auf welcher Basis. Alle anderen
der zahllosen Herzmittel (Strophanthus, Bulbus scillae, Adonis vernalis),
ebenso wie die Diuretika werden meist erst nach resp. in Kombination
mit Digitalis verordnet. Als schnellwirkende Herzmittel waren früher

Koffein und Kampfer häufig unentbehrlich. Jetzt besitzen wir verschiedene Digitalispräparate (Digalen, Strophanthin, Digipurat), welche intramuskulär oder intravenös angewandt werden können und damit sofortige Wirkung garantieren. Ich übergehe alle Einzelheiten der modernen Digitalisbehandlung; sie unterscheidet sich von der früheren, wo man sich vor einer Schädigung durch Kumulation mehr fürchtete als jetzt, nicht unwesentlich.

Unter den zahllosen Einzelverordnungen, zu denen die Behandlung von schweren Herzkranken oft Anlaß gibt, nimmt die Anwendung von Narkotika den ersten Platz ein. Man scheue sich keineswegs vor Morphiuminjektionen, um Kranken, wenn sie von dauerndem Hustenreiz oder sonstigen schmerzhaften Sensationen gequält werden, ruhige Nächte zu verschaffen. Auch sonst sind Schlafmittel häufig nicht zu umgehen. Störung des Magens oder des Darmes erfordert auch oft spezielle medikamentöse Behandlung. (Die ungünstige Beeinflussung von Herzkrankheiten durch Magen-Darmerkrankungen wird neuerdings, wohl mit Recht, nachdrücklich betont.) Die Frage der Flüssigkeitszufuhr bei hydropischen Herzkranken, d. h. der Nutzen einer strengen Flüssigkeitsbeschränkung, ist noch durchaus strittig. Bei fettleibigen Herzkranken, besonders bei solchen auf myokarditischer Basis, ist zeitweilig strengste Einschränkung von Flüssigkeit und Gesamtnahrung, z. B. in Form der sog. K a r e l l k u r e n (4—5 mal täglich etwa 200 ccm Milch) häufig von deutlichem Nutzen. Mit der Punktion von Pleuraergüssen sei man freigebiger als z. B. bei tuberkulösen Pleuritiden. Dyspnoische Herzkranke fühlen sich oft auch nach Ablassen von kleinen Pleuraergüssen wesentlich erleichtert. Ähnlich ist es mit dem Aszites, sobald er das Zwerchfell nach oben zu drängen beginnt. Auch mit der Inzision von Ödemen an den Beinen warte man nicht allzulange. Bei stenokardischen Anfällen ist oft Nitroglyzerin (in Spiritus gelöst per os) oder Amylnitrit (zum Einatmen) von ausgezeichneter, prompt kupierender Wirkung. Manche Kranke benützen es jahrelang mit immer gleichbleibendem gutem Erfolg. Bei anderen versagt es ohne ersichtlichen Grund gänzlich, so daß man bei überstarken Schmerzen zur Morphiumspritze greifen muß. Für leichtere Fälle, resp. nach einer Digitalisbehandlung, erfreuen sich Kohlensäurebäder, Übungstherapie, z. B. in Form von Terrainkuren u. dgl. großer Beliebtheit. Einige Badeorte, vor allem Nauheim, sind in allen diesen Kurmitteln auf die Behandlung von leichten Herzkranken besonders eingestellt und deshalb empfehlenswert.

M. H.! Wir haben uns hier bisher mit Kranken beschäftigt, bei denen nach Art ihrer Beschwerden und nach dem Untersuchungsbefund an dem Vorhandensein einer organischen Herzaffektion jedenfalls kein Zweifel bestanden hat. In der Praxis ist die Zahl dieser Patienten aber verschwindend klein gegenüber den Scharen von Kranken, die über ihr Herz klagen und bei denen es uns die größten diagnostischen Schwierigkeiten bereitet, ob eine organische Herzkrankheit vorliegt, oder ob es sich um Beschwerden handelt, die man schlechtweg „nervös" nennt. Die Klagen können fast die gleichen sein, allerlei Sensationen in der Herzgegend, Atemnot und dergleichen. In typischen Fällen überwiegt vielleicht beim Nervösen die Betonung der subjektiven Empfindungen, das lebhafte und ängstliche Ausmalen derselben, der Zusammenhang der Beschwerden mit der Stimmungslage, psychische Einflüsse u. dgl. Der organisch Kranke konstatiert im Gegensatz dazu viel nüchterner die Funktionsbeeinträchtigung und deren Abhängigkeit von reellen Schädigungen geht klarer hervor. Aber die Addition von Nervösem bei organischen Herzkranken ist so häufig, daß man sich wohl hüten muß, etwa nur aus der Art der vorgebrachten Klagen .eine organische Affektion auszuschließen. Das Ausschließen einer Krankheit, d. h. die Diagnose der Gesundheit, die der Patient doch oft vom Arzt hören möchte, ist beim Herzen noch schwieriger als bei vielen anderen Organen. Bei Einführung einer jeden neuen Untersuchungsmethode hoffte man meistens eine Zeitlang, mit Hilfe eines bequemen Schemas entscheiden zu können, ob eine organische Herzerkrankung vorliegt oder nicht. Man hat auf den mannigfachsten Wegen nach diagnostischen Methoden gesucht, meistens auf Grund der Vorstellung, daß ein organisch krankes Herz auf Körperanstrengungen anders reagieren müsse als ein gesundes, resp. „nur nervöses" Herz. Nach den verschiedensten, teilweise recht komplizierten Methoden ist man eigentlich immer wieder zu einem alten und einfachen Mittel zurückgekehrt, nämlich man bestimmt die Pulsfrequenz und beobachtet das Verhalten der Atmung vor und nach einer bestimmten körperlichen Anstrengung, z. B. Kniebeugen. Man schließt dann auf eine organische Affektion, wenn eine Pulssteigerung (nach etwa 10—20 Kniebeugen) länger als 1—2 Minuten anhält und wenn die Atmung dann auffallend mühsam wird, vor allem wenn das sog. Durchatmen schwer fällt. Eine starke Erhöhung der Pulsfrequenz, die aber gleich wieder heruntergeht, soll mehr dem nervösen Typus entsprechen. In Ermangelung besserer Methoden wird man sich dieses einfachen und bequemen Mittels doch vorläufig noch gerne bedienen.

Was die Natur der nervösen Herzstörungen betrifft, so liegen die Dinge hier wie bei den Magenneurosen und den übrigen funktionellen Organbeschwerden; ich bespreche das ein anderes Mal etwas genauer (Vorlesung 18 und 23); jetzt nur folgendes: Die prinzipielle Frage zielt darauf hinaus, ob diesen nervösen Organstörungen irgendwelche feinsten Veränderungen an den zuführenden Nerven zugrunde liegen oder ob sie rein psychogener Natur sind. Bei den Magen-Darmerkrankungen scheint es mir berechtigt, der psychogenen Entstehung einen weiten Raum anzuweisen. Auch unter den Herzneurosen gibt es sicher manches, bei dem das psychogene Moment den Ausschlag gibt. Aber die nichtpsychogenen, die „organisch nervösen" Affektionen dürften beim Herzen doch einen gewichtigen Platz einnehmen. Hierher gehören manche Formen der Extrasystolen, teils mit, teils ohne subjektive Empfindungen dabei. Ferner gehört hierher die paroxysmale Tachykardie, auch „Herzjagen" genannt. Es sind das Anfälle von stärkster Pulsbeschleunigung, ca. 200 oder noch höher, die plötzlich kommen und meistens ebenso plötzlich wieder verschwinden. Todesfälle während dieser Anfälle sind sehr selten, aber doch gelegentlich beobachtet worden. So paradox es klingen mag, so stehen diese Anfälle von beschleunigtem, aber regelmäßigem Herzschlag vielleicht mit der Arhythmia perpetua in enger Verwandtschaft, insofern nämlich, als beiden eine abnorm beschleunigte Vorhofsaktion zugrunde liegt, welcher die Ventrikel nicht zu folgen vermögen.

Schwieriger zu beurteilen sind die Fälle von dauernder Pulsbeschleunigung mäßigeren Grades, etwa 100—120. Man sah sie im Kriege außerordentlich häufig. Öfters waren sie ein zufälliger Befund bei jungen Leuten von vollster körperlicher Leistungsfähigkeit und ohne jede Nervosität. Aber sie kommen ebenso vor bei Leuten mit lebhaften Klagen ohne nachweisbaren krankhaften Befund, bei den sog. „Nervösen". Außer der Beschleunigung ist der Befund am Herzen oft ganz normal, aber manchmal ist der Spitzenstoß verstärkt und erschütternd. Besonders bei den Fällen mit diesem erschütternden Spitzenstoß hat man daran zu denken, ob nicht eine „forme fruste" der Basedowschen Krankheit vorliegt (Vorlesung 19). Manche der dauernden Pulsbeschleunigungen mögen in dieses Kapitel gehören und als thyreotoxisch aufzufassen sein. Schließlich sieht man hartnäckige Pulsbeschleunigungen öfters viele Monate lang nach fieberhaften Infektionen, speziell nach Typhus; hier ist die Möglichkeit einer Myokarditis als Ursache stets zu erwägen, aber freilich meist nicht zu beweisen.

Als anatomische Unterlage von manchen der sog. nervösen Herzbeschwerden wird neuerdings eine abnorme Kleinheit oder eine konstitutionelle Schwäche des Herzens erwogen. Trotz aller darauf verwandter Mühe ist eine Messung der Herzgröße lange nicht exakt genug möglich, um im gegebenen Fall eine abnorme Kleinheit im Verhältnis zum ganzen Körper strickte genug beweisen zu können. Der Stand des Zwerchfells, geringe Anomalien im Thoraxbau und vor allem Verkrümmungen der Wirbelsäule erschweren die Beurteilung oft ganz erheblich. Normal große Herzen können schief nach oben gedrängt werden und dadurch in ihrem Durchmesser vergrößert erscheinen. Andererseits beraubt ein Zwerchfelltiefstand, wie er bei Leuten mit schmalem langem Thorax häufig ist, das Herz seines normalen Stützpunktes auf der Zwerchfellkuppe, so daß es gewissermaßen frei pendelt. Es präsentiert sich dann im Röntgenbild ohne die normalen seitlichen Ausbuchtungen fast schlauchförmig als „Tropfenherz" und erscheint dadurch zu klein. Wenn ein bei mittlerer Atmung normal geformtes Herz bei tiefer Inspiration erst Tropfenform annimmt, bezeichnet man das als „Zehbesches Phänomen". Der sichere Beweis einer abnormen Kleinheit ist kaum zu erbringen, da wir ja immer nur die Silhouette messen können. Man bedenke doch hierbei immer, daß es dem pathologischen Anatomen, wenn er das herausgeschnittene Herz in der Hand hält, noch die größten Schwierigkeiten bereitet, geringfügige Größenveränderungen desselben festzustellen. Aber neben der früheren üblichen Anschauung, welche mit dem Wort „Herzkrank" immer nur die Vorstellung von Klappenveränderungen, Myokarditis, Herzvergrößerung od. dgl. verknüpfte, verdienen diese Gesichtspunkte in Zukunft sicher eingehender Berücksichtigung. Auch das eigentlich höchst banale Moment der mangelnden Übung beansprucht Beachtung. Der Stubenhocker oder das Muttersöhnchen, wenn er z. B. im Militärdienst zu intensiver körperlicher Anstrengung gezwungen wird, ermüdet naturgemäß leicht und rasch; er gerät in Atemnot und verspürt Herzklopfen, während andere, sportlich Geübte oder an harte Arbeit Gewöhnte mühelos aushalten. Ganz sicher finden viele Fälle, die als „Herzmuskelschwäche" oder als „Herzneurose" angesprochen werden, in derartigen Verhältnissen ihre wahre Erklärung.

Was die Behandlung aller dieser Zustände betrifft, so ist jedenfalls über alle gemeinsam mit voller Sicherheit etwas Negatives zu sagen: Die Therapie des organisch insuffizienten Herzens, Ruhe und Digitalis, ist verfehlt und zwecklos. Eine nervöse Herzbeschleunigung wird durch Digitalis niemals verlangsamt und ein konstitutionell schwaches Herz oder ein ungeübtes wird durch Schonung sicher nicht leistungsfähiger. Meistens besteht wohl die Behandlung am besten in einer Kombination von psychischer Beeinflussung und Übung, resp. vernünftiger Anpassung an das, was der Konstitution entsprechend gefordert werden kann.

8. Vorlesung.

Herzkrankheiten IV.

Endokarditis, Embolie, Perikarditis.

Heute möchte ich einige Kapitel aus der Pathologie des Herzens zusammenhängend vortragen, welche ich mehrfach schon kurz gestreift habe, nämlich die Endokarditis, im Anschluß daran die Embolien und zuletzt die Perikarditis.

Ich habe in den vorangehenden Vorlesungen wiederholt davon gesprochen, daß die akuten Endokarditiden, worunter wir vorzugsweise die Entzündung des Endokards der Klappen verstehen, die Hauptursache der chronischen Klappenfehler darstellen. Eine solche akute Endokarditis gehört zu den Affektionen, welche sich dem Untersucher nur wenig aufdrängen, die meist nicht viel Prägnantes zeigen, nach denen man suchen muß und welche oft nur aus unbestimmten und vieldeutigen Symptomen erschlossen werden können. Sie wissen bereits, daß akute Endokarditiden im Verlaufe einer jeden Infektionskrankheit auftreten können, mit besonderer Vorliebe aber beim akuten Gelenkrheumatismus. Geringe Temperatursteigerungen, welche durch die Grundkrankheit nicht erklärt erscheinen, und eine Pulsbeschleunigung (manchmal unverhältnismäßig hoch) können das einzige sein, was uns an eine akute Herzaffektion denken läßt. Der objektive Befund am Herzen ist meist ganz uncharakteristisch. Systolische Geräusche werden wir nur dann als beweiskräftig gelten lassen dürfen, wenn sie in Lokalisation, Charakter oder Intensität einen auffälligen Wechsel zeigen, oder wenn sie gleich am Anfang die für Klappenfehler beweisenden Eigenheiten oder Begleiterscheinungen aufweisen. Diastolische Geräusche, die in einer derartigen Periode am Herzen neu auftreten, wären natürlich ohne weiteres beweisend. Der anatomische Prozeß besteht in solchen frischen Fällen, wie Sie in der pathologischen Anatomie lernen werden, meist in kleinen warzigen Auflagerungen am Schließungsrand der Klappen (Endocarditis verrucosa).

Es ist klar, daß diese, solange sie frisch und weich sind, den Klappenmechanismus nicht viel zu beeinträchtigen brauchen. Die mechanische Störung beim chronischen Herzklappenfehler entsteht dadurch, daß nach Ausheilung des akuten Stadiums allerlei Narben, Schrumpfungen u. dgl. einen gröberen Ventildefekt bedingen. Deshalb kommt die Diagnose einer akuten Endokarditis häufig nicht über eine gewisse Wahrscheinlichkeit hinaus. Treten freilich Zeichen einer akuten Herzinsuffizienz auf (Dyspnoe, Zyanose, evtl. Dilatation), so ist die Diagnose natürlich gesicherter. Aber die Insuffizienz ist dann korrekterweise auf Rechnung einer begleitenden Myokarditis zu setzen. Nicht selten bleibt die Endokarditis neben der auslösenden Krankheit ganz versteckt und erst der spätere Klappenfehler beweist die vorangegangene Erkrankung.

Der anatomische Prozeß, der diesen akuten Endokarditisformen zugrunde liegt, besteht öfters nicht nur in einer Auflagerung von Entzündungsprodukten, Thromben und dergleichen, sondern es entwickeln sich manchmal ulzeröse Prozesse, die zu tiefen Löchern in den Klappensegeln führen können (Endocarditis ulcerosa). Es ist klar, daß der hieraus resultierende Klappenfehler meistens schwerer sein wird; aber ein durchgreifender Unterschied im klinischen Bild der akuten Endokarditis wird dadurch nicht bedingt. Ich betone das ausdrücklich, weil für den Anfänger die Versuchung groß ist, die anatomische Trennung zwischen der Endocarditis „verrucosa“ und „ulcerosa“ zu identifizieren mit dem, was Sie in klinischen Lehrbüchern meist als „benigne“ und „maligne“ oder „septische“ Endokarditis unterschieden finden. Es handelt sich hier um ganz andere Gesichtspunkte. Verrukös und ulzerös bezieht sich auf den morphologischen Prozeß; benigne und maligne bezieht sich auf die Virulenz der krankmachenden Bakterien resp. deren Toxine. Die Endokarditis beim Gelenkrheumatismus, beim Scharlach usw. ist fast immer klinisch benigne, d. h. wenigstens in bezug auf die Prognose der akuten Erkrankung quoad vitam. Bei Tuberkulösen, Karzinomkranken und unter manchen anderen noch nicht näher gekannten Bedingungen kommen sogar Endokarditisformen vor, die klinisch zunächst noch viel blander sind und gleich als schleichende, chronische Affektion fast unbemerkt einsetzen können. Hiervon nachher noch einige Worte. Von einer malignen oder septischen Endokarditis spricht der Kliniker, wenn im Verlaufe einer allgemeinen Sepsis das Endokard befallen wird, resp. wenn in solchen Fällen das Endokard die einzige (nachweisbare?) Lokalisation des septischen Infektes darstellt. Die Begriffe Sepsis, Bakteriämie und Infekt, welche dem Anfänger immer viel Kopfzerbrechen machen, werden uns bei anderer Gelegenheit (vor allem beim Typhus) noch beschäftigen. Hier nur so viel davon: Wir reden von einem „Infekt“ schlechtweg, wenn bei einer Infektionskrankheit nicht die Symptome von seiten eines bestimmten befallenen Organes im Vordergrund stehen (wie z. B. bei der Pneumonie oder Lungentuberkulose), sondern wenn die allgemeinen Symptome: Fieber, Kopfweh, Benommenheit, Schüttelfröste, Hautblutungen evtl. Erbrechen und Durchfall (NB. ohne selbständige Magendarmaffektion) das klinische Bild beherrschen. Oft sind diese Symptome nur die Folge einer versteckten Eiterung, und eine gründliche Untersuchung (manchmal leider erst die Sektion) zeigt einen Abszeß unter dem Zwerchfell oder im kleinen Becken oder am Psoas oder in der Umgebung der Nieren und dergleichen. Wenn alles dieses fehlt (und nur dann reden wir von einem „Infekt" im engeren Sinne des Wortes), muß man danach fahnden, ob Zeichen einer Endokarditis vorhanden sind. Subjektive Beschwerden von seiten des Herzens verbergen sich neben dem schweren Allgemeinzustand natürlich leicht. Die Anhaltspunkte, aus denen wir auf maligne Klappenentzündungen schließen, sind ungefähr die gleichen wie bei der benignen Endokarditis. Aber da fast alle diese Zeichen bei einer hoch fieberhaften schweren Allgemeinerkrankung, wie sie die Sepsis darstellt, auch ohne spezielle Herzaffektion auftreten, ist eine sichere Diagnose oft unmöglich. Multiple kleine vereiternde Hautnekrosen, durch septische Embolien bedingt (die aber keineswegs regelmäßig vorkommen), stellen oft den einzigen zuverlässigen Hinweis auf eine Endokarditis im Verlauf einer Sepsis dar. Aber auch dieses Symptom ist nicht einmal sicher beweisend, da solche Embolien auch aus eitrigen Thromben in den Lungenvenen stammen können. (Wir kommen auf die Embolie gleich noch zu sprechen.) Der Sektionsbefund, den wir bei der Schwere der Krankheit leider häufig erheben können, besteht oft nur in kleinen Wärzchen an einer oder mehreren, manchmal an allen vier Klappen. Seine Geringfügigkeit steht in krassem Gegensatz zu dem schweren klinischen Bild. Das gehört mit zu dem Begriff des „Infektes". Die histologische Untersuchung des Herzens zeigt in solchen Fällen meist ein Mitbefallensein des Myokards.

Von größter klinischer Wichtigkeit ist die Neigung einer jeden Endokarditis zum Rezidivieren. Die sog. Progredienz eines Klappenfehlers ist oft nur durch Rezidive der ursprünglichen Krankheit bedingt. Auch die maligne Endokarditis befällt häufig Kranke mit alten Klappenfehlern, wenn also die Endokarditis erstmalig benigne verlaufen war. Man sieht dann bei der Sektion oft deutlich die frischen roten Wärzchen auf den alten bereits geschrumpften derben Narben.

Unter den chronischen, mit mäßigem Fieber einhergehenden endokarditischen Zuständen hat Schottmüller vor einigen Jahren ein wohl charakterisiertes Krankheitsbild unter dem Namen der „Endocarditis lenta" herausgehoben. Dieselbe befällt meist die Aorta; das Fieber ist remittierend. Die Kranken pflegen stark anämisch zu sein; daneben besteht Milztumor und eine hämorrhagische Herdnephritis (S. 125). Nach Schottmüller wird die Endocarditis lenta durch den Streptococcus viridans hervorgerufen, dessen Selbständigkeit gegenüber dem gewöhnlichen hämolytischen Streptokokkus noch Gegenstand der Forschung ist. Beim Gelenkrheumatismus kommen wir noch einmal auf diese Endokarditisform zurück (S. 192).

Von gewissen schleichend, fast unbemerkt verlaufenden Endokarditisformen habe ich vorhin schon kurz gesprochen. Unsere Kenntnisse hierüber sind noch mangelhaft. Der pathologische Anatom beschreibt eine „Endocarditis chronica fibrosa", welche im Gegensatz zu den bisher beschriebenen Formen auch das Wandendokard außerhalb der Klappen in Mitleidenschaft ziehen soll. Ein leiser erster Ton und ein auffallend schwacher Spitzenstoß werden als klinischer Hinweis auf diese Affektion genannt; doch dürften dieselben wohl mehr aus dem anatomischen Befund konstruiert sein.

Bei der malignen Endokarditis erwähnte ich eben die septischen Embolien. Ich benütze den Anlaß, um hier noch einiges im Zusammenhang über die Embolien überhaupt und deren Folgen zu sagen. Die akute Endokarditis stellt bei Herzkranken deren häufigste, freilich nicht ausschließliche Ursache dar. Wie Sie in der pathologischen Anatomie genauer lernen werden, bestehen die meisten (und uns hier ausschließlich interessierenden) Emboli aus Blutgerinnseln. Bei der akuten Endokarditis entstammen diese den frischen Auflagerungen auf den entzündeten Klappen. Bei den malignen Formen verschleppen sie auf ihrem Weg natürlich auch septisches Material. Aber die Emboli können auch losgerissene Teile eines Thrombus darstellen, wie er sich bei insuffizienten und dilatierten Herzen in den Herzohren oder bei Arteriosklerose in der Aorta an ulzerierten Stellen bildet. Die Gesetze über den Weg der Emboli (aus den Venen oder dem rechten Herzen in die Lungenarterien, ferner aus den Lungenvenen oder dem linken Herzen in das Arteriensystem), lernen Sie in der pathologischen Anatomie, ebenso ihre Folgen. Dieselben hängen davon ab, ob der embolisierte Bezirk noch anderweitig mit Blut versorgt werden kann oder ob er von der Zirkulation abgeschlossen bleibt. Im letzteren Falle entsteht ein Infarkt und zwar entweder ein anämischer oder ein hämorrhagischer. Anämisch wird er, wenn der Abschluß von der Zirkulation vollständig ist. Hämorrhagisch wird er, wenn das Gewebe allmählich mit Blut vollgestopft wird, entweder durch Rückfluß aus den Venen oder von der Nachbarschaft her durch kleinste Kollateralen, die jedoch für eine richtige Durchblutung nicht ausreichen. Ich möchte nur noch einem weit verbreiteten Irrtum entgegentreten, nämlich dem, daß solche Infarkte stets von einer Embolie herrühren. Das ist unrichtig. Zirkulationsstörungen der verschiedensten Art, z. B. auch durch einfache mechanische Behinderung können genau ebenso einen Infarkt veranlassen. Die klinisch wichtigsten Infarkte, die des Gehirns und der Lungen, werden in den diesen Organen gewidmeten Vorlesungen besprochen. Die Symptome hängen natürlich weitgehendst von der Größe und (beim Gehirn) von der Lokalisation des außer Funktion gesetzten Bezirkes ab. Die meisten anderen Infarkte pflegen nur zufällige Sektionsbefunde darzustellen. Höchstens die der Nieren verraten sich manchmal durch plötzlich auftretende Schmerzen in der Nierengegend und daran anschließende mehrtägige Hämaturie, bei Milzinfarkten kann man öfters ein Reiben infolge einer „Perisplenitis", analog dem Pleurareiben, fühlen. Sehr bemerkenswert ist, daß die Infarkte infolge septischer, d. h. mit Bakterien beladener Emboli keineswegs immer vereitern. Es hängt das offenbar neben der Virulenz der Bakterien weitgehendst von den Ernährungsverhältnissen des befallenen Gewebes ab. Die Hautembolien vereitern meistens; in anderen Organen vereitern sie viel weniger häufig. Die Embolien aus entzündeten Beinvenen, welche doch stets infektiös sind, pflegen in der Lunge so gut wie ausnahmslos zu blanden Infarkten zu führen.

Zum Schluß will ich noch die Perikarditis besprechen.

Die Zeichen derselben, die in typischen Fällen außerordentlich prägnant sind, möchte ich Ihnen an diesem Kranken hier zeigen. Sie sehen alle Symptome der schweren akuten Herzinsuffizienz, die mühsame, angestrengte Atmung, die Zyanose usw. Während des Abklingens eines Gelenkrheumatismus hat sich dieser Zustand unter hohem Temperaturanstieg und starker Pulsbeschleunigung in einigen Tagen entwickelt. Bei der Untersuchung des Herzens findet sich eine auffallend große und intensive Dämpfung; wo eine Dämpfung auftritt, ist sie gleich „absolut". Sie überschreitet links die Brustwarzenlinie, rechts den Brustbeinrand um mehrere Zentimeter und nach oben reicht sie fast bis zur 2. Rippe. Vom Spitzenstoß sieht und fühlt man nichts. Erinnern Sie sich bitte, was ich über Sicht- und Fühlbarkeit der Herzaktion bei schwerer Insuffizienz gesagt habe. Ein abnorm ausgedehnter und starker Spitzenstoß ist hier die Regel. Bei der Auskultation hört man die Töne rein aber ganz leise. Diese Trias von Symptomen, die große intensive Dämpfung, die leisen Töne und das Fehlen jeder Sicht- und Fühlbarkeit der Herzaktion leiten sich mühelos ab aus dem Bilde der Pericarditis exsudativa, d. h. aus der Tatsache, daß der Herzbeutel mit einem Flüssigkeitserguß angefüllt ist, der das Herz in seinen Randpartien allseitig umgibt. In den Büchern finden Sie oft eine Dreiecksform mit der Spitze nach oben oder mit einem kaminförmigen Aufsatz als charakteristisch für eine Pericarditis exsudativa angegeben. Das trifft bei ganz großen, den Herzbeutel überall prall füllenden Ergüssen öfters zu; aber es darf nicht so verstanden werden, als ob es eine conditio sine qua non wäre. Sie dürfen sich bei der Pericarditis exsudativa genau wie bei den Pleuraergüssen niemals an ein bestimmtes auskultatorisches oder perkutorisches Schema klammern. Sie müssen sich stets vor Augen halten, welch wechselnde Bilder durch die Größe des Ergusses, die Verschieblichkeit des Herzens und der Nachbarorgane entstehen können. Wenn von früheren Entzündungen her Verwachsungen zwischen Herz und vorderem Perikardblatt zurückgeblieben sind und deshalb sich vorn nicht viel Flüssigkeit ansammeln kann, so wird der Spitzenstoß natürlich nicht verschwinden und die Herztöne nicht viel an Stärke einbüßen. Die Erkennung des Exsudates wird dann noch meist möglich sein, wenn seine Entwicklung unter unseren Augen erfolgt, wenn wir also die Zunahme der Dämpfung von Tag zu Tag verfolgen konnten. Sonst ist die Diagnose ganz schwierig. Die in den Büchern immer viel besprochene Ausfüllung des Herzleberwinkels, d. h. der Umstand, daß die Perkussion daselbst statt eines rechten Winkels einen stumpfen ergibt, ist ganz unsicher. Eher wird auf die richtige Diagnose einer Pericarditis exsudativa im Gegensatz zu Herzvergrößerung die Tatsache leiten, daß die relative Dämpfung die absolute an Größe kaum überragt. Im Röntgenschirm ist ein Herz mit einem Perikarderguß der Mitralform ähnlich, aber der Winkel zwischen Herz und Zwerchfell ist beiderseits völlig ausgefüllt, sogar stumpfwinklig; ferner sieht man keine oder jedenfalls auffallend wenig Pulsation.

Der Vergleich mit der Pleuritis, mit der die Perikarditis in jeder Hinsicht die engste Verwandtschaft hat, läßt ohne weiteres auch fast alles andere leicht verstehen. Zunächst die Pericarditis sicca. Sie kann selbständig auftreten, d. h. die Entzündung kann „trocken" bleiben, ohne zu einer Exsudation zu führen. Sie kann aber auch das erste oder das letzte Stadium einer Pericarditis exsudativa darstellen und schließlich können bei einem mäßig starken Herzbeutelerguß die beiden entzündeten Perikardblätter neben dem Erguß an einzelnen Stellen in Kontakt bleiben. Mit der Erkennung der perikardialen Reibegeräusche ist es ebenfalls ähnlich wie mit den pleuralen. Sie können von so unzweideutig schabendem Charakter sein, daß jedermann sie mit Sicherheit als „Reiben" anspricht. Aber manchmal, wenn sie nur kurz sind, können sie den endokarditischen Geräuschen sehr ähnlich sein. Von den Unterscheidungsmerkmalen, an die man sich dann halten soll, erscheint mir das von Naunyn betonte am zuverlässigsten; nämlich daß die perikardialen Geräusche nicht genau synchron mit der Herzaktion sind, daß sie um die Herztöne „herumschleichen". Ferner haben wir, genau wie bei den Pleuraergüssen, korrekterweise eine entzündliche Exsudation und eine nicht entzündliche Transsudation zu unterscheiden. Doch kommt dieser Unterscheidung wegen der Häufigkeit der Mischformen auch hier keine große praktische Bedeutung zu. Im weiteren zeigt sich die Verwandtschaft zwischen Perikarditis und Pleuritis in ihrer gemeinsamen Ätiologie und dementsprechend der Häufigkeit ihres gemeinsamen Vorkommens. Die Tuberkulose ist die häufigste Ursache der schleichend auftretenden Perikarditis genau wie bei der Pleuritis. Bei den akuten Formen ist der Rheumatismus, so wie bei unserem Patienten hier, die gewöhnliche Ursache. Die kruppöse Pneumonie, als deren Nachkrankheit die Pleuritis eine so wichtige Rolle spielt, kommt für die Perikarditis weniger in Betracht. Als Ursache der chronischen Perikardialergüsse muß dagegen noch die Nephritis genannt werden. Selten ist nur das Perikard befallen; die Pleura, besonders die linke ist beinahe ausnahmslos miterkrankt. Hierdurch entstehen manchmal auch Reibegeräusche zwischen Pleura und Perikard (Extra-Perikarditis.) Daß Exsudate sich meist neben dem Perikard auch in der linken Pleurahöhle ansammeln, ist für die Therapie wichtig und oft sehr erfreulich. Es enthebt uns nämlich meist der Notwendigkeit, einen Herzbeutelerguß punktieren zu müssen. Fast immer kann man bei raschem Anwachsen der Ergüsse durch Ablassen des linksseitigen Pleuraergusses genügend Erleichterung schaffen, um dann den spontanen Rückgang der Entzündung abwarten zu können. Bei chronischen Herzbeutelergüssen wird man eher einmal in die Lage kommen, sie direkt punktieren zu müssen. Das hier Gesagte bezieht sich natürlich nur auf die serösen Ergüsse, resp. serös-hämorrhagischen. Die sehr seltenen eitrigen Ergüsse (durch direkte Verletzung des Herzbeutels oder von der Nachbarschaft fortgeleitet) geben stets eine ganz schlechte Prognose, selbst bei breiter Inzision des Herzbeutels.

Bei unserem Kranken hier, bei dem es sich aller Wahrscheinlichkeit nach um einen serösen Erguß handelt, hoffen wir den Rückgang der Entzündung bei strenger Bettruhe und Kälteapplikation auf die Herzgegend abwarten zu können. Narkotika und Exzitantia werden nötigenfalls nach den bei allen Herzkrankheiten gültigen Indikationen zu verordnen sein. Antirheumatische Mittel sind gegen die Herzkomplikation des Gelenkrheumatismus wirkungslos, wie wir das beim Gelenkrheumatismus noch besprechen werden. Zwischen der Endokarditis und der Perikarditis besteht insofern noch ein recht bemerkenswerter Unterschied punkto Prognose, als die erstere bei ihrem Auftreten fast symptomlos bleiben kann, trotzdem führt sie meist zu ernsten chronischen Folgezuständen, eben den Klappenfehlern. Im Gegensatz dazu pflegt die viel bedrohlicher einsetzende Perikarditis, die auf der Höhe des akuten Prozesses, so wie auch hier, ein ganz schweres Bild bietet, oft ohne jede Funktionsstörung auszuheilen. Diese Lehre erleidet in ihrer praktischen Bedeutung dadurch eine gewisse Einschränkung, daß ja beinahe jede Entzündung am Herzen eine „Pankarditis" darstellt. Wir reden von Endo- resp. Perikarditis, wenn die Zeichen dieser im Vordergrund stehen und das Bild beherrschen.

Gelegentliche Folgezustände der Perikarderkrankungen bedürfen einer besonderen kurzen Besprechung, nämlich Verwachsungen zwischen dem viszeralen und parietalen Perikardblatt, wie sie analog nach Pleuritiden vorkommen. Partielle, ja sogar totale Verwachsung der beiden Blätter, die sog. Concretio pericardii, bleibt manchmal symptomlos. Sie bedingt häufig keine mechanische Behinderung und keine Mehrbelastung für die Herzarbeit. Ganz anders ist es dagegen, wenn Verwachsungen der Außenseite des Perikards mit der Umgebung als Folge einer „Extraperikarditis" zurückbleiben, vor allem Verwachsungen nach hinten mit dem Mediastinum (Mediastinopericarditis adhaesiva) oder nach vorn mit den Rippen und dem Brustbein. Hierdurch können sehr erhebliche Funktionsbehinderungen ausgelöst werden. Manchmal ist deren Diagnose durch äußerlich feststellbare Symptome relativ leicht möglich. Die letzteren bestehen in den sog. systolischen Einziehungen. Die mit dem Herzen verwachsenen Rippen werden während der Systole eingezogen, und zwar in der Phase der Austreibungszeit, wenn sich das Herz verkleinert. In der Diastole werden sie dann nach vorne geschleudert. Normalerweise wird ja die Brustwand während der Systole im Moment der Verschlußzeit durch die Aufrichtung und Steifung des Herzens nach vorne getrieben. Die darauffolgende Verkleinerung hat keinen Einfluß auf die Kontur der Brustwand. Diese systolischen Einziehungen dürfen aber nur dann als Zeichen einer Perikardverwachsung angesehen werden, wenn sie sehr deutlich und in genügender Ausdehnung vorhanden sind. Man findet nämlich häufig geringe Einziehungen in der Herzgegend während der Systole neben einem positiven Spitzenstoß, welche leicht zu diagnostischen Irrtümern in dieser Richtung führen.

Einige andere Symptome werden jetzt geringer bewertet wie früher, so z. B. der Pulsus paradoxus (ein Kleinerwerden des Pulses auf der Höhe der Inspiration) oder ein Kollabieren der Halsvenen in der Diastole, der sog. diastolische Venenkollaps. Derselbe ist viel häufiger das Zeichen einer Vorhofslähmung oder einer Trikuspidalinsuffizienz. Alles in allem ist die Diagnose einer Perikardverwachsung häufig eine recht unsichere, und man kommt oftmals über eine bloße Vermutung nicht hinaus.

Gestützt wird sie manchmal durch das Auftreten einiger anderer Krankheitszustände, die sich erfahrungsgemäß mit chronisch obliterierenden Perikarditiden vergesellschaften, so z. B. chronisch entzündliche Prozesse am Peritoneum, besonders am Überzug der Leber. Die Leber kann mit starken Schwarten überzogen werden (Zuckergußleber), welche Neigung zu Schrumpfungen zeigen und damit die Pfortaderzirkulation in der Leber hindern. Auch außerhalb der Leber kommen allerlei chronisch deformierende und damit die Pfortader beengende Prozesse am Peritoneum vor, welche mit der tuberkulösen Peritonitis große Ähnlichkeit haben können. Man denkt an diese Prozesse und damit auch an Perikardobliteration, wenn bei einer chronischen Herzinsuffizienz die Stauung im Abdomen, d. h. also der Aszites im Vordergrund steht, wenn er auffällig stark entwickelt ist im Vergleich zu den Ödemen und nach Beseitigung der letzteren sich mit einer gewissen Selbständigkeit hartnäckig hält.

Praktisch nicht unwichtig, vor allem theoretisch bemerkenswert ist die Tatsache, daß die Perikardobliteration, selbst wenn sie eine starke Behinderung für die Herzarbeit bedingt, nicht zu einer Herzhypertrophie zu führen pflegt. Sie wird also nicht „kompensiert", wie es bei Klappenfehlern, Nephritis od. dgl. der Fall ist. Dies ist wichtig für die theoretischen Erwägungen über das Zustandekommen der Kompensation; ich meine, die rein teleologische Betrachtung, die „Zweckmäßigkeitsgründe" müßten auch hier eine entsprechende Herzhypertrophie erwarten lassen. Es fehlen aber hier tatsächlich die Momente, welche oben als maßgebend für die Auslösung der Kompensationsvorgänge angesprochen wurden, die gesteigerte systolische Anfangsspannung usw.

In den letzten Jahren haben sich die Chirurgen an die Perikardialverwachsung herangemacht. In einigen Fällen wurden gute Erfolge erzielt durch eine operative Lösung der Schwielen zwischen Herz und Rippen evtl. durch Abtragung derjenigen Teile der Rippen, welche die Herzbewegung hindern.

9. Vorlesung.

Nephritis.

Der Knabe hier erkrankte vor 4 Wochen an Scharlach; Fieber und Ausschlag sind ca. zwei Wochen vorüber und der Patient war wieder fast wohl. Seit mehreren Tagen ist er nun plötzlich appetitlos und weinerlich und gestern bemerkten seine Eltern eine auffallende Veränderung im Gesicht, um derentwillen sie ihn ins Krankenhaus brachten. Er sieht blaß und gedunsen aus, speziell die Umgebung der Augen ist geschwollen; unter den Augenlidern sieht man kleine Säckchen. Wenn Sie in einem solchen Falle nach dem Verhalten des Urins fragen, so wird die Mutter, wenn sie ihr Kind gut beobachtet hat, Ihnen sagen können, daß er in den letzten Tagen an Menge geringer geworden, daß er dunkel und rötlich sei und vielleicht auch einen dicken Bodensatz zeigt. Die

Diagnose ist dann keinen Augenblick mehr zweifelhaft. Das Kind hat eine **akute Nephritis**. Sie können die Diagnose jeden Augenblick erhärten, indem Sie den Urin untersuchen und höchstwahrscheinlich viel Eiweiß, allerlei Zylinder, ferner rote und weiße Blutkörperchen, Harnsäurekristalle usw. darin nachweisen. Ich gehe auf die Einzelheiten des mikroskopischen Befundes, die verschiedenen Arten von Zylindern, die man unterscheidet, nicht näher ein; Sie hören in den praktischen Kursen hierüber alles Nähere. Ebenso lernen Sie dort die Methoden zum Nachweise des Eiweißes im Harn. Ich möchte hier nur bemerken, daß dieses Eiweiß hauptsächlich ein Gemenge von Albuminen und Globulinen darstellt, wie sie im Blutserum vorkommen; nach der üblichen Auffassung handelt es sich hier um Blutserumeiweiß, das durch die lädierten Nieren hindurchgetreten ist. Von manchen wird dem nämlich widersprochen und die Meinung vertreten, es sei ein Produkt des erkrankten Nierenepithels, eine Art von katarrhalischem Sekret. Daß das Mengenverhältnis von Albumin zu Globulin im Harn, der sog. Eiweißquotient, ein anderer ist als im Blutserum, ist mit der Annahme eines einfachen Durchtretens tatsächlich schwer vereinbar. Als Ort der Ausscheidung kommen auf Grund von Experimenten, in denen die Glomeruli oder die Tubuli einzeln geschädigt wurden, alle beide Teile in Frage. Die Hauptrolle scheinen freilich die Tubuli zu spielen, wenigsten pflegt bei Erkrankung des Tubulusapparates die Eiweißausscheidung besonders groß zu sein.

Eine solche Albuminurie ist uns nun stets wichtig als Hinweis auf eine Affektion der Nieren; aber sie ist nach modernen Anschauungen nicht identisch mit einer Nephritis, wie man früher wohl annahm. Selbst wenn man gelegentlich einige hyaline Zylinder daneben findet, wird das nicht jedermann als eindeutig entscheidend gelten lassen. Die präzise Definition einer „Nephritis" ausschließlich aus dem Harnbefunde ist überhaupt schwierig, beinahe unmöglich. Albuminurie ist ein so häufiges Vorkommnis bei Nephritis, daß man bei Fehlen derselben im allgemeinen eine Nephritis ausschließt. Aber das ist auch nur bedingt richtig; denn bei der chronischen Nephritis kann Eiweiß im Harne manchmal längere Zeit ganz fehlen, und bei der akuten Nephritis braucht es auch nicht immer gleich im ersten Anfang vorhanden zu sein.

Sie werden gut tun, m. H., wenn es auch etwas paradox klingt, bei dem Worte „Nephritis" oder „Brightsche Nierenkrankheit", wie man nach dem ersten Beschreiber auch sagt, sich überhaupt nicht allzu ängstlich an die Nieren zu halten. Bei einem Nephritiker ist nämlich sehr vieles andere außer den Nieren auch noch krank; und alle diese anderen Veränderungen sind nicht ohne weiteres als sekundäre Folgen von der Nierenaffektion abzuleiten. Früher hielt man die Albuminurie für das wichtigste an der Nephritis. Wenn Sie aber eine der neueren Arbeiten über die Nephritis lesen, so finden Sie die Albuminurie und die Zylindrurie höchst stiefmütterlich behandelt. Dafür steht allerlei darin von der Kochsalz-, Jodkali-, Stickstoff-, Milchzucker- usw. Ausscheidung, von intra- und extravaskulären Retentionen, von Blutdrucksteigerungen u. dgl. m. Sie können Arbeiten über Nephritis finden, wo relativ wenig von den Nieren die Rede ist, sondern fast nur von extrarenalen Momenten bei der Nephritis. Stellen Sie sich bitte unter einem Nephritiskranken nicht ein Individuum vor mit kranken Nieren, aber sonst intakten Organen. Um diese moderne Auffassung auf die Spitze zu treiben: Glauben Sie nicht, daß unser Patient hier mit einem Schlage gesund sein würde, wenn ihm der Chirurg ein paar gesunde Nieren einnähen könnte! Nehmen Sie an, daß verschiedene Organe relativ selbständig gleichzeitig mit oder gar vor den Nieren alteriert sind. Die Veränderungen an ihnen sind die anatomisch auffallendsten; sie führen zu den klinischen Symptomen, welche neben den Ödemen am sinnfälligsten und deshalb am längsten gekannt sind, nämlich zur Albuminurie und Zylindrurie. Aber, um den Kernpunkt der Frage gleich zu präzisieren: Nicht das, was der Nephritiker in seinem Harne Abnormes ausscheidet, ist ihm schädlich und gefährlich, sondern das, was er nicht ausscheidet, macht ihn krank. Er hält allerlei harnfähige oder, wie man ganz treffend auch sagt, „harnpflichtige" Stoffe zurück. Die Ausscheidung von Eiweiß im Urin ist etwas an sich ganz Irrelevantes; es stellt keinen Verlust an Nährmaterial dar, wie der Zucker im Harne des Diabetikers; dazu ist es selbst in schweren Fällen viel zu wenig, selten mehr als 10 g etwa; auch die Zylindrurie ist an sich ebenfalls ohne Bedeutung.

Was den Nephritiker krank macht, was ihm Beschwerden und Gefahren bringt, sind folgende Gruppen von Störungen: Ödeme, d. h. ein Anschwellen des Unterhautbindegewebes durch Wasserretention; Störungen von seiten des Zirkulationsapparates (subjektiv durch Herzklopfen, Atemnot oder Engigkeit sich verratend, objektiv in Blutdrucksteigerung, später Herzhypertrophie und Insuffizienz bestehend); ferner Ansammlungen „harnpflichtiger" Stoffe in Blut und Geweben; dann allerlei nervöse Erscheinungen, Kopfschmerzen, Erbrechen, in schweren Fällen Bewußtseintrübungen, Krämpfe, Sehstörungen, ein Symptomenkomplex, den wir als „Urämie" bezeichnen wollen, ohne vorläufig Einzelheiten darüber zu bringen. Schließlich kann noch eine von diesen allgemeinen nervösen Störungen unabhängige Augenaffektion auftreten, von der Sie unter dem Namen „Retinitis albuminurica" in der Augenklinik noch hören werden.

Der pathologische Anatom würde uns hier schon einen Einwand gemacht haben; er würde sagen, daß das anatomische Substrat des Krankheitsbildes, das wir hier jetzt schlechtweg als Nephritis bezeichnet haben, keineswegs immer eine „Nephritis", d. h. ein entzündlicher Prozeß der Nieren ist; oftmals sind es vielmehr sklerotische Prozesse an den Nierengefäßen oder auch Degenerationen an dem Tubulusepithel. Dieser Einwand trifft ohne Zweifel zu. Man hat deshalb neuerdings an Stelle von Nephritis das Wort „Nephropathie" (entsprechend Myopathie usw.) als unverbindlichen Sammelnamen vorgeschlagen. Aber der althergebrachte Ausdruck Nephritis wird sich wegen seiner Kürze und Bequemlichkeit nicht gerne verdrängen lassen. Und so wollen wir ihn auch hier gebrauchen, ohne uns wegen seiner Unkorrektheit viel Gewissensbisse zu machen.

Zum klinischen Begriff der Nephritis gehört eine Rückwirkung auf andere Organsysteme, eine Mitbeteiligung derselben mit relativer

Selbständigkeit in ihrer Genese, die sich durchaus nicht morphologisch auf die Nieren zurückführen läßt. So z. B. ist bei dem Ödem an den Augenlidern gewiß noch etwas anderes mit im Spiele als beim Ödem eines Herzkranken. Dieses letztere durch eine zentrale Ursache, die Herzinsuffizienz bedingt, sammelt sich dem Gesetze der Schwere folgend in den Beinen. Anders der Hydrops bei der akuten Nephritis. Von Herzinsuffizienz ist hier häufig keine Rede. Bei diesen Ödemen spielen irgendwelche lokalen Vorgänge in den Geweben unbedingt eine Rolle. Ihre eigentümliche Lokalisation an typischen Stellen, z. B. im Gesicht, wäre sonst ganz unerklärlich. Auch die Gefäßveränderungen und die Herzhypertrophie einfach von dem Nierenprozeß abzuleiten (was man sich immer wieder bemüht), führt zu vielen Bedenklichkeiten. Wir wollen diese beiden Dinge, die Ödeme und die Veränderungen am Zirkulationsapparat jetzt gleich besprechen.

Unter Ödemen versteht man eine Ansammlung von Serum außerhalb der Gefäße und außerhalb der Zellen, d. h. also eine Vermehrung der extravaskulären Gewebsflüssigkeit. Eine solche ist keineswegs die notwendige Folge einer intravaskulären Flüssigkeitsvermehrung, einer Hydrämie. Das Ödem bei der Nephritis ist also nicht einfach durch die Annahme erklärt, daß die Nieren das Wasser nicht auszuscheiden vermögen; es muß offenbar noch ein zweites extrarenales Moment im Spiele sein. Mit dieser theoretischen Forderung stehen die klinischen Erfahrungen durchaus in Übereinstimmung, nämlich daß es Nephritiden mit Ödemen und solche ohne Ödeme gibt. Die Scharlachnephritis, wie wir sie hier bei dem Knaben vor uns haben, ist der typische Vertreter der „hydropischen“ Nephritis, während die Nephritis nach Diphtherie oder nach bestimmten Vergiftungen, z. B. Sublimat, meist „anhydropisch“ verläuft.

In gleichem Sinne sprechen die modernen Tierexperimente. Es gelingt je nach der angewandten Noxe hydropische oder anhydropische Nephritiden zu erzeugen. Bei den anhydropischen lassen sich durch Anwendung spezieller gefäßschädigender Mittel (Amylnitrit) Ödeme hervorrufen. Ebenso überträgt das Serum eines Tieres mit hydropischer Nephritis die Eigenschaft der Ödembildung auf ein nephritisches Tier ohne Ödeme (natürlich ohne daß das übertragene Blutserum die ursprünglich applizierte Noxe z. B. Uran enthält).

Es gehört also zur Ödembildung bei der Nephritis eine (ganz unverbindlich ausgedrückt) abnorme Durchlässigkeit der Gefäße. Mit der Betonung dieses Punktes der Gefäßdurchlässigkeit als conditio sine qua non ist ein neues wichtiges Moment für die Entstehung der Ödeme und ihren Zusammenhang zur Urinausscheidung in der Diskussion aufgetreten. Die ursprüngliche Vorstellung sah bei jedem Nephritisödem das Primäre darin, daß die Nieren das Wasser nicht eliminieren. Man sagte: Weil die Nieren das Wasser nicht ausscheiden können, bleibt es im Körper und führt schließlich irgendwie zum Ödem. Jetzt statuiert man daneben die umgekehrte Reihenfolge: Das Wasser läuft aus den lädierten Gefäßen in die Gewebe; deshalb wird es im Harn nicht ausgeschieden. Die Oligurie kann also Ursache, aber auch Folge der Ödeme sein. Die moderne Nierenpathologie hält beide Wege für möglich.

Ein weiteres, ebenfalls erst in den letzten beiden Jahrzehnten genauer studiertes Moment bei der Ödembildung ergibt die Beziehung zwischen der Wasser- und Kochsalzausscheidung. Daß mit dem Wasser zusammen Kochsalz retiniert werden muß, ist bei dem intensiven Bestreben des Körpers, überall und immer die gleichen osmotischen Verhältnisse aufrecht zu erhalten, ohne weiteres klar; es kann niemals reines Wasser beherbergt werden, sondern immer nur eine etwa 0,8—0,9%ige Kochsalzlösung.

Nun sprechen aber klinische Beobachtungen dafür, daß oftmals die Kochsalzretention das Primäre ist; die NaCl-Verminderung im Harne geht der Ödembildung manchmal voraus. Wenn man dem normalen Harne nach Ansäuern mit Salpetersäure einige Tropfen Silbernitrat zusetzt, fallen infolge des reichlichen Chlorgehaltes dicke Klumpen von Chlorsilber aus. Der Nephritikerharn gibt manchmal schon vor dem Auftreten von Ödemen nur eine leichte Trübung; er ist fast chlorfrei. Man kann sich vorstellen, daß der Körper in solchen Fällen Wasser zurückhält, um das Kochsalz wieder zu einer physiologischen Salzlösung zu verdünnen. Klinische Beobachtungen, in denen auf Kochsalzzulagen eine prompte Steigerung und bei Salzentziehung ein sofortiges Zurückgehen der Ödeme gefunden wurde, beweisen, daß die Salzretention das Primäre bei der Ödembildung sein kann. Wahrscheinlich ist dieser Modus ziemlich häufig.

Eine Retention von Kochsalz ohne begleitende Wasserretention eine sog. Historetention scheint in selteneren Fällen übrigens auch vorzukommen, aber dann sicher nur in beschränkten Mengen.

Auch für die primäre NaCl-Retention wird man die gleiche Frage aufwerfen müssen wie für das Wasser; ich meine, ob die Nieren es nicht ausscheiden können, trotzdem es sich im Körper in überreichlicher Menge staut, oder ob es durch irgendwelche extrarenalen Momente zurückbleibt, z. B. ob es vielleicht von den Geweben angesogen wird. Die Versuche hierüber sind nicht eindeutig; aber die letztere Möglichkeit ist zum mindesten wohl diskutabel. Auch für die Retention der Harnsäure bei der Gicht hat man ja neuerdings eine Affinität bestimmter Gewebe zur Harnsäure diskutiert.

Gerade im Zusammenhange mit dieser Möglichkeit wird man noch an allerlei anderes denken müssen. Ich erinnere an die Vorstellungen über die normale Lymphbildung, welche in Fortführung der älteren Heidenhainschen Anschauungen vor allem von Asher entwickelt wurden. Heidenhain sprach die Lymphe nicht als Filtrat sondern als ein Produkt der aktiven Sekretion der Kapilarendothelien an. Nach Asher ist das auslösende Moment für die Lymphbildung die spezifische Tätigkeit resp. der Stoffwechsel der Zellen. Er sieht in der Lymphe ein Maß für die Arbeit der Organe. Dissimilationsprodukte, welche durch die Arbeit der Organzellen entstehen, können ihrerseits wieder die osmotischen Verhältnisse zwischen Lymphe und Blut ändern und dadurch die Gewebsflüssigkeit beeinflussen. Sie sehen, wie leicht sich von hier eine Brücke zu dem über die „Affinität der Gewebe" Angedeuteten schlagen läßt. Ashers Anschauungen sind neuerdings von Eppinger weiter ausgebaut und auf die Klinik angewandt worden. Eppinger nimmt an, daß die Schilddrüse beim Wasseraustausch zwischen Gewebe und Blut eine maßgebende Rolle spielt.

Schließlich erwähne ich noch die alten Versuche von Heidenhain und Kast. Diese fanden im Blutserum von hydropischen Nierenkranken

Stoffe, welche speziell lymphagog wirkten; bei gesunden und bei anhydropischen Nierenkranken ließen sich dieselben nicht nachweisen. Alle diese Dinge sind noch nicht genügend studiert und noch lange nicht spruchreif und ich möchte sie nicht etwa als sichere Tatsache aufgefaßt wissen, sondern ich wollte nur ganz ungefähr auf die Fülle von Gesichtspunkten hinweisen, unter denen das Problem der nephritischen Ödeme noch weiter durchzuarbeiten ist.

Wenn bei einem Nephritiker Ödeme vorhanden sind, werden wir uns die hier erwogenen Möglichkeiten ihrer Bildung immer vor Augen halten müssen, denn öfters hat sich unser therapeutisches Handeln direkt hiernach zu richten. Darin liegt die praktische Bedeutung der modernen Nierenstudien, daß sie unsere Therapie unmittelbar beeinflußt haben. Früher war „Nephritis und Milchdiät" bei jedem Arzte eine feste Ideenassoziation, etwa so wie „Herzbeschwerden und Digitalis" leider immer noch bei vielen zusammengehören. Jetzt wird verlangt, daß Sie in jedem Falle zu ergründen suchen, welche Störung die vorwiegende ist und Ihre Vorschriften danach einrichten. Man wird bei primärer NaCl-Retention als Ursache der Ödeme eine möglichst salzfreie Kost anordnen, in allem übrigen aber etwas liberaler sein dürfen, als man es früher war. Bei primärer Störung der Wasserausscheidung dagegen wird eine strenge Trockenkost am Platze sein.

Der einfachste Weg, um sich über die Nierenfunktion zu informieren, ist der sog. Wasser- und Trockenversuch. Wir verlangen von der gesunden Niere, daß sie jeder Mehrforderung sowohl in der Wasserelimination als auch in der Konzentrationsfähigkeit prompt nachkommt. Wenn der Gesunde früh morgens einen Liter Wasser oder dünnen Tee trinkt, scheidet er in den nächsten Stunden große Harnmengen von ganz niedrigem spezifischem Gewichte aus (bis ca. 1002), so daß er sich des Aufgenommenen in 3 bis 4 Stunden entledigt. Bei einer daran anschließenden Trockenkost für den Rest des Tages werden dann geringe Harnmengen mit hohen Gewichten (ca. 1020) entleert. Gegen die klinische Verwertung dieses Wasser- und Trockenversuches hat man Bedenken erhoben. Man hat eingewandt, daß bei seinem Ausfall neben der Leistungsfähigkeit der Niere noch der Wasserbestand und der Zustand der Gewebe maßgebend mitsprechen. Ferner hat man darauf hingewiesen, daß die Konzentrationsarbeit der Niere, wie sie in dem spezifischen Gewicht des Harnes zum Ausdruck kommt, kein einheitlicher Faktor sei, sondern sich aus Partialfunktionen zusammensetzt, für jeden einzelnen der festen Harnbestandteile gesondert und selbständig. Beide Einwände sind ohne Zweifel theoretisch berechtigt, aber sie heben die Brauchbarkeit derartiger Prüfungen doch nicht ganz auf. Wenn man sich nicht allzu streng an die von Volhard angegebenen Grenzzahlen hält, so erlaubt dieser höchst bequeme Versuch doch oftmals wertvolle und für die Praxis hinlänglich genaue Schlüsse. Störungen der Konzentrationsfähigkeit, ebenso Beeinträchtigungen der Wasserausscheidung sind doch immerhin häufig deutlich daraus zu ersehen, so daß sich therapeutische Hinweise daraus ergeben.

Dann erwähnte ich vorhin die Veränderungen am Zirkulationsapparat als wesentlichen und beinahe integrierenden Bestandteil der Nephritis. Bei unserem kleinen Patienten finden wir am Herzen und an den Gefäßen nichts Besonderes. So ist es bei ganz frischen Nephritiden meistens. Nach kurzem pflegt aber der Blutdruck anzusteigen. Statt der normalen 100—130 mm Hg findet man dann mit dem Riva-Rocci 150—180 mm Druck. Bei ungünstigem Verlaufe zeigt sich nach zwei bis drei Monaten am Herzen allerlei Abnormes. Man findet einen verstärkten hebenden Spitzenstoß und evtl. einen abnorm lauten klingenden 2. Aortenton.

In betreff der Deutung dieser Befunde am Herzen erinnere ich Sie an das bei den Klappenfehlern Besprochene: Ein hebender Spitzenstoß beweist eine Hypertrophie des linken Ventrikels; diese wiederum ist die Folge einer dauernd vermehrten Pumparbeit, wie sie ein erhöhter Widerstand beim Auswerfen des Blutes erfordert. Von den Klappenfehlern war es die Aortenstenose, welche am reinsten zu einer Hypertrophie des linken Ventrikels führt. Aber ein vermehrter Widerstand jenseits der Aortenklappen irgendwo im arteriellen System führt natürlich zu den gleichen Folgeerscheinungen am linken Ventrikel. Ein derartiger Widerstand in der Peripherie ist bei der Nephritis offenbar durch die länger dauernde Blutdrucksteigerung gegeben. Der abnorm laute zweite Aortenton ist als Folge des höheren Druckes im arteriellen System einfach das Analogon des verstärkten zweiten Pulmonaltones, wie man ihn bei Druckerhöhungen im kleinen Kreislauf infolge von Mitralfehlern findet.

Die Reihenfolge, wie ich sie eben erwähnt habe, darf als Regel gelten. Die Blutdrucksteigerung ist das Primäre. Sie tritt manchmal schon in den ersten Tagen, häufig nach 1—2 Wochen auf. In günstig verlaufenden Fällen geht sie einige Wochen später zurück, ohne daß am Herzen irgend etwas Abnormes bemerkbar wird. Eine Herzhypertrophie ist erst nachweisbar, wenn die Blutdruckerhöhung längere Zeit, etwa 2—3 Monate bestanden hat.

Worauf beruht diese Blutdrucksteigerung? Bei dem raschen Auftreten und der Möglichkeit des restlosen Verschwindens ist es nicht wahrscheinlich, daß ihr ein gröberer anatomischer Prozeß, etwa im Sinne einer Arteriosklerose zugrunde liegt. Später mag derartiges dazutreten; welch wichtige Rolle solche Gefäßsklerosen bei der chronischen Nephritis spielen, werden wir nachher sehen. Aber bei der akuten Nephritis werden wir annehmen müssen, daß die Blutdrucksteigerung wenigstens zunächst nur auf einem geänderten Kontraktionszustand der Gefäße ohne anatomische Alteration beruht. Es werden vor allem die kleinsten Gefäße sein, denn deren Kontraktion beeinflußt den Blutdruck am meisten.

Als Ursache dieses geänderten Kontraktionszustandes dürfte Krehls Vorstellung am einleuchtendsten sein, nämlich daß es sich nicht um einen Spasmus sondern um einen erhöhten zentralen Tonus der Gefäße handelt. Es sei zum Vergleich daran erinnert, daß man ähnliches auch bei der Erhöhung der Temperatur im Fieber diskutiert; auch hier soll das Temperaturzentrum auf ein höheres Niveau eingestellt sein. Mit dem Gefäßzentrum bei der akuten Nephritis mag es sich ähnlich verhalten. Der Erregungszustand des Zentrums ist ein anderer als normal.

8*

In dieser Blutdrucksteigerung sah man früher immer nur eine der Schädigungen, welche die Nierenerkrankung für den Gesamtorganismus nach sich zieht. Deshalb bemühte man sich, sie zu bekämpfen, den Blutdruck künstlich durch pharmakologische Mittel herabzusetzen. Heute diskutiert man bei der akuten Nephritis die Möglichkeit, daß diese Blutdrucksteigerung eine zweckmäßige Selbsthilfe, eine Ausgleichvorrichtung darstellt. Denn ein hoher Blutdruck ist, wie die Physiologie lehrt, eines der Momente, welches die Harnbereitung begünstigt. Es ist zwar nicht bewiesen, aber es scheint leidlich gut fundiert, wenn man sich vorstellt, daß es speziell die retinierten stickstoffhaltigen Stoffwechselschlacken sind, welche der Organismus durch eine kompensatorische Blutdrucksteigerung auszuscheiden sich bestrebt. Im Sinne dieser Auffassung darf die Behandlung der Blutdrucksteigerung natürlich nicht darin bestehen, daß man sie gewaltsam herunterdrückt, sondern man muß sich bemühen, ihrer Ursache (der Stickstoffretention) entgegenzuarbeiten.

So verlockend diese Schlüsse erscheinen mögen, so sollen doch einige Bedenken nicht unterdrückt werden, nämlich ob die Blutdrucksteigerung wirklich ein so wirksames und notwendiges Mittel zur Verbesserung der Nierenarbeit darstellt. Jedenfalls sehen wir z. B. bei der Ausschwemmung von pleuritischen Exsudaten u. dgl. oft enorme Diuresen ohne Blutdrucksteigerung, offenbar nur durch erhöhte Strömungsgeschwindigkeit oder durch den Zustand der Gewebe, und die Blutdrucksteigerung bei Herzkranken geht auch keineswegs immer mit guter Diurese Hand in Hand, häufig sogar mit ganz schlechter. Man wird nicht leugnen können, daß vielleicht noch allerlei ganz anders geartete Momente als Ursache der Blutdrucksteigerung gelegentlich in Frage kommen mögen, speziell da, wo sie gleich im ersten Beginn auftritt. Diese Dinge liegen noch lange nicht klar und die Verordnung blutdruckherabsetzender Mittel wird deshalb verschieden beurteilt.

Ich sprach soeben von einer Retention von Stickstoff. Wenn man von diesen Dingen bei der Nephritis spricht, so pflegt man sich dabei einiger Termini technici zu bedienen, über welche beim Anfänger meist Unklarheit besteht. Man unterscheidet nämlich den „Stickstoff" (oder auch „Gesamtstickstoff" genannt), dann den „Reststickstoff" und schließlich das „Eiweiß". Unter dem „Eiweiß" versteht man in diesem Zusammenhange nur die hochmolekularen nativen Eiweißkörper, die Albumine und Globuline; wenn sie pathologischerweise im Harn auftreten, so bedingen sie dort die „Albuminurie", das „Eiweiß". Ihre Eigenschaft, durch Hitze denaturiert zu werden und in einer salzreichen, schwach sauren Lösung dann als Klumpen niederzufallen, benutzt man bekanntlich zu ihrem Nachweis im Harn. Unter dem „Stickstoff" versteht man nur den Stickstoff der Endprodukte des Eiweißabbaues, niedrig molekulare, relativ einfache Verbindungen, größtenteils aus Harnstoff bestehend. Von derartigen Stickstoffverbindungen kreisen immer kleine Mengen im Blutserum; hier nennt man sie im Gegensatz zu den großen Mengen des hitzekoagulablen nativen „Eiweiß" des Blutes den „Rest-Stickstoff". Die größte Menge dieser Eiweißabbauprodukte geht normalerweise in den Harn über und macht hier das aus, was man schlechtweg als den „Stickstoff des Harnes" bezeichnet. Seine große Wichtigkeit beruht darauf, daß er ein genaues Maß des im Stoffwechsel zersetzten Eiweißes darstellt. „Eiweiß im Harn", d. h. die pathologischerweise auftretenden Bluteiweißkörper pflegt man bei dem Worte „Stickstoff des Harnes" nicht mit einzubegreifen. Also: Im Blute ist stets „Eiweiß" und daneben eine kleine Menge „Reststickstoff" vorhanden. Im Harn ist normalerweise nur „Stickstoff", beim Nephritiker daneben noch „Eiweiß".

Für diejenigen von Ihnen, welche sich für diese Dinge genauer interessieren, möchte ich noch einige Einzelheiten über die hier üblichen Methoden anführen. Man bestimmt den „Reststickstoff", indem man das Bluteiweiß durch Hitzekoagluation oder durch irgend eine andere Fällung entfernt und dann den Stickstoff nach Kjeldahl ermittelt. Normalerweise finden sich in 100 ccm Blutserum 20, höchstens 40 mg; bei Nephritikern können sich 100—150 mg, ja noch weit mehr finden. Eine andere Methode, um sich über eine Vermehrung des „Reststickstoffes" zu informieren, ist die Bestimmung der Gefrierpunktserniedrigung des Blutserums. Erinnern Sie sich bitte, wie sich spezifisches Gewicht zu Gefrierpunktserniedrigung verhält. Das spezifische Gewicht hängt ab von dem Gesamtgewicht aller in einer Flüssigkeit gelösten Stoffe. Die Gefrierpunktserniedrigung dagegen ist bedingt durch die Zahl der kleinsten Körperchen (d. h. Moleküle und Ionen) in ihr, unabhängig von deren Gewicht. Da im normalen Harne nur Moleküle von annähernd gleichem Gewichte vorhanden sind, erlaubt das spezifische Gewicht eine ausreichend genaue Schätzung über ihre Menge. Selbst eine kleine Menge Eiweiß, das durch seine viel schwereren Moleküle natürlich mehr als Harnstoff und Kochsalz das spezifische Gewicht beeinflußt, macht diese Methode noch nicht unbrauchbar und nötigt uns nicht, jedesmal zu der höchst umständlichen Gefrierpunktsbestimmung greifen zu müssen. Im Blute dagegen ist das spezifische Gewicht zur Bestimmung des „Reststickstoffes" unbrauchbar. Hier überwiegt das Gewicht der Eiweißkörper das des „Reststickstoffes" allzusehr. Dagegen vermag dieser nach obiger Definition durch die Zahl seiner kleinsten Körperchen die Gefrierpunktserniedrigung in maßgebender Weise zu beeinflussen. Die Eiweißmoleküle kommen hierbei weniger zur Geltung. Die Gefrierpunktserniedrigung im Blutserum, δ genannt, ist beim Gesunden konstant; sie beträgt —0,55 bis —0,58. Bei Stickstoffretentionen steigt nun δ entsprechend den größeren Mengen von Salzen auf über —0,6 bis 0,7 oder noch höher.

Der Vollständigkeit halber erwähne ich gleich noch zwei andere Methoden, welche bei der Blutuntersuchung in letzter Zeit Anwendung finden, nämlich die Refraktometrie und die Bestimmung der Leitfähigkeit. Die Refraktometrie bestimmt den Grad, um den ein in eine Lösung einfallender Lichtstrahl abgelenkt wird. An dieser Ablenkung beteiligen sich zwar alle Bestandteile der Lösung, aber die Eiweißmoleküle spielen dabei eine so überwiegende Rolle, daß ihre Menge daraus erschlossen werden kann; sie beträgt etwa 7—9%. Die elektrische Leitfähigkeit des Serums wird im Gegensatz zu allen anderen hier erwähnten Methoden ausschließlich durch die anwesenden Ionen bedingt, d. h. durch die dissoziierten Moleküle der Säuren, Basen und Salze. Nur diese, nicht die ungespaltenen Moleküle leiten den elektrischen Strom. Bemerkenswert ist die Differenz, welche in der Konstanz der Kationen und der Anionen besteht. Die positiv geladenen Kationen Na, K und Ca sind außerordentlich konstant, während die negativ geladenen Anionen Cl, H_2PO_4 und HCO_3 nach Menge und auch nach Art einem größeren Wechsel unterworfen sind.

Ebenso wie beim Nephritiker Störungen der Wasser- und Kochsalzelimination vorkommen, sieht man auch eine erschwerte Stickstoffausscheidung im Harne (deren Ursache, ob durch renale Insuffizienz oder durch extrarenale Retention, bleibe unerörtert; ich erinnere an die diesbezüglichen Erwägungen weiter oben). Der „Stickstoff" im Harne ist dann vermindert, er bleibt hinter den Werten zurück, welche beim Gesunden nach dem in der Nahrung aufgenommenen Eiweiß zu erwarten sind. Dementsprechend nimmt dann der „Reststickstoff" im Blutserum zu.

Diesem vermehrten „Reststickstoff" (resp. erhöhtem δ) kommt deshalb ein so hohes klinisches Interesse zu, weil er offenbar im Zusammenhange mit der Urämie steht. Welcher der stickstoffhaltigen Körper es ist, dessen Anhäufung als Ursache der schweren nervösen Erscheinungen zu gelten hat, ist noch unsicher. Der Harnstoff selber ist es sicher nicht; ob es überhaupt ein einheitlicher Körper ist, dürfte mindestens fraglich sein. Aber daß sich die Noxe unter den unvollständig eliminierten Schlacken des Eiweißstoffwechsels befindet, muß für wahrscheinlich gelten, wenn auch einige neuerliche Untersuchungen ganz andere Ursachen, nämlich eine Verschiebung des Salzgehaltes zwischen Gewebsflüssigkeit und Blut, annehmen. Ebenso bleibe es hier unerörtert, ob und inwieweit neben dem Rest-N im Blut noch retinierter N im Gewebe eine Rolle spielt.

Von der Klinik der großen oder akuten Urämie (denn wir werden nachher noch eine kleine oder chronische Urämie kennen lernen) sei hier nur das Wichtigste kurz angedeutet. Kopfschmerzen, Erbrechen oder Reflexanomalien pflegen meist als Vorboten voranzugehen, bis plötzlich Bewußtlosigkeit mit oft einseitigen tonischen oder klonischen Krämpfen, Pupillenstarre u. dgl. ausbricht. Es können im Laufe eines Tages 10—20 derartige Anfälle auftreten. Die Körpertemperatur ist manchmal stark erhöht, manchmal abnorm tief. Die nervösen Symptome des Anfalles lassen sich gleich denen des epileptischen Insultes, denen sie überhaupt ähneln können, am ehesten als kortikale Störungen deuten. Blindheit, seltener Taubheit, beide ohne jeden Befund an Auge oder Ohr, treten gelegentlich auf und bleiben manchmal sogar eine Zeitlang nachher zurück. Der Blutdruck ist kurz vor dem Anfall wohl ausnahmslos gesteigert. Während des Anfalles kann er als Zeichen drohenden Kollapses vorübergehend sinken. Am Herzen hört man oft den sogenannten Galopprhythmus. Die hierin zum Ausdruck kommende Herzinsuffizienz kann die Folge der Urämie sein, aber auch deren Ursache, insofern als bei darniederliegender Zirkulation die Elimination der stickstoffhaltigen Produkte besonders gestört sein wird. Die Prognose dieser Anfälle ist viel günstiger, als es während derselben oftmals scheinen möchte; auch nach schwersten Anfällen von tagelanger Dauer kommt es meistens noch zur Erholung und die Prognose in bezug auf die Möglichkeit völliger Wiederherstellung wird dadurch gar nicht wesentlich beeinflußt.

Neuerdings bemüht man sich, unter der Urämie zwei ganz verschiedene Formen zu unterscheiden. Nur für eine von beiden soll die hier besprochene Genese, nämlich eine Intoxikation mit harnpflichtigen Substanzen infolge Versagens der Nierenfunktion Gültigkeit haben. Eine zweite Form soll durch Hirnödem entstehen; eine Niereninsuffizienz braucht gar nicht vorhanden zu sein. Es kommt damit eine Anschauung wieder zu Ehren, wie sie Traube für die Urämie überhaupt postuliert hatte. Die erstere Form nennt man echte oder Retentionsurämie, die letztere zerebrale oder Pseudourämie oder auch eklamptische Urämie. Die eben hier skizzierten großen Anfälle im Verlauf der akuten Nephritis sollen vorzugsweise der zerebralen Urämie angehören, während die echte Retentionsurämie vor allem im Endstadium der später zu besprechenden Schrumpfnieren auftritt. Die epilepsieähnlichen Krämpfe, allerlei sonstige zerebrale Herdsymptome u. dgl. sollen das Charakteristische der zerebralen Urämie sein, während die echte Urämie mehr einem komatösen Zustand entsprechen soll. Doch sind alle diese Dinge noch nicht gesichert genug.

Wir wollen jetzt die weiteren theoretischen Erörterungen unterbrechen und uns erst einem zweiten Kranken zuwenden.

Der 50jährige magere, sehr blasse Mann hier erzählt, daß er seit einigen Monaten kurzatmig geworden sei. Bei raschem Gehen, beim Treppensteigen muß er öfters stehen bleiben und sich einen Augenblick „verschnaufen". Dann leidet er an lästigen und schmerzhaften Beklemmungen auf der Brust, welche besonders abends im Bette auftreten und ihn kurz nach dem Einschlafen wieder aufschrecken lassen. Der „Alp drückt" ihn, wie es der Volksmund in manchen Gegenden nennt. Ferner leidet er in den letzten Monaten häufig an intensiven Kopfschmerzen, die ihm früher ganz fremd gewesen sind, und gelegentlich muß er, ganz unabhängig vom Essen, erbrechen. Wenn Sie ihn weiter ausfragen, erzählt er von einem eigentümlichen Kältegefühl, das ihn manchmal plötzlich und unmotiviert befällt, dann von allerlei merkwürdigen Sensationen, die ihn belästigen, z. B. als ob die Finger abgestorben wären u. dgl. m. Ohne diese letzteren Klagen, welche einen mehr oder weniger nervösen Eindruck machen, würde man kaum daran zweifeln, einen Herzkranken im Zustande leichter Dekompensation vor sich zu haben. Auf jeden Fall Grund genug, zuerst gleich das Herz zu untersuchen.

Sie fühlen den Spitzenstoß von deutlich hebender Beschaffenheit außerhalb und unterhalb der Brustwarze; bei der Auskultation hören Sie als Wichtigstes den zweiten Ton über der Aorta laut und klingend. Die Aktion ist regelmäßig und langsam. Beim Fühlen des Pulses ist der erhöhte Blutdruck leicht herauszufühlen; er beträgt nach Riva-Rocci etwa 200 mm Hg. Alles dies deutet auf eine Herzaffektion etwa auf arteriosklerotischer Basis hin. Aber daß diese die alleinige und Hauptkrankheit darstellen soll, erscheint nicht recht befriedigend wegen der auffallenden Blutarmut des Kranken und wegen seiner übrigen Klagen. Die weitere körperliche Untersuchung ergibt außer einer leichten Bronchitis nichts Besonderes. Dagegen zeigt die Untersuchung des Harns etwas Auffallendes. Eine Harnuntersuchung gehört zu einer vollständigen Krankenuntersuchung. Aber in diesem Falle besteht besonderer Anlaß dazu. Denn ein Symptomenkomplex wie hier: Blässe, allgemeine nervöse Klagen, vor allem Kopfschmerz und Erbrechen, leichte Herzstörungen, dabei eine Herzhypertrophie und starke Blutdrucksteigerung müssen vor allem bei älteren Leuten stets und immer den Verdacht einer bestimmten Gruppe von chronischen Nierenaffektionen wachrufen, nämlich den einer Schrumpfniere. Wenn Sie den Urin des Kranken ansehen, so widerlegt er durch seine auffallend helle Farbe die Annahme einer primären und selbständigen Herzaffektion, wie man es zunächst einmal hätte vermuten können. Bei dekompensierten Herzkranken pflegt der Urin dunkel, urobilinreich zu sein; er ist von hohem spezifischen Gewicht, die Tagesmenge gering. Unser Kranker hier entleert jeden Tag 2, manchmal gar 3 Liter eines wasserhellen Urins mit einem niedrigen und bei längerer Beobachtung auffallend konstanten Gewicht von etwa 1010.

Wenn Sie ihn bei dieser Gelegenheit noch speziell über die Art seiner Urinentleerung befragen, sagt er, daß er den größeren Teil dieses Urins während der Nacht und nicht, wie es beim Gesunden der Fall ist, fast ausschließlich am Tage entleert (sog. Nykturie). Die Untersuchung auf Eiweiß ergibt nicht regelmäßig, aber doch öfters kleine Mengen Albumen und im Sedimente findet man meistens einige wenige granulierte und wachsartige Zylinder.

M. H.! So verschieden die beiden heute vorgestellten Fälle auf den ersten Blick in jeder Hinsicht zu sein scheinen, in ihren Klagen und in ihrem Befunde, werden Sie bei einiger Überlegung doch zu dem Resultate kommen, daß hier unbedingt auch eine Nierenerkrankung vorliegen muß. Albuminurie, Zylindrurie, Herzhypertrophie, Blutdrucksteigerung und allerlei verdächtige nervöse Störungen. Mit Ausnahme der Ödeme fehlt eigentlich nichts, was man bei einer Nephritis zu erwarten hat, und daß die Ödeme nichts Obligatorisches darstellen, haben wir bei der Besprechung der akuten Nephritis schon erwähnt. Was die nervösen Klagen unseres Patienten anbetrifft, so sind derartige Störungen, wie Sie sie hier in einer sehr typischen Weise vereint finden, unter dem Namen der „kleinen Urämie" besonders von französischen Klinikern eingehend studiert worden. Für ihre urämische Natur spricht einerseits die Erfahrung, daß man bei solchen Kranken jederzeit den Ausbruch schwerer urämischer Zustände zu gewärtigen hat. Andererseits finden sich auch bei Kranken mit diesen kleinen Symptomen gewöhnlich Stickstoffretentionen mit Erhöhung des Reststickstoffes im Blute. Die Form von Nierenerkrankungen, die hier vorliegt, nennt man, wie gesagt, „Schrumpfnieren". Ihr Hauptcharakteristikum im Gegensatze zu andern Nephritisformen ist der reichliche helle dünne Urin und die besonders starke Erhöhung des Blutdruckes.

Die Nebeneinanderstellung dieser beiden äußerlich so grundverschiedenen Nephritisbilder fordert dazu auf, uns die Frage nach den verschiedenen klinischen Formen der Nephritis, nach ihrer Einteilung vorzulegen. Wir betreten damit ein schwieriges Kapitel. Es stehen sich mehrere Forschungsschulen, deren jede ihrer eigenen Richtschnur und ihren eigenen Prüfungsmethoden folgt, gegenüber; oder richtiger gesagt: sie laufen vorläufig nebeneinander her, ohne daß es gelungen wäre, das Umfassende und Versöhnende herauszufinden. Es gibt kaum ein Einteilungsprinzip, das man nicht bei der Nephritis versucht hätte, um alle klinischen Bilder in ein allseitig befriedigendes Schema bringen zu können. Zuerst teilte man rein morphologisch in parenchymatöse und interstitielle Prozesse. Aber nicht einmal die anatomischen Befunde fügten sich dieser Teilung, geschweige denn wollten die mannigfaltigen klinischen Bilder darein passen. Die später üblich gewordene Teilung in 1. akute, 2. subchronische und 3. chronische Nephritiden (= Schrumpfnieren), von denen die beiden ersteren als hauptsächlich (aber keineswegs ausschließlich) parenchymatös und die letzteren als vorzugsweise (aber ebenfalls nicht nur) interstitiell angesprochen wurden, kann schon eher den Anspruch erheben, wenigstens den wichtigsten und häufigsten Typen einigermaßen gerecht zu werden. Die Eiweißmenge, die Art der Zylinder usw. spielte bei dieser Teilung eine große Rolle; aber unter der zweiten und dritten Gruppe, der subchronischen und chronischen Form blieb das Gewirr verschiedenster Krankheitsbilder doch leider recht groß.

Ich möchte unserer Besprechung hier diese klassische Dreiteilung in akute, subchronische und chronische, trotz aller Mängel, die ihr anhaften, zugrunde legen, will mich freilich bemühen, den modernen Forschungen dabei möglichst Rechnung zu tragen. Das scheint mir augenblicklich der rationellste Weg.

Die neuesten klinischen Versuche der Teilung haben das Gemeinsame, daß sie in erster Linie die Störungen der Nierenfunktion zum Einteilungsprinzip machen. Aber als Maßstab der Funktionsbeeinträchtigung gilt nicht die Eiweiß- und Zylinderausscheidung (diese werden von den modernen Autoren beinahe ignoriert), sondern es werden die Ausscheidungsverhältnisse des Wassers, des Kochsalzes, des Stickstoffs usw. in dem oben schon angedeuteten Sinne zugrunde gelegt. Daneben werden noch allerlei körperfremde Substanzen (Jodkali, Milchzucker, Kreatinin usw.) geprüft. Ferner wird der Blutdruck von manchen weitgehendst berücksichtigt.

Was die Deutung aller klinischen und experimentellen Befunde und ihre Rückführung auf bestimmte anatomische Veränderung außerordentlich erschwert, ist die bedauerliche Tatsache, daß über den Mechanismus der normalen Harnbereitung und dessen Lokalisation noch keine befriedigende Einigkeit besteht. Viele Theoretiker, Physiologen und Pharmakologen wollen gern an der Ludwigschen Theorie festhalten. Nach derselben wird, wie Sie sich aus der Physiologie her entsinnen, in den Glomeruli ein ganz dünner Harn, der bereits alle Salze enthält, durch Filtration produziert. Durch nachträgliche Wasserresorption in den Tubuli wird dann dieses dünne Filtrat zum Harne eingedichtet. Die Kliniker neigen dagegen stets mehr zur Heidenhainschen Theorie, nach welcher in den Glomeruli nur das Wasser und ein kleiner Teil der Salze herausfiltriert wird, während die übrigen Salze in den Tubuli von den Epithelien daselbst durch eine „vitale" Tätigkeit sezerniert werden. Ohne Zweifel wird diese Sekretionstheorie den verschiedenen pathologischen Vorkommnissen viel bequemer gerecht als die Filtrationstheorie. Aber der Theoretiker sträubt sich immer, solange er nur kann, gegen eine solche Sekretion als einen vitalen und deshalb unkontrollierbaren Vorgang. Es freut ihn mehr, einen Filtrationsprozeß vor sich zu haben, der rein nach mechanischen Gesetzen von Druck, Strömungsgeschwindigkeit usw. verläuft und den er möglichst mit nüchternen Zahlen nachrechnen kann. Man muß zugeben, daß eine Reihe der Tatsachen, mit denen man früher glaubte, die Filtrationstheorie ablehnen und ad absurdum führen zu können, jetzt großenteils entkräftet worden sind. So fragte man früher gern, warum denn der Harn nicht stets zuckerhaltig wäre, wenn in den Glomeruli eine einfache Filtration aus dem Blute stattfände. Nach neueren Untersuchungen scheint nun der primäre Glomerulusharn tatsächlich Zucker zu enthalten; aber dieser Zucker wird dann zusammen mit Wasser in den Tubuli zurückresorbiert. Dann wiesen die Kliniker auf die pathologischen Zustände hin, wo der Kranke einen abnorm konzentrierten oder einen abnorm dünnen Harn entleert. Den abnorm dünnen Harn müßte man sich dadurch entstanden denken, daß die Rückresorption des Wassers in den Tubuli gestört sei. Aber bei den Nierenerkrankungen mit solchem reichlichen dünnen Harn sind, wie wir nachher noch sehen werden, vor allem die Glomeruli und nicht die Tubuli anatomisch affiziert. Aber auch diesem Einwande können die Freunde der Filtrationstheorie geschickt begegnen, indem sie auf die Anschauungen hinweisen, die von dem Pharmakologen E. Frey schon seit langem vertreten werden. Nach diesem Autor können die Tubuli nicht nur resorbieren, sondern auch sezernieren, und zwar sondern sie dann ein ganz dünnes Fluidum, beinahe reines Wasser ab. Durch ein Überwiegen dieses Tubulussekrets kann also ein abnorm dünner, spezifisch leichter Harn entleert werden. Nur mit dem abnorm schweren konzentrierten Harn, wie ihn Herzkranke oder akute Nephritiden häufig produzieren, kann die Filtrationstheorie vorläufig nur schwer fertig werden, wenn sie nicht unmotivierter- und unwahrscheinlicherweise eine gesteigerte Rückresorption annehmen wollte. Die von manchen behauptete Tatsache, daß der Harn wärmer sein kann als das Blut, weist, wenn sie wirklich stets zutrifft, freilich doch sehr auf eine Sekretion hin. Aber trotz einiger solcher noch unbeantworteter Bedenken hat die Filtrationstheorie in den letzten Jahren an Boden gewonnen. Ihre Anhänger halten daran fest, daß jedenfalls unter physiologischen Bedingungen für die meisten Substanzen ihre Absonderung durch Filtration rein nach physikalischen Gesetzen durchaus möglich sei. Nach Schätzung von H. H. Meyer können aus 500 Liter Blut, welche die Nieren täglich durchströmen, etwa 50 Liter in den Glomeruli herausfiltrieren. Durch Rückresorption von etwa 48 Liter Wasser in den Tubuli könnte man sich dann den Harn entstanden denken. Nur für gewisse Stoffe, z. B. Harnsäure, Phosphorsäure und einige Kolloide muß die Konzession gemacht werden, daß sie nachträglich in den Tubuli sezerniert werden. Von den Einwänden, welche neuerdings gegen die Filtrationstheorie im ganzen erhoben werden, nenne ich den auffallend hohen Sauerstoffverbrauch der Niere. Die Nieren machen etwa $^1/_{163}$ des Körpergewichts aus, aber ihr Sauerstoffverbrauch beträgt etwa $^1/_{11}$ des Gesamtverbrauches. Selbst bei reiner Wasserdiurese soll beträchtlicher Sauerstoffverbrauch bestehen, welcher bei Filtration des Wassers unerklärlich wäre und entschieden auf aktive Drüsenarbeit hinweist. Die oben schon erwähnte gelegentlich weitgehende Unabhängigkeit von Blutdruck und Nierenarbeit wird mit gutem Grunde in diesem Zusammenhange gerne betont. Die Funktionsbeeinträchtigung bei der Stauungsniere erklärt sich tatsächlich viel zwangloser, wenn man sie von der ungenügenden Sauerstoffversorgung dabei herleitet. Sie sehen, wie schwierig es ist, in dieser Frage jetzt eine definitive Stellung zu nehmen. Beide Theorien haben gute Gründe für sich, aber es lassen sich auch ernste Einwendungen gegen sie erheben. Was die Verteilung der Funktion auf die einzelnen Abschnitte der Niere betrifft, so wäre aus den oben erwähnten klinischen und experimentellen Nierenarbeiten zu folgern, daß in den Glomeruli das Wasser und der Stickstoff, in den Tubuli dagegen das Kochsalz, die Phosphate und vielleicht auch noch Wasser sezerniert werden. Von den körperfremden Substanzen, die zur Prüfung der Nierenfunktion angewandt werden, soll der Milchzucker in den Glomeruli, das Jodkali in den Tubuli übertreten.

Von den Resultaten der modernsten Forschungen sei folgendes in Kürze mitgeteilt: Schlayer und seine Mitarbeiter wollen auf Grund von Tierexperimenten die Nephritiden in „tubuläre" und „vaskuläre" teilen; jeder sollen bestimmte charakteristische Funktionsstörungen zukommen; bei den ersteren liegt vor allem die Kochsalz-, bei den letzteren die Wasserausscheidung darnieder. Der Übertragung dieser in vielen Einzelheiten interessanten Experimente auf die Klinik stehen einige Bedenken entgegen, auf die ich aber hier nicht eingehen kann.

Andere prüften die Ausscheidungsverhältnisse von Kochsalz, Wasser, Stickstoff usw. am Krankenbett. Hiernach stellt v. Monakow, dem wir eine Reihe besonders eingehender derartiger Untersuchungen verdanken, zwei Reihen von Störungen auf, deren jede isoliert (oder wenigstens beinahe isoliert) soll auftreten können. Bei der einen Gruppe ist vor allem die Kochsalzausscheidung behindert; v. Monakow nennt sie die „hypochlorurische" Form; diese neigt zu Ödemen; anatomisch sollen vor allem die Tubuli affiziert sein. Bei der anderen Gruppe ist die Stickstoffausscheidung erschwert, die sog. „hypazoturische" Form. Hier kommt es leicht zur Urämie. Der Blutdruck ist meist erhöht. Durch diese Teilung werden die Lehren in weitgehender Weise bestätigt, welche früher schon von Strauß und Widal über NaCl- und Stickstoffretentionen, ihre speziellen Folgen und ihre relative Unabhängigkeit vertreten wurden.

Volhard und Fahr erstreben vor allem einen möglichst engen Zusammenhang zwischen Klinik und Anatomie. Bei ihrer Abgrenzung der klinischen Bilder spielt neben genauer Funktionsprüfung und Harnbefund das Verhalten des Blutdrucks eine große Rolle. Anatomisch unterscheiden sie „Nephritis", „Nephrose" und „Sklerose". Die „Nephritis" ist eine echte Entzündung vor allem an den Malpighischen Körperchen. (Eine noch neuere, übrigens fast einmütig abgelehnte Auffassung von Volhard sieht das Wesen der Nephritis nicht in einer echten Entzündung, sondern in einem Spasmus der präglomerulären Gefäße.) „Nephrose" ist keine Entzündung, sondern eine Degeneration, und zwar an den Tubuli. Bei den „Sklerosen" sind Prozesse an den Nierengefäßen das Primäre und Ausschlaggebende. Klinisch ist die Nephritis durch Blutdrucksteigerung und Hämaturie charakterisiert; Ödeme haben mit der Nephritis im engeren Sinne nichts zu tun. Die Nephrose führt infolge von Gefäßdurchlässigkeit zu Ödemen; hier bleibt Blutdruck und Herz normal. Bei den Sklerosen konkurrieren Symptome von seiten des Zirkulationsapparates mit den Folgen von Stickstoffretentionen; jedoch überwiegen die ersteren.

Ich möchte, wie gesagt, vorläufig an der alten klassischen Dreiteilung in akute, subchronische und chronische Nephritis festhalten, aber innerhalb dieser drei Gruppen jeden einzelnen Fall im Lichte dessen, was uns Klinik und Tierexperiment Neues gelehrt haben, zerlegen.

Der zuerst vorgestellte Knabe ist ein Vertreter der ersten Gruppe, der akuten Nephritis, der zweite Patient gehört der dritten Gruppe, der chronischen Nephritis, der sog. Schrumpfniere an. Einen Fall der zweiten Gruppe vorzustellen unterlasse ich lieber, weil man hier kaum von einem die ganze Gruppe charakterisierenden typischen Bilde reden kann; es verbirgt sich hierunter noch allzu Mannigfaches; eine kurze Besprechung darüber soll genügen.

Die sog. akute Nephritis, wie sie bei dem Knaben hier vorliegt, ist diejenige Form von Nierenerkrankung, bei der wir noch am ehesten von einem einigermaßen einheitlichen und typischen Bilde und Verlaufe reden könnten (aber auch dieses nur mit aller Einschränkung). Wir sehen sie am häufigsten, wie hier, nach einem Scharlach, aber auch im Verlaufe oder beim Abklingen von vielen anderen Infektionskrankheiten kommt sie vor. Ferner sehen wir sie nach akuten Vergiftungen mit allen möglichen organischen und anorganischen Körpern. Daß sie in manchem dieser Fälle auch ohne Ödeme, anhydropisch, zu verlaufen pflegt, habe ich schon erwähnt. Auch als sog. idiopathische Krankheit, d. h. ohne nachweisbare Ursache, ist sie keineswegs selten. Diese letztere Form ist während des Krieges vor allem bei den Soldaten in der Front in nicht geringer Zahl aufgetaucht und wurde dadurch eine Gelegenheit, diese Krankheit zu beobachten und Erfahrungen zu sammeln, wie sie sonst kaum geboten wird.

Über den klinischen Verlauf der akuten Nephritis wäre dem schon Gesagten noch einiges anzufügen. Die Krankheit verläuft im ganzen fieberfrei, nur im Anfange bestehen öfters geringe Temperaturerhöhungen. Der Puls ist, unabhängig von der Blutdrucksteigerung, meist auffallend langsam. Selbst starke Ödeme verschwinden bei günstigem Verlaufe oft rasch. Daß die Krankheit innerhalb einiger Wochen restlos heilen kann, ist schon erwähnt. Meistens zieht sie sich aber mehrere Monate hin. Das Verhalten des Blutdruckes zeigt keinen Zusammenhang mit den Ödemen; er kann noch hoch sein, oder sogar erst ansteigen, wenn die Ödeme schon fast geschwunden sind. Auch zwischen Urämie und Ödemen besteht, wie oben auseinander gesetzt, kein obligatorischer Zusammenhang. Man sieht sogar nicht selten Urämie gerade dann auftreten, wenn die Ödeme schwinden. Der wohl fast ausnahmslos vorhandene Zusammenhang zwischen Urämie und Zirkulationsapparat (Blutdrucksteigerung, Galopprhythmus, evtl. Kollaps) ist auch schon besprochen; ich erinnere nur noch einmal daran.

Ein tödlicher Ausgang der akuten Nephritis ist auch bei anfänglicher tagelanger Anurie oder selbst bei stärksten urämischen Anfällen erfreulicherweise nicht häufig. Die meisten akuten Nephritiden, selbst die schweren und anfangs hartnäckigen, klingen zunächst einmal ab. Freilich ist es immer etwas schwierig und verantwortungsreich, einen Nephritiker für geheilt zu erklären und aus der Beobachtung zu entlassen, wenn ein kleiner Rest von Eiweiß und vielleicht gelegentlich einige Zylinder durchaus nicht verschwinden wollen; so ist es nämlich leider häufig. Hiervon später noch einiges.

Noch einige Worte über die Kriegsnephritis. Im Anfange bestand meistens eine starke Bronchitis mit manchmal nicht geringer Dyspnoe. Ferner waren diese Kriegsnephritiden oftmals von auffallend stark hämorrhagischem Charakter. Förmliche Anfälle von Hämaturie wiederholten sich bei manchen Kranken, manchmal mit hohen Temperaturzacken, manchmal bei normaler Temperatur, meist ohne jede Beschwerde; statt der Hämaturie kamen auch Anfälle von Hämoglobinurie vor (d. h. Blutfarbstoff ohne rote Blutkörperchen im Harne). Als Ursache wurde von den meisten eine Infektion angenommen. Auffallend war, daß während des Kriegs auch in der Heimat derartige „Kriegsnephritiden" nicht ganz selten waren.

Eine Retinitis albuminurica (oder auch Neuroretinitis nephritica genannt), welche nach früheren Anschauungen ausschließlich bei chronischen Nierenerkrankungen vorkommen und dann stets eine ungünstige Prognose in sich schließen sollte, wird tatsächlich auch bei akuten Nephritiden, sogar in ganz frühen Stadien beobachtet. Sie bedeutet dann keine schlechte Prognose und ist auch völlig rückbildungsfähig. Der zugrunde liegende anatomische Prozeß besteht in fibrinöser Exsudation, herdweiser Quellung der Nervenfasern, Fettinfiltration und Blutungen.

Anatomisch sind die Nieren bei der akuten Nephritis makroskopisch oft wenig verändert. Mikroskopisch findet man viele oder gar sämtliche Malpighischen Körperchen stark affiziert. Die Glomeruli sind vergrößert. Die Kapillarschlingen sind vollgestopft mit allerlei Zell- und Kerntrümmern sowie zelligen Elementen des Blutes, vor allem Leukozyten. Hierdurch sind sie für Blut fast undurchgängig geworden, wie die alten Versuche von Langhans mit Injektion der Glomeruli schon dargetan hatten. Der Kapselraum enthält Eiweiß, desquamierte Zellen und Blut. Die Tubuli zeigen an ihrem Epithel Schwellung, Desquamation usw., kurz jene Veränderungen, über deren Wesen, ob entzündlich oder degenerativ, die Pathologen streiten. Als wichtig möchte ich betonen, daß diese Veränderungen stets diffus sind.

Embolisch entstandene herdförmige Prozesse führen wohl zu Albuminurie, auch Hämaturie, es fehlen aber Ödeme, Störungen am Zirkulationsapparat usw.

Was die zweite Gruppe des klassischen Schemas betrifft, die sog. subchronische Nephritis, so getraue ich mich nicht, Ihnen einen bestimmten Fall als Paradigma vorzustellen. Die meisten der Fälle, die man hier einzureihen pflegt, mögen Sie sich vielleicht am einfachsten vorstellen als eine abgeschwächte, in die Länge gezogene akute Nephritis. Ebenso wie die akuten können die subchronischen Formen mit und ohne Ödem verlaufen. Der Urin enthält reichlich Eiweiß und Formelemente. Der Anfang ist meist schleichend. Ob sie im Grunde genommen stets aus einer unbemerkt gebliebenen akuten Nephritis hervorgehen, wie manche behaupten, ist zweifelhaft, aber doch wahrscheinlich. Heilungen dieser subchronischen Nephritiden kommen wohl kaum vor; der Ausgang ist meistens schon binnen 2—3 Jahren tödlich, und zwar entweder an Urämie oder an Herzinsuffizienz.

Auch in dem anatomischen Bilde dieser subchronischen Nephritiden zeigt sich im Prinzip völlige Übereinstimmung mit dem Bilde der akuten Nephritis. Nur läßt die langsamere Entwicklung des Prozesses allerlei reaktive und kompensatorische Vorgänge zur Ausbildung kommen. Degeneration und schließliche Atrophie auf der einen Seite, Reaktion und Wucherung auf der anderen halten sich meistens die Wage, so daß die Nieren in ihrem Volumen ungefähr normal groß bleiben oder eher gar etwas übergroß erscheinen. Mikroskopisch findet man die einen Glomeruli im Zustande der Entzündung, andere zu hyalinen Scheiben degeneriert; die Tubuli sind teils geschrumpft, teils vikariierend vergrößert. Ferner sieht man ein buntes Durcheinander von frischerer interstitieller Entzündung, Parenchymveränderungen, Verfettungen, Blutungen in die Kapseln, dann allerlei ältere narbige Prozesse im Zwischengewebe. Durch Anämie und Gewebsödem entsteht die „große weiße Niere“, bei reichlicheren Blutungen die „rote oder bunte Niere“.

Bei sehr langsamem Verlaufe können die Schrumpfungen überwiegen. Die Nieren werden kleiner als normal, die Oberfläche wird granuliert und es entsteht ein Bild, welches makroskopisch und vor allem mikroskopisch der nachher zu besprechenden dritten Gruppe, den Schrumpfnieren, außerordentlich ähnlich werden kann. Auch klinisch kommt dies zum Ausdruck. Der Verlauf wird protrahierter, blander. Das Schwinden von Ödemen kann vorübergehend eine Heilung vortäuschen; aber bald treten die sogenannten Schrumpfnierensymptome auf: der Urin wird abnorm reichlich und hell, von niedrigem spezifischem Gewicht, der Blutdruck steigt stärker an; dann spricht man von einer „sekundären Schrumpfniere“. Aus dem anatomischen Bilde dieser Nieren kann der pathologische Anatom vorläufig noch nicht herauslesen, in welchem Stadium des Prozesses sich der Kranke befunden hat, ob in dem oligurischen oder dem polyurischen. Es scheint, als ob eine Regeneration an dem Epithel der gewundenen Kanälchen hierbei eine Rolle spielt.

In dieser Gruppe der subchronischen Nephritiden pflegt man wohl oder übel noch allerlei andere chronische Nephritiden unterzubringen, wenn ihnen die „Schrumpfnierensymptome" fehlen. Teils sind es Fälle, die als fast einziges Symptom abnorm große Eiweißmengen ausscheiden, teils finden sich starke Ödeme bei sonst auffallend benignem Verlauf. Manche davon mögen nach Volhards Nomenklatur „Nephrosen" darstellen.

Dann möchte ich noch auf eigentümliche chronisch-hämorrhagische Formen hinweisen; der Urin enthält hier fast immer Blut in wechselnder Menge. Der Verlauf im ganzen kann dabei relativ günstig sein.

Was nun die echten eigentlichen Schrumpfnieren betrifft, so habe ich an verschiedenen Stellen schon ihre wesentlichsten Charakteristika angedeutet. Blutdrucksteigerung und Herzhypertrophie sind hier so stark wie bei keiner anderen Nephritisform. Die Herzerscheinungen stehen oft, wie auch bei unserem Patienten hier, im Vordergrunde. Ödeme oder, korrekter ausgedrückt, nephritische Ödeme fehlen meistens fast ganz. Nur manchmal sieht man kleinste Säckchen unter den Augenlidern; Ödeme an Gaumen oder Glottis kommen vor (manchmal sogar als erstes Zeichen). Ödeme infolge von Herzinsuffizienz können natürlich auftreten, aber diese zeigen dann nicht die eigentümliche Lokalisation der nephritischen Ödeme.

Der Harn weist, wie auch schon erwähnt, eine sehr bemerkenswerte Eigenschaft auf, durch die er sich von dem der akuten Nephritis und auch von dem bei Herzkranken unterscheidet; er ist reichlich, von auffallend heller Farbe und von niedrigem, meist ganz konstantem spezifischem Gewicht ca. um 1010. Der Wasser- und Trockenversuch zeigt das meist sehr anschaulich. Es fehlt sowohl das Sinken als auch das Ansteigen des spezifischen Gewichtes. Das Wasserausscheidungsvermögen ist intakt. Dagegen fehlt der Schrumpfniere offenbar die Fähigkeit „zu konzentrieren". Sie vermag die harnpflichtigen Salze nur in stark verdünnter Lösung zu eliminieren. In der Polyurie der Schrumpfnierenkranken sehen wir deshalb auch einen kompensatorischen Vorgang und werden den Kranken die Flüssigkeitszufuhr nicht beschränken; mit Hilfe der reichlichen Harnflut vermag der Körper sich leidlich frei von Stoffwechselschlacken und Salzen zu halten. Schwere Retentionsurämien (nach Volhard) sind deshalb nicht so häufig; meist bleibt es bei den Symptomen der kleinen Urämie, wie Sie sie in den Klagen des Kranken hier kennen gelernt haben. Der klinische Verlauf ist oft gutartig. Wenn die Kranken in der Lage sind, sich zu schonen, können sie wie viele Arteriosklerotiker lange Jahre bei leidlichem Befinden bleiben. Der Tod erfolgt in vielen Fällen nicht durch Urämie, sondern durch Herzinsuffizienz. Bei Einsetzen der Herzinsuffizienz stehen unter den subjektiven Klagen der Kranken allerlei schmerzhafte Anfälle teils nach Art des Asthmas, teils nach Art der Stenokardie (wie sie besonders der Koronarsklerose eigen sind) im Vordergrunde, jedenfalls mehr als es bei Klappenfehlerkranken der Fall zu sein pflegt. Die starke Blutdrucksteigerung und die bedeutende Herzhypertrophie bei der Schrumpfniere sind im Gegensatz zur akuten Nephritis nicht nur als Folge (resp. zur Kompensation) der gestörten Nierenfunktion anzusehen, sondern sie hängen mit ausgedehnten Gefäßsklerosen zusammen. Die Schrumpfniere ist die Kombination einer Nierenkrankheit und einer Gefäßkrankheit. Das Verhältnis zwischen beiden, ob unter- oder gleichgeordnet, ist noch strittig.

Diese Sklerosen bei der Schrumpfniere sind in den letzten Jahren, vor allem von Jores, eingehend studiert worden. Hiernach sind zwei verschiedene Formen zu unterscheiden. In der einen Gruppe handelt es sich um eine gewöhnliche Arteriosklerose, welche von der Aorta aus in die Nierenarterie vordringt und hier durch Ernährungsstörungen zu einer Schrumpfung des Nierengewebes, speziell der Glomeruli führt. Die Nieren werden klein, manchmal schrumpfen sie bis zur Größe einer Walnuß. Die Oberfläche zeigt grobe, flache, ganz unregelmäßige Gruben und Einziehungen; die Kapsel ist hier adhärent. Zwischen den geschrumpften Partien ist das Gewebe normal. Auf dem Durchschnitt ist die Rinde im Bereiche der geschrumpften Herde schmal, die Gefäße klaffend. Mikroskopisch sieht man viele Glomeruli zu glatten, hyalinen Scheiben degeneriert; die zugehörigen Tubuli sind (durch Inaktivität?) kollabiert und geschrumpft. Daneben sind andere Glomeruli und Kanälchen gut erhalten oder gar vergrößert. Entzündliche Prozesse im Interstitium spielen kaum eine Rolle. Das ist die sog. „arteriosklerotische Schrumpfniere".

In einer anderen Gruppe von Fällen soll, wie Jores nachdrücklich betont, eine selbständige und primäre Sklerose der kleinen präglomerulären Nierengefäße unabhängig von einer allgemeinen Arteriosklerose vorliegen. Das ist die echte oder primäre oder „genuine Schrumpfniere", auch „rote Granularatrophie" genannt. Makroskopisch zeigen diese Nieren auf der Oberfläche eine teils gröbere teils feinere, aber jedenfalls viel gleichmäßigere Granulierung als die arteriosklerotische Schrumpfniere. Es fehlen ihr stets die ganz groben Einziehungen. Die Verkleinerung der ganzen Niere kann ebenfalls beträchtlich sein. Mikroskopisch ist bei der Diagnose das Hauptgewicht auf die Lokalisation der Gefäßprozesse zu legen. Es fehlt eine ausgebreitete allgemeine Arteriosklerose. In den Nieren sind vor allem die zu den atrophischen Glomeruli führenden kleinen Gefäße stark sklerotisch. Ähnliche Prozesse an den kleinsten Gefäßen sollen auch an anderen Organen vorkommen, so daß man von einer Systemerkrankung der kleinen Gefäße gesprochen hat. Die Herzhypertrophie ist bei dieser Form der Schrumpfniere am stärksten. Sie befällt eher Leute mittleren oder gar jugendlichen Alters, als es die arteriosklerotische Schrumpfniere tut.

Mit Hilfe dieser Anhaltspunkte wird die anatomische Erkennung der arteriosklerotischen Schrumpfniere durchschnittlich gelingen. Schwierig dagegen ist öfters die Unterscheidung der genuinen Schrumpfniere von den Endstadien, zu denen die subchronische Nephritis bei protrahiertem Verlaufe führen kann; sie wird den Schrumpfnieren manchmal außerordentlich ähnlich. Man spricht dann, wie oben schon erwähnt, von einer „sekundären Schrumpfniere".

Der Hinweis, wie man die einzelnen Formen der Schrumpfniere klinisch voneinander zu trennen sich bemüht, ist in der hier gegebenen Schilderung teilweise schon enthalten. Eine sekundäre Schrumpfniere wird zu diagnostizieren sein, falls die Erkrankung aus einer anamnestisch nachweisbaren akuten Nephritis hervorgegangen ist. Bei der Unterscheidung der arteriosklerotischen von der genuinen Schrumpfniere spricht für die erstere der häufig ganz blande Verlauf. Die Kranken unterscheiden sich oft gar nicht von anderen leichten Arteriosklerotikern; sie können sich lange Zeit ganz erträglich fühlen und arbeitsfähig bleiben. Die Nierenaffektion bleibt ganz im Hintergrund. Die genuine Schrumpfniere ist die schwerere Erkrankung; sowohl von seiten des stark hypertrophischen Herzens mit dem sehr hohen Blutdruck, als auch von seiten der Nieren kommt es leichter und rascher zu ernsten Zuständen (Apoplexie, Herzinsuffizienz, Urämie). Die eingangs erwähnte Retinitis albuminurica ist hier nicht selten. Einige wollen den besonders schweren Verlauf mancher Fälle von genuiner

Schrumpfniere damit in Zusammenhang bringen, daß neben den Gefäßprozessen sich Entzündungen u. dgl. am Nierengewebe selber abspielen. Volhard nennt sie deshalb die „Kombinationsform".

Ob man wirklich alle Schrumpfnieren, die man in der Klinik sieht, gewaltsam in das hier dargestellte Schema pressen soll, und ob jeder Form wirklich ein streng zu sondernder anatomischer Prozeß ohne allzuviel fließende Übergänge zugrunde liegt, erscheint doch recht fraglich. Man darf nicht vergessen, daß noch ganz andere anatomische Prozesse außer den hier erörterten durchaus geeignet sind, zu „Schrumpfnieren" zu führen. So z. B. erwägt Strümpell, ob nicht Schrumpfnieren analog der Leberzirrhose, der Muskelatrophie oder den Sklerosen im Rückenmark entstehen mögen. Weitere. Untersuchungen werden vielleicht mehr zu vermittelnden Übergängen neigen.

Von differentialdiagnostischen Punkten, die bei der Nephritis in Frage kommen, habe ich schon mehrfach darauf hingewiesen, daß in älteren vorgeschritteneren Fällen mit Herzinsuffizienz Schwierigkeiten auftauchen können, ob primär eine Herzaffektion oder ein Nierenleiden vorliegt. Ferner ist gegenüber einer frischen akuten Nephritis manchmal die sog. Ödemkrankheit zu erwägen. Es sind das eigentümliche Zustände von Ödementwicklung, welche in den beiden letzten Kriegsjahren ziemlich häufig beobachtet wurden und die man mit ungenügender oder einseitiger Ernährung in Zusammenhang gebracht hat. Die Nieren sind nach Harnbefund und Funktionsprüfung hierbei intakt. Am schwierigsten zu bewerten sind die Fälle von Albuminurie ohne sonstige beweisende Nephritissymptome, wie sie manchmal nach einer akuten Nephritis, aber manchmal auch ohne nachweisbare Ursache gefunden werden und jahrzehntelang bestehen können. Wieweit sie als harmlos gelten dürfen oder doch als Zeichen einer blande verlaufenden Nierenerkrankung betrachtet werden müssen, ist oftmals sehr schwierig zu entscheiden. Im ganzen ist man in der Beurteilung dieser Zustände jetzt viel optimistischer als früher. Eine besondere Gruppe bilden jene Fälle, bei denen die Eiweißausscheidung nur oder doch deutlich vermehrt auftritt, wenn die Betreffenden auf sind und umhergehen. Bei Bettruhe verschwindet das Eiweiß. Man spricht deshalb hier von einer „orthostatischen Albuminurie" oder neuerdings auch von einer „lordotischen". Man hat sie nämlich genetisch zusammengebracht mit geringen Wirbelsäulenverkrümmungen, die dabei meistens gefunden werden und welche bei aufrechter Körperhaltung die Nierenzirkulation beeinträchtigen sollen. Diese fast nur bei Kindern und jüngeren Leuten vorkommende Albuminurie gilt jedenfalls als harmlos.

Die Entzündung des Nierenbeckens, Pyelitis, steht der Zystitis (Entzündung der Harnblase) näher als der Nephritis. Sie führt neben lokalen Schmerzen und einem Leukozytensediment im Harn manchmal zu länger dauerndem Fieber. Die Nierengegend ist meist stark druckempfindlich. Nicht selten setzt sie mit einem Schüttelfrost oder sonst einem schweren Allgemeinzustande ein und kann dann eine Peritonitis oder eine eitrige Abdominalaffektion vortäuschen. Der Verlauf ist öfters langwierig und zu Rezidiven neigend, aber schließlich pflegt doch völlige Heilung zu erfolgen.

Zum Schluß noch einiges über die Therapie. Früher galt bei jeder akuten Nephritis die Verordnung von viel Milch und daneben noch reichliches Wassertrinken als Regel; nur einzelne befürworteten im Stadium der Ödeme eine Trockenkost. Eine solche scheint sich, vor allem auf Volhards Empfehlung hin, jetzt einbürgern zu wollen, und ich glaube sie auf Grund dessen, was ich selber gesehen habe, durchaus befürworten zu sollen. Die Konzentrationsfähigkeit ist im ersten Stadium meist gut erhalten, so daß die Flüssigkeitsbeschränkung durchaus erlaubt ist. Volhards „Wasserstoß", der nach seinen Vorstellungen die „gedrosselten Nierengefäße sprengen" soll, ist, wie ich auf Grund ausgedehnter eigener Erfahrungen im Feldlazarett sagen muß, in frischen Fällen zwecklos. Wo Erfolge verzeichnet wurden, handelt es sich wohl um nicht mehr frische Erkrankungen, in denen sich die Wasserausscheidung eben schon gebessert hatte.

Die moderne Behandlung strebt an, den Kranken so zu ernähren, wie es der augenblicklichen Fähigkeit seiner Nieren entspricht; sie soll berücksichtigen, daß die einzelnen Funktionen öfters verschieden stark gestört sind und deshalb verschieden stark geschont werden müssen resp. belastet werden können. Die zulässigen Mengen der Flüssigkeitszufuhr, die des N und NaCl müssen jederzeit genau ausprobiert werden.

Bei ausgebrochener oder drohender Urämie gilt ein kräftiger Aderlaß, etwa ein halber Liter, seit langem als zuverlässigstes Mittel. Über seine Wirkung können wir uns freilich theoretisch noch nicht genügend Rechenschaft geben, ob durch Herausbeförderung von Giften oder durch Anregung der Lymphtätigkeit oder durch Erleichterung des Kreislaufes. Ob man eine Infusion von Salz oder Traubenzuckerlösung anschließen soll oder nicht, wird verschieden beantwortet je nach den Vorstellungen, die sich der Betreffende über die Urämie macht. Herzmittel werden häufig indiziert sein. Wer eine eklamptische Urämie durch Hirnödem annimmt, wird in diesen Fällen eine Lumbalpunktion ausführen.

Eine akute Nephritis kann heilen, eine chronisch gewordene wird es kaum noch. Deshalb soll man den Kranken anfangs fest im Bett und bei streng zugemessener Kost halten. In den Fehler der Unterernährung darf man dabei freilich auch nicht verfallen. Kohlehydrate und Fette in Form von Brei, Kompott, süße Limonaden, Butter soll man bald reichen und bei leidlicher Stickstoffausscheidung wird man auch mit Kartoffeln und allerlei Gemüsen (freilich in ungesalzenem Zustande) nicht allzulange zu warten brauchen. Eier vertragen Nephritiker besser als Fleisch; worin die Schädlichkeit des letzteren besteht, ist nicht recht klar.

Bei chronischen Nephritiden kann und muß man in allen diesen Verordnungen viel nachsichtiger sein. Auch von der größten Strenge ist keine völlige Heilung zu erhoffen, und die Sorge ist stets im Auge zu behalten, daß der Kranke durch allzu rigorose Behandlung nicht herunterkommt und anämisch wird.

Die Behandlung der Schrumpfnieren fällt teilweise mit der der Arteriosklerose zusammen. Eine starke Einschränkung des Stickstoffes in der Kost darf ebenfalls wegen der drohenden Unterernährung nicht lange hintereinander verordnet werden. Eher empfiehlt es sich, zwischen einer im ganzen reichlicheren Kost gelegentlich kurze Perioden mit ganz niedriger Stickstoffzufuhr einzuschieben. Schwitzprozeduren sind hier, ebenso wie bei der akuten Nephritis oft von Nutzen, wenn der Kranke leicht in Schweiß zu bringen ist; aber gerade bei chronischen Nephritiden gelingt das auffallend schwer.

Eine recht schwierige Frage ist die nach der regelmäßigen Anwendung von Diureticis. Sicher ist, daß man bei akuten Nephritiden meistens ganz ohne sie auskommt. Die Diurese kommt hier fast immer von selbst wieder in Gang. Und bei chronischen Nephritiden, wenn sie oligurisch sind, wird man von Diureticis nur selten nachhaltige Erfolge sehen. Wo in solchen Fällen eine Herzinsuffizienz mit im Spiele ist, hilft Digitalis mehr oder wenigstens dauernder.

M. H.! Bei der Besprechung der Nephritis hat es mir besonders viel Kopfzerbrechen gemacht, die rechte Grenze zu ziehen, was ich vortragen soll und was ich übergehen kann. Mancher von Ihnen wird tadeln, daß ich zu viele Einzelheiten gebracht und dadurch nur verwirrt habe. Aber das Kapitel der Nephritis ist nun einmal ein außerordentlich komkompliziertes und ich glaubte Ihnen keinen Dienst zu erweisen, wenn ich die Dinge, wie ad usum Delphini allzu einfach zurecht gestutzt hätte. Bei manchen Krankheiten mag das gehen; da kann sich ein geschickter Mann mit Hilfe des kürzesten Kompendiums schon zurecht finden. Aber hier ist das nicht gut möglich. Ihre Enttäuschung wäre eine allzu große, sobald Sie eine Nephritis selber beurteilen sollten. Ich glaube, es nutzt Ihnen mehr, wenn Sie sich einmal Zeit und Muße nehmen, sich in das Kapitel hineinzudenken; vielleicht hat dieser Vortrag einiges Interesse dazu angeregt.

10. Vorlesung.

Typhus abdominalis.

M. H.! Der Anblick und der Eindruck beim Betreten eines Zimmers mit schweren Typhuskranken ist für jeden Neuling ein höchst unerwarteter. Das Auffallende ist die Ruhe, die dort herrscht. Denken Sie an andere Schwerkranke, an Pneumoniker, an Phthisiker, an dekompensierte Herzkranke od. dgl.; allen diesen merkt jeder die Schwere ihres Zustandes ohne weiteres an. Beim Typhuskranken ist es im Gegensatz dazu ganz anders. Teilnahmslos, wie im Halbschlaf liegt er unbeweglich auf dem Rücken, ohne von uns Notiz zu nehmen, ohne zu klagen, ohne nach etwas zu verlangen. Sein Sensorium ist offenbar benommen, hin und wieder greift er mit den Händen in die Luft, als ob er dort etwas fassen wollte (sog. „Flockenlesen"). Seine Klagen, wenn man ihn ausdrücklich danach fragt, bestehen in Kopfweh oder sind allgemeiner Natur. Das wundert den Anfänger immer, weil der Laie bei dem Worte „Typhus" an eine schwere Darmkrankheit mit Durchfällen zu denken pflegt. Das ist unrichtig. Der Name Typhus, vom Griechischen τῦφος, Dunst, Umneblung stammend, drückt das Hauptcharakteristikum der Krankheit, den schweren nervösen Allgemeinzustand treffend aus.

Die Mitbeteiligung des Darmes wird nur durch das Beiwort „abdominalis" berücksichtigt. Der Volksmund nennt den Typhus oft „Kopftyphus" oder „Nervenfieber".

Wir wollen bei der Besprechung des Typhus einen anderen Weg gehen als sonst. Wir wollen, bevor wir den Kranken untersuchen, die moderne Auffassung vom Typhus an die Spitze unserer Besprechung stellen. Der Typhus ist eine Infektionskrankheit mit spezifischen Veränderungen an der Darmschleimhaut und am Lymphapparat; aus diesen stellt der Pathologe auf dem Sektionstische die Diagnose: Typhus. Jedoch machen diese Organveränderungen häufig nur wenig Symptome und das klinische Bild wird statt dessen beherrscht von der Anwesenheit der Typhusbazillen im Blute. Man hielt derartiges früher für das Charakteristikum der allgemeinen Blutvergiftung, der sog. Sepsis. Aber man findet jetzt mit den verfeinerten Untersuchungsmethoden bei den verschiedensten Krankheiten die spezifischen Erreger im Blute, bei denen man früher gar nicht damit gerechnet hatte. Die Definition der Sepsis ist dadurch etwas schwierig geworden; denn es müßten ihr jetzt strenggenommen allerlei Krankheiten zugezählt werden, welche nach dem gewöhnlichen Sprachgebrauch nichts von einer allgemeinen Blutvergiftung, nichts „Septisches" an sich haben, z. B. viele Pneumonien usw. Deshalb beschränken manche Autoren den Namen „Sepsis" auf Krankheitszustände, bei denen sich die Bakterien im Blute dauernd und reichlich finden und bei denen die klinischen Allgemeinsymptome der septischen Infektion, der sog. Infekt, im Vordergrunde stehen. Den gelegentlichen Befund von Bakterien im Blute ohne Zeichen der allgemeinen Blutvergiftung nennt man dann Bakteriämie. Beim Typhus kommt beides vor. Die Typhusbazillen finden sich fast regelmäßig im Blute, aber die Rolle, die sie dort spielen, ist verschieden. Das eine Mal ist der größte und wichtigste Teil der klinischen Symptome auf die Überschwemmung des Blutes mit Typhusbazillen zu setzen. Der Infekt beherrscht das Bild. Aber ein andermal tritt dieser Infekt weniger hervor; Organveränderungen, vor allem Darmerscheinungen stehen im Vordergrunde. Um diese zu verstehen, um auf die davon abhängigen gelegentlich schweren Vorkommnisse vorbereitet zu sein, müssen wir den anatomischen Prozeß hier in Kürze besprechen.

Man teilt ihn alter Gepflogenheit gemäß in vier Stadien ein, deren jedes ca. 1 Woche dauert.

In der ersten Krankheitswoche tritt eine „markige Schwellung" des Lymphapparates auf. Das ist eine Volumvermehrung, welche nicht auf einer Entzündung beruht, sondern eine Wucherung der follikulären Elemente darstellt. Dieser Punkt ist wichtig; man pflegt nämlich darauf das Fehlen der Leukozytenvermehrung im Blute zu beziehen, welche sonst bei allen mit Entzündung einhergehenden Infektionskrankheiten gefunden wird. Diese markige Schwellung befällt am Darme sowohl die einzelnen Lymphfollikel als auch die Peyerschen Plaques. Der Prozeß ist im untersten Ileum und im Anfangsteil des Colon ascendens am stärksten ausgebildet.

In der zweiten Woche sieht man in der Mitte der Follikel und Plaques Eindellungen mit gelblichen Flecken darin; sie rühren daher, daß Follikel und Plaques in ihrem Zentrum nekrotisch werden, und diese nekrotischen Partien imbibieren sich dann mit dem Gallenfarbstoff der Fäzes. Das geschieht stets nur bei toten Zellen. Die gallige Imbibition, die man bei

Leichen in der Nähe der Leber meistens findet, ist stets ein postmortaler Prozeß; bei einer Operation sehen Sie so etwas niemals.

In der dritten Woche stoßen sich dann die nekrotischen Zentren ab und dadurch entsteht ein Substanzverlust, ein Geschwür mit leicht erhabenem Rand. Diese Geschwüre reichen häufig bis an die Serosa. Beachten Sie diesen Prozeß der Geschwürsbildung genau; er ist klinisch höchst wichtig. Wir kommen darauf zurück. Die Schleimhaut im übrigen ist meistens im Zustande des Katarrhs, es besteht eine Enteritis.

Von der vierten Woche an heilen die Geschwüre und es resultieren flache, pigmentierte Narben, welche jahrelang sichtbar bleiben können. Wenn diese Heilung also im anatomischen Sinne keine ideale ist, wie z. B. bei der Pneumonie, so ist sie doch klinisch ausreichend; denn sie führt niemals zu den Folgen, die wir sonst bei allen ulzerösen Prozessen am Magen und Darm fürchten, nämlich Schrumpfungen, Verengerungen, kurz gesagt: Passagehindernissen. Bei tuberkulösen Darmgeschwüren, bei dysenterischen, beim Ulcus ventriculi sieht man das leider nicht selten. Dagegen kann der typhöse Prozeß zu zwei anderen Vorkommnissen führen, nämlich zu Blutungen und zu Perforationen. Bei der Geschwürsbildung, die, wie oben erwähnt, meistens bis an die Serosa reicht, kann diese einreißen; ferner kann es hierbei oder bei der Ablösung der Schorfe zu einer Arrosion einer Arterie und damit zu einer Darmblutung kommen. Beim tuberkulösen usw. Darmgeschwür ist dies beides wiederum selten, weil hier der Prozeß viel langsamer fortschreitet und weil dabei allerlei reaktive bindegewebige Wucherungen auftreten, welche dann gegen Blutung und Perforation einen gewissen Schutz gewähren.

Die anderen lymphoiden Organe der Bauchhöhle, Mesenterialdrüsen und Milz, schwellen regelmäßig an. Die Mesenterialdrüsen können schon in der ersten oder zweiten Woche zu walnußgroßen Gebilden anwachsen und als solche ganze Ketten vor der Wirbelsäule oder große Pakete in der Radix mesenterii, besonders am Zökum bilden. Mikroskopisch beruht ihre Vergrößerung auf einer Proliferation der Lymphzellen und einer Dilatation der Gefäße, also nicht auf einem entzündlichen Prozesse. In den Lymphdrüsen bleibt es im allgemeinen bei den einfachen Schwellungen bestehen. Nekrosen und eventuell gar ein Durchbruch derselben ist sehr selten. Auch anderwärts gelegene Drüsen, an der Leberpforte, ja sogar die bronchialen und zervikalen schwellen manchmal mit an.

Die Milz ist stets groß und weich durch Hyperämie und Vermehrung der Follikelzellen. Die Typhusmilz ist für den Anatomen das klassische Beispiel des pulpösen Milztumors. Der Vollständigkeit halber sei gleich erwähnt, daß eine mäßige Bronchitis so gut wie niemals fehlt. Eigentümliche Degenerationen an den Muskeln, z. B. im Rectus abdominis, die sog. wachsartige Degeneration, nach welcher der pathologische Anatom immer eifrig forscht, wollen wir übergehen, da sie kein nennenswertes klinisches Interesse hat. Alles, was man sonst an Komplikationen oder gelegentlichen Metastasierungen des typhösen Prozesses an Typhusleichen findet, stellt nichts Integrierendes dar.

Wenn jemand versuchen wollte, aus den anatomischen Tatsachen die klinischen Symptome und den Untersuchungsbefund abzuleiten, sich gewissermaßen zu rekonstruieren, wie es doch z. B. bei der kruppösen Pneumonie oder der exsudativen Pleuritis in ziemlich weitgehendem Maße möglich war, so ist die Ausbeute beim Typhus eine bescheidene. Außer der Milzvergrößerung ist eigentlich kein einziger charakteristischer Untersuchungsbefund zu erwarten. Über den Verlauf kann man nur eines, freilich sehr Wichtiges ableiten, nämlich: eine ernste Gefahr von seiten des typhösen Prozesses droht dem Kranken nur in der dritten und vierten Woche durch Darmperforationen oder Darmblutungen. In der ersten und zweiten Woche ist der Darmprozeß bis auf die evtl. begleitenden Durchfälle völlig harmlos; in dieser Periode kann nur die Schwere der Infektion bedrohlich werden. Die meisten Symptome beim Typhus müssen also Ausdruck des Infektes sein. Dieser bedingt das klinische Bild im großen und ganzen.

Auch das klinische Verhalten pflegt man ähnlich dem anatomischen Prozesse in Stadien ungefähr nach Wochen zu teilen, freilich immer mit ausdrücklicher Betonung, daß der anatomische Prozeß nicht streng die Ursache der jeweiligen Symptome ist. Wir dürfen uns also nicht wundern, wenn wir einmal bei einem Typhuskranken, der seiner Krankheit erlegen ist, den dieser Periode entsprechenden Prozeß am Darme nur ganz gering entwickelt finden. Es wurde früher, als die Tatsache des Typhusinfektes nicht genügend berücksichtigt und der anatomische Prozeß zu einseitig in den Vordergrund gestellt wurde, für solche damals unklaren Fälle der paradoxe Ausdruck „Typhus sine typho" geprägt. Wir können ihn auch heute noch ruhig anwenden und meinen damit dann einfach einen Fall mit starkem Überwiegen des Infektes und geringer Ausbildung des anatomischen Prozesses. Der Typhus bei Kindern gehört meistens zu diesen Formen.

Über das klinische Bild folgendes: In der ersten Woche (anatomisch die Periode der markigen Schwellung) steigt das Fieber allmählich an ohne jedes charakteristische Krankheitssymptom. Der Patient braucht außer der sehr häufigen Klage über Kopfschmerzen keinerlei spezielle Beschwerden zu haben; auffallend sind manchmal Klagen über Durst; gelegentlich besteht stärkeres Nasenbluten. Bei der Untersuchung findet man außer dem Fieber etwas Bronchitis, die aber jedenfalls zur Erklärung des Fiebers nicht ausreicht. Manchmal zeigt die Zunge jetzt schon ein etwas verdächtiges Aussehen, nämlich einen starken Belag, welcher Spitze und Ränder freiläßt. Wenn in vorgeschrittenen Stadien die Zunge sich in der Mitte mit schwärzlichen Borken bedeckt (infolge von Nasen- und Zahnfleischblutungen), so entsteht dadurch die bekannte Typhuszunge. Ferner fällt hin und wieder jetzt schon eine relative Pulsverlangsamung auf, d. h. die Pulsfrequenz ist nicht entsprechend der Temperaturerhöhung beschleunigt. Sonst bleibt in diesem Stadium, dem sog. Stadium incrementi, die Untersuchung recht unbefriedigend, es sei denn, daß sich vielleicht schon eine Vergrößerung der Milz feststellen läßt. Ebenso wäre es wichtig, wenn jetzt schon das Sensorium ein wenig benommen wäre.

Nach ca. einer Woche ist das Fieber langsam auf 39—40° gestiegen und hält sich dann etwa zwei Wochen lang mit nur geringen Schwankungen auf dieser Höhe. Das ist das Stadium acmes. In diesem sehen Sie unseren Kranken hier. Wir wollen ihn jetzt untersuchen. Das auffallendste ist, wie vorher schon konstatiert, die gänzliche Benommenheit. Der Leib ist aufgetrieben, der Perkussionsschall ist überall laut tympanitisch, nirgends eine Dämpfung. Beim Befühlen ist er hart. Das Zwerchfell steht etwas hoch. Es handelt sich hier um einen Meteorismus, wie wir ihn bei der Besprechung der Abdominalerkrankungen genauer werden abhandeln müssen (S. 167); er ist beim Typhus sehr häufig.

Ferner sehen Sie auf der Bauchhaut einige stecknadelkopfgroße, rötliche, scharf begrenzte Flecken, die sog. Typhusroseolen. Wenn Sie mit dem Finger darüberfahren, fühlen Sie, daß sie kaum erhaben sind, und Sie sehen, daß sie sich dabei leicht wegdrücken lassen. Dieselben stellen ein sehr wichtiges, beinahe eindeutiges diagnostisches Symptom dar. Aber leider sind sie keineswegs immer vorhanden und ihr Fehlen ist deshalb nicht ohne weiteres gegen die Annahme eines Typhus zu verwerten.

Der Puls des Kranken beträgt ca. 90; er ist also im Verhältnis zur Temperatur (über 39°) relativ verlangsamt, ein wichtiges Typhuszeichen. Manchmal ist der Puls dikrot. Wie Sie aus der Physiologie her wissen, beruht dies darauf, daß die Rückstoßelevation, auch Klappenschlußwelle genannt (weil durch den Schluß der Aortenklappen bedingt), abnorm stark wird. Sie fühlt sich dann leicht wie eine zweite kleinere Pulswelle an. Dies ist natürlich nicht für den Typhus pathognomonisch, sondern es ist ganz allgemein ein Zeichen von Nachlassen der Gefäßspannung bei guter Herzkraft. Diese ausreichende Herzkraft ist in solchen Fällen auch manchmal an einem verstärkten Spitzenstoß und einem lauten zweiten Aortenton kenntlich. Hier können wir an Herz und Puls nichts Besonderes konstatieren.

Die Zunge des Kranken zeigt die schon vorhin erwähnten Charakteristika: Sie ist dick belegt, Spitze und Rand sind frei. Über den Lungen besteht eine geringe Bronchitis mit trockenem, zähem Sekret; für eine pneumonische Verdichtung sind keinerlei Anhaltspunkte.

Der Stuhlgang des Kranken ist, wie es oft vorkommt, etwas angehalten. Beim klassischen Typhus besteht gewöhnlich von der zweiten Woche an ein mittelstarker Durchfall, ca. 3 bis 4 mal täglich. Die Entleerungen können dann eine besondere Beschaffenheit zeigen, welche in typischen Fällen die Diagnose aus dem Stuhlgang ohne weiteres zu stellen erlaubt. Er ist hellgelb und dünn, von Farbe und Konsistenz einer schlecht gekochten Erbsensuppe, bei der sich beim Stehen oben eine gelbe Brühe sammelt und unten allerlei grünliche Brocken absetzen. Eine Milzvergrößerung ist bei dem Meteorismus nicht sicher nachzuweisen.

Wenn der Typhus, wie wir hoffen wollen, einen günstigen Verlauf nimmt, dann wird der Kranke in etwa einer Woche in das sogenannte amphibole Stadium kommen; die Temperaturen werden zwar anfangs abends noch hoch bleiben, früh morgens dagegen starke Remissionen bald bis zur Norm zeigen. Allmählich werden dann die Abendtemperaturen weniger hoch ansteigen und die Körpertemperatur wird damit im Verlaufe von ca. einer Woche ganz normal werden. Der Leib wird wieder weich und das Sensorium wird inzwischen klar sein. Daß bei den Kranken in der dritten oder vierten Woche die Gefahr der Perforation eines Darmgeschwürs oder einer Blutung aus einem solchen besteht, möchte ich noch einmal in Erinnerung bringen.

Leider gehört der Typhus zu den Erkrankungen, bei denen Rekrudeszenzen, d. h. ein erneutes Aufflackern des Prozesses während des Abklingens der Hauptkrankheit sowie Rezidive, d. h. ein Rückfall nach gänzlicher Entfieberung während der Rekonvaleszenz ziemlich häufig vorkommen.

Ein solcher Rückfall verläuft ganz ähnlich der Hauptkrankheit; der anatomische Prozeß hierbei gleicht in allem dem vorhin beschriebenen. Der Fieberanstieg ist aber meistens etwas rascher, in zwei bis drei Tagen und während der Kontinua ist die Temperaturkurve nicht streng kontinuierlich sondern etwas zackiger. Ferner ist das Sensorium meistens viel weniger in Mitleidenschaft gezogen und man sieht die Kranken während eines Rezidives häufig bei hohem Fieber relativ beschwerdefrei. Der Typhusinfekt ist offenbar meistens abgeschwächt. Roseolen und Milz verhalten sich wie bei der Hauptkrankheit. Darmblutungen und Perforationen sind erfahrungsgemäß während der Rezidive viel seltener; die akute Gefahr ist deshalb relativ gering. Die Rezidive sind nur darum gefürchtet, weil sie die Krankheitsdauer um Wochen oder gar Monate verlängern und damit den Kranken bedenklich entkräften können.

Die Komplikationen und Nachkrankheiten des Typhus sind außerordentlich mannigfach. Irgendeine Lieblingskomplikation, wie die Endokarditis beim Gelenkrheumatismus, kommt dem Typhus nicht zu. Es kann jedes Organ befallen werden. Herzinsuffizienzen (meist ohne Klappenaffektionen) sind häufig, nicht selten werden sie zur Todesursache, ohne daß die histologische Untersuchung einen befriedigenden Befund am Myokard aufzudecken vermöchte. Bronchitiden mäßigen Grades sind fast regelmäßig, bronchopneumonische Verdichtungen bei schweren Fällen nicht selten. Über die Frage der kruppösen Pneumonie beim Typhus und den sog. Pneumotyphus werden wir nachher besonders sprechen. Lungengangrän und Abszesse kommen ebenfalls vor. Nierenaffektionen von hämorrhagischem Charakter sieht man gelegentlich. Über das Vorkommen der Typhusbazillen im Harne nachher einiges.

Von großem theoretischem Interesse ist die Tatsache, daß die Galle fast stets Typhusbazillen beherbergt und daß sich dieselben in der Gallenblase nach Abklingen des Typhus noch Monate und Jahre halten können. Von den „Typhuswirten“, wie man solche Leute nennt, und deren Bedeutung für Infektion und Prophylaxe werden wir nachher noch reden. Der Zusammenhang zwischen Gallensteinen und Typhus ist aber praktisch nicht so häufig, wie man auf Grund theoretischer Erwägungen glauben sollte. Ikterus ist ebenfalls nicht häufig.

Am Zentralnervensystem kommen die verschiedenartigsten Affektionen vor, z. B. Hirnabszesse teils metastatisch, teils von einer Otitis media, einer nicht seltenen Komplikation, fortgeleitet. Außer der Otitis media sieht man auf der Höhe der Erkrankung öfters eine zentrale Taubheit, die übrigens meistens später wieder ganz zurückgeht. Abszesse kommen überall, in allen Organen, in den Muskeln und Knochen vor; auch sie können zur Todesursache werden.

Das Knochenmark soll stets Typhusbazillen beherbergen. Eine Spondylitis typhosa, wohl von solchen Herden ausgehend, kommt einige Wochen nach dem Typhus gelegentlich vor.

Am Larynx finden sich manchmal harmlose katarrhalische Zustände (übrigens oft ein Frühsymptom), manchmal schwerere Ulzerationen, die zu Knorpelnekrosen führen und bei denen die Gefahr eines Glottisödems nicht gering ist. Ähnliche geschwürige Prozesse in der Nase sollen manchmal schwerste Blutungen veranlassen.

Hin und wieder sieht man im Beginne des Typhus kleine flache Geschwüre im Rachen, vorzugsweise an den vorderen Gaumenbögen, denen manche die Rolle eines diagnostischen Frühsymptoms zusprechen wollen.

Eine große, manchmal verhängnisvolle Rolle spielen thrombophlebitische Prozesse, besonders an der V. femoralis. Auch an den Genitalorganen, speziell am Hoden kommen allerlei Nachkrankheiten vor. Dann fallen während der Fieberperiode manchmal die Haare aus, die aber später fast ausnahmslos wieder nachwachsen. Kurzum: man müßte sämtliche Organe und Körperteile systematisch durchgehen, um keine der zahllosen Komplikationen zu übersehen.

Woran sterben die Typhuskranken? Sie wissen, der Typhus ist eine recht ernste Krankheit und selbst die besten Krankenhausstatistiken kommen kaum unter $15^0/_0$ Mortalität herunter. Um einem Irrtume gleich zu begegnen: Darmblutungen und Perforationen sind nicht die häufigste Todesursache. Über die Häufigkeit der Darmblutungen gehen die Angaben sehr auseinander; daß sie direkt zum Tode führen, ist sicher ziemlich selten. Auch die Peritonitiden sind nicht so häufig.

In der Mehrzahl der tödlich endenden Fälle erfolgt der Exitus einfach an der Schwere der Infektion. Die Benommenheit wird stärker, der Meteorismus (d. h. die Darmlähmung) nimmt zu und der Puls wird kleiner und weicher. Ein sehr übles Zeichen ist es, wenn der Puls plötzlich sehr frequent wird. Wenn gleichzeitig als Folge eines allgemeinen Kollapses die Temperatur rasch abfällt, schneiden sich auf der Fiebertabelle die emporschnellende Kurve des Pulses mit der sinkenden der Temperatur; das „Totenkreuz" nannte es Naunyn. Die Autopsien pflegen in solchen Fällen die erhoffte Aufklärung über die eigentliche Todesursache nicht in befriedigender Weise zu geben. Eine evtl. hypostatische Pneumonie, die vorher keine klinischen Symptome gemacht hatte, ist eigentlich mehr die Folge als die Ursache der erlahmenden Herzkraft.

Ich habe Ihnen hier einen kurzen Überblick über den Verlauf des Typhus gegeben. Sie sollten vor allem die verschiedenen Krankheitsbilder kennen lernen, die beim Typhus einerseits unter dem Einfluß des Typhusinfektes, andererseits durch den lokalen Prozeß am Darm entstehen können. Die Geschichte der Medizin berichtet viel Interessantes darüber, welche Schwierigkeiten die alten Ärzte gehabt hatten, die mannigfachen Bilder des Typhus als verschiedene Stadien einer und derselben Krankheit zu erkennen. Man hatte früher daraus verschiedene Krankheiten gemacht, und die Lehre vom Typhus als einer einheitlichen Krankheit stammt erst aus den ersten Jahrzehnten des 19. Jahrhunderts.

Es ist sehr wichtig, sich immer den ganzen Typhus vor Augen zu halten, um sich bei atypischen Fällen zurechtzufinden. Sie können mit Fug und Recht fragen, woran Sie eigentlich bei dem häufigen Fehlen eindeutiger Symptome den Typhus diagnostizieren sollen, wenn Sie einen Kranken in irgendeinem Stadium in Behandlung bekommen. Dieses Bedenken besteht bei allen Krankheiten zu Recht, bei denen der Allgemeininfekt im Vordergrunde steht, und zu diesen Krankheiten gehört die Mehrzahl der Typhusfälle. Wo die Darmerscheinungen das Bild beherrschen, z. B. bei mehrtägigen stärkeren Durchfällen, wird die Diagnose des Typhus viel seltener übersehen werden. Sie müssen prinzipiell bei jeder mehrtägigen fieberhaften

Krankheit ohne ausreichenden Organbefund an Typhus denken. Der Verdacht auf Typhus wird zunächst per exclusionem geäußert. Sie müssen das Vorhandensein einer deutlichen Lokalerkrankung als evtl. Ursache des Fiebers natürlich ausschließen. Denken Sie dabei an Blase und Nierenbecken, an den Anus und vor allem die Vagina, an die Nebenhöhlen und an versteckte Knochenherde. Durch eingehendes Erheben der Anamnese müssen Sie zu eruieren suchen, in welchem Stadium des Typhus der Kranke wohl sei, und dann müssen Sie darauf achten, ob der Temperaturverlauf dieser speziellen Periode entspricht und ob die verschiedenen körperlichen Symptome, die jeder einzelnen Periode entsprechen, sich finden lassen. Wenn die Anamnese also darauf hinweist, daß der Kranke sich in der ersten oder zweiten Woche seines Typhus befindet, muß man eine andere Temperaturkurve postulieren und wird nach anderen Symptomen suchen, als wenn man die dritte oder die vierte Woche vermutet. Übrigens pflegen, wie ich gleich vorwegnehmen will, die bakteriologischen Methoden teilweise auch nur in bestimmten Perioden positiv auszufallen, so daß man auch zu deren Anwendung immer den ganzen Verlauf des Typhus berücksichtigen muß.

Das allzu häufige Fehlen von Symptomen am Krankenbett hat dazu geführt, die verschiedenen Laboratoriumsmethoden besonders eifrig auszuarbeiten, um die Diagnose des Typhus zu sichern. Es kommen zur Zeit folgende Methoden in Betracht: Die Diazoreaktion im Harne, die Zählung der Leukozyten, die Bestimmung des Agglutinationstiters im Blutserum, der Nachweis der spezifischen Erreger in den Fäzes sowie im Harne und schließlich der Nachweis derselben im Blute. Der letztere ist der wichtigste, weil nur er für das Vorhandensein einer typhösen Erkrankung beweisend ist. Alle andern, auch ein positiver Bazillenbefund im Stuhl und ein hoher Agglutinationstiter sind nur mit Vorbehalt zu verwerten.

Ich sprach von dem „Nachweis der spezifischen Erreger des Typhus", nicht schlechtweg von dem Typhusbazillus. Der Eberth-Gaffkysche Typhusbazillus ist nämlich nicht der einzige Erreger des Typhus, sondern man kennt jetzt noch andere Bazillen, welche ebenfalls einen Typhus abdominalis erzeugen können. Sie sind mit dem echten Typhusbazillus in jeder Hinsicht eng verwandt; man nennt sie deshalb Paratyphusbazillen und unterscheidet sie als Paratyphus A und B. Ganz identisch scheinen die durch die drei verschiedenen Bakterien verursachten Krankheiten nicht zu sein. Bei weiterem Studium hat es sich nämlich gezeigt, daß der Eberth-Gaffkysche Typhusbazillus vorzugsweise in den schweren Fällen, dem großen klassischen Typhus gefunden wird, der Paratyphusbazillus B dagegen mehr in den leichteren Erkrankungen, welche man in den vorbakteriologischen Ära teilweise als „gastrisches Fieber" bezeichnet hat. Beim „Paratyphus abdominalis" sind Todesfälle sehr viel seltener. Ferner ist der Beginn beim Paratyphus B öfters ein rascherer, gelegentlich tritt sogar einmal ein Schüttelfrost auf. Auch einen Herpes labialis sieht man in solchen akut beginnenden Fällen beim Paratyphus öfters. Beim echten Typhus sind Schüttelfrost und Herpes ganz ungewöhnlich. Der Paratyphus A scheint dem echten Typhus näher zu stehen, aber doch gutartiger zu sein. Jedenfalls sind Todesfälle selten. Wir haben über ihn erst während des Krieges größere Erfahrungen sammeln können, da er sonst bei uns kaum vorkommt.

Der Bazillus Paratyphus B löst gelegentlich im Körper eine ganz andere Reaktion aus, nämlich eine lokale Erkrankung des Magendarmtraktus. Diese „Gastroenteritis paratyphosa" ist klinisch etwas ganz anderes als der Paratyphus abdominalis. Es ist das ein akuter Magendarmkatarrh mit Erbrechen und starken Durchfällen. Es fehlen die allgemeinen nervösen Symptome, die Benommenheit, der Meteorismus, die relative Pulsverlangsamung, kurz gesagt das, was die spezifische Reaktion des Organismus auf den typhösen Allgemeininfekt charakterisiert. Der anatomische Sitz dieser Krankheit ist die Darmschleimhaut, nicht (oder sicherlich viel weniger) der Lymphapparat. Übrigens kann der Paratyphusbazillus auch einmal eine Zystitis oder eine Pyelitis hervorrufen. Das Verhältnis vom Paratyphus abdominalis zur Gastroenteritis paratyphosa ist kein anderes als das eines Furunkels zu einer Osteomyelitis; sie werden beide durch Staphylokokken hervorgerufen, aber sie stellen ganz verschiedene Effekte ihrer Invasion dar und sind deshalb eben zwei verschiedene Krankheiten. (Nach den neuesten Untersuchungen existieren neben dem Bazillus Paratyphus B noch mehrere eng verwandte Bazillen, welche vorläufig unter dem Namen der „Hogcholeragruppe" zusammengefaßt werden. Welche von den Vertretern dieser Gruppe als menschenpathogen berücksichtigt werden müssen, ist noch unsicher.)

Nun der Befund von Typhus- oder Paratyphusbazillen in den Fäzes. Beim Typhus werden die Bazillen, wie man schon lange weiß, meistens vom Ende der zweiten Woche an in den Fäzes ausgeschieden. Bald fand man, daß bei manchen dieser Zustand dauernd bestehen bleibt; diese Leute werden zu sog. „Bazillenausscheidern". Das Depot, in dem sie ihre Bazillen beherbergen, ist vorzugsweise die Gallenblase und die Lebergänge. Der theoretischen Auffassung machte diese Tatsache weiter keine Schwierigkeiten. Man weiß, daß das Überstehen eines Typhus so gut wie immer eine lebenslängliche Immunität verleiht. Für den Bazillenausscheider sind seine Bazillen also ungefährlich. Man fand nun aber beim systematischen Absuchen von typhusverseuchten Gegenden nach Infektionsquellen auch Typhusbazillen im Stuhl von Leuten, die niemals an einem Typhus erkrankt gewesen waren. Diese Art von Typhuswirten nennt man „Bazillenträger". Ein solches Vorkommen von pathogenen Bazillen bei Gesunden hat seinerzeit zu vielen lebhaften Streitigkeiten Anlaß gegeben. Doch hat man seitdem auch alle möglichen anderen Bazillenträger kennen gelernt (z. B. Diphtheriebazillenträger, Meningokokkenträger etc.), so daß man heute dabei nichts Verwunderliches mehr findet.

Für unsere praktischen Fragen ergibt sich aus diesen Betrachtungen, daß der Befund von Typhus- und Paratyphusbazillen im Stuhl während einer fieberhaften Erkrankung nicht ohne weiteres dafür beweisend ist, daß die vorliegende Affektion ein Typhus resp. Paratyphus ist, sondern man muß damit rechnen, besonders in typhusverseuchten Gegenden, daß das betreffende Individuum ein Typhusbazillenträger sein könnte. Beweiskräftiger wäre es schon, wenn die Fäzes im Beginn einer typhusverdächtigen Krankheit frei von Bazillen sind und erst ein oder zwei Wochen später Typhusbazillen enthalten. Mit dieser Einschränkung wird man den Bazillenbefund in den Fäzes als beweiskräftig ansprechen dürfen.

Ähnlich verhält es sich mit den Typhusbazillen im Harn; unsere Kenntnisse über deren Vorkommen sind übrigens noch nicht so ausgearbeitet; sie scheinen, wenigstens bei intakten Nieren, doch nur in einem geringeren Prozentsatz der Fälle im Harn aufzutreten.

Nun kommen wir zu der Diagnose des Typhus durch Agglutination. Um diese Dinge zu verstehen, müssen wir etwas weiter ausholen und wollen einiges über die Antikörper hier gleich besprechen.

Im Blute von Menschen oder Tieren, welche mit einem Bakterium infiziert sind, finden sich nach einiger Zeit verschiedenartige „Antikörper", welche die Fähigkeit haben, diese Bakterien oder ihre Produkte, die Toxine, unschädlich zu machen. Mit ihrer Hilfe vermag der Organismus eine Infektion zu überwinden.

In diesen Antikörpern erblicken wir auch die Träger der „Immunität", welche nach Überstehen mancher Infektionskrankheiten lebenslänglich zurückbleibt. Diese letzteren Vorstellungen sind neuerdings ein wenig modifiziert worden. Bei einem immunen Individuum sollen die Antikörper nicht dauernd in jenen großen Mengen im Blute vorhanden sein, wie sie beim Überwinden der Krankheit gebildet wurden, sondern ihre Menge nimmt bald ab; es bleibt jedoch die Fähigkeit zurück, dieselben nötigenfalls in kürzester Frist und in größter Menge wieder zu produzieren. Immunität bedeutet also im Sinne dieser Lehre nicht: Vorhandensein von Antikörpern, sondern nur die Fähigkeit, im Bedarfsfalle Antikörper rasch und reichlich zu bilden. Dieses nur nebenbei.

Eine einschränkende Bemerkung möchte ich hier nicht unterlassen. Wir haben nämlich gar keinen Beweis dafür, daß die bei der Immunität wirksamen Toxine, Antikörper usw. wirklich als greifbare chemische Individuen existieren. Es wäre z. B. durchaus denkbar, daß es sich hier um chemisch-physikalische Prozesse, um kolloidale Zustandsänderungen oder dergleichen handelt. Die jetzt übliche Nomenklatur verleitet dazu, uns immer richtige „Körper" vorzustellen. Es ist besser, nur an „Vorgänge" zu denken. Die Spezifität des Geschehens wird dadurch natürlich nicht beeinträchtigt.

Manche dieser Schutzkörper kommen auch bei Gesunden schon vor. Die meisten von diesen sind „nicht spezifisch", das bedeutet, sie vermögen ihre Wirksamkeit gegen die verschiedenartigsten Bakterien zu entfalten. Buchner, der diese Gruppe von Stoffen entdeckt und genau studiert hat, nannte sie „Alexine", „Abwehrstoffe". Wir gehen über diese rasch hinweg, da ihnen wegen ihrer unspezifischen Wirkung keinerlei diagnostische Bedeutung zukommt.

Unweit wichtiger als diese unspezifischen Alexine sind nun aber eine Reihe von „spezifischen Antikörpern", welche größtenteils erst unter dem Einflusse einer bestimmten Infektion entstehen resp. jetzt stark vermehrt werden. Sie sind nur gegen diese Bakterien resp. deren Toxine wirksam. Sie sind für uns wichtig, weil sich infolge ihrer Spezifität aus ihrer Anwesenheit umgekehrt schließen läßt, daß das betreffende Bakterium hier wirksam gewesen sein muß. Hierin liegt ihre diagnostische Bedeutung.

Gegen die Toxine richtet sich eine Gruppe von Körpern, die sog. „Antitoxine"; sie wirken dadurch entgiftend, daß sie mit den Toxinen ein indifferentes neutrales Gemisch bilden, so wie eine Säure und eine Lauge zum indifferenten charakterlosen Salz zusammentreten. Besonders bei der Diphtherie spielen die Antitoxine eine große Rolle.

Gegen die Bakterien selbst richten sich verschiedene Gruppen von Antikörpern, zunächst die „Bakteriolysine". Wie ihr Name sagt, lösen sie die Bakterien auf. Der Nachweis einer solchen Bakteriolyse ist in dem sog. Pfefferschen Versuche durch Einspritzen in die Bauchhöhle von Meerschweinchen leicht zu erbringen, wie Sie das in den Vorlesungen über Bakteriologie genauer lernen werden; speziell bei der Choleradiagnose hat dieser Pfeffersche Versuch große Bedeutung. Die Bakteriolysine bestehen aus zwei Komponenten, nämlich aus dem thermostabilen, streng spezifischen sog. Immunkörper und dem thermolabilen, weniger spezifischen Komplement. Ganz gleich gebaut und eng verwandt sind die „Hämolysine", welche die Hülle der roten Blutkörperchen lösen und damit den Blutfarbstoff in die umgebende Flüssigkeit treten lassen. Bei der Wassermannschen Reaktion spielen diese Dinge eine große Rolle.

Dann kommen die thermostabilen „Bakteriotropine"; es sind dies keine direkt bakterienvernichtenden Schutzkräfte, sondern sie beeinflussen die Bakterien nur in dem Sinne, daß sie dann von gewissen Zellen leichter aufgenommen werden können. Diesen letzteren Prozeß nennt man „Phagozytose"; er geschieht teilweise durch die „Mikrophagen", die polynukleären Zellen des Blutes, teilweise durch „Makrophagen"; das sind größere, einkernige Bindegewebszellen und Endothelien. Metschnikoff hat diesen Prozeß der Phagozytose entdeckt und besonders studiert.

Den Bakteriotropinen verwandt und ganz ähnlich wirkend sind die „Opsonine“; im Gegensatz zu den Bakteriotropinen finden sie sich, wenn auch nur in geringer Menge, auch im Blute von Gesunden. Wie ihr Name, Opsonine, sagt, sollen sie die Bakterien für die Phagozyten „schmackhaft“ machen. Diese Opsonine haben vor einigen Jahren viel von sich reden gemacht. Nach Angabe englischer und amerikanischer Autoren sollte sich nämlich diese „schmackhaft machende“ Tätigkeit zahlenmäßig bestimmen lassen durch Auszählung der von jedem einzelnen Leukozyten aufgenommenen Bakterien. Die durchschnittliche Menge der Bakterien in den einzelnen Zellen, der sog. opsonische Index, sollte einen zuverlässigen Gradmesser für die jeweilig vorhandene Widerstandskraft des Organismus gegen die Infektion sein. Die regelmäßige Bestimmung des opsonischen Index sollte genaue prognostische und auch therapeutische Anhaltspunkte geben. Jedoch sind die Angaben der englischen Autoren über die Bedeutung des opsonischen Index bei uns in keiner Weise bestätigt worden. Außerdem ist die regelmäßige tägliche Bestimmung desselben durch Auszählung der Bakterien in den einzelnen Leukozyten ungeheuer zeitraubend.

Ferner helfen die Leukozyten außer durch ihre phagozytäre Tätigkeit in dem Kampfe gegen die Bakterien noch durch Sekretion besonderer antibakterieller Stoffe; man nennt diese „Leukine“. Auch die Blutplättchen sollen hier eine Rolle spielen und auch ihrerseits antibakterielle Stoffe, nämlich die „Plakine“ absondern.

Schließlich gehören hierher die „Agglutinine“, welche uns etwas genauer beschäftigen sollen. Ihre Tätigkeit bewirkt, daß die Bazillen zu Klumpen zusammengeballt werden; insofern haben sie Ähnlichkeit mit den „Präzipitinen“, welche lösliches artfremdes Eiweiß durch einen koagulationsähnlichen Prozeß unlöslich machen und als Häufchen zu Boden fallen lassen. Diese „Präzipitine“ stimmen mit den „Agglutininen“ übrigens auch in ihrem Bau aufs engste überein. Sie haben beide nach Ehrlichs Schema eine besondere „ergophore“ Gruppe, und diese wirkt auch ohne Anwesenheit eines besonderen „Komplementes“ (jenes thermolabilen Körpers, der bei den Hämolysinen und Bakteriolysinen notwendig ist). Diese „Agglutinine“ haben deshalb eine besondere Bedeutung speziell für den Typhus gewonnen, weil der Vorgang der Agglutination hier besonders leicht und sicher nachzuweisen ist. Man stößt häufig auf die Vorstellung, daß die Agglutination etwas für den Typhus Charakteristisches wäre. Das ist ein Irrtum. Nur ihr Nachweis ist hier besser zu führen. Beim Rotz ist es ebenso; auch hier wird deshalb die Diagnose durch Agglutination viel angewandt.

Für die Bestimmung des Agglutinationstiters beim Typhus, die sog. Gruber-Widalsche Reaktion, sind nun eine ganze Reihe teils makroskopischer, teils mikroskopischer Methoden im Gebrauch, deren Technik Sie in den bakteriologischen Kursen lernen werden. Typhusagglutinine, d. h. also Körper, die Typhusbazillen zusammenklumpen lassen, finden sich schon im Blute von Gesunden ziemlich regelmäßig, und zwar manchmal in solchen Mengen, daß das Serum noch bei einer Verdünnung von 1 : 50 bei den üblichen Methoden deutliches Zusammenklumpen verursacht. Im Verlaufe eines Typhus vermehren sich nun von der zweiten Woche der Krankheit an die Agglutinine derartig, daß das Serum selbst in Verdünnungen von 1 zu mehreren 100, ja zu mehreren 1000 noch Agglutination zeigt. Von einer positiven Gruber-Widalschen Reaktion spricht man daher, wenn ein Blutserum stärker agglutiniert, als es bei Gesunden der Fall ist, also von ca. 1 : 100 an.

Die Zuverlässigkeit der Gruber-Widalschen Reaktion ist neuerdings durch verschiedene Punkte getrübt worden. Zunächst hat man gelernt, daß die Bildung der Agglutinine, wie übrigens auch die der anderen Antikörper, nicht ganz so streng spezifisch ist, wie man sich das früher vorgestellt hatte. Es werden nämlich bei einer Infektion auch die Antikörper der nächst verwandten Bazillen, wenn auch weniger stark, mitproduziert. Wenn man also z. B. einen über die Norm erhöhten Agglutinationstiter für Typhusbazillen findet, so muß man erst prüfen, ob nicht die Agglutinine gegen die dem Typhus verwandten Bazillen noch mehr vermehrt sind. Dann wären diese letzteren als Erreger anzusprechen; die Typhusbazillen wären in diesem Falle nur „mitagglutiniert" worden. Wie es gelingt, eine solche „Mitagglutination" von einer „Mischagglutination" (d. h. einer selbständigen Agglutination beider Bazillenarten auf Grund einer Mischinfektion) zu unterscheiden, werden Sie in der Bakteriologie bei der Besprechung des Castellanischen Versuches lernen.

Auf jeden Fall lassen sich Irrtümer, bedingt durch Mit- oder Mischagglutination, durch sorgfältige Berücksichtigung aller Fehlerquellen und durch Anstellung von Kontrollversuchen ausschalten.

Aber schwieriger oder beinahe gar nicht auszuschalten sind andere Fehlerquellen, die man neuerdings immer mehr betont, nämlich daß sich die Agglutinine nach Überstehen eines Typhus jahrelang halten resp. bei allen möglichen Gelegenheiten sich akut wieder vermehren können. Ein hoher Agglutinationstiter im Blutserum wäre hiernach also nur bei Leuten beweisend, die sicher niemals einem Typhus oder typhusverwandten Infekt ausgesetzt gewesen waren; es ist hier ähnlich, aber noch komplizierter als mit den Typhusbazillen im Stuhle.

Da nun der Einfluß der aktiven Schutzimpfung, welche im Kriege so vielfach angewandt wurde und von der wir nachher noch reden werden, in bezug auf Antikörperbildung dem Überstehen eines leichten Typhus analog ist, so ergeben sich hieraus unentwirrbare Fehlerquellen. Kurzum, die Gruber-Widalsche Reaktion, die sich vor 15, ja vor 10 Jahren noch des Rufes eines unfehlbaren und völlig eindeutigen Typhusdiagnostikums erfreute, ist heute arg in Mißkredit geraten.

Rascher erledigen als diese komplizierten bakteriologischen und serologischen Methoden lassen sich zwei andere, nämlich die Zählung der Leukozyten und die Diazoreaktion im Harne.

Die Technik der Ausführung und die chemischen Details der letzteren lernen Sie in den Kursen und finden Sie auch in jedem Buche. Hier nur folgendes: Bei Typhuskranken enthält der Harn von der 1. bis 3. Woche häufig Substanzen, welche mit Sulfodiazobenzol in ammoniakalischer Lösung einen roten Schüttelschaum geben. Nach neuesten Untersuchungen können der Diazoreaktion verschiedene Substanzen zugrunde liegen (ein Oxydationsprodukt des Tyrosins oder eine Oxyindolessigsäure?). Außer beim Typhus findet man eine positive Diazoreaktion auch bei manchen Tuberkulosen, besonders den rasch progredienten Formen, ferner manchmal bei hochfiebernden Sepsisfällen und Karzinomen; auch bei Masern soll sie einigermaßen regelmäßig vorkommen, ferner bei der Trichinose. Eine positive Diazoreaktion läßt sich also in einem typhusverdächtigen Falle als ein Argument mit in die Wagschale werfen. (Die Urochromogenreaktion, Zusatz einiger Tropfen stark verdünnter Kaliumpermanganatlösung, wird neuerdings als einfacher und ebenso zuverlässig an Stelle der Diazoreaktion empfohlen.)

Ähnlich ist es mit der Leukozytenzahl. Die meisten fieberhaften Krankheiten, als entzündliche Prozesse, führen zu einer Vermehrung der Leukozyten, zu einer Hyperleukozytose; speziell bei der Pneumonie habe ich das erwähnt. Beim Typhus, wo der spezifische Prozeß am Darme nichts mit einer Entzündung zu tun hat, fehlt in unkomplizierten Fällen die Hyperleukozytose, ja es findet sich sogar häufig eine Leukopenie. Die Leukozyten sinken auf 5000, ja 4000 und 3000, speziell die polymorphkernigen, die Eiterkörperchen sind vermindert. Die Eosinophilen fehlen meist ganz. Jede entzündliche Komplikation wirkt natürlich leukozytenvermehrend; andererseits muß man wissen, daß auch bei rasch verlaufenden Sepsisfällen öfters Verminderungen oder wenigstens keine Steigerungen der Leukozytenzahlen vorkommen. Kurzum: mit dem Symptom der Leukopenie ist es ähnlich wie mit den meisten übrigen. Es kann, wenn deutlich ausgeprägt, ein brauchbares Glied in der diagnostischen Beweisführung sein; das Fehlen bedeutet nicht viel. Aber eine Leukozytose spricht gegen Typhus, wenigstens gegen einen unkomplizierten.

M. H.! Das wäre das Handwerkszeug, mit dessen Hilfe Sie, aber stets nur im Verein mit dem klinischen Bilde, einen Unterleibstyphus zu diagnostizieren resp. auszuschließen haben. Abgesehen von den seltenen Fällen, in denen der Status typhosus, die Milzschwellung, die Roseolen und die erbsenbreiigen Stühle den Typhus ohne sonstige Hilfsmittel sichern, ist die Diagnose stets das Resultat eines kritischen Abwägens des Für und Wider.

Welche Krankheiten kommen differentialdiagnostisch in Betracht? Als eine Krankheit, die in der Regel langsam und uncharakteristisch mit allerlei nervösen Symptomen sich entwickelt, bei der der Infekt meistens die Hauptrolle spielt, wird der Typhus gegen diejenigen Krankheiten abzugrenzen sein, bei denen im Anfang ebenfalls die Symptome der Allgemeininfektion im Vordergrunde stehen und sich einzelne Organstörungen erst später entwickeln, vor allem die Miliartuberkulose, die Sepsis, die Grippe, die Meningitis, die letztere wenigstens in den allerersten Tagen, und vielleicht auch noch die Trichinose.

Bei der Miliartuberkulose sind alle Organe, vor allem die Lungen, mit Tuberkeln übersät. Wie ich bei der Besprechung der Lungentuberkulose schon sagte, gehört die Miliartuberkulose in klinischer Hinsicht nicht zu den Komplikationen anderer tuberkulöser Affektionen, sondern sie stellt klinisch eine selbständige akute Krankheit dar, wenn auch eine latente Tuberkulose in Drüsen oder dergleichen als Ausgangsherd meist vorhanden sein mag. Es überwiegen bei ihr die Symptome eines Allgemeininfektes die einer Organkrankheit. Der Beginn der Miliartuberkulose kann so mannigfach sein, plötzlich oder allmählich, daß er differentialdiagnostisch nicht zu verwerten ist. Der Lungenbefund kann gering sein und braucht sich von dem einer Typhusbronchitis nicht zu unterscheiden. Nur wenn die Geräusche hauptsächlich in den Oberlappen zu hören sein sollten, so würde das für Tuberkulose und gegen eine Typhusbronchitis sprechen. Die Diazoreaktion ist bei beiden positiv. Die Leukozytenzählung wäre nur zu verwerten, wenn sie eine unzweifelhaft starke Leukopenie ergäbe; das spräche für Typhus. Tuberkel im Augenhintergrund entscheiden die Diagnose eindeutig; aber natürlich ist nur ihr Vorhandensein beweisend, nicht ihr Fehlen. Daß Milzschwellung und sogar roseolaähnliche Flecken auch bei der Miliartuberkulose gelegentlich vorkommen sollen, macht eine Unterscheidung am Krankenbett dann so gut wie unmöglich. Die Röntgenuntersuchung der Lungen zeigt bei Miliartuberkulose manchmal einen charakteristischen Befund in Form einer sehr feinfleckigen Marmorierung. Recht an das Herz legen möchte ich Ihnen ein klinisches Symptom, das oftmals vor Irrtümern bewahrt: Kranke mit Miliartuberkulose sind so gut wie ausnahmslos stark zyanotisch und haben eine auffallend beschleunigte Atmung, welche durch den Lungenbefund durchaus nicht erklärt wird. Wo Zyanose und Tachypnoe fehlen, werden Sie eine Miliartuberkulose meistens ausschließen können. Wenn der Kranke Sputum expektoriert, würde der Befund von Tuberkelbazillen in solchen Fällen natürlich für eine Miliartuberkulose entscheiden. Aber meistens wird man ohne die bakteriologischen Methoden, speziell wieder die Blutuntersuchung, nicht zum Ziel kommen. Mit Hilfe der modernen Technik gelingt es öfters, Tuberkelbazillen im Blut nachzuweisen.

Ferner die Sepsis (am wichtigsten und häufigsten die Streptokokkensepsis), die „allgemeine Blutvergiftung“ charakterisiert durch die dauernde Anwesenheit der Bazillen im Blut und durch das Hervortreten der „septischen Allgemeinsymptome“ im klinischen Bild. Sie kann dem Typhus wohl ähnlich sehen, wenn der Kranke nur fiebert und benommen ist und wenn lokale Eiterungen od. dgl. fehlen oder versteckt bleiben. Das Vorhandensein einer Eintrittspforte für Bakterien (Verwundung, Entbindung) wäre in einem zweifelhaften Falle ein Hinweis auf eine Sepsis. Ferner sind stark remittierende Temperaturen mit Schüttelfrösten bei Sepsis häufig, bei Typhus selten; dann ist der Puls bei der Sepsis meist stark beschleunigt. Die Diazoreaktion kann auch hier positiv sein, die Leukozyten verhalten sich ebenfalls wechselnd. Hautblutungen (auch Blutungen im Augenhintergrund), endokarditische, pleuritische oder Gelenkaffektionen sprächen für Sepsis. Meistens wird aber auch hier die Blutuntersuchung das entscheidende Wort sprechen müssen; sie ergibt bei der Sepsis mit den modernen Untersuchungsmethoden recht häufig ein positives Resultat.

Bei der Grippe hat man während der Epidemie in den 90iger Jahren des vergangenen Jahrhunderts geradezu eine „typhöse Form“ aufgestellt, so ähnlich kann sie dem Typhus werden. Die Epidemien, welche wir seit dem letzten Kriegsjahre bereits mehrmals erleben mußten, zeigen diese Form entschieden seltener. Es handelt sich jetzt fast immer um eine Bevorzugung der Lungen. Die leichten Fälle bestehen in kurzdauerndem Fieber mit Kopfweh und dergleichen fast ohne jeden Organbefund. Bei den schwereren Fällen, wo längeres Fieber und ein schlechter Allgemeinzustand an Typhus denken lassen können, entwickeln sich meist ausgedehnte konfluierende Bronchopneumonien, auch Empyeme, wie sie beim Typhus selten sind. Das Verhalten der Leukozyten ist bei den einzelnen Epidemien wechselnd. Die Mortalität infolge der Lungenkomplikationen, aber manchmal auch an der Schwere der Infektion, ist leider nicht gering. Therapeutisch werden Chinin und seine modernen Derivate viel angewandt. Über die Grippe-Enzephalitis werde ich bei den Nervenkrankheiten (S. 303) vortragen.

Die Meningitis wird in einer besonderen Vorlesung besprochen werden. Ihre tuberkulöse Form kann im Anfang einem Typhus sehr ähnlich sehen.

Bei der Trichinose kann in den ersten Tagen der Infekt ebenfalls das Bild beherrschen, und es kommen da zahlreiche Fehldiagnosen vor. Wenn dann Magen-Darmerscheinungen auftreten, wird der Typhusverdacht erst recht nahe gelegt. Als charakteristische Zeichen, welche zur Diagnose verhelfen, erinnere ich an die Schmerzhaftigkeit der Muskulatur, Ödem der Augenlider, die Diazoreaktion, die Eosinophilie und das Fehlen der Patellarreflexe.

Noch auf eine Quelle diagnostischer Irrtümer möchte ich hinweisen: Achten Sie beim Erheben der Anamnese stets darauf, ob es sich wirklich um eine akute Krankheit handelt, ob also der Betreffende vorher tatsächlich gesund war, wenn auch die Anfänge der Krankheit um einige Wochen zurückliegen. Manchmal ergibt sich nämlich bei genauerem Ausfragen, daß gar keine akute Affektion vorliegt, sondern daß es sich nur um eine akute Exazerbation eines lange bestehenden Leidens handelt. In diesem Falle liegt dann meistens eine latente Tuberkulose vor.

Das wären die wichtigsten Punkte, an die man gedacht haben muß, wenn man die Diagnose Typhus aussprechen will.

Um also in Kürze zu rekapitulieren: Sie müssen bei jeder fieberhaften Krankheit, bei der Sie einen befriedigenden Organbefund an Herz, Lungen, Nervensystem vermissen oder einen entzündlichen Prozeß im Abdomen, an den Gelenken, Knochen, Wirbelsäule, Weichteilen oder Nierenbecken usw. nicht auffinden können, an einen Typhus denken. Lassen Sie sich dann durch das Fehlen von Darmerscheinungen, auch das Fehlen von Roseolen und Milzschwellung und einen raschen Puls nicht irre machen. Lassen Sie einen plötzlichen Beginn oder auch einen Herpes nicht allzu schwer gegen die Annahme eines Typhus in die Wagschale fallen. Zählen Sie die Leukozyten und prüfen Sie die Diazoreaktion und nehmen Sie möglichst bald die bakteriologischen und serologischen Methoden zu Hilfe. Deren wichtigste, weil eindeutigste, bleibt die Blutkultur. Ihrem positiven Ausfall kommt eindeutige Beweiskraft für das Bestehen einer typhösen (resp. paratyphösen) Erkrankung zu.

Bei unserem Kranken hier war die Diagnose leicht. Er kam mit der Angabe, daß er schon seit über einer Woche unwohl und fiebrig sei. Am ersten Tage fanden wir außer etwas Bronchitis einen eben nachweisbaren Milztumor, eine Spur von Meteorismus, eine positive Diazoreaktion und eine Leukopenie. Damit war die Diagnose schon so gut wie sicher. Aus dem in Galle aufgefangenen Blute wuchsen Typhusbazillen; allmählich nahm der Meteorismus zu, der Kranke wurde benommen und es entwickelte sich der Schulfall von Typhus, den ich hier heute demonstrieren konnte.

Jetzt noch ein Wort über das Auftreten und das rechtzeitige Erkennen von Blutungen und Perforationen. In der 3. und 4. Woche muß man stets darauf gefaßt sein. Einen Transport von Typhuskranken, ein Punkt, der im Kriege häufig aktuell war, wird man in dieser Periode lieber unterlassen und den Kranken auch unter ungünstigeren Bedingungen weiterpflegen. Eine schwere Blutung durch Arrosion einer Arterie verrät sich manchmal schon, bevor das Blut per Rektum entleert wird. Es tritt dann, neben den sonstigen klassischen Symptomen der inneren Blutung (Kollaps, Blässe, kleiner frequenter Puls), ein brüsker kurzer, nur Stunden dauernder Temperatursturz auf. Eine Verblutung ist sehr selten. Meistens erholt sich der Kranke wieder. Geringfügige Blutungen bei schweren Typhen mögen manchmal ohne Gefäßzerreißungen zustande kommen. Es besteht nämlich öfters eine allgemeine Neigung zu parenchymatösen Blutaustritten. In solchen Fällen ist die Blutung als ein Symptom der Schwere des Zustandes zu bewerten.

Die Zeichen der Perforation treten oft nicht ganz plötzlich auf, wie es bei einem Magengeschwür vorkommt, da die Perforationsöffnungen meistens nur sehr klein sind. Neben den sonstigen Zeichen der

Peritonitis, den Schmerzen, den fehlenden Winden, dem reflektorischen Muskelwiderstand usw., stellt ein leichter Singultus in solchen Fällen ein Symptom dar, das den aufmerksamen Beobachter frühzeitig an eine Perforation denken läßt. Manchmal, aber nicht immer, ist eine Perforation von einem Temperatursturz begleitet. Im Gegensatz zu dem bei Blutungen gleicht sich dieser nicht rasch wieder aus, sondern er hält tagelang an, d. h. wohl meistens bis zum Tode, falls nicht durch Operation Hilfe geschaffen werden kann. Neben diesen Perforationsperitonitiden kommen bei Typhuskranken auch Peritonitiden vor, ohne daß man bei der Operation oder Sektion eine Perforationsöffnung im Darme findet. Die Genese ist strittig.

Eine kurze Besprechung erfordert die Komplikation, resp. Kombination von Typhus und Pneumonie. Man spricht auch von einem „Pneumotyphus". Es handelt sich um folgendes: Zunächst kommt es bei schwerem Status typhosus öfters zu ausgedehnten Bronchopneumonien und damit zu einer pseudolobären Pneumonie. Die richtige Erkennung wird da meist möglich sein. Aber manchmal entwickeln sich auch bei leichteren Typhen ausgedehnte und zusammenhängende Infiltrationen, deren Deutung, ob kruppös oder zusammengeflossene katarrhalische Pneumonie, schwierig werden kann. Die Sektionserfahrungen lehren nämlich, daß richtige lobäre kruppöse Pneumonien beim Typhus gar nicht ganz selten sind. Diese lobären Pneumonien enthalten manchmal nur Pneumokokken, wie sonst auch, manchmal aber Typhusbazillen daneben. Im ersteren Falle ist wohl eine Kombination von Typhus mit Pneumonie anzunehmen. Der letztere Fall ist schwieriger. Manche möchten dann die Lunge als Eintrittspforte für die Typhusbazillen ansehen und halten den kruppös-pneumonischen Prozeß für einen direkten Effekt des Typhusbazillus. Das wäre möglich, aber es ist nicht zwingend; denn da bei jedem Typhus eine Bakteriämie besteht, können die Typhusbazillen aus dem Blute auch in das pneumonische Exsudat gelangen.

Ferner möchte ich noch einen theoretischen Punkt aus der Pathogenese des Typhus besprechen, nämlich die Reihenfolge, in der sich der anatomische Prozeß entwickelt. Früher meinte man, daß die Typhusbazillen im Darm direkt an den Follikeln und Plaques haften bleiben und dort die oben beschriebenen Schwellungen und Geschwüre auslösen. Man stellt sich heute die Sache etwas komplizierter vor. Man nimmt an, daß die Bazillen im Darm zunächst von den Lymphgefäßen der Darmschleimhaut aufgenommen werden und daß sie dann in den Lymphbahnen in gleichmäßigem Schube in die Follikel und Plaques wandern. Es ist vor allem der anatomische Befund bei Rezidiven, der zu dieser Vorstellung drängt. Hierbei sieht man stets zwei ganz verschiedene, scharf getrennte Altersstufen des typhösen Prozesses. Die affizierten Follikel und Plaques sind entweder vernarbt von der Hauptkrankheit her, oder sie sind frisch befallen von dem Rezidiv. Sowohl die vernarbten, als auch die frischen sind untereinander alle gleich alt ohne Übergänge. Das ist nicht gut vereinbar mit der älteren Vorstellung, daß jeder der Follikel und Plaques selbständig infiziert wird, sondern es legt die Annahme einer einheitlichen gleichmäßigen Überschwemmung mit der Noxe nahe. Weiter entwickelt sich der Prozeß retrograd von den Lymphbahnen des Darmes aus zu den mesenterialen Lymphdrüsen und von diesen geht es via Ductus thoracicus in die Blutbahn. Ob der Eintritt in die Blutbahn auch von anderen Stellen, z. B. den Tonsillen aus erfolgen kann, ist sehr fraglich. Die Roseolen stellen Niederlassungen von Typhusbazillen in der Haut dar; diese gelangen wahrscheinlich auf dem

Blutwege dahin. Wie die Milz infiziert wird, ob lymphogen oder hämatogen, ist noch unsicher.

Über die Eigenschaften des Typhus- und Paratyphusbazillus werden Sie in den bakteriologischen Kursen vielerlei zu lernen haben. Da diese Bazillen morphologisch untereinander und ebenso gegenüber vielen ihrer Verwandten besonders den Koli- und Ruhrbazillen nicht gut charakterisiert sind und sich im mikroskopischen Präparat durch Färbemethoden nicht unterscheiden lassen, hat man ihr Verhalten auf den verschiedenen Nährböden in bezug auf Säurebildung, Gasbildung, Milchgerinnung usw. auf das genaueste studiert und hierbei Anhaltspunkte zu ihrer Identifizierung gefunden; oft wird man aber trotzdem zur Prüfung durch Agglutination mit Typhus- resp. Paratyphusserum greifen müssen. Alles Nähere hierüber lernen Sie in den bakteriologischen Kursen.

In der Hygienevorlesung werden Sie dann allerlei interessantes Historisches vom Typhus hören, wie man sich seine Entstehung und Ausbreitung früher, in der vorbakteriologischen Ära vorgestellt hatte. Daß der Ansteckungsstoff in Fäulnisgasen enthalten sei, die aus den Fäzes von Gesunden durch Zersetzung entstehen können, wie es Murchison gelehrt hatte, ist längst abgetan. Aber auch Pettenkofer hatte noch gemeint, daß der vom Typhuskranken in den Fäzes ausgeschiedene Typhusstoff noch nicht direkt ansteckungsfähig sei, sondern daß er erst im Erdboden zu einem infektionsfähigen Agens reifen müsse. Wenn dann das Grundwasser sinkt, steigt nach seiner Lehre der reife Stoff mit der Grundluft in die Höhe und kann durch Einatmung anstecken. Mit großen Tabellen, die den Zusammenhang zwischen der Feuchtigkeit der Luft und der Häufigkeit der Typhuserkrankungen in München darstellten, suchte er seine „lokalistische Bodentheorie" zu stützen. Das von ihm zusammengebrachte statistische Material ist heute noch wichtig und wertvoll, nur werden die Zusammenhänge ganz anders gedeutet. Das lernen Sie alles in der Hygiene. Die Richtschnur für alle prophylaktischen Maßnahmen ist jetzt eine andere geworden und bezieht sich eigentlich nur auf den direkten Kontakt mit den Dejektionen Typhuskranker.

Noch einige Worte über den Kriegstyphus, ich meine damit die Typhusfälle, die wir im Krieg zu beobachten Gelegenheit hatten. Nach Ablauf der ersten Monate, in denen schwere Typhen mit hoher Mortalität in einigen Gegenden häufig waren, zeichnete sich der Kriegstyphus vor allem durch seinen meist leichten Verlauf und eine außerordentlich geringe Mortalität aus. Die Sterblichkeit war wohl noch viel niedriger als die Statistiken sie angaben, da viele Fälle nicht als Typhen erkannt gewesen sein mögen. Es ist naheliegend und wahrscheinlich, diesen günstigen Verlauf von der Schutzimpfung herzuleiten, welche allmählich durchgeführt wurde. Auffallend erschien die Häufigkeit der Rezidive und deren Verhältnis zur Hauptkrankheit. Nicht selten schloß sich einem ersten kurzen Fieberstadium, das vielleicht sogar ambulant durchgemacht wurde, nach kurzem Intervall eine zweite längere und schwerere Fieberperiode an. Manchmal wurden erst jetzt die Typhussymptome deutlich oder es gelang der bakteriologische Nachweis, der anfangs nicht gelingen wollte. Daß zwischen dem echten Typhus, dem Paratyphus-B und Paratyphus-A keine deutlichen Unterschiede bestanden, welche die Diagnose am Krankenbett mit Sicherheit ermöglicht hätten, habe ich schon gesagt.

Über die **Behandlung** des Typhus möchte ich nur die Grundzüge kurz andeuten. Es ist Rücksicht zu nehmen einerseits auf den Infekt, andererseits auf den Prozeß im Darme.

Zur Bekämpfung der Schwere des Infektes hat sich seit vielen Jahren die Behandlung mit häufigen kalten Bädern am vorzüglichsten bewährt. Der Hauptzweck der Bäder besteht nicht in einem Herabdrücken der Temperatur, sondern in einer Auffrischung des Sensoriums. Damit beugt man den Gefahren, die die Benommenheit mit sich bringt, am besten vor, den Bronchopneumonien durch oberflächliche Atmung oder Verschlucken von Speisen, ferner dem Dekubitus infolge allzu unbeweglichen Liegens oder durch spontanen Stuhl- und Urinabgang. Ferner ist ein kaltes Bad ein vorzügliches Herzstimulans. Das ist die eine Hälfte der klassischen Therapie.

Die andere Hälfte betrifft die Ernährung. Sie muß berücksichtigen, daß der Typhus zu den exquisit konsumierenden Krankheiten gehört, daß der fieberhafte Prozeß hier ganz besonders die Verbrennungen steigert. Ich kann auf die komplizierte Frage nach dem Stoffzerfall im Fieber hier nicht eingehen. Daß er quantitativ gesteigert ist, unterliegt keinem Zweifel mehr; ob er qualitativ anders verläuft, ist noch strittig. Manche Autoren halten es für absolut aussichtslos, den Stoffzerfall im Fieber decken zu wollen. Mir scheint aus den vorliegenden Untersuchungen die prinzipielle Unmöglichkeit nicht zwingend hervorzugehen. Die Schwierigkeit am Krankenbett liegt wohl meistens an äußeren Gründen, an der Appetitlosigkeit, an dem schonungsbedürftigen Magendarmtraktus des Kranken. Aber trotz allem läßt sich diesem Ziele sehr nahe kommen, der Stoffzerfall läßt sich sehr einschränken.

Über die Form, in der dies zulässig ist, gehen die Anschauungen neuerdings auseinander. Die klassische Vorschrift ist streng und erlaubt nur flüssige Kost, also vor allem Milch, dann Schleimsuppen, Mehlsuppen, Kakao, Sahne, Eier, Zucker, Wein u. dgl. Eine neuere, von **Friedrich von Müller** stammende Methode gestattet von Anfang an neben der Milch verschiedene Breie, Kartoffel- und Grießbrei, Spinat, Kompott, ferner die ganz leichten Fleischsorten wie Hirn, Briesel, zartes Hühner- und Kalbfleisch in Püreeform, gehacktes Beefsteak u. dgl. Die erste Vorschrift ist die vorsichtigere; der Einwand dagegen, daß sie eine genügende Ernährung unmöglich macht, ist unbegründet. Einer geschickten Krankenpflege gelingt es sicher, in rein flüssiger Form ausreichend Stickstoff und Kalorien beizubringen. Aber die Bedenken, daß die letztere etwas derbere Kost den Darm mechanisch alteriere, sind wohl übertrieben und durch die Erfahrungen widerlegt. Die Frage, welche von beiden Vorschriften die bessere sei, läßt sich nicht so kurzerhand und allgemeingültig beantworten. Jedenfalls wird man bei lang sich hinziehenden Fällen oder bei starker Abneigung des Kranken gegen rein flüssige Nahrung mit ruhigem Gewissen sich zu allerlei Konzessionen entschließen dürfen.

Ähnlich steht es in einem anderen Punkte. Manche wollen die altbewährte Bädertherapie abschaffen und durch Antipyretika ersetzen.

Die modernen Empfehlungen beziehen sich meist auf das Pyramidon. Durch mäßige Dosen 2—3 mal täglich 0,2 g am besten in Wasser gelöst, ganz langsam getrunken, gelingt es oft, die Temperatur deutlich herabzusetzen und das Allgemeinbefinden zu bessern. Aber die Bäder kommen, wie oben erwähnt, auch anderen Indikationen zugute, z. B. der so wichtigen Hautpflege. Dann wirken sie auf das Herz analeptisch, und das ist bei den Antipyreticis gewiß nicht der Fall. Zuzugeben ist andererseits, daß die Badetherapie hohe Anforderungen an das Pflegepersonal stellt. Ein Typhuskranker soll sehr vorsichtig gebadet werden und noch dazu 4—6mal im Laufe des Tages! Ohne bequeme Einrichtungen (Badewanne in der Nähe des Betts) geht das überhaupt kaum. Kurzum: Unter schwierigen äußeren Verhältnissen besonders bei häuslicher Pflege, wird sich eine volle Badebehandlung oftmals überhaupt nicht durchführen lassen; in solchen Fällen mag man sie, wenigstens teilweise, durch Antipyretika ersetzen.

Daß man bei vorhandener oder drohender Peritonitis die Bäder aussetzt, versteht sich von selbst. Im übrigen wird man dann ebenso verfahren wie sonst bei Peritonitiden, d. h. also völlige Ruhe und möglichst totale Karenz evtl. Opium.

Ob jede kleinste Blutbeimischung zum Stuhl sofort die gleichen strengen Maßnahmen erfordert, ist strittig. Bei stärkeren Blutungen wird man sicher ebenso zu verfahren haben und durch Opium den Darm zur Ruhe zwingen. Medikamente, welche die Gerinnungsfähigkeit des Blutes erhöhen sollen, also Gelatine subkutan oder $10^0/_0$ige Kochsalzlösungen intravenös, werden viel angewandt. Über die neuesten Methoden zur Blutstillung, Röntgenbestrahlung der Milz oder Euphyllineinspritzungen scheinen beim Typhus noch keine Erfahrungen gesammelt zu sein. Ich glaube, mit der Beurteilung der Erfolge ist es hier wie bei den Lungenblutungen, d. h. es ist heikel, die Wirkung kritisch zu bewerten in Fällen, in denen die Blutung erfahrungsgemäß meistens auch von selbst zum Stehen kommt. Aber bei schweren Blutungen soll man sie natürlich anwenden, um nichts versäumt zu haben.

Zu einer speziellen Behandlung fordert manchmal ein besonders starker Meteorismus heraus. Man erhofft von seiner Beseitigung meistens eine Besserung der Atmung, weil man sie durch die Empordrängung des Zwerchfells behindert glaubt. Wenn man den Meteorismus nicht als ein Darmsymptom sondern als eine Teilerscheinung des Infektes als solchen ansieht, wird man sich von seiner lokalen Behandlung nicht allzuviel Erfolg versprechen. Die Einführung eines weichen Schlauchs in das Rektum (mehrmals täglich 1—2 Stunden) hat meistens durch momentanen Windabgang etwas Erleichterung zur Folge. Einen nachhaltigeren Nutzen sieht man manchmal von Opium. Sobald es dem Kranken besser geht, z. B. infolge intensiven Badens, geht der Meteorismus meist von selbst zurück.

Die gelegentliche Verordnung sonstiger Medikamente wird sich wohl im Verlaufe eines jeden Typhus einmal als wünschenswert herausstellen: Koffein oder Digitalis bei weichem Pulse, bei akutem Versagen des Herzens Kampher oder Adrenalin, ferner ein Schlafmittel oder hin und wieder eines der vielen „Kopfschmerzenmittel" oder bei allzu starken Durchfällen ein Styptikum.

Früher hoffte man mit energischen Abführmitteln gleich im Beginne die Krankheit kupieren zu können, so wie man eine Darmstörung „ex ingestis" durch Herausbeförderung der Materia peccans behandelt. Heute betrachten wir solche Versuche als aussichtslos, da wir ja als Sitz der Typhusbazillen nicht den Darm sondern die Lymphdrüsen ansprechen. Höchstens da, wo die Bakterien sich nur in der Darmschleimhaut einnisten, z. B. bei der Cholera, der Darmkrankheit $\varkappa\alpha\tau'$ $\varepsilon\varkappa o\chi\eta\nu$, versucht man es noch heute.

Die Frage der Serumtherapie ist noch im Versuchsstadium; die verschiedensten Sera werden probiert und empfohlen.

Noch einen sehr wichtigen Punkt dürfen Sie bei der Behandlung niemals vergessen, nämlich die außerordentliche Labilität eines Typhusrekonvaleszenten. Man kann mit dem ersten Aufstehen, dem Umhergehen im Anfang kaum vorsichtig genug sein. Selbst bei einem komplikationslosen „Normaltyphus", der in den klassischen 4 Wochen abgelaufen ist, vergehen noch durchschnittlich etwa 2 Monate, bis die frühere Kraft und Arbeitsfähigkeit zurückgekehrt ist; bei Rezidiven und Komplikationen dauert es natürlich entsprechend länger. Aber weil wir auch bei schwerstem und langwierigstem Verlaufe auf eine völlige Genesung, eine restlose Wiederherstellung des Status quo hoffen dürfen, bleibt die Behandlung und Pflege eines Typhuskranken eine dankbare Aufgabe, an welche der Arzt stets gerne herantritt.

11. Vorlesung.

Diphtherie und Angina.

M. H.! Wollen Sie bitte diese beiden Patienten nebeneinander betrachten. Wir werden bei beiden einen sehr ähnlichen Befund feststellen und werden ähnliche Klagen hören. Dabei liegen zwei verschiedene Krankheiten vor, welche nicht nur prognostisch ganz anders zu bewerten sind, sondern welche auch eine verschiedene Therapie erfordern.

Der erste Kranke hier, ein junger kräftiger Mann, ist vor zwei Tagen plötzlich krank geworden. Er bekam heftige Kopfschmerzen, Frösteln, und nach einer schlechten Nacht verspürte er am andern Morgen beim Schlucken Schmerzen im Halse. Die Halsschmerzen nahmen dann zu und machen jetzt jede Nahrungsaufnahme fast unmöglich. Die Temperatur betrug schon am ersten Abend fast 40⁰ und hat sich bis heute in gleicher Höhe gehalten. Der Puls beträgt über 100. Der Allgemeinzustand ist schlecht; der Kranke ist offenbar sehr matt.

Wenn wir gleich erst den andern Kranken hier, einen kräftigen Knaben von etwa 10 Jahren ausfragen, so erfahren wir ganz Ähnliches. Er klagt auch seit zwei Tagen über Schluckbeschwerden; aber es hat bei ihm nicht so plötzlich angefangen wie im ersten Fall. Der Knabe war schon einige Tage vorher nicht recht wohl, so daß er der Schule fernbleiben mußte. Das Fieber war anfangs geringer und stieg erst allmählich auf seine jetzige Höhe von 39^0; der Puls ist sehr frequent, ca. 100. Der Allgemeinzustand erscheint, wie bei dem anderen Kranken, nicht gut; der Knabe ist blaß, atmet rasch und etwas mühsam.

Wir werden bei dieser Anamnese natürlich sofort den Hals untersuchen. In der Beschaffenheit der Rachenorgane sind die Grenzen zwischen Normalem und Pathologischem, wie auch anderwärts, keine scharfen. Aber wenn Sie jedem Kranken in den Hals sehen und nach allen diesbezüglichen Beschwerden fragen, dann werden Sie bald ein Urteil darüber gewinnen, was pathologische Bedeutung hat. Ein leichter Katarrh der hinteren Rachenwand mit mäßiger Wulstung derselben ist kaum von Wichtigkeit; auch etwas große und zerklüftete Tonsillen brauchen nur belanglose Reste von früheren Halsaffektionen darzustellen. In Fällen wie hier interessieren vor allem akute Veränderungen wie Schwellungen mit starker Rötung und Beläge. Daneben achtet man natürlich auch auf die Wangenschleimhaut und das Zahnfleisch, ferner auf die Beweglichkeit des weichen Gaumens, ebenso auf Narben und Perforationen (letztere besonders am harten Gaumen).

Bei dem ersten Kranken, dem jungen Manne, der ganz plötzlich erkrankt war, sind beide Tonsillen stark gerötet und erheblich vergrößert; sie ragen beiderseits hinter dem vorderen Gaumenbogen weit hervor und reichen in der Mitte beinahe bis an die Uvula. Auf beiden Tonsillen sehen Sie eine Anzahl von weißgrauen Flecken, stecknadelkopf- bis kirschsteingroß. Die Gaumenbögen selber ebenso wie die Uvula sind nicht wesentlich verändert, jedenfalls sind sie gänzlich frei von Belägen. Die Drüsen unter dem Kiefer, nach denen man bei jeder Halsaffektion fühlen muß, sind vergrößert und etwas schmerzhaft. Sonst ergibt die körperliche Untersuchung nichts. Auf der Haut ist kein Exanthem. Der Scharlach fängt bekanntlich oftmals mit einer Halsaffektion an; daran muß man denken. Der Urin ist hochgestellt und enthält etwas Albumen.

Bei dem zweiten Patienten, dem Knaben, sehen Sie viel ausgedehntere Veränderungen. Außer den Tonsillen ist der vordere und hintere Gaumenbogen stark geschwollen, links noch etwas mehr als rechts, so daß beide mit der ebenfalls geschwollenen Uvula fast eine abschließende Wand bilden. Dann sehen Sie überall dicke grauweiße Membranen; sie sitzen auf den Tonsillen, auf den Gaumenbögen, und umkleiden auch noch die Basis der Uvula. Die Drüsen sind stark geschwollen und schmerzhaft, das Gewebe darum ist infiltriert. Das Öffnen des Mundes macht dem Knaben wegen dieser Schwellungen auch lebhafte Schmerzen.

Sie können die Diagnose in diesem Falle so gut wie sicherstellen; es handelt sich um eine Diphtherie, im ersten Falle liegt wahrscheinlich eine Angina lacunaris vor. Ganz sicher läßt es sich aus dem Aspektus leider nicht sagen. Wir wollen diese beiden Krankheiten jetzt näher kennen lernen.

Beide, die Angina und die Diphtherie, sind Infektionskrankheiten, die sich zunächst im Halse lokalisieren und dort zu entzündlichen Ausschwitzungen führen. Bei der Angina bleiben diese Ausschwitzungen für gewöhnlich als einzelne umschriebene Pfröpfe, die aus den Lakunen hervorragen, auf die Tonsillen beschränkt; Gaumenbögen und Uvula sind wenig oder gar nicht affiziert. Einige andere Formen der Angina mit ähnlichem Befunde werden wir nachher kennen lernen. Bei solchen Anginen geht das Fieber meistens in wenigen Tagen herunter, der Prozeß im Halse bildet sich zurück und der Kranke ist rasch wieder gesund. Sie gelten schlechtweg als harmlose Affektionen trotz der alarmierenden Symptome im Beginne. Freilich sind sie nicht immer ganz harmlos; die Infektionserreger resp. deren Toxine können auch zu einer Nephritis, einer Endokarditis, einer Polyarthritis, zu einer allgemeinen Sepsis, nach manchen auch zu einer Perityphlitis führen. Aber das alles sind seltene Vorkommnisse; meistens geht es gut ab, wie es sicherlich jeder von uns schon einmal am eigenen Leibe erfahren hat.

Bei der Diphtherie, welche vorzugsweise Kinder im Alter von 2—10 Jahren befällt, ist der lokale Prozeß im Halse meist ausgedehnter, so wie Sie es in diesem Falle auch sehen. Zusammenhängende Membranen bedecken die Tonsillen, oft auch noch die Gaumenbögen und die Uvula. Sehr häufig bleibt es aber dabei nicht stehen. Die diphtherische Erkrankung kann sich nach oben ausdehnen und zu einer Nasendiphtherie führen; diese besteht weniger in einer Bildung richtiger Membranen als mehr in blutig eitriger Sekretion. Um Mund und Nase herum kann sich eine Hautdiphtherie entwickeln. (Neuerdings wird übrigens darauf hingewiesen, daß Diphtheriebazillen auch alle möglichen chirurgischen Wunden infizieren und zur Ursache verzögerter Heilungen werden können; doch sind diese Verhältnisse noch nicht genügend studiert.) Am wichtigsten ist es, wenn der Prozeß sich nach unten durch den Kehlkopf in die Trachea und bis in die Bronchien hinein ausdehnt. Abgesehen von Lokalisation und Ausdehnung besteht aber bei jeder diphtherischen Affektion, mag sie sitzen wo sie will, die Gefahr einer schweren Intoxikation, deren einzelne Symptome wir nachher besprechen werden. Das Charakteristische der Diphtherie beruht auf dieser spezifischen Intoxikation und hierin müssen wir das ausschließliche Kriterium der Krankheit sehen. Auf Grund dieser spezifischen Toxizität beanspruchen die diphtherischen Erkrankungen eine vollkommene Sonderstellung neben allen ähnlichen.

Die Trennung von analogen aber gutartigeren Affektionen und die Zusammenfassung der einzelnen Diphtherieformen trotz ihrer verschiedenen Lokalisationen zu einer einheitlichen Krankheit stammt von dem Amerikaner Bard aus dem 16. Jahrhundert. Bretonneau und Trousseau haben dann das klinische Bild der Diphtherie weiter ausgebaut. Sie betrachteten als Charakteristikum derselben die Bildung zusammenhängender Membranen und haben dieser Auffassung in dem Namen „Diphtherie" von $\delta\iota\varphi\vartheta\acute{\epsilon}\varrho\alpha$, die Membran, Ausdruck gegeben. Diese Vorstellung der französischen Autoren, welche die Diagnose der Diphtherie am Krankenbett leicht und sicher ermöglichen würde, hat sich nicht aufrecht halten lassen. Eine präzise anatomische Charakterisierung gelingt auch heute nicht. Was hier ferner verwirrend wirkt, ist die verschiedene Nomenklatur, deren sich der Kliniker und der Anatom bedient. Beide reden von Diphtherie und Krupp, aber sie meinen damit ganz verschiedene Dinge. Die „Diphtherie" des Anatomen bedeutet die Bildung eines fibrinösen Exsudates, das mit der Unterlage fest verlötet ist; beim „Krupp" des Anatomen sitzen die sonst gleichen Membranen nur locker auf. „Diphtherie" beim Kliniker ist alles, was durch den Diphtheriebazillus verursacht wird und das kann außerordentlich verschieden aussehen. Der Kliniker spricht von „Krupp", wenn der Kehlkopf durch Membranen verengt ist, was sich klinisch durch Stenoseerscheinungen und tonlosen Husten zu erkennen gibt. Daneben gibt es beim Kliniker noch einen Pseudokrupp. Hier entsteht der gleiche tonlose Husten und die freilich leichteren und kürzeren Stenoseerscheinungen auf dem Boden einer Laryngitis durch Schwellung, Schleimbildung usw., ohne Membranen. In typischen Fällen tritt die klinische Diphtherie im Rachen unter dem anatomischen Bilde der Diphtherie, im Kehlkopf unter dem des Krupps auf.

Erst die Entdeckung des Diphtheriebazillus durch Löffler schuf die Möglichkeit, am Krankenbett in jedem Falle zu entscheiden, ob eine Diphtherie mit ihren Gefahren in bezug auf Kehlkopfstenose, auf Herzaffektionen und auf Lähmungen vorliegt oder eine meistens nur harmlose Angina. Sie werden in den bakteriologischen Kursen lernen, wie man aus den verdächtigen Membranen die Diphtheriebazillen auf Blutagar züchtet, durch einfache Färbemethoden charakterisiert und sie von den ähnlichen „Pseudodiphtheriebazillen" unterscheidet. Alle die Diskussionen über das Verhältnis zwischen morphologischem Substrat und spezifischem Erreger, wie wir sie beim Typhus und der Tuberkulose durchgesprochen haben, fallen hier weg. Die spezifische Toxizität charakterisiert die Diphtherie, nicht eine einheitliche anatomische Veränderung.

Der Diphtheriebazillus wirkt nicht durch seine Ausbreitung im Körper sondern durch seine Toxinbildung. Er produziert die Toxine in großen Mengen, sobald er einen günstigen Nährboden findet, und gibt sie an seine Umgebung ab. So gelang es Roux und Yersin, das Toxin aus der Nährbouillon von Diphtheriekulturen zu gewinnen und dann mit der bazillenfreien Lösung im Tierexperiment Membranen und andere Organveränderungen zu erzeugen. Alles, was wir an Diphtheriekranken sehen, ist der Effekt der spezifischen Toxine. Die Toxämie, nicht die Bakteriämie, bedingt das Charakteristikum der diphtherischen Erkrankung.

Über den klinischen Verlauf der Diphtherie folgendes: Es gibt leichtere Fälle, besonders bei Erwachsenen, die wir nur auf Grund eines positiven Bazillenbefundes als Diphtherie erkennen. Sie stellen eine harmlose und kurzdauernde Affektion dar. Die Berechtigung, ja die Verpflichtung, solche Fälle der Diphtherie zuzuzählen, ergibt sich eben daraus, daß wir mit den Gefahren der Diphtherie rechnen müssen, sobald wir die Affektion als Produkt des Diphtheriebazillus erkannt haben. Von solchen leichten Fällen geht es in fließendem Übergange zu den schweren und schwersten Fällen der malignen Diphtherie über, der sog. Diphtheria gravissima s. fulminans, welche in wenigen Tagen unrettbar zum Tode führt.

Die Ausbreitung des diphtherischen Prozesses nach unten, welche auch bei mittelschweren Fällen vorkommt, führt zum Krupp und damit zu den gefürchteten, manchmal tödlich endenden Kehlkopfstenosen. Je jugendlicher das Kind, je enger die räumlichen Verhältnisse im Larynx, um so eher wird es zu Erstickung kommen. Die rechtzeitige Erkennung dieser Gefahr ist wichtig. Die Kehlkopfstenose erschwert den Luftzutritt in die Lungen und damit deren Ausdehnung. Infolge davon wird der Thorax an seinen nachgiebigsten Stellen während der Inspiration eingezogen. Das geschieht im Epigastrium, an den

seitlichen Thoraxpartien sowie im Jugulum und in den Schlüsselbeingruben. Aus solchen Einziehungen, von denen die oben am Thorax
besonders beweiskräftig sind, schließen wir auf die Verlegung des Kehlkopfes im Verlaufe einer Diphtherie. Diagnostische Zweifel werden eigentlich nur auftauchen, wenn es sich um einen primären und selbständigen
Kehlkopfkrupp handelt und die Halsorgane frei geblieben sind. Hier
kann die Unterscheidung vom Pseudokrupp in Frage kommen.

Unter dem Pseudokrupp versteht man, wie oben schon erwähnt,
kurz dauernde Zustände von inspiratorischer Atemnot, wie sie während
einer akuten Laryngitis bei Kindern vorkommen können. Infolge der
engen räumlichen Verhältnisse des kindlichen Kehlkopfs kann durch
Schleimhautschwellung und Sekret die Passage vorübergehend behindert
sein. Man wird solche stets rasch abklingenden Anfälle vom echten
Krupp daran unterscheiden können, daß sie immer ganz plötzlich und
meistens nachts kommen; unmittelbar vorher war die Atmung noch ganz
frei. Bei einer Verlegung durch diphtherische Membranen kommt das
kaum vor. Diese obturieren langsam zunehmend. Auch wird Stimme
und Husten bei einer Laryngitis meistens nicht so tonlos sein, wie es
bei der Larynxdiphtherie ausnahmslos der Fall ist. Wenn das Kind
mit Ton hustet oder gar spricht, so liegt sicher kein echter Krupp
vor. Tracheotomie resp. Intubation wird hierbei niemals nötig werden.
Spastische Kontraktionen der Stimmbänder können bei einer nur
mäßigen Verlegung zu vorübergehenden stärkeren Stenoseerscheinungen
führen und damit den Zustand ernster erscheinen lassen als er tatsächlich ist. (Vom Laryngospasmus bei der Spasmophilie werden Sie in
der Kinderklinik hören.) Von sonstigen Ursachen für rasch auftretende
Kehlkopfstenosen mit inspiratorischen Thoraxeinziehungen wäre noch
das Larynxödem zu nennen. Ein solches kommt einerseits bei
Nephritiden vor (übrigens nur selten), andererseits kann es alle akuten
eitrigen Prozesse im oder am Larynx begleiten. Einatmung reizender
Dämpfe kann wohl auch einmal zu einem ähnlichen Bilde führen. Über
die Behandlung aller dieser Zustände nachher.

Von den toxischen Organschädigungen ist die relativ harmloseste
die der Nieren. Geringe Grade von Albuminurie sind häufig; selbst
einige Zylinder mögen dabei vorkommen. Ödeme treten im allgemeinen
nicht auf; Urämie ist sehr selten. Die Prognose dieser Nierenaffektionen
ist für gewöhnlich gut.

Ernster können die diphtherischen Lähmungen werden. Sie
befallen vor allem einzelne Hirnnerven. Ihre Prädilektionsstelle ist der
weiche Gaumen und die Augenmuskeln, speziell der Akkommodations-
muskel. Sie treten meistens mehrere Tage nach Abstoßung der Membranen auf. Auch bei den leichten und leichtesten Fällen ist man
nicht sicher davor; ja es kommt vor, daß eine Halsaffektion, welche
eine harmlose Angina zu sein schien, sich erst durch eine nachfolgende
Lähmung später als Diphtherie herausstellt. Die Gaumenlähmung
verrät sich durch näselnde Stimme und durch Schluckbeschwerden,
die Akkommodationslähmung durch das Unvermögen, in der Nähe zu
sehen. Von den Okulomotoriusästen wird neben dem Akkommodations-
muskel am ehesten noch der Ast zum Levator palpebrae befallen (Ptosis).

Die übrigen peripheren Nerven sind seltener affiziert. An den Beinen treten sensible Störungen in Form von Parästhesien, manchmal auch Ataxie und wohl nur in schweren Fällen motorische Lähmungen mit aufgehobenen Patellarreflexen auf. An den Armen wird von motorischen Störungen das Ulnarisgebiet bevorzugt.

Alle diese Lähmungen bringen keine direkte Lebensgefahr mit sich und pflegen nach einigen Wochen, spätestens Monaten zu heilen; nur die Gaumensegellähmung kann dadurch, daß Speisen in die Luftröhre geraten, zu gefährlichen Schluckpneumonien führen. Direkt lebensgefährlich sind die Lähmungen der Stimmbandöffner (M. cricothyreoideus posticus) und vor allem Lähmungen des Zwerchfells und der Interkostalmuskeln.

Sehr ernst und leider nicht selten sind Herzkomplikationen. Sie bestehen im Auftreten einer Herzinsuffizienz, für welche wir in vielen Fällen kein sicheres anatomisches Substrat namhaft machen können. Wir müssen die Herzinsuffizienz einfach als Ausdruck einer toxischen Myokardschädigung ansehen (Notabene: die Anhänger der neurogenen Lehre können versucht sein, eine Lähmung des peripheren Herznervenapparates anzuschuldigen, analog den anderen peripheren Lähmungen).

Am Krankenbett verrät sich diese Herzinsuffizienz durch eine oft ganz plötzlich auftretende auffallende Blässe. Der Puls wird klein und beschleunigt, durch Überleitungsstörungen kann er auch einmal abnorm langsam und unregelmäßig werden. Die Kinder geraten bei Fortschreiten des Prozesses in einen Zustand höchster Schwäche; sie fallen kraftlos um, wenn man sie im Bett aufzusetzen versucht. Als ein besonders böses Zeichen gilt Erbrechen. Herzdilatationen, Geräusche oder Galopprhythmus können auftreten. Doch kann die Untersuchung des Herzens, wie bei jeder Herzinsuffizienz, auch ein absolut negatives Resultat ergeben. Derartigen Herzinsuffizienzen, wenn sie auf der Höhe der Erkrankung auftreten, stehen wir oft vollkommen machtlos gegenüber, während sich ähnlichen Vorkommnissen in der Rekonvaleszenz durch genügend lange Bettruhe wohl meist vorbeugen läßt. Die Prognose ist stets recht fraglich. Diese akuten Herzlähmungen stellen die häufigste Todesursache bei der Diphtherie dar. Sie raffen blühende Kinder in wenigen Tagen dahin. Daher kommt es, daß der Pathologe so häufig kräftige und gut genährte Kinder gerade als Opfer der Diphtherie auf dem Sektionstische sieht im Gegensatz z. B. zu den Masern, wo die Kinder an Bronchopneumonie od. dgl. nach längerem Siechtum durch Entkräftung zugrunde gehen.

Von Lungenkomplikationen kommen Bronchopneumonien vor, die manchmal den Diphtheriebazillus allein ohne weitere Mischinfektion zum Erreger haben. Die Herde sind in solchen Fällen auffallend scharf begrenzt und von besonderem Blut und Fibrinreichtum. Häufiger sind gewöhnliche Bronchopneumonien durch Mischinfektion.

Die schweren, tödlich endenden Fälle beruhen keineswegs immer auf einer Mischinfektion mit Streptokokken, wie man früher angenommen und aus dieser Meinung heraus als „septische Diphtherie“ bezeichnet hatte. Alle Vorkommnisse der malignen Diphtherie, die ausgebreitetsten

Prozesse im Halse, die Nasenaffektionen, die Hautblutungen usw. können der Ausdruck einer reinen unkomplizierten Diphtherieintoxikation sein.

Bei diesem Knaben hier hat die Untersuchung der Membranen die Anwesenheit von Diphtheriebazillen ergeben. Wir haben mit der Seruminjektion aber nicht auf das Resultat der Untersuchung gewartet sondern sofort gespritzt. Davon später.

Bei dem andern Kranken, von dem wir ebenfalls eine Kultur vom Rachenabstrich angelegt haben, sind keine Diphtheriebazillen gewachsen; damit haben wir das Recht von einer „Angina" zu reden.

Die Ätiologie dieser Anginen ist in bakteriologischer Hinsicht keine einheitliche. Man findet manchmal Streptokokken, manchmal Staphylokokken und manchmal Pneumokokken in den Belägen oder im Rachenschleim. Man pflegt verschiedene Formen der Angina zu unterscheiden, eine katarrhalische, eine follikuläre und eine lakunäre. Bei der katarrhalischen sind die Tonsillen vergrößert aber keine Beläge darauf. Bei der follikulären sieht man auf den Tonsillen die geschwollenen Follikel als weiße, scharf umschriebene, stecknadelkopfgroße Punkte durchschimmern. Bei der lakunären drängen sich weiße Pfröpfe verschiedener Größe, aus Eiterzellen bestehend, aus den Lakunen heraus. Durch Konfluieren dieser Pfröpfe kann eine zusammenhängende Membran vorgetäuscht werden. Deshalb sind es vor allem diese lakunären Anginen, welche differentialdiagnostisch Schwierigkeiten machen, wenn man das Unterscheidungsmerkmal zwischen Angina und Diphtherie in dem Auftreten von Membranen sucht. Daß dieses Kriterium nicht streng aufrecht zu erhalten ist, habe ich schon erwähnt. Im allgemeinen sind die katarrhalischen Formen leichter als die follikulären und lakunären; aber ein durchgreifender Unterschied besteht nicht. Man sieht auch bei ganz geringem Halsbefund die schwersten Allgemeinerscheinungen.

Eine andere Form der Angina oder, wenn man so will, eine Komplikation derselben stellt der Tonsillarabszeß dar. Es entwickelt sich hier, meist einseitig, eine starke diffuse Schwellung im submukösen Bindegewebe der Tonsillen oder ihrer Umgebung, welche die Tonsillen samt den Gaumenbögen mächtig vorwölbt. Das Fieber pflegt hoch zu sein, die subjektiven Beschwerden manchmal sehr große. Der Ausgang ist meistens ein günstiger, indem der Eiter spontan durchzubrechen pflegt; darüber später bei der Therapie noch einiges.

Von besonders schweren nekrotisierenden Anginaformen werden Sie beim Scharlach hören. Daß man bei jeder Halsaffektion an Scharlach denken soll, habe ich schon gesagt.

Wichtig ist es nun noch, diejenigen Erkrankungen zu kennen, welche zu ähnlichen Bildern wie den hier besprochenen führen (d. h. also zu Belägen im Halse), aber ihrem Wesen nach von ihnen getrennt werden müssen und weder Angina noch Diphtherie sind. Da ist vor allem die Plaut-Vinzentsche Angina ulcero-membranosa zu nennen. Es ist dies eine Affektion, welche in der neuesten Zeit, seitdem man aufmerksamer auf sie achtet, immer häufiger gefunden wird; früher hat sicher mancher Fall als Diphtherie gegolten. Langsam, fast ohne Fieber entwickeln sich teils Ulzerationen teils Membranen, welche außer den Tonsillen auch die Gaumenbögen oder als „Stomatitis ulcero-membranosa" die Wangenschleimhaut überziehen können. Durch diese Membranbildung erweckt sie leicht zunächst den Verdacht einer Diphtherie; es fällt aber meistens die Divergenz zwischen der Ausdehnung des Prozesses im Halse und dem relativ guten Allgemeinbefinden auf. Ferner spricht die lange Dauer ihres Bestehens gegen Diphtherie. Außerdem ist sie meist einseitig. Dann besteht auch ohne Ulcera der Wangenschleimhaut meist eine starke Stomatitis mit Salivation und Schmerzen dabei, wie sie bei der Diphtherie durchschnittlich fehlt. Die sichere Entscheidung in jedem zweifelhaften Falle bringt das Mikroskop. In einem abgezogenen Membranfetzen, unter dem die Schleimhaut ziemlich intakt bleibt, findet man bei Giemsafärbung oder im Tuschepräparat bei mittelstarker Vergrößerung die Erreger der Plaut - Vinzentschen Angina, nämlich Spiralen und fusiforme Bazillen; die letzteren nennt man „Stinkspieße" wegen des üblen Geruches, den sie auf Nährböden bei ihrem Wachstum entwickeln. Freilich soll man von einer Plaut - Vinzentschen Angina nur dann reden, wenn diese Spirillen und Bazillen in großer Menge vorhanden sind und wenn Diphtheriebazillen fehlen. Denn vereinzelt kommen sie auch bei Diphtherie vor. Die Erkrankung gilt im allgemeinen als harmlos.

Falls man bei einer solchen Tonsillitis oder Stomatitis ulcero-membranosa keine Spirillen und Stäbchen findet, hat man auch an eine Quecksilberintoxikation zu denken. Die Stomatitis mercurialis kann ganz ähnlich aussehen. Bei einer diphtherieähnlichen Angina luetica werden die lange Dauer und die geringen Beschwerden stutzig machen und zu Nachforschungen in dieser Richtung veranlassen. Außerdem sind sie häufig einseitig. Nekrotisierende Anginen mit schweren Stomatitiden müssen ferner immer an eine Leukämie denken lassen. Besonders die lymphatischen Leukämien beginnen gelegentlich auf diese Weise.

Die leicht abziehbaren dünnen Häutchen, welche der Soorpilz verursacht, wird man meist leicht als solche erkennen können; nötigenfalls entscheidet auch hier das Mikroskop, welches die charakteristischen Pilzformen zeigt. Eine Stomatitis aphthosa wird kaum zu Verwechslungen Anlaß geben. Sie bevorzugt meist die vordere Hälfte der Mundhöhle; und selbst wenn sie die Tonsillen und Gaumenbögen überzieht, findet man sie sicher vorne im Munde und am Zahnfleisch noch dichter. Dann ist sie außerordentlich schmerzhaft. Vor allem aber sind die Aphthen keine Auflagerungen auf der Schleimhaut, sondern Einlagerungen zwischen die obersten Epithelschichten. Die Angina Ludovici ist etwas ganz anderes; sie ist eine Phlegmone des Bodens der Mundhöhle, meist von einer vereiterten Submaxillardrüse ausgehend.

Was nun noch einmal speziell die Unterscheidung der Anginen von der Diphtherie betrifft, so habe ich vorhin schon darauf hingewiesen, daß wir hier unbedingt den bakteriologischen Befund das entscheidende Wort sprechen lassen müssen. Aber immerhin: Je zusammenhängender und ausgedehnter die Membranbildung ist, um so wahrscheinlicher ist deren diphtherische Natur. Ein plötzlicher Beginn mit raschem hohem

Fieberanstieg spricht mehr für Angina. Starke Schwellung der Lymphdrüsen, vor allem mit periglandulärem Ödem kommt wieder mehr der Diphtherie zu; ebenso werden wir bei Kindern besonders zwischen 3 und 12 Jahren immer gleich eine Diphtherie argwöhnen. Aber alle diese Anhaltspunkte sind nicht zuverlässig entscheidend und entheben uns nicht der Verpflichtung, bei jeder akut entzündlichen Hals- und Mandelaffektion nach Diphtheriebazillen zu suchen. Daß einem negativen Bazillenbefunde niemals eine absolute Beweiskraft zukommt, versteht sich von selbst. Man wird gut tun, alle Fälle, die auf Grund der obigen Anhaltspunkte besonders diphtherieverdächtig erscheinen, als solche zu behandeln, auch wenn aus dem Rachenabstrich keine Diphtheriebazillen wachsen.

Nun zur Behandlung der Diphtherie. Sie wissen, daß da die Frage der spezifischen Seruminjektionen im Brennpunkte des Interesses steht. Das letzte Wort ist hier noch nicht gesprochen, und es mehren sich gerade neuerdings wieder die Stimmen der Zweifler. Der Rückgang der Diphtheriemortalität und das Seltenerwerden der schwersten Fälle soll nach ihnen nicht die Folge des Behringschen Heilserums sein, sondern auf einem spontanen Leichterwerden des „Genius epidemicus" beruhen, wie es auch sonst gelegentlich beobachtet wird. Aber die Statistiken der meisten großen Krankenhäuser sagen doch übereinstimmend, daß bei rechtzeitiger Anwendung des Serums die bedrohlichen Kehlkopfstenosen, wie überhaupt alle schweren Komplikationen, sich an Zahl bedeutend verringert hätten. Der Verlauf der rechtzeitig gespritzten Fälle soll in jeder Hinsicht durchgehends leichter sein. Als gewissenhafter Arzt, der im Zweifelsfalle lieber etwas zu viel tut, wird man die Serumbehandlung als Regel bestehen lassen.

Das Serum ist ein antitoxisches, d. h. es wirkt nicht gegen die Diphtheriebazillen, sondern es neutralisiert das von ihnen abgesonderte Toxin. Die theoretische Forderung, die auch in allen praktischen Erfahrungen ihre Stütze findet, geht dahin, möglichst frühzeitig zu spritzen. Das eben gebildete, noch nicht verankerte Toxin soll abgefangen werden. Das Ideal ist die prophylaktische Immunisierung. Sie ist praktisch möglich, wenn unter mehreren Geschwistern oder sonst zusammenlebenden Kindern eines an Diphtherie erkrankt und man mit höchster Wahrscheinlichkeit damit rechnen muß, daß die anderen ebenfalls infiziert sind. Eine solche prophylaktische Immunisierung hält freilich nur einige Wochen vor. Das ist der Nachteil einer solchen „passiven Immunisierung", bei welcher der fertige Schutzstoff eingespritzt wird. Bei der „aktiven Immunisierung", welche beim Typhus angewandt wird, wird durch Einverleibung abgeschwächter Bazillen oder ihrer Gifte die Produktion der Schutzstoffe im Körper angeregt. Die Fähigkeit hierzu hält länger an, wenn sie einmal erlernt ist.

Eine von Schick angegebene Probe scheint berufen zu sein, unsere Kenntnisse über das Vorkommen von Diphtherie-Antikörpern auszubauen. Die intrakutane Injektion einer sehr kleinen Menge von Diphtherietoxin erzeugt eine Hautreaktion, ähnlich der Pirquetschen Tuberkulinreaktion, bei Individuen, welche keine Diphtherie-Antikörper im Blute haben; der negative Ausfall soll ihr Vorhandensein anzeigen. Auf Grund dieser Probe scheinen die meisten Neugeborenen Antikörper zu beherbergen; aber auch in späteren Lebensjahren findet man in einem nicht geringen Prozentsatz eine negative Reaktion.

Das Serum wird von Pferden, neuerdings auch von Rindern gewonnen, indem man ihnen allmählich steigende Mengen von Diphtheriebazillen einspritzt. Man dosiert es nach „Immunisierungseinheiten“, sog. „I.E.“. Eine I.E. ist diejenige Menge von Antitoxin, die 100 Meerschweinchen von 250 g Gewicht vor der sonst tödlichen Dosis Diphtherietoxin schützt. Ein Normal-Antitoxin enthält in 1 ccm eine I.E. Erwünscht ist die Herstellung möglichst hochwertiger, d. h. konzentrierter Sera, die also in jedem Kubikzentimeter möglichst viele I.E. enthalten. Die meist angewandten Sera sind 400—500fach; es gibt aber auch 1000fache, ja neuerdings 1500fache.

Wenn man Seruminjektionen für indiziert hält, soll man sie anwenden unbekümmert darum, ob bei dem Kranken früher schon artfremdes Serum eingespritzt worden ist oder nicht. Sie wissen ja, daß man sich heutzutage vor der Anaphylaxie fürchtet. Darunter versteht man Schädigungen infolge wiederholter parenteraler Anwendung von artfremdem Eiweiß. Bei der Polyarthritis werden wir davon noch sprechen (S. 192). Unangenehme Nebenerscheinungen leichterer Natur werden bei Wiederholung von Seruminjektionen nicht selten beobachtet. (Urtikaria, manchmal scharlachähnliche Ausschläge, Gelenkschwellungen und etwas Fieber.) Aber alles das ist harmlos und geht bald vorüber. Man faßt es zusammen unter dem Namen der Serumkrankheit. Ernstere Zustände wie Kollapse kommen beim Menschen nur in seltenen Fällen vor. Bevor man die experimentellen Tatsachen über die Anaphylaxie beim Meerschweinchen kannte, hat sich durch solche vereinzelten unglücklichen Zufälle kein Arzt von der Anwendung des Serums abhalten lassen. Man sollte es auch jetzt nicht tun.

Eine besondere Besprechung erfordert noch die operative Therapie der Larynxstenose und die Indikation dazu. Selbst bedrohlich aussehende Zustände von Erstickungsgefahr gehen unter geeigneter Behandlung öfters noch zurück (z. B. Einatmen von reichlichem Wasserdampf unter einem das Bett eng umgebenden Baldachin). Entschließt man sich zu einem aktiven Vorgehen, dann hat man die Wahl zwischen der Tracheotomie, der Einführung einer Kanüle in die eröffnete Trachea unterhalb des Kehlkopfs, und der Intubation. Die letztere besteht darin, daß man vom Rachen aus einen kleinen Tubus in den Kehlkopf einschiebt und durch diesen dann einen Weg für die Luft gewaltsam freihält. Die Technik beider Eingriffe läßt sich nur praktisch erlernen. In bezug auf die Entscheidung zwischen Tracheotomie und Intubation möchte ich folgendes befürworten: Im Krankenhause soll man in jedem Falle versuchen, mit der Intubation durchzukommen. Das gelingt oftmals und jede Tracheotomie, die man einem Kinde erspart, ist ein Gewinn, speziell für Mädchen, welche die entstellende Narbe am Halse später immer verdrießt. Erst wenn es sich gezeigt hat, daß die Intubation nicht genügend Luft schafft (z. B. dadurch, daß sich das Lumen des Tubus durch Membranen verlegt) soll man tracheotomieren.

Über die Behandlung im übrigen nur folgendes: Bei stärkeren Schluckbeschwerden beschränkt man sich auf flüssige Kost, am besten eisgekühlt. Neben Gurgelungen (essigsaure Tonerde, chlorsaures Kali, Wasserstoffsuperoxyd) läßt man einen Halswickel oder eine Eiskrawatte umlegen. Kokain als Pinselungen oder in Form der Angina-Pastillen wirken auf die Schluckbeschwerden sehr günstig, wenn auch nur für kurze Zeit. Bei Herzkomplikationen verordnet man nach den üblichen Regeln Digitalis, Koffein usw. Von den rasch wirkenden Exzitantien wird besonders von Adrenalininjektionen viel Gebrauch gemacht.

Bei Erwachsenen verläuft die Diphtherie häufig ganz blande, besonders in den Fälien, die unter dem Bilde einer lakunären Angina einhergehen und nur bei der bakteriologischen Untersuchung des Rachenabstriches ihre Ätiologie verraten. Solche Fälle pflegen auch ohne Seruminjektionen gut abzulaufen. Ihre Erkennung als Diphtherie ist wegen der Prophylaxe wichtig.

Die Krux für die Prophylaxe stellen wie beim Typhus die Bazillenträger und Ausscheider dar. Meistens halten sich die Bazillen nach Abheilen der Krankheit nur kurze Zeit, etwa acht bis vierzehn Tage im Rachenschleim; aber bei manchen (ca. $10^0/_0$) bleiben sie mit großer Hartnäckigkeit viele Monate nachweisbar. Neben diesen Dauerausscheidern finden sich in der Umgebung von Diphtheriekranken stets noch gesunde Bazillenträger, welche ihrerseits natürlich auch zur Quelle der Weiterverbreitung werden können. Die Behandlung ist höchst undankbar wie bei allen anderen Bazillenträgern auch.

Die Infektion erfolgt durch sog. Tröpfcheninhalation, d. h. die Bazillen sind in kleinsten ausgehusteten Partikeln enthalten und können so von anderen eingeatmet werden. Die Gefahr der Übertragung wird dadurch besonders groß, daß die Diphtheriebazillen gegen Austrocknung sehr resistent sind und deshalb an allen möglichen Gegenständen lange Zeit in virulentem Zustande haften bleiben.

Über die Behandlung der Anginen ist nicht viel Spezielles zu sagen. Sie folgt ungefähr den oben erwähnten symptomatischen Maßnahmen bei der Diphtherie. Bei den Tonsillarabszessen kommt die Eröffnung mit einem kleinen spitzen Messer in Frage. Doch neigt man zu derartigen Inzisionen heute ganz allgemein weniger als früher. Oftmals gehen ausgedehnte Infiltrate ohne Eiterung zurück, und wenn sich ein Abszeß bildet, perforiert er bei heißen Gurgelungen meistens rasch von selbst.

An die oben erwähnten möglichen Komplikationen soll man bei jeder Angina denken und z. B. stets den Urin auf Eiweiß untersuchen, bevor man die Erlaubnis zum Aufstehen gibt. Im allgemeinen kann man dem Kranken, auch wenn er sich im Anfange noch so elend fühlt, eine rasche und vollständige Genesung in Aussicht stellen.

12. Vorlesung.

Appendizitis, Peritonitis, Ileus.

M. H.! Der junge Mann, den wir heute untersuchen wollen, klagt seit gestern über Magen- und Leibschmerzen. Ohne besondere Ursache wurde ihm gestern Nachmittag übel; er mußte sich mehrmals erbrechen und es stellten sich Leibschmerzen ein. Heute fühlt er sich im ganzen schlechter; er hat Kopfweh und ist etwas fiebrig, Brechneigung und Leibschmerzen bestehen fort. Der Stuhlgang ist dabei angehalten, die Temperatur beträgt 38⁰, der Puls ist um 90. Dem Arzte, den er aufsuchte, erschien der Zustand nicht unbedenklich; er vermutete den Beginn einer Blinddarmentzündung und veranlaßte den Patienten, das Krankenhaus aufzusuchen.

Mancher von Ihnen wird erstaunt sein, daß man hier gleich eine Krankheit argwöhnt, welche jedermann heutzutage als höchst gefährlich kennt. Es ist richtig, daß die Beschwerden, wie sie der Kranke vorbringt, durchaus harmloser Natur sein können; aber ebenso berechtigt ist die Befürchtung des Arztes, daß sie auch die erste Szene einer Blinddarm- und Bauchfellentzündung darstellen können. Wir werden also zu erwägen haben, wann ein solcher Symptomenkomplex als gutartig und wann als Zeichen einer ernsten Affektion anzusehen ist.

Daß Magen- und Leibschmerzen mit Erbrechen und Durchfall als eine gewöhnliche akute Gastroenteritis nach Aufnahme allzu reichlicher oder unzweckmäßiger Mahlzeiten nicht selten vorkommen, weiß jedermann. Gerade in den Sommermonaten sind diese Vorkommnisse häufig, und man muß oft an eine gemeinsame infektiöse Ursache denken, wenn solche Magen- und Darmkatarrhe gehäuft auftreten, ohne daß der einzelne sich einer gröberen Ausschweifung oder Unvorsichtigkeit im Essen und Trinken schuldig gemacht hat. An Stelle des Durchfalles kann, wenigstens im ersten Anfang, auch einmal Stuhlverstopfung bestehen. Temperatursteigerungen können ebenfalls vorkommen. Es ist also bei unserm Kranken eigentlich nichts, was nicht zunächst als harmlos gedeutet werden könnte. Aber bei genauerem Zusehen schöpft man doch Verdacht. Der Kranke fühlt sich schlechter, er ist offenbar kränker, als es durch die Magen-Darmbeschwerden gerechtfertigt erscheint. Bei starken Darmsymptomen, bei häufigem Erbrechen darf sich der Kranke entsprechend schlecht fühlen. Aber hier sind derartige Symptome nur mäßig vorhanden. Die Temperaturerhöhung läßt vielleicht daran denken, daß eine akute Infektionskrankheit vorliegt; in deren erstem Beginne sind vorübergehende Magen-Darmerscheinungen nicht selten, z. B. bei der Pneumonie, dem Erysipel, noch häufiger beim Scharlach und vor allem bei der Meningitis. Man wird alle derartigen Möglichkeiten immerhin ins Auge fassen müssen. Aber die Untersuchung des Abdomens enthebt uns rasch aller Zweifel.

Für die Untersuchung des Abdomens gilt das, was ich bei der Herzuntersuchung gesagt habe, in noch höherem Maße: das Erste muß stets eine gründliche Besichtigung sein. Sie achten beim Abdomen darauf, ob die Wölbung normal, dem übrigen Körperbau entsprechend ist und ob die Atembewegungen gleichmäßig und ausgiebig sind. Sie berücksichtigen dabei natürlich den Unterschied im normalen Atmungstypus zwischen Mann und Frau, beim ersteren mehr abdominal, bei der letzteren mehr thorakal. Behinderung der Bauchatmung wird also beim Manne, solche der Brustatmung bei Frauen deutlicher in Erscheinung treten. Eine Abweichung vom normalen Verhalten läßt an eine schmerzhafte Affektion denken; der Kranke „schont" deshalb diesen Teil. Hier bei dem Kranken ergibt die Inspektion nichts Auffälliges; der Leib ist weder aufgetrieben noch eingezogen. (Von der wichtigsten Ursache der Auftreibungen, dem Meteorismus, reden wir nachher noch.) Ferner achten wir auf sichtbare Darmbewegungen. Bei Frauen mit dünnen schlaffen Bauchdecken sieht man oftmals das peristaltische Wogen der Därme. Bei dünnen Bauchdecken und noch mehr bei Diastase der M. recti ist das häufig und ganz bedeutungslos. Von diagnostischer Wichtigkeit dagegen ist es, wenn durch kräftige Bauchmuskeln resp. durch ein ausreichendes Fettpolster hindurch die Darmbewegungen sichtbar werden. Es geschieht das dann oft nur an einer umschriebenen Stelle; dort sieht man eine einzelne Darmschlinge resp. den Magen in lebhaftester Aktion. Aber die peristaltischen Wellen rollen nicht ruhig und gleichmäßig ab, sondern sie verlaufen mit besonderer Vehemenz und sistieren meist mit einem Ruck an genau der gleichen Stelle; die Kontraktion bleibt dort eine Reihe von Sekunden erhalten. Man spricht dann von einer Darm- resp. Magen-„Steifung". Wenn Sie bedenken, wie der Körper überall das Bestreben zeigt, einen Schaden, eine Funktionsverminderung eines Organes durch zweckmäßige Mehrarbeit eines anderen wett zu machen, so werden Sie leicht begreifen, daß derartige Steifungen als Zeichen dafür gelten, daß unterhalb dieser Stelle ein Passagehindernis sitzt. Genau wie beim Herzklappenfehler sucht der Teil stromaufwärts der Läsion den Schaden auszugleichen. Von alledem ist hier nichts zu sehen. Die Atmung erfolgt auch annähernd normal. Nur beim tiefen Atmen bemerken Sie ein leichtes Stocken. Beim „Durchatmen" hat der Kranke rechts unten im Leibe Schmerzen. Das ist ein wichtiger Hinweis!

Bei der Perkussion hat man zu bedenken, daß der Schall auch unter normalen Verhältnissen kein völlig gleichmäßiger ist. Er ist im Gegensatz zum Lungenschall normalerweise stets tympanitisch, d. h. paukenähnlich; aber je nach Volumen und Spannung der Darmschlingen, welche in bezug auf Lautheit und Höhe des Klopfschalles einander entgegenwirken, nach dem verschiedenen Füllungszustand mit Luft, festem oder flüssigem Inhalt ist er an verschiedenen Stellen nicht gleich. Man wird hier noch größere Schwankungen innerhalb der Breite des Normalen konzedieren müssen als beim Thorax. Nur deutliche Abweichungen sind zu verwerten und auch diese immer nur mit besonderer Kritik. Über den Meteorismus, der auch hier eine besondere Rolle spielt, nachher. Bei unserem Kranken bestehen nirgends gröbere Abweichungen. Der Stand des Zwerchfells ist ebenfalls normal; Leber und Milz zeigen perkutorisch die gewöhnlichen Verhältnisse. Nur eines ist noch zu konstatieren, nämlich das Fehlen des Bauchdeckenreflexes auf der rechten Seite. Wenn man links mit dem Finger von oben nach unten die Bauchdecken kratzt, kontrahieren sich die Bauchmuskeln; auf der rechten Seite bleiben sie in Ruhe. Ich komme nachher auf die Bedeutung dieses Phänomens zurück.

Nun die Palpation. Auf alle technischen Details derselben werden Sie in den praktischen Kursen hingewiesen; z. B. das leichte und schonende Palpieren mit flacher Hand, nicht mit steil aufgesetzten Fingern; ferner, daß stets in der Gegend zu beginnen ist, die von dem Schmerzpunkt möglichst weit abliegt. Dann soll man sich die tiefen Atembewegungen zunutze machen; während der Exspiration dringt man mehr in die Tiefe und während der Inspiration werden die Organe besser zugänglich, indem sie vom Zwerchfell nach unten gedrängt werden. Ferner kann man bimanuell durch Vordrängen der Lendengegend mit der einen Hand oft leichter zum Ziele kommen, oder man kann den Kranken verschieden lagern (Rücken-, Seite-, Beckenhochlagerung). Die palpatorischen Befunde bei Meteorismus nachher. Schließlich werden Sie lernen und üben, wie man einen Kranken, der seine Bauchmuskeln bei der Untersuchung willkürlich spannt, zum Weichlassen derselben zu veranlassen sucht, z. B. durch leichtes Anziehen der Beine im Knie. Es fällt das nämlich vielen Kranken schwer und erfordert oft viel Geduld und die Anwendung von allerlei Kunstgriffen seitens des Arztes.

Wenn man hier sachgemäß und vorsichtig abtastet, so findet man folgendes: Der Leib ist trotz seiner diffusen Schmerzhaftigkeit überall weich eindrückbar wie beim Gesunden. Man fühlt nichts von Resistenzen weder in den Bauchdecken noch in der Tiefe. Nur rechts unten, wo die spontanen Schmerzen heute am lebhaftesten sind und wo es dem Kranken auch beim Palpieren am meisten weh tut, finden Sie etwas anderes; die Bauchmuskeln kontrahieren sich jedesmal, wenn man hier in die Tiefe dringt. Man nennt das einen reflektorischen Muskelwiderstand. Ein solcher „reflektorischer Muskelwiderstand“ oder „défense musculaire“, wie es die Franzosen nennen, ist von einer so großen praktischen Wichtigkeit, daß wir etwas näher darauf eingehen müssen.

In der deutschen Bezeichnung ist das Wesen der Sache gut ausgedrückt, nämlich daß die Kontraktion der Muskeln oberhalb der erkrankten Eingeweide reflektorisch erfolgt; die französische Ausdrucksweise, défense musculaire, schiebt diesem Reflex gleich eine bestimmte zweckmäßige Absicht unter, nämlich den Schutz, die Verteidigung des darunter Gelegenen.

Es handelt sich hier um einen der reflektorischen Vorgänge, wie sie von erkrankten Eingeweiden in den Muskeln und der Haut darüber ausgelöst werden. Dieselben sind schon vor einer Reihe von Jahren von Head, neuerdings vor allem von Mackenzie studiert worden. Sie basieren auf exaktester Berücksichtigung des Verlaufes der zentrifugalen und zentripetalen Nerven zwischen den Eingeweiden und dem Integument. Krankhafte Vorgänge in den ersteren sollen das letztere beeinflussen können. Auf sensiblem Gebiet können sie die Erregbarkeit steigern, derart, daß leise Berührungen als Schmerz empfunden werden. Im Sinne dieser Anschauungen kann man den Schmerz einen „viszero-sensiblen" Reflex nennen. Auf motorischem Gebiet lassen sie Muskelkontraktionen auftreten auf Reize hin, die sonst unwirksam bleiben; man spricht dann von einem „viszero-motorischen" Reflex. In anderen Fällen werden reflektorische Kontraktionen gehemmt, die sonst regelmäßig erfolgen. Hierher gehört das Fehlen des Bauchdeckenreflexes auf der erkrankten Seite bei unserem Kranken. Das banalste Beispiel dieser Art ist das Ausbleiben des Patellarreflexes bei schmerzhaften Kniegelenkserkrankungen; hier schützt die Reflexhemmung das Gelenk vor der schmerzenden Bewegung. Auch die Abweichungen vom normalen Atmungstypus, das Schonen einer Seite oder eines Teiles, wie ich es oben erwähnt habe, gehören in dieses Kapitel. Es sind dies alles Übertragungen von Gesetzen auf pathologische Verhältnisse, wie sie für die normale Physiologie von Sherrington ausgebaut sind. Wir werden noch an anderen Stellen wiederholt auf praktische Nutzanwendungen dieser Lehren zurückkommen.

Ein solcher Muskelwiderstand, über dessen Feststellung wir nachher noch reden müssen, tritt stets reflektorisch auf, wenn man an einer Stelle des Bauches eindringen will, an welcher das Peritoneum akut entzündet ist.

Damit wären wir der Diagnose gleich ein gut Stück näher gekommen; es liegt hier eine akute Peritonitis vor. Dieselbe ist in der rechten unteren Bauchhälfte lokalisiert. Bei sorgfältigem Palpieren läßt ʾsich feststellen, daß der Hauptpunkt des Schmerzes etwa in der Mitte zwischen Nabel und Spina iliaca sup. ant. liegt. Diese Stelle nennt man den Mac Burneyschen Punkt. In dieser Gegend befindet sich, wie Sie wissen, die Appendix, und in dieser werden wir wohl den Ausgangspunkt der Peritonitis zu suchen haben. Unter dem Namen des Lanzschen Punktes wird neuerdings eine Stelle etwas unterhalb des Mac Burney, auf der Verbindungslinie der beiden Spinae iliacae sup. ant. beschrieben, an welcher der Hauptschmerz auch öfters lokalisiert sein soll. Die Lage des Wurmfortsatzes ist bekanntlich stark wechselnd, aber auch seine Einmündung in das Zökum ist nicht konstant gelegen.

In dem bisher Konstatierten ist bereits ein wichtiger Punkt über Wesen und Verlauf der Appendizitis eingeschlossen, dessen Kenntnis erst aus den letzten 10—15 Jahren stammt, das heißt aus der Zeit, wo der Chirurg die Appendizitis im Anfall häufig operiert. Erst damit wurde die Möglichkeit geschaffen, die verschiedenen Stadien des Prozesses genau zu studieren und sie mit dem jeweiligen klinischen Bilde zu vergleichen. Diese Studien, speziell über den ersten Ausgangspunkt der Entzündung, sind noch im regsten Flusse.

Ich möchte hier nicht auf Einzelheiten eingehen, da Sie in den pathologischen und chirurgischen Vorlesungen hierüber genügend hören werden. Ich weise nur kurz auf folgendes hin: Die einen (vor allem Aschoff) verlegen den Ausgangspunkt der Entzündung in die Mukosa des Wurmfortsatzes, die anderen, z. B. Kretz, in den Lymphapparat, der dort sehr reichlich vertreten ist. Nach dieser letzteren Auffassung ist die Appendizitis stets metastatisch, von einer anderwärts lokalisierten, wahrscheinlich infektiösen Erkrankung auf dem Blutwege dorthin verschleppt; die Angina soll als primäre Krankheit eine Rolle spielen. Nach der anderen Auffassung ist eher eine Fortleitung des Prozesses vom Darm her anzunehmen, z. B. auf Grund einer Enteritis. In bakteriologischer Hinsicht ist die Genese keine einheitliche. Am häufigsten findet man grampositive Diplokokken und freie Stäbchen.

Wir wollen uns hier mit der Tatsache begnügen, daß der entzündliche Prozeß eine große Neigung zeigt, sich in den Schichten des Wurmfortsatzes auszubreiten und die Serosa mitzubefallen; das bedeutet: Es kommt leicht zu einer Peritonitis, auch ohne daß eine eigentliche Perforation erfolgt wäre. Hierin liegt ein wichtiger Unterschied der modernen Auffassung gegenüber der früheren. Früher nahm man zwei völlig getrennte Prozesse an, eine „Appendicitis simplex". die stets auf die Schleimhaut des Wurmfortsatzes beschränkt bleibt, und eine „Appendicitis perforativa", welche die Wand zerstört. Bei dem letzteren Vorgang spielte der Kotstein eine große Rolle. Man hielt ihn für einen Fremdkörper (Obstkern od. dgl.), welcher aus dem Darme in den Wurmfortsatz gelangt und dort den krankhaften Prozeß überhaupt erst auslöst. Heute wissen wir, daß der sog. Kotstein kein eigentlicher Fremdkörper ist, sondern daß er an Ort und Stelle entsteht aus Produkten der Schleimhaut, die sich mit Salzen und allerlei anderem Material nachträglich inkrustieren. Er wird also meistens als Folge einer älteren, vielleicht blande abgelaufenen Entzündung zu gelten haben. Seine Wichtigkeit für den Ablauf einer nochmaligen Entzündung liegt weniger darin, daß er die Wand durchdrückt, als vielmehr darin, daß er den distal gelegenen Teil der Appendix schon bei geringer Schleimhautschwellung leicht abschließt und den Sekretabfluß damit verhindert. Und überall wirkt eine Behinderung des Sekretabflusses auf den weiteren Verlauf einer Entzündung ungünstig. Aber der Kotstein ist keineswegs eine conditio sine qua non für eine schwere Appendizitis. Die Erfahrung zeigt, daß die Appendizitiden ohne Kotstein keineswegs leichter und günstiger abzulaufen pflegen. In diesen Fällen kann eine gleiche Sekretstockung offenbar durch bloße Schwellung der Schleimhaut erfolgen. Die Frage, welche sich jedem Beobachter aufdrängen muß, warum eine in der Appendix lokalisierte Entzündung die auffällige Neigung zeigt, bösartig zu werden und die Wand bis zum Peritoneum zu durchdringen, wie es doch an keiner andern Darmstelle in dieser Weise vorkommt, dürfte vor allem in den mechanischen Verhältnissen der erkrankten Appendix zu suchen sein. Am schärfsten ist diese Lehre wohl von Dieulafoy vertreten worden. Nach diesem Autor wird ein Teil der Appendix zu einer „cavité close" umgeformt; hier erfahren die eingeschlossenen Bakterien eine Virulenzsteigerung und dadurch wird die Infektion und Intoxikation so heftig. In einer eingeklemmten Hernie, in der Tuba Eustachii usw. sind die Verhältnisse ganz gleich.

Jahrelang haben sich Interne und Chirurgen bemüht, zuverlässige Kriterien zu finden, um zu beurteilen, wann eine Appendizitis zum Fortschreiten auf das Peritoneum neigt und wann sie voraussichtlich lokalisiert, spontan rückbildungsfähig bleiben wird; die letzteren Fälle sollten konservativ, die ersteren operativ behandelt werden. Aber resigniert mußten alle gestehen, daß es keinen verläßlichen Anhaltspunkt hierfür gibt. Weder der Palpationsbefund noch Temperatur und Puls noch die subjektiven Beschwerden noch die Leukozytenzählung erlauben ein sicheres prognostisches Urteil. Man wird deshalb wohl kaum noch einem ernstlichen Widerspruch begegnen, wenn man bei

frischen Fällen als sicherstes und bestes Mittel die unbedingte Frühoperation befürwortet, sofern sie unter günstigen äußeren Verhältnissen
ausgeführt werden kann. Man muß sich freilich darüber klar sein, daß
bei dieser Indikationsstellung mancher Kranke operiert wird, der auch
ohne Operation in kurzem gesund geworden wäre. Aber als Äquivalent
dafür wird bei vielen anderen durch die Operation eine Krankheit
kupiert, welche sonst höchst langwierig, nicht selten sogar tödlich abgelaufen wäre. Ich möchte auf diesen Punkt speziell hinweisen: Die Mortalität war auch früher nicht so groß. Aber wochenlange schwere Krankenlager waren an der Tagesordnung; die Abszesse bildeten sich oft nur
langsam zurück; Beschwerden und Schmerzhaftigkeit in der Blinddarmgegend blieben lange bestehen und vor allem blieb die Neigung und die
Gefahr zu Rezidiven. Ich hatte während des Krieges, wo eine Frühoperation unter geeigneten Bedingungen nicht immer ausführbar war,
mehrfach Gelegenheit, den Ablauf von schweren Appendiziten bei
konservativer Behandlung, wie sie in meiner Studentenzeit noch die
Regel war, wieder verfolgen zu können. Gerade diese Erfahrungen
stärkten in mir die Überzeugung, daß die Frühoperation die beste Behandlung ist.

Etwas anders liegt die Frage, wenn wir den Kranken erst später,
etwa am dritten bis vierten Tage der Krankheit zu sehen bekommen,
falls wir Grund zu der Annahme haben, daß dann ein abgekapselter
Abszeß um die Appendix herum in Bildung begriffen ist. In diesem
Stadium lehnen manche Chirurgen die Operation ab mit der Begründung, daß die günstige Gelegenheit zur Kupierung verpaßt sei, und daß
durch die Abszeßbildung die Gefahr einer diffusen tödlichen Peritonitis
nicht mehr so groß erscheine. Andere Chirurgen dagegen befürworten
die Operation in jedem Stadium. Zu diesen Dingen Stellung zu nehmen,
ist hier nicht der geeignete Ort. Wenn man sich zu einer konser-
vativen Behandlung entschließt, soll man jedenfalls sehr streng
vorgehen. Absoluteste Bettruhe ist das erste Erfordernis; ferner eine
Eisblase auf die Blinddarmgegend und reichlich Opium zur völligen
Ruhigstellung des Darmes; Nahrung soll nur kalt und flüssig und nur
in allerkleinsten Mengen gereicht werden. Bis zum Abklingen der
akuten Entzündung soll man rücksichtslos bei solch strengen Vorschriften verharren.

Damit wäre schon beantwortet, wie eine Appendizitis weiter verläuft, falls sie nicht im ersten Stadium operiert wird und nicht zum Stillstand kommt. Die beiden wichtigsten Möglichkeiten sind die Bildung
eines umschriebenen Abszesses und die diffuse Ausbreitung auf
das Peritoneum. Die letztere ist natürlich die bei weitem ungünstigere.
Sie werden in der chirurgischen Klinik noch viele Einzelheiten über das
peritonitische Exsudat in solchen Fällen lernen und ebenso über den Abszeß, speziell die verschiedenen Möglichkeiten seiner Lage. Hier nur
einige Bemerkungen zur Diagnose. Wir werden ein diffuses Übergreifen
auf das Peritoneum dann annehmen, wenn Schmerzhaftigkeit und vor
allem der reflektorische Muskelwiderstand schon bei leisem Palpieren
überall am Abdomen und sogar in der Lendengegend auftritt. Bei
ausgesprochener Peritonitis ist der Bauch überall bretthart, wie wir

nachher noch sehen werden. Temperatur, Puls und Allgemeinbefinden werden dann auch stets die Verschlechterung anzeigen. Pulssteigerungen sind in solchen Fällen oft ein noch feinerer und früherer Index als die Temperaturerhöhung. Ein Abszeß ist in frischen Fällen schwierig zu diagnostizieren. Seine Palpation ist durchschnittlich nicht möglich, weil Schmerzhaftigkeit und Muskelwiderstand das Eingehen in die Tiefe verhindern. Der Unkundige glaubt manchmal einen Abszeß zu fühlen, wenn er den Rand der reflektorisch kontrahierten Partie gut abtasten und umgrenzen kann. Man wird einen Abszeß vermuten, wenn Fieber, Schmerzen usw. nicht zurückgehen, wenn andererseits die Zeichen der diffusen Peritonitis fehlen und die Gegend der reflektorischen Muskelspannung bei der Perkussion eine deutliche Dämpfung zeigt.

Nun noch einiges Genauere über die Frühdiagnose, die für den Nicht-Chirurgen das wichtigste ist. Im Frühstadium haben Sie in jedem zweifelhaften Falle auf reflektorischen Muskelwiderstand zu achten. Dieses Moment gab ja auch bei unserm Kranken den Ausschlag. Fehlt jeder Muskelwiderstand, dann wird man eine akute Appendizitis mit höchster Wahrscheinlichkeit ausschließen können. Das Feststellen resp. das Ausschließen eines reflektorischen Muskelwiderstandes ist oftmals schwierig, weil viele Patienten, wenn sie Schmerzen haben, beim Palpieren des Bauches ihre Muskeln willkürlich kontrahieren. Dieses willkürliche Spannen von der reflektorischen Kontraktion zu unterscheiden, muß man durch fleißiges Üben am Krankenbett allmählich lernen.

Hier nur einige Anhaltspunkte, die es Ihnen erleichtern sollen. Der reflektorische Muskelwiderstand erfolgt stets, ich möchte sagen, mit mathematischer Genauigkeit. Er tritt sofort beim Palpieren auf und er ist stärker und ausgedehnter, wenn man etwas derber palpiert, dagegen geringer und auf einen kleineren Fleck beschränkt bei vorsichtigem Fühlen. (Den Ausdruck: „etwas derber palpieren" bitte ich cum grano salis zu nehmen, denn man muß natürlich stets sehr zart und sanft palpieren). Bei dem willkürlichen Spannen fehlt jede derartige Relation. Bei allervorsichtigstem Untersuchen kann stärkste Spannung des ganzen Bauches auftreten; andererseits kann sie einmal ganz ausbleiben, wenn man die Aufmerksamkeit des Patienten ablenkt. Manchmal erfolgt die Kontraktion deutlich etwas zu spät, manchmal zu früh, bevor man überhaupt eingedrückt hat. Sie werden sich das Verständnis und die Bewertung dieser Dinge erleichtern, wenn Sie an andere Phänomene denken, die reflektorisch, mit Ausschaltung des Bewußtseins und des Willens erfolgen. So werden Sie bei der Untersuchung von Nervenkranken lernen, daß man einen organischen Spasmus von einem hysterischen auf Grund ähnlicher Überlegungen unterscheidet; der organische erfolgt mit einer Stärke etwa proportional der Kraft, mit welcher man den Muskel dehnen will; beim hysterischen fehlt jede derartige Abhängigkeit.

Auf das Verhalten des Bauchdeckenreflexes habe ich schon hingewiesen. Sein beiderseitiges Fehlen entscheidet nichts, da er auch bei Gesunden nicht ganz konstant ist; aber sein Vorhandensein erlaubt eine akute Bauchfellreizung ziemlich sicher auszuschließen. Das einseitige Fehlen ist wichtig und beweiskräftig für eine umschriebene Peritonitis daselbst.

Ich habe diese Dinge über den reflektorischen Muskelwiderstand und was damit zusammenhängt absichtlich etwas genauer besprochen,

weil sie vielen Ärzten durchaus nicht so geläufig sind, als es ihre
große praktische Wichtigkeit erfordert. Freilich darf ich eine kleine
Einschränkung hier nicht unerwähnt lassen, nämlich daß bei bestimmten Peritonitisformen der Muskelwiderstand oft auffallend gering
ist, so z. B. bei den gynäkologischen Peritonitiden. Andererseits findet
man starke dauernde Bauchmuskelkontraktion auch gelegentlich ohne
Peritonitis aus verschiedenen zentralen Ursachen, z. B. bei Meningitis
und beim Tetanus.

Eine Erschwerung in der Beurteilung von peritonitischer Härte
der Bauchmuskeln kann durch etwas anderes eintreten, nämlich durch
Meteorismus. Hierunter versteht man eine abnorme Füllung der
Därme mit Gasen. Dieser Zustand entsteht teilweise dadurch, daß die
Gase nicht resorbiert, teilweise infolge einer Tonusverminderung der
Darmwand nicht ausgestoßen werden. Hierdurch nimmt das Volumen
der Därme zu und damit wird der Leib im ganzen trommelförmig auf-
getrieben und der Bauchnabel verstrichen.

Der Nachweis eines auch nur geringeren Grades von Meteorismus ist
neben der Perkussion meist unschwer durch Palpation zu führen, sofern man
auf folgendes achtet. Das Abdomen eines Gesunden kann man überall
leicht eindrücken; die Bauchmuskeln leisten wenig Widerstand und der
Spannungszustand der Därme ist nur gering, wie bei einem schwach aufgeblasenen Gummiball. Bei Meteorismus fühlt sich das Abdomen härter
an, aber nicht durch Kontraktion der Bauchmuskeln, sondern die Härte,
der Widerstand entspricht dem eines stark aufgeblasenen Gummiballs.
Er ist gespannt infolge vermehrten Luftgehaltes, die Wand ist dabei
völlig weich und nachgiebig. Was die Perkussion betrifft, so wirken
da verschiedene Momente einander entgegen. Sie lernen in den Klopfkursen, daß der Klopfschall über dem Abdomen leiser wird, wenn die
Spannung der Darmwände wächst; er wird lauter bei Zunahme ihres
Volumens. Beim Meteorismus ist meistens beides der Fall, aber das
Moment der Volumenzunahme ist offenbar für gewöhnlich das für den
perkutorischen Effekt überwiegende; der Schall ist meistens laut. Ebenso
ist es mit dem Einfluß auf die Höhe des Schalles; die Zunahme
der Spannung erhöht ihn, die Zunahme des Volumens vertieft ihn; hier
ist es schwieriger, eine Regel aufzustellen. Bei allerhöchster Spannung
verliert der Schall überhaupt seinen paukenähnlichen Beiklang und man
hört einen „nicht tympanitischen" Schall wie über der Lunge. Neben
einer qualitativen Änderung des Klopfschalles zeigt die Perkussion
noch eine Hinaufdrängung des Zwerchfelles; die Lungen-Lebergrenze und
die untere Herzgrenze stehen höher als sonst, der Spitzenstoß vielleicht
auch etwas weiter nach außen. Luftansammlung selbst mäßigen Grades
verdrängt stärker als Tumoren oder Flüssigkeitsansammlung. Es ist hier
wie im Thorax, wo eine sehr starke Verschiebung des Herzens auch immer
an Pneumothorax denken läßt. Hierdurch ist umgekehrt der Stand des
Zwerchfells oft ein wichtiger Index dafür, ob ein krankhafter Prozeß im
Thorax oder im Abdomen sitzt. Im letzteren Falle drängt er das Zwerchfell nach oben, im ersteren schiebt er es mit der Leber nach unten und
das Herz zur Seite. Drängt sich eine geblähte Darmschlinge, am ehesten
wohl das Kolon, zwischen Leber und Bauchwand, so verschwindet die
Leberdämpfung meistens. Das ist beim Meteorismus sehr häufig, aber
auch bei Gesunden passiert es durch eine vorübergehende Ausdehnung einer
Darmschlinge nicht selten. Ich betone dies ausdrücklich, weil Sie in Büchern
häufig lesen, daß ein Verschwinden der Leberdämpfung das Symptom
einer Perforationsperitonitis sei. Die Leberdämpfung ist oft ohne Perforationsperitonitis auch nicht sicher nachweisbar.

Ein solcher Meteorismus entwickelt sich bei den verschiedensten An-
lässen; er kann bei jeder Infektionskrankheit auftreten und ist dann

meistens als ein Zeichen für die Schwere der Infektion anzusehen. Bei Darmkatarrhen der Kinder tritt er leicht auf, bei Erwachsenen viel seltener. Am häufigsten sieht man ihn bei Peritonitiden; nicht selten kommt es dann schließlich zu einer völligen Lähmung des Darmes mit ihren Folgen, dem sog. Ileus, der uns nachher noch beschäftigen wird. Ein solcher stärkerer Meteorismus tritt für gewöhnlich erst in den vorgeschritteneren Stadien der Peritonitis auf. Er überwindet dann die reflektorische Kontraktion der Bauchmuskeln, welche dem Meteorismus entgegenwirkt, indem sie das Niveau des Abdomens abflacht oder gar einzieht. Das Überwiegen des Meteorismus über den Muskelwiderstand führt dann zu dem hoch emporgewölbten Bauche, welcher zum klassischen Bilde der schwersten Bauchfellentzündungen gehört. Besonders bei dünnen Bauchmuskeln bleibt dann vom Muskelwiderstand nicht mehr viel nachweisbar. Es können die wechselndsten Bilder dadurch entstehen, daß Muskelwiderstand und Meteorismus sich in atypischer Weise kombinieren oder einander folgen. So kann einmal der Meteorismus gleich im Anfang stark ausgesprochen sein und ein andermal kann die Muskelkontraktion bis zum Ende überwiegen und der aufgetriebene Trommelbauch ganz ausbleiben. Sie werden sich stets zurechtfinden, wenn Sie sich die Genese dieser Dinge vor Augen halten.

Nun wieder zurück zum Gange der Diagnose. Alle bisherigen Symptome haben uns eigentlich nur bewiesen, daß ein peritonitischer Prozeß der unteren rechten Bauchhälfte vorliegt. Um den Schmerz möglichst genau auf die Appendix zu lokalisieren, sind die Angaben des Patienten beim Druck in dieser Gegend oftmals nicht ganz zuverlässig, weil ja die Appendizitisfurcht heute sehr weit verbreitet ist und weil ein großer Teil der modernen Kulturmenschen genau weiß, wo der Blinddarm sitzt. In solchen Fällen kann man sich öfters mit Vorteil des sog. Rovsingschen Zeichens bedienen. Wenn man das Colon descendens von unten nach oben streicht, so werden durch Hinaufdrängen von Luft öfters Schmerzen in der Appendixgegend ausgelöst. Auf entsprechendem beruht das Blumbergsche Zeichen: Nachdem man sehr langsam in der Appendixgegend eingedrückt hat, läßt man die Hand plötzlich los. Erst in diesem Moment soll der Hauptschmerz auftreten, denn erst jetzt wird die Appendix durch das Zurückschnellen der beiseite gedrängten Nachbarorgane stärker gereizt. Auch das Auftreten von Schmerzen beim Anheben des rechten Beines (Druck durch den M. psoas) kann mit herangezogen werden, um den Hauptschmerzpunkt möglichst objektiv auf die Appendix zu lokalisieren. Meistens wird man hiermit zu einem eindeutigen Resultate kommen. Doch können Nachbarerkrankungen natürlich manchmal zu differentialdiagnostischen Zweifeln führen. Die wichtigsten wollen wir kurz erwähnen.

Bei Gallenblasenaffektion z. B. können die Schmerzen sehr ähnlich lokalisiert werden; in typischen Fällen sind sie natürlich etwas höher, dicht unter dem Rippenbogen; aber die Leber kann einmal abnorm tief oder die Appendix abnorm hoch liegen, so daß Unsicherheiten wohl möglich sind. In Zweifelsfällen ist hier die Ausstrahlung des Leberschmerzes nach oben in die rechte Schulter wichtig, denn die fehlt bei Appendizitis stets. Ikterus entscheidet nicht eindeutig für Gallenblasenaffektion; er fehlt hierbei häufig, kann aber auch bei schweren Appendizitiden vorkommen. Bei Nierenaffektionen werden Druckschmerzen und evtl. reflektorischer Muskelwiderstand auch in der Lendengegend vorhanden sein; dann strahlen die Nierenschmerzen gerne in die Blase aus. NB. Blasenbeschwerden, Harndrang u. dgl. sind bei Appendizitis keineswegs selten, wenn der Wurm nach dem kleinen Becken zu liegt. Bei der Perforation eines Magen- oder Duodenalgeschwürs stehen (abgesehen von der Lokalisation) allerstärkste, ganz akut einsetzende Schmerzen viel mehr im Vordergrunde, als es bei Appendizitis für gewöhnlich der Fall ist. Daß bei schweren Appendiziten im Beginne gelegentlich einmal Blutbrechen auftritt, sei bei dieser Gelegenheit erwähnt. Bei der Unterscheidung gegen eine von den rechtsseitigen Adnexen ausgehende Erkrankung wird öfters die Anamnese den Ausschlag geben müssen, indem chronische Beschwerden von seiten der Genitalien eine diesbezügliche Affektion nahe legen. Viel diskutiert wird manchmal die Kombination eines Dickdarmkatarrhs mit Appendizitis; manche halten sie für häufig. Unter hunderten von Darmkatarrhen, die ich im Kriege gesehen habe, kamen sehr viele in das Lazarett mit der Diagnose: Darmkatarrh und Blinddarmreizung. Nur in einem einzigen Falle von schwerem, ruhrartigem Darmkatarrh schien mir die Möglichkeit nicht abzuweisen, daß vielleicht eine richtige akute Appendizitis daneben bestand. Als häufig kann ich hiernach diese Kombination auf gar keinen Fall anerkennen.

In allen Zweifelsfällen kann man ferner allerlei Erfahrungstatsachen über die übliche Entwicklung eines appendizitischen Anfalles mit heranziehen, welche sich von den eben erwähnten Krankheiten meistens unterscheidet. So z. B. pflegen bei Appendizitis Schmerzen und Fieber nicht gleich in den ersten Stunden sehr bedeutend zu sein (ausgenommen natürlich die allerschwersten rapid verlaufenden Fälle). Temperatur und Puls steigen meist allmählich an, die Schmerzen sind anfangs erträglich und diffus; sie konzentrieren sich erst nach und nach in der Blinddarmgegend und nehmen an Heftigkeit zu. Es besteht sehr häufig Obstipation; Durchfälle kommen vor, sind aber sicher das weniger Häufige. Erbrechen (als Reflex von seiten des erkrankten Peritoneums) fehlt kaum einmal. Der Harn enthält sehr häufig Indikan, in schweren Fällen meist etwas Eiweiß. Ferner kann man sich manchmal die Beobachtungstatsache zunutze machen, daß die Differenz zwischen Achselhöhlen- und Rektumtemperatur, welche beim Gesunden etwa $\frac{1}{2}$ Grad beträgt, bei der Appendizitis oft wesentlich höher ist ($1—1\frac{1}{2}^{0}$).

Mit Hilfe aller dieser Momente wird es wohl meistens gelingen, eine echte Appendizitis zu unterscheiden von harmloseren Schmerzzuständen in dieser Gegend. Die Zahl von derartigen Irrtumsmöglichkeiten ist sehr groß, weil die Ileozökalgegend geradezu eine Prädilektionsstelle für alle Arten von Leibschmerzen darstellt. Vielleicht begünstigt die Ileozökalklappe das Entstehen von Schmerzen in dieser Gegend dadurch, daß sie den raschen Ausgleich von Spannungen im Darmlumen erschwert, deren Bedeutung für das Entstehen von Leibschmerzen schon von Nothnagel gewürdigt wurde. Eine noch nicht geklärte Rolle spielen die Oxyuren. Gelegentlich findet der Chirurg bei der Operation eines als Appendizitis diagnostizierten Falles im Appendix nur Oxyuren, aber keine typischen entzündlichen Veränderungen.

Einen diagnostisch außerordentlich interessanten Fall sah ich einmal im Kriege. Ein Leutnant wurde als „akute Appendizitis" zur sofortigen Operation überwiesen. Er war vor wenigen Stunden mit Schüttelfrost und allerstärksten Schmerzen in der Blinddarmgegend erkrankt. Es bestand hohes Fieber, typischer Druckschmerz und deutlicher Muskelwiderstand. Aber der rasche Temperaturanstieg, das Fehlen von initialem Erbrechen und die sehr starken lokalen Schmerzen bei einem auffallend guten Allgemeinbefinden ließen die Diagnose nicht sicher und eine sofortige Operation nicht genügend indiziert erscheinen. Die einige Tage später vorgenommene Laparotomie zeigte ein englisches Infanteriegeschoß dicht neben der gesunden Appendix; dort steckte es seit dreiviertel Jahren ganz friedlich inmitten von dicken Schwarten, welche sich jetzt plötzlich ohne nachweisbare Ursache akut entzündet hatten. Als Einschuß mußte eine kleine Narbe weit ab davon, oberhalb der Leber angesprochen werden; von dieser behauptete der Patient mit Entschiedenheit, es sei ein leichter Streifschuß gewesen, und er habe damals wenige Tage darauf wieder Dienst getan.

Viel schwieriger und komplizierter wird die Diagnose, wenn man den Kranken erst in einem späteren Stadium zu sehen bekommt, wenn allgemeine Peritonitis mit Meteorismus und völliger Darmlähmung vorhanden sind. Dann ist die Erkennung des Ausgangspunktes oft ganz schwer. Vor allem kommt jetzt ein Ileus in Frage. Ich habe auf denselben heute schon mehrmals hingewiesen und möchte hier einiges noch darüber bringen. Denn wenn seine Behandlung auch ausschließlich dem Chirurgen zusteht, so ist seine rechtzeitige Erkennung meist Sache des Internen, resp. des praktischen Arztes.

Unter Ileus faßt man einen Symptomenkomplex zusammen, welcher sich entwickelt, wenn der Darm an irgendeiner Stelle aus irgendeinem Grunde undurchgängig geworden ist. In den Lehrbüchern finden Sie häufig den Ileus geteilt in einen „akuten" und einen „chronischen". Das ist eigentlich unlogisch. Denn eine Unwegsamkeit des Darmes führt stets zum Tode und kann deshalb nicht gut als chronisches Leiden bestehen. Unter der Bezeichnung „chronischer Ileus" verstehen die Autoren Erkrankungen, in deren Verlaufe auf Grund irgendeiner chronischen Affektion öfters kurzdauernde, bald wieder vorübergehende Passagehindernisse auftreten.

Ein Ileus kann aus den verschiedensten Ursachen zustande kommen. Der einfachste und klarste Modus ist der, daß das Darmlumen innen verlegt wird (z. B. durch abnorm harte und große Kotmassen oder einen nach innen wachsenden Tumor, eine Narbe od. dgl.) oder von außen zugeklemmt wird (z. B. durch ein Drüsenpaket, einen Tumor usw.). Das sind die allerreinsten Fälle. Die Darmwand selber kann dabei intakt bleiben und das klinische Bild des Ileus entwickelt sich dann deutlich und ungestört. Anfangs sucht der Darm das Hindernis zu überwinden. Das zeigt sich an den oben erwähnten „Darmsteifungen". Der Patient hat Anfälle von Kolikschmerzen mit Erbrechen; aber in den Zwischenzeiten ist der Leib weich, nicht aufgetrieben und nicht besonders empfindlich. Eine Verwechslung mit einer peritonitischen Affektion wird kaum einmal vorkommen. Erst in späteren Stadien, wenn eine Darmlähmung dazu tritt und damit Steifungen und Kolikanfälle nachlassen, nähern sich die klinischen Bilder des Ileus und der Peritonitis und die Unterscheidung kann schwer werden. Das Ineinanderfließen der Symptome tritt besonders rasch in den Fällen auf, in welchen mit der Verlegung des Darmlumens auch zugleich die Darmgefäße im Mesenterium komprimiert werden. Dann leidet der Darm infolge mangelnder Blutzufuhr in seiner Ernährung; es kommt rascher zur Darmlähmung und nicht selten sekundär zu einer Peritonitis.

Derartiger Möglichkeiten gibt es eine ganze Reihe. Die häufigste, nach der man stets zuerst fahnden muß, ist die Einklemmung einer Hernie. Nächstdem der Strangileus. Er kommt dadurch zustande, daß eine Darmschlinge von einem Narbenstrange, wie er nach allen möglichen abdominalen Prozessen zurückbleiben kann, gefangen und abgedrückt wird. Die Erscheinungen sind hier meist sehr stürmisch. Eine Abknickung durch Verwachsungen, speziell des Mesenteriums, führt zu dem gleichen Endeffekt. Seltenere Vorkommnisse sind die Achsendrehung, Volvulus genannt (besonders am Zökum oder am S Romanum), und die Invagination, die fast nur bei Kindern vorkommt, und zwar meist in der Form, daß der Dünndarm in den Dickdarm hineinschlüpft. Alle diese Formen zusammen nennt man den „mechanischen" Ileus und stellt ihnen den „paralytischen oder dynamischen" Ileus gegenüber. Bei diesem ist der Darm nicht durch ein mechanisches Hindernis in seiner Durchgängigkeit beeinträchtigt, sondern hier führt eine völlige Darmlähmung trotz offenen Lumens zu genau dem gleichen Effekt. Leichtere, kurz dauernde Darmlähmungen kommen nach Laparotomien in den ersten Tagen nicht ganz selten vor. Der schwere anhaltende dynamische Ileus, wie er sich zu Peritonitiden bei ungünstigem Verlauf schließlich dazugesellt, veranlaßt ein völliges Liegenbleiben des gesamten Darminhaltes und damit genau dasselbe, was ein mechanischer Ileus zur Folge hat. Das gleiche tritt ein bei einem dynamischen Ileus auf Grund eines Verschlusses der Mesenterialgefäße.

Über alle diese Dinge, über den Mechanismus ihrer Entstehung, über die klinischen Symptome der einzelnen Formen, dann über die Gesichtspunkte, aus denen heraus man öfters den Sitz des Hindernisses bestimmen kann, ferner allerlei theoretische Fragen, z. B. ob das sog. Kotbrechen (in Wirklichkeit meistens Dünndarminhalt) durch Antiperistaltik oder durch „Überlaufen" erfolgt, werden Sie in der chirurgischen Klinik noch hören. Dann käme noch die Frage der sog. „intestinalen Autointoxikation", ob und evtl. welche Bestandteile des Darminhaltes beim Ileus resorbiert werden und dann toxisch wirken können. Das ist alles noch ganz problematisch. Ich möchte dies besonders betonen, denn manche französische Autoren reden und schreiben hierüber immer in der eingehendsten Weise und knüpfen allerlei weitgehende Schlußfolgerungen an diese hypothetischen Dinge, als ob es sich hier um exakte und gesicherte Tatsachen handelte. Davon ist vorläufig noch keine Rede.

M. H.! Therapeutisch gehört die akute Peritonitis und vor allem der Ileus dem Chirurgen. Die Zeiten sind glücklicherweise im großen und ganzen vorüber, wo der Interne seine Ehre darein setzte, bei allen diesen Zuständen zunächst eine möglichst genaue Diagnose zu stellen und den Kranken nicht eher dem Chirurgen zu überantworten, bevor nicht alle

Mittel interner Diagnostik und Therapie erschöpft waren. Das Interesse des Kranken verlangt es hierauf zu verzichten. Die wichtigste Aufgabe ist die rasche Entscheidung, ob eine sofortige Operation angezeigt ist oder nicht.

13. Vorlesung.

Leberkrankheiten.

Gallensteine, Leberzirrhose, katarrhalischer Ikterus.

Das Programm meiner Vorlesungen, Sie jedesmal an der Hand einiger weniger prägnanter Fälle in die Pathologie des betreffenden Organs einzuführen, stößt bei der Leber auf besondere Schwierigkeiten. Es ist hier fast unmöglich, eine einheitliche Basis zu finden, von der aus sich die Leberpathologie zweckmäßig überblicken läßt. Denn die Krankheitsbilder, die durch Leberaffektionen verursacht werden, sind mannigfacher als sonst. Der Grund dafür liegt darin, daß die häufigsten und wichtigsten Leberaffektionen sich nicht von einer „Functio laesa" der spezifischen Leberfunktion ableiten lassen, wie es sonst meist der Fall ist. Ich meine folgendes: Der Begriff der Herzinsuffizienz, die mechanischen Folgen der einzelnen Klappenfehler konnten wir aus der Physiologie des Kreislaufs, aus dem Mechanismus der einzelnen Klappenfehler weitgehendst ableiten. Bei den Gehirn- und Rückenmarkskrankheiten lassen sich die Symptome großenteils aus der Topographie der Läsionen geradezu konstruieren. Eine Rekapitulation der Anatomie und Physiologie ist für viele Kapitel ein notwendiger Bestandteil meines Vortrages gewesen. Bei den Leberkrankheiten können wir die Physiologie, wenigstens einen großen Teil derselben, getrost etwas stiefmütterlich behandeln. Sie haben in der Physiologie die mannigfachen Funktionen der Leber eingehend kennen gelernt. Die Gallenproduktion ist nicht ihre wichtigste. Die Synthese des Harnstoffs und die Rolle der Leber bei der Bildung und Abgabe des Glykogens sind wohl an erster Stelle erörtert worden, ferner ihre Fähigkeit, allerlei schädliche Substanzen durch Kuppelung unschädlich zu machen (z. B. die Ätherschwefelsäurebildung), ferner ihre Verarbeitung des Blutfarbstoffs. Dann ist vielleicht auch ihre harnsäurezerstörende Fähigkeit erwähnt, und schließlich ist Ihnen erzählt worden, daß der Leber, besonders von französischen Autoren, eine wichtige Rolle bei der Entgiftung schädlicher Verdauungsprodukte zudiktiert wird. In deutschsprechenden Landen erfreuen sich diese Lehren viel weniger Anhänger als in denen französischer Zunge.

Sie werden in Analogie zu sonstigen Organkrankheiten erwarten, daß die Leberkrankheiten sich vorzugsweise von einer Störung einer dieser spezifischen Funktionen herleiten, also z. B. daß eine Alteration der Glykogenbildung, der Harnstoffsynthese, irgendeine ausbleibende Kuppelung od. dgl. zu Störungen führt. Das ist tatsächlich nur ganz selten der Fall. Wie wir auch aus Experimenten mit partieller Leberexstirpation wissen, bleiben alle spezifischen Leberfunktionen erhalten selbst bei sehr weitgehendem Verlust an Lebergewebe. Und wenn es einmal zu einer nennenswerten Einbuße an Lebergewebe gekommen ist, dann ist dieser Zustand im allgemeinen mit der Fortdauer des Lebens überhaupt nicht vereinbar. Hier gilt das Prinzip des Entweder-Oder. Ein Darniederliegen der spezifischen Leberfunktionen besteht bei den meisten Leberkrankheiten gar nicht; wir begegnen ihm nur bei seltenen, schweren und stets rasch tödlich endenden Krankheiten. Die Kranken gehen dann in einem Vergiftungszustande zugrunde, den man Cholämie nennt. Derselbe dürfte auf einem Ausfall an Leberfunktion beruhen, nicht auf einer Vergiftung mit Galle, woran der Name denken läßt. Von Funktionsprüfungen, die man auf Grund der Physiologie für klinische Zwecke benutzen kann, brauche ich eigentlich nur zu erwähnen, daß Leberkranke öfters Lävulose und Galaktose schlechter assimilieren und deswegen leichter ausscheiden.

Der Laie und wohl auch der medizinische Anfänger, wenn er von Leberkrankheiten hört, denkt stets zuerst an den Ikterus, die Gelbsucht, d. h. den Übertritt von Galle in das Blut. Derselbe bedingt eine Imprägnierung der Haut und aller Organe mit Gallenfarbstoff. Wir werden nachher sehen, daß Ikterus bei allen Leberkrankheiten auftreten kann, aber fast mit keiner obligatorisch verknüpft sein muß; überdies kann es auch ohne eine primäre und selbständige Leberkrankheit zu Ikterus kommen. Zwei der Hauptgruppen von Leberkrankheiten, die ich nachher an zwei Kranken besprechen möchte, haben beide mit Störungen der spezifischen Leberfunktion eigentlich nichts zu tun und brauchen beide nicht zu Ikterus zu führen. Die eine besteht in einer entzündlichen Erkrankung der Gallenwege, die häufig mit Steinbildung daselbst vergesellschaftet ist; das sind die cholangitischen und cholezystitischen Prozesse. Bei der zweiten liegt wohl eine Atrophie des Lebergewebes vor. Was aber den davon Befallenen krank macht, ist eine Verlegung der Pfortaderzirkulation durch bindegewebige Wucherungen in der Leber und entzündliche Prozesse in der Bauchhöhle. Das sind die Leberzirrhosen. Es ist deshalb eigentlich nicht berechtigt, die Leberkrankheiten mit einer Besprechung des Ikterus zu beginnen. Wenn ich es hier trotzdem tue, so wie es auch sonst oftmals gemacht wird, so geschieht es aus dem mehr praktischen Grunde, daß das Symptom des Ikterus eben jede Leberkrankheit begleiten kann; die notwendige detaillierte Besprechung der Genese des Ikterus würde uns bei der Vorstellung der einzelnen Kranken nachher nur aufhalten. Deshalb beginne ich jetzt gleich damit.

Die klarste und einfachste Form der Ikterusentstehung ist die durch einen Verschluß der Gallenwege. Ist dieser Verschluß, der natürlich durch die verschiedensten anatomischen Prozesse bedingt sein kann, derartig, daß überhaupt keine Galle mehr in den Darm fließt (d. h. also: schließt er den Ductus hepaticus oder choledochus vollständig ab), so wird der Ikterus sehr intensiv sein und es ergeben sich für die Darmverdauung gewisse Folgen, die wir bei den Magen- und Darmkrankheiten noch besprechen werden. Da die Galle eine wichtige Rolle für die Fettverdauung spielt, werden die Fäzes bei Gallenabschluß abnorm

fettreich, dadurch von schmieriger Konsistenz und sehr massig. Ferner:
Da das Bilirubin, der Hauptfarbstoff der Galle, normalerweise im Darm
zu Urobilin reduziert wird, so wird das Urobilin in den Fäzes fehlen
und dieselben werden dadurch farblos, in ausgesprochenen Fällen wie
Ton. Auch im Urin, in den das Urobilin sonst übertritt, wird es fehlen.

Die in der Leber gestaute Galle tritt, ohne daß wir uns in Einzelheiten verlieren wollen, in die Lymphbahnen und von da in die Blutgefäße über. Damit kommt es zum allgemeinen Ikterus der Haut und
aller Organe.

In den Harn tritt der Gallenfarbstoff natürlich auch stets über und
färbt ihn in ausgesprochenen Fällen dunkelgelb bis bierbraun. Der
Übertritt in die anderen normalen Exkrete (Tränen, Schweiß), sowie
in pathologische Exsudationen, z. B. pneumonische Infiltrate erfolgt
nicht regelmäßig. Ein solcher „hepatogener oder Retentions-
ikterus" mit anatomischem Hindernis des Gallenabflusses und gallen-
freiem Stuhlgang macht dem Verständnis keinerlei Schwierigkeiten.

Daneben kennt man seit langem Ikterusfälle, bei denen der Abfluß
der Galle in den Darm nicht gestört ist. Die Stühle behalten ihre
normale Farbe, im Urin bleibt Urobilin neben dem Bilirubin nachweisbar. Diese Ikterusformen suchte man früher mit der Annahme
zu erklären, daß das Bilirubin innerhalb der Blutbahn aus dem
Hämoglobin zerfallender roter Blutkörperchen entsteht und daß dadurch
ohne Zutun der Leber ein Ikterus entsteht. Man sprach von einem
„hämatogenen oder pleiochromen" Ikterus im Gegensatz zum
„hepatogenen". Diesen direkten Umwandlungsprozeß gibt auch der
physiologische Chemiker als durchaus möglich zu. Ferner findet sich in der
Umgebung eines größeren Blutextravasates tatsächlich öfters eine geringe gallige Imbibition und der Befund von Hämatoidin- (Bilirubin-)
Kristallen in Lungenbronchiektasen und Abszessen aus kleinen Blutungen
daselbst ist sogar ziemlich häufig. Trotz alledem wurde der hämatogene
Ikterus im obigen Sinne bis in die allerneueste Zeit ganz einmütig abgelehnt, seitdem Naunyn und Minkowski gezeigt haben, daß Blut-
zerfall nicht zu Ikterus führt, wenn den Tieren vorher die Leber exstirpiert war (eine Operation, die bei Gänsen ausführbar ist). Diese
Beobachtungen führten zu der Annahme, daß selbst größte Mengen freigewordenen Hämoglobins niemals in der Blutbahn, sondern stets nur in
der Leber in solcher Menge in Bilirubin umgewandelt werden können,
daß ein allgemeiner Ikterus entsteht. (Wie es sich bei wirklich großen
Blutungen, z. B. bei einer geplatzten Tubargravidität verhält, scheint
übrigens nicht hinlänglich studiert zu sein.) Der alte Gegensatz zwischen
einem hepatogenen und einem nicht hepatogenen Ikterus bestand hiernach
nicht zu Recht. Neueste Untersuchungen (aus dem Aschoffschen
Institut) stimmen hiermit freilich nicht in allem überein und lassen
doch wieder an die Möglichkeit eines hämatogenen Ikterus im klassischen
Sinne denken. Bei demselben sollen die Kupferschen Zellen der Leber
und die Endothelzellen der Milz, welche neuerdings als retikulo-
endothelialer Apparat zusammengefaßt werden, eine Rolle spielen.
Man wäre versucht, die Anwesenheit von Gallensäuren im Harn, die ja
natürlich nur in der Leber gebildet werden, als Prüfstein gelten zu

lassen, ob hepatogener Ikterus vorliegt oder nicht. Aber bei der Unsicherheit des Nachweises der Gallensäuren ist das praktisch nicht durchführbar. Nach neuen Untersuchungen von Hijmans van den Bergh gibt das Bilirubin, welches durch Resorption gestauter Galle aus den Gallengängen in das Blut übergetreten ist, etwas andere chemische Reaktionen als dasjenige, welches außerhalb der Leber gebildet ist. Im ersteren Falle gibt es mit der Ehrlich-Pröscherschen Diazolösung eine „prompte", im letzteren Falle eine „verzögerte" Reaktion.

Eine andere moderne Lehre, auf anatomischen Untersuchungen von Eppinger jun. fußend, versucht alle Ikterusformen einheitlich zu erklären. Hiernach ist jeder Ikterus ein Stauungsikterus. Als Abflußhindernis sollen sich stets in den kleinsten interzellulären Gallengängen sog. Gallenthromben finden. Durch diese werden die intrazellulären Endigungen der Gallengänge ausgebuchtet und schließlich zur Ruptur gebracht, so daß ihr Inhalt sich in die benachbarten Lymph- resp. Blutgefäße ergießt. Eine Reihe von Nachuntersuchern haben das Vorkommen von Gallenthromben oder, wie sich Dietrich vorsichtiger ausdrückt, „pleiochromer Ausstopfung der Gallenkapillaren" bestätigt, freilich nicht als regelmäßigen, aber doch als häufigen Befund. Ich möchte glauben, daß eine solche Vereinheitlichung aller Ikterusformen der rein klinischen Betrachtung nicht recht plausibel erscheint. Dem Arzt am Krankenbett wird die Gelbsucht im Verlaufe einer Cholelithiasis oder einer sonstigen Leberaffektion doch stets etwas anderes dünken als der eine Sepsis oder eine schwere Pneumonie begleitende Ikterus. Der Ikterus neonatorum, von dem Sie in der geburtshilflichen Klinik noch hören werden, und ebenso die seltenen Fälle des sog. familiären Ikterus werden sicherlich zu ihrer Erklärung andere Momente erheischen. Hier denken manche an eine angeborene Anomalie im Pigmentumsatz. In wieder anderen Fällen ist die Möglichkeit der Eröffnung der Gallen- oder Lymphbahnen durch Nekrose der Leberzellen diskutiert worden. Ein „Urobilinikterus", nicht durch Bilirubin, sondern durch sein Reduktionsprodukt, das Urobilin bedingt, wurde früher angenommen; jetzt wird er von den meisten abgelehnt, ohne daß sich eigentlich überzeugende Gründe gegen seine Existenz anführen ließen.

Als die Kranke, die ich Ihnen jetzt vorstellen möchte, gestern hier eingeliefert wurde, tauchten Zweifel auf, ob sie der inneren oder der chirurgischen Klinik zu überweisen sei. Sie ist in der Nacht vorher ohne jede Ursache plötzlich mit stärksten Leibschmerzen erkrankt. Die Temperatur stieg rasch an und betrug gestern vormittag bereits fast 40°. Erinnern Sie sich dessen, was wir neulich bei dem Appendizitiskranken besprochen haben. Unser erster Gedanke in allen solchen Fällen muß sein: Liegt hier eine akute Abdominalaffektion vor, welche evtl. einen sofortigen chirurgischen Eingriff erheischt? Von entzündlichen käme vor allem die Appendizitis in Betracht und von den übrigen müssen wir an die verschiedenen Formen des Ileus, an die Perforation eines Magengeschwürs, bei Frauen wohl auch an eine geplatzte Tubargravidität od. dgl. denken. Daß eine Pneumonie einmal durch ausstrahlende Schmerzen eine akute Abdominalaffektion vortäuschen kann, habe ich auch erwähnt, ebenso daß eine harmlose Gastroenteritis einmal plötzlich mit schweren Symptomen und hohem Fieber einsetzen kann. Ich habe schon besprochen, von welchen Gesichtspunkten wir uns dann bei der Diagnose leiten lassen. Bei der Palpation des Abdomens, die man in solchen Fällen natürlich als erstes vornimmt, findet man bei unserer Kranken einen geringen Grad von „reflektorischem Muskelwiderstand“, also ein sicheres Zeichen für eine akute peritonitische Reizung; dessen stärkste Ausbildung ist freilich nicht, wie bei dem Appendiziskranken neulich, rechts unten sondern rechts oben, dicht unter dem Rippenbogen. Das weist eher auf die Leber hin. Aber wenn wir an die wechselnde Lage der Appendix denken, so wird man sich doch nicht recht getrauen, allein auf Grund der etwas abweichenden Lokalisation der reflektorisch gespannten Partie eine Appendizitis mit Sicherheit auszuschließen. Aber auch die Anamnese stimmt nicht zur Appendizitis. Das plötzliche Auftreten starker Schmerzparoxysmen, der sofortige steile Temperaturanstieg ist bei der Appendizitis ungewöhnlich. Wenn Sie die Kranke genauer nach Ort und Art ihrer Schmerzen ausfragen, lokalisiert sie deren Ausgangspunkt in die Gegend des rechten Rippenbogens. Von dort zucken sie in die rechte Schulter. Sie vergleicht sie mit Wehen; gerade wie bei der Entbindung kämen die Schmerzen in kurzen Attacken und wären auch an Intensität nicht geringer. Jedem Laien, wenn er von solchen Schmerzanfällen in der Lebergegend hört, kommt wohl der Gedanke an eine G a l l e n s t e i n k o l i k; doch wird diese Diagnose erfahrungsgemäß oft mit der Begründung abgelehnt, es bestehe ja kein Ikterus! Dieser Einwand ist auf Grund dessen, was ich vorhin gesagt habe, durchaus nicht stichhaltig. Die genauere Besprechung nachher wird es Ihnen ohne weiteres klar machen.

Wenn ich eben von einer Gallensteinkolik sprach, so ist dieser Ausdruck nicht ganz korrekt. Er stammt aus der Zeit, in der man annahm, daß solche Zustände ausnahmslos nur dann auftreten, wenn ein Gallenstein aus der Gallenblase oder den großen Gallengängen heraustritt und an einer engen Stelle des Ductus hepaticus, cysticus oder choledochus stecken bleibt. Die Kolik sei vorüber, wenn der Stein in den Darm eingetreten ist. Aber das Auffinden des Steines in den Fäzes wollte keineswegs immer gelingen. Als dann später die Chirurgen immer häufiger sich daran machten, den theoretisch postulierten Stein operativ zu entfernen, zeigte es sich, daß manchmal überhaupt keiner da war. Wir wissen heute, daß eine akute Entzündung der Gallenblase, eine C h o l e z y s t i t i s, die Ursache für das ist, was das Zeichen eines eingeklemmten Steines zu sein schien. Ja man nimmt jetzt sogar an, daß auch dann, wenn wirklich Gallensteine vorhanden sind, der akute Anfall mit seinen Schmerzparoxysmen in erster Linie auf Kosten eines begleitenden cholezystitischen Prozesses zu setzen ist. Hierfür spricht jedenfalls die häufig zu beobachtende Tatsache, daß auch bei steinhaltigen Gallenblasen der Anfall mit all seinen Begleiterscheinungen, dem Fieber, den Schmerzen und dem Ikterus abklingen kann, ohne daß ein Stein abgeht. Andererseits sind bei Obduktionen Gallensteine, selbst in größter Menge, ein häufiger zufälliger Nebenbefund bei Leuten, die niemals gallensteinkrank waren. Wenn ich vorhin die Diagnose Gallensteinkolik

als unkorrekt bezeichnete, so meinte ich damit, daß man es klinisch
kaum unterscheiden kann, ob wirklich eine Steinbildung, Cholelithiasis,
oder nur eine cholezystitische Attacke ohne Stein vorliegt.

Steinbildung und Entzündung der Gallenblase gemeinsam abzuhandeln, ist deshalb nicht nur aus klinischen Gründen erwünscht, sondern
es ist sogar rein pathologisch auch unbedingt notwendig; denn es besteht
zwischen beiden ein engster Konnex. Ihre gegenseitige Rolle, ihr Ko-
resp. Subordinationsverhältnis ist seit einigen Jahren wieder zum Gegenstand lebhaftester Kontroversen geworden. Bis vor kurzem galt Naunyns Lehre unangefochten. Sie besagte, daß jeder Steinbildung eine
Entzündung der Gallenblase, ein „lithogener Katarrh“, vorangehen müsse.
Derselbe liefert durch seine Abschilferung den Grundstock, um den herum
sich Bilirubin, Kalk und Cholestearin in wechselndem gegenseitigem
Verhältnis herumkristallisieren, wenn es zu einer Gallenstauung kommt.
Die meisten Gallensteine bestehen aus Bilirubinkalk und Cholestearin;
daneben enthalten sie in geringer Menge kohlensauren Kalk, etwas
Eisen u. dgl. Der Prozeß des Ausfallens ist nicht einfach eine Folge
der Übersättigung, wie man sich das vorstellen möchte. Denn an sich
ist sowohl das Cholestearin als auch der Bilirubinkalk in Wasser überhaupt unlöslich. Das Cholestearin wird durch Cholate in Lösung gehalten, der Bilirubinkalk durch Kolloide. Das Wesen der Steinbildung
beruht, wie es Lichtwitz scharf betont hat, auf der Anreicherung
und Gerinnung von ausfallenden Substanzen an der Oberfläche von
Kernen. Zur Bildung der letzteren ist in der Galle sicher jeder Zeit
leicht Gegelenheit gegeben, vielleicht schon durch abgeschilferte Epithelien u. dgl. Cholestearin resp. Bilirubinkalk kann ausfallen, wenn
die sie in Lösung haltenden Substanzen an Menge vermindert sind.
Für die Cholate geschieht das bestimmt nur in entzündeten Gallenblasen, und so hat der konzentrisch geschichtete Bilirubinkalkstein
stets als Produkt einer Entzündung gegolten. Mit den radiären reinen
Cholestearinsteinen ist diese Frage nicht ganz geklärt. Naunyn hielt
sie für sekundäre Bildungen, die erst nachträglich aus gemischten
Steinen entstanden sind. Auf Grund neuerer Untersuchungen (von
Aschoff und Bacmeister) muß zugegeben werden, daß die Bildung
von Cholestearinsteinen in steriler Galle immerhin möglich ist und
manche nehmen auch an, daß Cholestearinsteine ohne Entzündung
nur als Folge von „Cholestearinämie“ auftreten können. Trotzdem
gehören für die klinische Betrachtung Gallensteinkolik und Gallen-
blasenentzündung aufs engste zusammen und für die Therapie hat
die Frage, ob im gegebenen Falle ein Stein oder eine steinlose Cholezystitis vorliegt, mehr theoretisches Interesse als praktischen Wert.

Was ich vorhin über das fakultative Auftreten des Ikterus sagte,
wird Ihnen jetzt ohne weiteres klar sein. Falls wirklich ein Stein auf der
Wanderung in den Gallengängen die Ursache ist, so wird ein Ikterus
auftreten, wenn der Stein den Gang vollständig verlegt. Bei einer
steinlosen Entzündung würde der Ikterus dann zu erwarten sein, wenn
entweder die entzündliche Schwellung den Ductus choledochus total
abschließt, oder, was häufiger der Fall ist, wenn ein aufsteigender
cholangitischer Prozeß od. dgl. durch die obenerwähnten Gallenthromben

zu einem Verschluß in den kleineren Gängen führt. Überhaupt ist die Kombination von Cholangitis und Cholezystitis, d. h. das Hinaufwandern der Entzündung von der Gallenblase in die Gallengänge sicher häufig.

Was haben wir aus all diesen Betrachtungen für die Beurteilung im konkreten Fall, für die Frage der Operation hier bei unserem Kranken abzuleiten? Zunächst einmal folgendes: Die alte Vorstellung, daß bei Gallensteinkoliken stets ein eingeklemmter Stein die Ursache ist und daß nur dessen spontaner Abgang oder seine operative Entfernung den Anfall beenden kann, trifft für sehr viele Fälle gar nicht zu. Die meistens vorliegende Ursache, nämlich die akute Cholezystitis, kann jedenfalls auch ohne Operation zurückgehen. Dagegen wissen wir aus den zahlreichen Autopsien in vivo, die in den letzten Jahrzehnten ausgeführt worden sind, daß diese Entzündung häufig eine eitrige ist. Statt des erwarteten Steins fand der Chirurg oft eine mit Eiter gefüllte Gallenblase. Auch aus den intrahepatischen Gallengängen fließt nicht selten Eiter hervor. Damit ist die Fragestellung zur Operation eine andere geworden: Erfordert vielleicht der eitrige Prozeß durch die Gefahr einer diffusen Peritonitis die Operation ebenso gebieterisch, wie es etwa die Entzündung des Wurmfortsatzes verlangt? Hierauf wird wohl von Internen und Chirurgen in ziemlich übereinstimmender Weise mit einem Nein geantwortet. Die Erfahrung zeigt, daß die Perforation einer Gallenblase, die man beim Anblick einer solchen für sehr naheliegend ansehen möchte, tatsächlich ein sehr seltenes Ereignis ist. In der über- wiegenden Mehrzahl der Fälle geht die akute Entzündung mit ihrer die Ausführungsgänge verlegenden Schwellung in einigen Tagen wieder zurück und der Eiter kann dann abfließen. Ferner: Wir haben hier die plötzlichen Verschlechterungen, das unerwartete Auftreten einer diffusen Peritonitis nicht so zu befürchten wie bei der Appendizitis, bei der aus einem scheinbar ungefährlichen Zustand heraus sich über Nacht ein hoffnungsloses Bild entwickeln kann. Es fehlen hier die anatomischen Vorbedingungen, welche bei der Appendizitis die Ursache für die leichte Entwicklung einer Peritonitis abgeben. Bei der Chole- zystitis können wir bei leidlichem Allgemeinbefinden, bei gutem Pulse, bei erträglichen Schmerzen, bei fehlender oder wenigstens umschrieben ge- bliebener Muskelspannung getrost warten. So wollen wir bei der Kranken hier auch verfahren. Trotz des dauernd hohen Fiebers, trotz der öfteren starken Schmerzanfälle, die auch schon subkutane Morphiuminjektionen nötig gemacht haben, ist der Zustand nicht bedrohlich. Der reflek- torische Muskelwiderstand beschränkt sich auf die obere rechte Bauch- partie; der übrige Leib ist weich. Sollte das Fieber eine Reihe von Tagen unverändert anhalten oder sollten Zeichen auftreten, die auf ein Fort- schreiten des Prozesses hindeuten, dann wäre eine Operation angezeigt. Falls wiederholte Schüttelfröste auftreten, müßte man an eine auf- steigende Cholangitis denken, besonders wenn Ikterus dazu käme; oder es könnten die peritonitischen Symptome zunehmen. Ferner kommt es nicht selten zu ileusähnlichen Erscheinungen, deren Ursachen übrigens nicht immer klar sind. Jedenfalls sind dieselben nicht etwa durch einen eingeklemmten Gallenstein bedingt, was man zu glauben vielleicht geneigt ist. Einen Gallensteinileus gibt es freilich auch; aber der ist keine Komplikation einer Gallensteinkolik. Ein Stein, der eben den Ductus choledochus passiert hat, wird nicht gut das Darmlumen verschließen, sondern er wird glatt per vias naturales abgehen. Gallensteinileus tritt bei Leuten mit alter Cholelithiasis auf; es muß ein großer Stein nach Bildung peritonitischer Verwachsungen zwischen Gallenblase und Darm auf dem Wege der Druckusur und Abszeßbildung direkt übergewandert sein. Die meisten Steine gehen dann freilich auch spontan per rectum ab; falls aber einmal einer durch das Dazutreten entzündlicher Prozesse od. dgl. sich einkeilt, haben die Regeln der chirurgischen Ileusbehandlung in Kraft zu treten.

Die Diagnose hat hier nicht viel Schwierigkeiten bereitet. Die Unterscheidungsmerkmale gegenüber einer Appendizitis habe ich erwähnt. Eine rechtsseitige Nierenkolik kann sehr ähnlich sein. Aber der Schmerz strahlt nach unten, längs des Ureters aus; dann ist die Lendenmuskulatur mehr gespannt als die Bauchmuskulatur. Eine Blutbeimengung zum Harn, mindestens mikroskopisch, wird selten fehlen. Bei einem perforierten Magen- oder Dünndarmgeschwür steht ein kontinuierlicher allerstärkster Schmerz, meist wohl mehr nach der Mittellinie zu, im Vordergrund. Wir wären der Cholezystitis noch sicherer, wenn uns der Patient berichten könnte, daß er schon öfters derartige Zustände durchgemacht hat. Die Angabe, daß dieselben gelegentlich mit Ikterus einhergingen, würde die Diagnose stützen, trotzdem ich nachdrücklich daran erinnern möchte, daß Ikterus nicht diese Genese beweist, sondern auch sonst bei schweren fieberhaften Infekten vorkommen kann. Ein eindeutiges Beweisstück wäre nur der Befund von Steinen im Stuhle nach dem Anfall gewesen.

Mit diesen Bemerkungen habe ich schon vorweggenommen, daß eine Cholelithiasis resp. Cholezystitis eine Krankheit ist, die zu Rezidiven neigt. Bei den meisten Kranken bleibt es nicht bei nur einem Anfall, sondern es treten in ganz unberechenbaren Intervallen, ohne jede nachweisbare Ursache solche Anfälle häufiger auf. Selbst bei echter Steinbildung beruhen übrigens diese Rückfälle meist nur auf entzündlichen Attacken, nicht auf einer Neubildung von Steinen. Denn die Steine bei einem Kranken entstammen für gewöhnlich einer innigen Bildungsperiode. Daß man sich bei öfteren Anfällen eher zu einer Operation entschließt, versteht sich von selbst. Die Einzelheiten dieser Fragen überlasse ich der chirurgischen Klinik. Die interne Behandlung besteht in althergebrachter Weise in Kataplasmen und heißem Karlsbader Wasser. Während der Kolikanfälle sind Narkotika, am besten in Form von subkutanen Morphiuminjektionen, meistens nicht zu umgehen.

Neben solchen klassischen Anfällen gibt es viele Fälle von atypischer „irregulärer" Cholelithiasis resp. Cholezystitis. Die Kranken leiden mehr oder weniger dauernd an Beschwerden, welche mit den von Magen oder Darm ausgehenden, z. B. einem chronischen Ulkus, die allergrößte Ähnlichkeit haben können. Ich werde bei der Besprechung der Magen-Darmkrankheiten noch darauf zurückkommen. Bei der Diagnose wird man danach forschen müssen, ob sich anamnestisch akute Exazerbationen, die den großen Kolikanfällen in ihren

Symptomen ähneln, nachweisen lassen, d. h. Schmerzen, die unterhalb vom rechten Rippenbogen ausgehen und in die rechte Schulter strahlen und relativ unabhängig von der Nahrungsaufnahme sind. Das Auftreten um Mitternacht gilt als charakteristisch für Gallensteinanfälle. Ein Druckpunkt mehr nach rechts oder gar der Befund einer vergrößerten oder schmerzhaften Leber wäre natürlich eine gewichtige Stütze. Daß chronisch Cholelithiasiskranke häufig eine Hyperazidität haben, erschwert die Differentialdiagnose gegenüber dem Ulkus noch mehr. Und daß durch pericholezystitische Adhäsionen nach dem Duodenum leicht Verzerrungen desselben und damit eine Beeinflussung der normalen Magen-Darmbewegungen erfolgen kann, macht die Unterscheidung auch röntgenologisch unter Umständen ganz unmöglich. Von der Zuverlässigkeit hyperalgetischer Hautbezirke für die Differentialdiagnose dieser Zustände haben sich die meisten nicht recht überzeugen können.

Von den vielen Folgezuständen, zu denen eine chronische Cholelithiasis führen kann, möchte ich nur den Choledochus- und Zystikusverschluß kurz besprechen. Die Folgen des Verschlusses des Choledochus sind selbstverständlich ein intensiver Ikterus und acholische Stühle. Weitere Symptome braucht er überhaupt nicht zu machen; das hängt ganz von seiner Ursache ab. Die beiden häufigsten Ursachen sind der Gallenstein und das Karzinom. Fehlen von Koliken und Konstanz des Ikterus spricht für das letztere; Schmerzanfälle, bedingt durch akute Entzündungen, deuten auf Steine. Daß der Abschluß der Galle hier teilweise durch entzündliche Schwellung bedingt ist, die in ihrer Intensität wechselt, bringt es mit sich, daß der Ikterus zeitlich verschieden stark ist und daß die Stühle öfters gallehaltig sein können. Eine Anamnese, die von jahrelangen Gallensteinkoliken berichtet, beweist nichts gegen Karzinom, da sekundäre Karzinomentwicklung in steinhaltigen Blasen nicht selten ist. Beim Zystikusverschluß fehlt natürlich der Ikterus; die Galle fließt vom Hepatikus ungestört in den Choledochus und weiter in den Darm. Die Gallenblase kann schrumpfen oder zu einem „Hydrops vesicae felleae" anschwellen und aus letzterem kann durch Infektion ein Empyem werden. Die Diagnose desselben ergibt sich aus der Kombination von allgemein septischen Symptomen mit denen des lokalen Palpationsbefundes, d. h. eines länglichen, prallen Tumors unterhalb des rechten Rippenbogens. Die Behandlung ist natürlich eine chirurgische.

Als zweiten Kranken möchte ich Ihnen diesen blassen, offenkundig stark abgemagerten Mann vorstellen. Das Auffallendste an ihm ist die gewaltige Auftreibung des Abdomens, die man durch die Bettdecke hindurch beinahe schon sehen kann. Das kontrastiert zu dem übrigen mageren Körper in einer beinahe grotesken Weise. Ehe wir an die Untersuchung herangehen, wollen wir rasch überlegen, wodurch alles eine solche Volumvermehrung des Leibes verursacht sein kann. Es kommen drei Dinge in Betracht: 1. Tumoren, 2. Flüssigkeit in der Bauchhöhle, ein sog. Aszites und 3. Luft. Diese kann entweder in den Därmen, sog. Meteorismus (S. 167), oder außerhalb der Därme in der freien Bauchhöhle sein. Das letztere ist ein recht seltenes Ereignis, welches man nur bei größeren Perforationen im Magen-Darmtraktus findet; in der chirurgischen Klinik werden Sie gelegentlich davon hören.

Aus der Form des Bauches läßt sich öfters schon erraten, welche von diesen drei Möglichkeiten vorliegt. Eine ungleiche Gestaltung des Abdomens spricht für einen Tumor; z. B. wird eine aus dem kleinen Becken wachsende, den weiblichen Genitalien angehörende Neubildung vor allem die untere Bauchhälfte vorwölben. Der Abstand von der Symphyse zum Nabel erscheint dann verlängert im Vergleich zu dem vom Nabel zum Schwertfortsatz. Bei Magentumoren ist das Gegenteil der Fall. Ein Lebertumor wird die Gegend des rechten Rippenbogens und ein Milztumor, z. B. eine leukämische Milz, den linken vortreiben. Bei Aszites und Meteorismus ist die Kontur mehr gleichmäßig, aber in typischen Fällen doch wieder einigermaßen voneinander verschieden. Beim Meteorismus drängen die geblähten Darmschlingen wie ein aufgeblasener Gummiball allseitig rundlich nach außen, der Bauch wird kuglig, trommelförmig; der Nabel wird verstrichen. Die Aszitesflüssigkeit dagegen sinkt mehr nach unten; die Flanken werden ausgebuchtet, die oberste Partie um den Nabel sinkt dellenförmig etwas ein; man spricht dann von einem „Froschbauch". Natürlich werden schlaffe und nachgiebige Bauchdecken, besonders bei langem Bestande der Erkrankung, diese Charakteristika deutlicher hervortreten lassen, während straffe und muskulöse sie mehr oder weniger verwischen. Die Perkussion und Palpation läßt in zweifelhaften Fällen die Entscheidung fast stets mit aller Sicherheit treffen. Beim Meteorismus besteht überall ein ausgesprochener tympanitischer Schall, dessen Höhe und Lautheit je nach der Füllung und dem Spannungszustand der Därme freilich wechseln kann. Das Zwerchfell ist stark nach oben gedrängt, die Lungen-Lebergrenze steht an der 5. Rippe oder gar noch höher und der Herzspitzenstoß ist abnorm hoch und nach außen geschoben. Auf die besonders starke Verdrängung durch Luft im Gegensatz zu Flüssigkeit habe ich schon beim Pneumothorax hingewiesen. Bei der Palpation fühlt man die trommelförmig gleichmäßig gedehnten Bauchdecken. (Daß man das nicht für das Zeichen einer Peritonitis halten darf, daran möchte ich noch einmal erinnern.) Beim Aszites ist die Empordrängung viel weniger stark. Die Perkussion ergibt Dämpfung in den abhängigen Partien und Tympanie in der jeweilig höchsten Zone. Bei Lagewechsel verschiebt sich Dämpfung und tympanitische Zone prompt, notabene: wenn die Flüssigkeit nicht durch peritonitische Verwachsungen mehr oder weniger abgekapselt ist. Bei der Palpation kann man oft beim Klopfen auf der einen Seite das schwappende Gefühl anschlagender Wellen auf der Gegenseite verspüren. Wenn bei starkem Durchfall alle Darmschlingen voll mit flüssigem Inhalt sind, können da freilich Täuschungen vorkommen. Die nicht ganz seltene Kombination von Aszites mit Meteorismus, wenn z. B. einige geblähte Darmschlingen auf der Flüssigkeit schwimmen und dieselbe überall von den Bauchdecken abgedrängt halten, kann zu diagnostischen Irrtümern führen.

Über Tumoren wird im allgemeinen der Klopfschall gedämpft sein, doch muß hier die Palpation den Ausschlag geben. Die Aufblähung des

Magens oder des Kolons mit Luft erleichtert oft deren Deutung. Alle
Einzelheiten hierüber können Sie nur praktisch erlernen.

Bei unserem Kranken weist die Kontur des Bauches mit der einge-
drückten Nabelgegend auf einen Aszites hin. Die bei Lagewechsel
deutlich verschiebbare Dämpfung sowie das Gefühl der Fluktuation
beim Anklopfen sichert die Diagnose eines Flüssigkeitsergusses hinreichend. Bei der Betrachtung des Bauches fällt aber noch etwas
anderes auf, das geeignet ist, unsere Diagnose gleich in einer bestimmten
Richtung zu leiten. Sie sehen um den Nabel herum ein Geäst von gefüllten
Hautvenen, die alle nach oben, nach dem Schwertfortsatz hinstreben.
Solche Hautvenenfüllung ist stets ein Zeichen dafür, daß die Blutströmung
in den venösen Bahnen der Tiefe behindert ist. Bei Mediastinaltumoren
mit Kompression der Vena cava sup. sieht man oben am Thorax solche
Hautkollateralen, bei Kompression der Vena cava inf. schlängeln sie sich
außen an beiden Bauchseiten nach oben. Die Entwicklung der Hautvenen um den Nabel herum wie hier, das sog. Caput medusae, beweist eine Behinderung der Pfortaderzirkulation. Soviel ergibt uns die
Untersuchung des Abdomens. Jede weitere Palpation, vor allem das
Suchen nach einer vergrößerten Milz, ist natürlich durch den Aszites
sehr erschwert. An den übrigen Organen findet sich nichts Bemerkenswertes. Der Urin ist von sehr geringer Menge, täglich etwa 500 ccm
und hat ein hohes spezifisches Gewicht, ca. 1030. Er ist dunkel, enthält kein Bilirubin aber viel Urobilin.

Wenn wir jetzt nach der Anamnese fragen, so erfahren wir, daß der
Patient etwa ein Jahr leidend ist. Er war früher kräftig und gesund, ein
starker Esser und trinkfest. Ohne besondere Ursache begannen vor einem
Jahre Magenstörungen und Stuhlunregelmäßigkeiten. Einige Zeit half
er sich mit Hausmitteln. Als dann aber seiner Umgebung sein schlechtes
Aussehen auffiel, ganz besonders als seine Hautfarbe anfing, einen
kleinen Stich ins Schmutziggelbliche zu bekommen, suchte er einen Arzt
auf. Derselbe konstatierte eine vergrößerte und verhärtete Leber. Er
verordnete eine Karlsbader Kur, empfahl die Einschränkung von Fleisch
und verbot vor allem jeden Alkoholgenuß. Über den weiteren Verlauf
berichtete uns dann der Arzt, daß die Leber langsam größer wurde,
und bald trat auch eine Milzschwellung auf. Das Allgemeinbefinden
verschlechterte sich weiter, der Kranke magerte stark ab, und seit
einigen Wochen hat sich ein Aszites entwickelt; zu dessen Punktion
ist jetzt die Verlegung in die Klinik erfolgt.

Diese Angaben neben dem Untersuchungsbefund reichen aus, um
die Diagnose „Leberzirrhose" mit genügender Sicherheit zu stellen.
Würde uns der Bericht des Arztes fehlen, hörten wir nur von dem
Beginn mit dyspeptischen Störungen, von der fortschreitenden Abmagerung und fänden jetzt den großen Aszites, so wären wir mit der
Diagnose schwieriger daran. Gegen eine nephritische oder kardiale
Ursache spräche die ausschließliche Ansammlung im Abdomen. Bei
Kindern und jüngeren Leuten würden wir dann als erstes an eine
tuberkulöse Peritonitis denken. Dieselbe tritt oftmals aus-
schließlich unter dem Bilde eines Aszites auf. In anderen Fällen freilich
tritt die Exsudation zurück und es bilden sich neben dem Erguß in

der Bauchhöhle oder auch ohne einen solchen große Tumoren, die aus geschwollenen Mesenterialdrüsen und verwachsenen Darmschlingen bestehen. Entsprechend dem Ansatze der Radix mesenterii bevorzugen diese Konvolute die linke untere Bauchgegend. Eine tuberkulöse Anamnese, ferner begleitende oder vorangegangene Lungen- und Pleuraaffektionen, eine positive Diazoreaktion oder Temperatursteigerungen würden die Annahme einer tuberkulösen Peritonitis stützen. Bei älteren Leuten müßten wir dem Verdacht eines malignen Neoplasmas nachgehen. Wir müßten den Mageninhalt untersuchen, das Rektum und ev. die Genitalien abtasten, an den verschiedenen Stellen nach Drüsenschwellungen suchen (im Douglas, um den Nabel, in den Schlüsselbeingruben usw.). Das Caput medusae läßt uns freilich gleich an die Leber, speziell an Leberzirrhose denken.

Auf Grund dessen, was die pathologische Anatomie lehrt, wäre zu erwarten, daß dem Stadium der Lebervergrößerung, dessen Beginn bei dem Kranken hier auch konstatiert wurde, ein zweites Stadium der Leberverkleinerung folgt. Denn der Pathologe pflegt dieser häufigsten Form der Leberzirrhose den Namen der „atrophischen" zu geben. Tatsächlich findet man aber am Krankenbett auch in den letzten Stadien der Krankheit meist eine Vergrößerung der Leber. Die Ursache für diese scheinbare Divergenz mag z. T. darin liegen, daß die histologisch stets vorhandene Atrophie des Lebergewebes infolge anderweitiger Wucherungsvorgänge zu keiner wesentlichen Volumabnahme des ganzen Organs führt; manchmal mag auch eine bloße Hyperämie an der klinisch nachweisbaren Vergrößerung mit schuld sein. Die kleinen Höcker, die Sie an der zirrhotischen Leber auf dem Sektionstisch sehen, sind für die palpierende Hand natürlich nicht fühlbar. Bei unserem Kranken fühlt man die Leber glatt und gleichmäßig im Gegensatz zu der höckrigen Syphilisleber und der mit großen Knoten durchsetzten Karzinomleber. Ihre Konsistenz ist hart, der Rand fühlt sich stumpf an. Das gestattet auch für gewöhnlich eine Unterscheidung gegenüber den übrigen Lebervergrößerungen, z. B. der Fettleber, die zwar auch glatt ist, aber dabei von weicher Konsistenz und ferner der Stauungsleber, welche derb und glatt ist, aber einen scharfen Rand zeigt. Ganz ähnlich fühlt sich die Amyloidleber an. Der Nachweis einer vergrößerten Milz ist eine gewichtige Stütze für die Zirrhosennatur einer Lebererkrankung.

Der pathologische Anatom definiert die Leberzirrhose als einen Prozeß, bei dem die Leberläppchen atrophieren und das interlobuläre Bindegewebe in Wucherung gerät. Der normale Bau der Leberacini geht dabei mehr oder weniger verloren, indem sich das Bindegewebe stellenweise zwischen die atrophierenden Leberläppchen drängt; durch vikariierende Wucherung des Lebergewebes können aus solchen abgesprengten Balken dann „Pseudoacini" hervorgehen. Das Gesamtvolumen der Leber hängt davon ab, wie sich die Atrophie auf der einen Seite und die Bindegewebswucherung auf der anderen die Wage halten.

Den Aszites deutet man gerne schlechtweg als ein Stauungstranssudat, als Folge der Kompression der Pfortaderäste innerhalb des wuchernden

Bindegewebes in der Leber. Gegen diese einfache und einleuchtend klingende Deutung dürften allerlei Bedenken am Platze sein. Zunächst erscheint es unwahrscheinlich, daß das so weitverzweigte Stromgebiet der Pfortader überall so gleichmäßig komprimiert werden soll, daß dadurch eine Transsudation aus den Venen in die Bauchhöhle erzwungen wird. Bei der Nephritis und bei den Herzfehlern haben wir besprochen, wie komplizierte Bedingungen zur Ödembildung erforderlich sind. Daß auch der Milztumor, der zur Leberzirrhose gehört, nur eine mechanische sekundäre Folge der behinderten Pfortaderzirkulation sein soll, ist sicher abzulehnen, denn er geht nicht selten dem Aszites voraus. (Auf eine unter dem Namen der „Bantischen Krankheit" bekannte Abart der Leberzirrhose, die mit starker Anämie einhergeht, bei der der Milztumor im Mittelpunkt steht und die Ursache des Ganzen darstellen soll, gehe ich nicht näher ein; das Krankheitsbild ist noch strittig.) Ferner: Die Autopsien zeigen stets allerlei peritonitische Adhäsionen, d. h. Zeichen einer Entzündung des Peritoneums. Der mikroskopische Befund der Milz mit Follikelnekrosen und Fibroadenie entspricht auch nicht dem Bilde der einfachen Stauungsmilz. Schließlich sprechen auch die Erfahrungen mit einer wiederholt versuchten chirurgischen Therapie dagegen, daß eine mechanische Zirkulationsbehinderung in der Leber das Ausschlaggebende im Krankheitsbilde ist. Man hat nämlich auf verschiedenem Wege operativ versucht, dem Pfortaderblut mit Umgehung der Leber neue Wege in die untere Hohlvene zu verschaffen (z. B. mit Hilfe der Talmaschen Operation: flächenhafte Fixierung des großen Netzes an die vordere Bauchwand). Diese und ähnliche Operationen sind folgerichtig erdacht, und man müßte schlechterdings auch Erfolg von ihnen erwarten, wenn die rein mechanische Genese richtig wäre. Auch an die häufige Kombination von Leberzirrhose mit tuberkulösen Prozessen in der Leber selbst und im übrigen Abdomen sei in diesem Zusammenhang erinnert. Wahrscheinlich spielen chronisch entzündliche Prozesse am Peritoneum beim Zustandekommen des Aszites doch eine wichtige Rolle. Der Aszites bei der Leberzirrhose ist von seröser Beschaffenheit. Einen chylösen Aszites, d. h. einen durch feinstes Fett getrübten, findet man vor allem bei Karzinomen, aber auch manchmal bei Tuberkulose des Abdomens.

Über den Verlauf der atrophischen Leberzirrhose ist das Wichtigste schon gesagt. Nach einem mehr oder weniger langen Stadium mit unbestimmten dyspeptischen Erscheinungen und Anämie, während deren eine geringe Leberschwellung die Diagnose mit aller Reserve schon vermuten läßt (wenigstens bei Leuten mit alkoholischen Antezedentien), kommt es zur Entwicklung eines Aszites. Von Diureticis, die ihm entgegenwirken sollen, erfreut sich vor allem der Tartarus depuratus eines Ansehens. Doch bleibt das Hauptmittel zur wenigstens vorübergehenden Beseitigung der Druckerscheinungen die Punktion des Abdomens. Manchmal will man durch recht häufige Ausführung derselben sogar eine Verlangsamung der Wiederbildung beobachtet haben. So gut wie ausnahmslos erfolgt längstens 1—2 Jahre nach deutlicher Ausbildung aller Symptome der Tod. Beschleunigt wird der ungünstige Ausgang häufig durch Blutungen aus Magen, Dünndarm oder Ösophagus, woselbst sich oftmals beträchtliche Venenerweiterungen entwickeln. Allerlei Blutungen, die gelegentlich schon in ganz frühen Stadien auftreten, müssen dagegen als Zeichen einer allgemeinen hämorrhagischen Diathese gedeutet werden, wie sie bei allen Arten von Lebererkrankungen vorkommt. (Die Beziehungen zwischen Alkohol und Leberzirrhose sind übrigens nicht so einfach und durchsichtig. So z. B. haben die unterfränkischen Weinhändler sämtlich eine vergrößerte Leber, so daß man immer wieder geneigt ist, eine beginnende Leberzirrhose anzunehmen. Aber richtige ausgebildete Leberzirrhosen sieht man fast niemals bei ihnen. Alte erfahrene Ärzte der Gegend hier haben mir diese auffallende Unstimmigkeit auch aus ihren vieljährigen Erfahrungen bestätigt.)

Bisher habe ich nur von der atrophischen, auch Laennecschen Leberzirrhose gesprochen. In den Büchern finden Sie stets noch eine „hypertrophische“ Leberzirrhose abgehandelt, auch Charcot-Hanotsche genannt, die „Cirrhose sans ascite avec ictère“ der Franzosen. Ausgesprochene Fälle dieser Form von Zirrhose sind, wenigstens bei uns, sicher außerordentlich selten. Auch viel bewanderte Kliniker und Pathologen pflegen auf Befragen nach ihren persönlichen Erfahrungen über die hypertrophische Zirrhose meist ausweichend zu antworten. Bei unklaren Fällen von sehr chronisch verlaufender Leberschwellung mit Ikterus wird eine solche hypertrophische Zirrhose meist erwogen. Aber auch der Anatom getraut sich oft keine sichere Entscheidung zu fällen; denn die histologischen Kriterien (viel stärkerer Umbau der Leberpyramiden durch weitgehendes Hineinwachsen des Bindegewebes) stellen auch keinen scharfen Gegensatz zur gewöhnlichen atrophischen Form dar. Vielleicht handelt es sich um eine im Wesen gleiche Erkrankung, bei welcher nur eine stärkere Verschiebung in der Ausbildung einzelner Symptome (Aszites und Ikterus) stattgefunden hat. Manche Fälle, welche man früher als hypertrophische Zirrhose angesprochen hat, wird man heute auf Grund eines positiven Wassermann als Lues der Leber auffassen und wieder andere wird man dem hämolytischen Ikterus zuzählen. Schließlich werden Sie noch von einer kardialen und einer biliären Leberzirrhose hören. Wenn bei allgemeinen Zirkulationsstörungen sekundär sich Veränderungen in der Leber entwickeln, die ihrerseits wieder zur Pfortaderstauung führen, so nennt man das eine „kardiale Zirrhose“, eine „Cirrhose cardiaque“. Analog spricht man von einer „biliären Zirrhose“, wenn im Anschluß an chronische Gallenstauung und Cholangitis sich von den interlobulären Gallengängen aus eine diffuse Hepatitis ausbildet.

Der junge Mann, den ich als 3. Fall heute vorstellen möchte, kommt in die Klinik, weil er seit einigen Tagen am ganzen Körper gelb ist. Weiter hat er zunächst keine Klagen. Erst auf spezielles Befragen berichtet er, daß er seit ungefähr einer Woche an Verdauungsbeschwerden, Appetitlosigkeit und Druckgefühl im Leib leide. Aber das alles war so unbedeutend, daß er deshalb gar nicht zum Arzt ging. Erst die Gelbsucht brachte es ihm zum Bewußtsein, daß ihm eigentlich etwas fehlen müsse. Auf weiteres Fragen gab er dann an, daß sein Urin ganz dunkel und der Stuhl hell sei. Auf Grund des vorhin Besprochenen liegt hier offenbar ein Ikterus mit vollständigem Abschluß der Gallengänge vor. Die körperliche Untersuchung ergibt nicht viel Besonderes. Der untere Leberrand ist eben gerade fühlbar und dabei etwas schmerzhaft. Sonst überall ein völlig negativer Befund. Temperatur und Puls sind normal. In den Büchern finden Sie eine auffallende Pulsverlangsamung als Folge von Ikterus vermerkt. Dieselbe besteht tatsächlich öfters aber keineswegs regelmäßig. Ebenso ist es mit dem Hautjucken. Manche Ikterische kratzen sich blutig, andere leiden gar nicht darunter. Die Bedingungen für das unterschiedliche Auftreten dieser Symptome sind unbekannt. Die Reaktionen, die sich an den Fäzes und am Urin von solchen Kranken anstellen lassen (abnormer Fettseifengehalt im Stuhl, Bilirubin und ev. Fehlen des Urobilin im Harn) lernen Sie in den praktischen Kursen.

Erkrankungen, wie die vorliegende hier, sind nicht selten, und die Erfahrung lehrt, daß sie in ihrem Verlaufe meist harmlos sind. Wir werden dem Patienten in Aussicht stellen können, daß er bald wieder ganz gesund sein wird. Heißes Karlsbader Wasser und Kataplasmen in der Lebergegend sind die althergebrachte Therapie. Die Diät soll eigentlich nur fette und grobe Speisen vermeiden. Eine allzu strenge blande Kost ist kaum nötig, jedenfalls soll sie nicht sehr einförmig sein.

Die Gutartigkeit dieser Krankheit bedingt es, daß uns autoptische Befunde fast ganz fehlen. Jedenfalls muß es sich um einen einer leichten und völligen Rückbildung fähigen Prozeß handeln. Die übliche Annahme hat viel Wahrscheinlichkeit für sich, daß ein einfacher Katarrh der Gallengänge die Ursache des vorliegenden Krankheitsbildes darstellt, daher der übliche Name: katarrhalischer Ikterus. Daß dieser Katarrh stets von einem Magendarmkatarrh seinen Ausgang nimmt, wie man gerne sagt, ist anamnestisch nicht immer so eindeutig festzustellen. Auf keinen Fall schließt er sich etwa stets an schwere, mit Erbrechen und Fieber einhergehende Gastroenteritiden an. Ganz häufig ist es so, wie hier bei unserem Kranken, daß sich Magendarmerscheinungen im Beginne oder im weiteren Verlaufe nur so eben herausfragen lassen; manchmal fehlen sie aber tatsächlich ganz. Die Leute werden gelb, ohne sich im geringsten krank zu fühlen. Sie gehen gelegentlich sogar ihrer Tätigkeit weiter nach und ohne jede Behandlung verschwindet der Ikterus nach einigen Wochen wieder. Wenn Magen-Darmstörungen tatsächlich vorangehen, machen sie eigentlich mehr den Eindruck eines Prodromalstadiums der Erkrankung als den einer auslösenden Ursache. Hierüber bestehen ja manchmal Meinungsverschiedenheiten zwischen Arzt und Patient. Der Kranke hält häufig etwas für die Ursache, was der Arzt als erstes Symptom der bereits ausgebrochenen Krankheit anspricht. Aber auch abgesehen von dieser Unsicherheit gibt es einige Punkte, die einem zu denken geben, ob die Pathogenese des katarrhalischen Ikterus wirklich so einfach und glatt ist, wie der Name es vermuten läßt. Die diesbezüglichen Zweifel werden wachgerufen zunächst dadurch, daß solche Ikterusfälle manchmal epidemisch auftreten, mit Fieber und schweren zerebralen Erscheinungen verlaufen und damit den Eindruck einer Infektionskrankheit machen. Ferner ist es unmöglich, eine scharfe diagnostische

Grenze zu ziehen zwischen diesem leichten katarrhalischen Ikterus und anderen ebenso beginnenden aber schweren, meist tödlich endenden Ikterusformen. Seit langem spricht und schreibt man von einem „Icterus infectiosus" und einem „Icterus gravis". Diese Namen für die eben erwähnten Krankheitszustände kennzeichnen durch ihre Unverbindlichkeit am besten die hier herrschende Unklarheit.

Der Typus des Icterus gravis wird dargestellt durch einen Ikterus, der unter tiefer Benommenheit, unter starker hämorrhagischer Diathese, meist dabei mit nur mäßig hohem Fieber in kurzer Zeit zum Tode führt. Solche Zustände hatte ich im Auge, als ich im Beginn der heutigen Vorlesung von den Symptomen einer Insuffizienz der spezifischen Leberfunktion sprach. Als eine solche Leberinsuffizienz pflegt man den Icterus gravis zu deuten. Als wichtiges klinisches Zeichen gilt der Nachweis von Leuzin (Amidokapronsäure) und Tyrosin (Paraoxyphenylamidopropionsäure) im Harn. Die Autopsie zeigt in solchen Fällen eine starke Atrophie des Leberparenchyms. Als eine der hier möglichen Ursachen kennen wir die Phosphorvergiftung. In anderen Fällen ist die Ätiologie unklar; dann spricht man schlechtweg von einer akuten gelben Leberatrophie. Manche sind der Meinung, daß der gewöhnliche sog. katarrhalische Ikterus eine wesensgleiche, leichteste, sich wieder zurückbildende Form dieses sich im Leberparenchym abspielenden Prozesses darstellt. Mit Sicherheit zu entscheiden ist diese Frage vorläufig nicht. Jedenfalls gibt es zahllose unklare Zwischenformen und mancher Fall, der anfangs ein leichter katarrhalischer Ikterus zu sein scheint, verläuft so schwer, daß er vorübergehend völlig dem Bilde der Leberinsuffizienz entspricht. Man möchte beinahe sagen, daß man von einem katarrhalischen Ikterus nur bei einem relativ leichten Krankheitsverlauf und nach völliger Genesung reden dürfte. Sehr vorsichtige Ärzte stellen dementsprechend die Diagnose „katarrhalischer Ikterus" überhaupt erst am Schluß, wenn die Krankheit gut ausgegangen ist. Besonders bei älteren Leuten sei man jedenfalls recht zurückhaltend mit der Diagnose des katarrhalischen Ikterus und denke immer an die Möglichkeit eines Karzinoms oder sonst einer ernsteren Affektion. Lues darf man natürlich nie außer acht lassen.

Über die Frage des „Icterus infectiosus" will ich mich kurz fassen. Die infektiöse Genese mancher Ikterusformen ist durch ihr epidemisches Auftreten jedenfalls nahegelegt; doch war der Nachweis eines spezifischen Erregers früher niemals mit Sicherheit gelungen, ebenso wie eine direkte Übertragung von einem Kranken zum andern nicht so recht ersichtlich war. Zu diesem Icterus infectiosus pflegte man seit langem die „Weilsche Krankheit" zu zählen. Unter dieser Überschrift las man in allen Lehrbüchern von einer durch Fieber, Ikterus, Albuminurie und Milzschwellung charakterisierten Krankheit. Sie war aber so selten, daß eigentlich nur wenige aus eigener Erfahrung etwas Zuverlässiges darüber auszusagen wußten. Es war hier ähnlich wie mit der hypertrophischen Leberzirrhose, d. h. man diskutierte gelegentlich bei einer einschlägigen unklaren Beobachtung die Möglichkeit ihrer Zugehörigkeit hierher. Der Krieg gab uns Gelegenheit, hier wertvolle Erfahrungen zu sammeln. Ikterusfälle, die nichts anderes als Weilsche Krankheit sein konnten, tauchten bald allerorts an der Front auf. Auf Grund der Fälle, die ich selber gesehen habe, scheint es mir nicht zulässig, diese Weilsche Krankheit mit den eben besprochenen Ikterusfällen zu vermengen. Man hörte manchmal diese Meinung vertreten und der gelegentliche Befund von Parenchymdegenerationen in der Leber von Weilkranken sollte als Stütze für diese Annahme dienen. Ich glaube, die Weilsche Krankheit stellt nach ihren Symptomen und ihrem Verlauf ein durchaus scharf umschriebenes und selbständiges Krankheitsbild dar. Wenn der von verschiedenen Autoren, auch im Ausland, erhobene Befund eines spezifischen Erregers, der „Spirochaeta icterohaemorrhagica" sich bestätigt, wäre ja der Beweis für die Sonderstellung erbracht. Ich gehe auf alle diese Dinge, auch auf das Klinische nicht näher ein, denn wegen der Seltenheit der schweren, resp. infektiösen Ikterusfälle (auch die Weilsche Krankheit scheint ja jetzt nach dem Kriege kaum noch aufzutreten) ist eine ausführliche Besprechung hier nicht notwendig. Was sie von diesem Kapitel als Wichtigstes wissen und kennen müssen, ist das Bild des gewöhnlichen, sog. katarrhalischen Ikterus, ferner die zirrhotischen Prozesse und die Gallensteine mit ihren Folgeerscheinungen.

14. Vorlesung.

Gelenkrheumatismus.

M. H.! Als dieser Kranke vor 8 Tagen in die Klinik gebracht wurde, lag er unbeweglich und hilflos auf der Trage; die Beine waren an den Leib gezogen, wie man es bei Rückenmarksleiden manchmal sieht. Als man ihn ins Bett heben wollte, klagte er über Schmerzen in seinen Gelenken. Auf Befragen berichtete er, daß er vor einigen Tagen seinen Rheumatismus wieder bekommen habe. Er erzählte dann weiter, daß er vor zwei Jahren schon einmal wegen eines Rheumatismus mehrere Wochen in der Klinik gelegen habe; er sei dann wieder gesund geworden, habe doch aber bei nassem Wetter oder nach längerem Laufen immer wieder Ziehen und Reißen in den Knien gespürt. Nachdem er vorige Woche leichte Halsschmerzen hatte, erkrankte er vor drei Tagen mit hohem Fieber. Beide Kniegelenke waren außerordentlich schmerzhaft und schwollen rasch an, bald darauf auch die Fuß- und Handgelenke.

Der Zustand des Kranken ist heute viel besser als bei seinem Eintritt. Wie die Temperaturkurve zeigt, hatte er damals hohes Fieber, ca. 39^0; das ging allmählich herunter und die Temperatur beträgt jetzt nur noch wenig über 37^0. Er schwitzt stark. Die Schmerzen sind, wie an seinen Bewegungen ersichtlich, offenbar nicht mehr heftig. Von den Schwellungen ist ein großer Teil schon zurückgegangen. Freilich will sich der Kranke dieser Besserung nicht recht freuen; er fürchtet, daß sie nicht anhält. Bei seinem ersten Rheumatismus vor zwei Jahren soll es mehrmals vorgekommen sein, daß ein Gelenk, welches schon ganz abgeschwollen und schmerzfrei war, noch einmal wieder von neuem befallen wurde; auch das Fieber sei noch einmal angestiegen.

Eine stärkere Schwellung findet sich zur Zeit nur noch am linken Knie. Das Gelenk ist im ganzen geschwollen, fühlt sich warm an, die Haut darüber ist gerötet. Sie fühlen einen Erguß im Kniegelenk; die Patella tanzt; auch in den oberen Gelenkfortsätzen ist Fluktuation nachweisbar. Wenn Sie weiter an dem Gelenk herumtasten, fühlt man auch die Umgebung des Gelenkes teigig geschwollen, ein periartikuläres Ödem. Auch die Schmerzhaftigkeit beim Palpieren ist nicht auf das Gelenk beschränkt, sondern die Gebilde der Nachbarschaft sind in Mitleidenschaft gezogen. Es finden sich allerlei schmerzhafte Druckpunkte an den Sehnenscheiden und den Muskelansätzen. Derartige Veränderungen an den Gelenken und ihrer Umgebung bestehen aber keineswegs in allen Fällen von akutem Gelenkrheumatismus. In vielen Fällen, auch bei akut und mit Fieber einsetzendem Gelenkrheumatismus fehlt jede gröbere Gelenkschwellung. Die Kranken klagen über lebhafteste Gelenkschmerzen, ohne daß ein deutlicher Befund zu erheben wäre. Der Schmerz in den Gelenken ist das Hauptsymptom.

Daß das Herz beim akuten Gelenkrheumatismus häufig befallen wird, ist fast jedem Laien bekannt. Ebenso wie ein moderner Diabetiker weiß, wieviel Prozent Zucker er im Urin hat, so sagen es einem die Rheumatismuskranken oft, ob sich der Rheumatismus bei ihnen auf das Herz geworfen habe oder nicht. Der Kranke hier berichtet, daß er nach Aussage seines Arztes bei seiner erstmaligen Erkrankung davon verschont geblieben sei. Jetzt hört man an der Herzspitze ein weiches systolisches Geräusch; im übrigen ist der Befund am Herzen und am Pulse normal. Wir haben bei den Herzkrankheiten genauer besprochen, daß wir ein solches systolisches Geräusch ohne sonstige auf ein Vitium cordis hinweisende Befunde als ein akzidentelles ansprechen und ihm weiter keine Bedeutung zuerkennen. Würde ein solches Geräusch zusammen mit einem Fieberanstieg auftreten, würde der Puls plötzlich stark beschleunigt und der Kranke zyanotisch werden oder würde er über Herzklopfen u. dgl. klagen, dann wäre uns genau das gleiche Geräusch viel verdächtiger. Aber eine sichere Entscheidung ist oft erst nach dem Abklingen des Fiebers möglich. Wie wir in dem Kapitel über Herzinsuffizienz genauer besprochen haben, gibt die Auskultation leider nicht in allen Fällen eine so eindeutige Antwort als es der Anfänger erwartet. Daß die rheumatischen Endokarditiden oder richtiger gesagt: Endomyokarditiden die häufigste Ursache der chronischen Herzfehler darstellen, haben wir ebenfalls besprochen.

Sie werden in der Klinik noch viele Einzelheiten über den akuten Gelenkrheumatismus hören, so daß wir uns jetzt hier kurz fassen können. Häufig geht ihm eine Angina voraus, wie es hier bei unserm Kranken auch der Fall war. Die großen Gelenke werden bevorzugt, aber kein Gelenk bleibt ganz verschont; die Gelenke der Wirbelsäule, sogar das Kiefergelenk, werden gelegentlich affiziert. Der akute Gelenkrheumatismus befällt am häufigsten Leute zwischen 20 und 40 Jahren; bei älteren und bei jüngeren ist er viel seltener. Merkwürdigerweise kommt er nur in den gemäßigten Zonen vor und da häufiger im Sommer als im Winter; weder in den Tropen noch im hohen Norden soll der Gelenkrheumatismus bekannt sein.

Dann werden Sie von dem eigentümlichen Springen der rheumatischen Gelenkaffektionen hören. Die Schmerzen und auch die Schwellungen sitzen nicht konstant in einem Gelenk, sondern können hin und her huschen. Ein heute schmerzendes und stark geschwollenes Gelenk kann in kürzester Frist abschwellen und schmerzfrei werden, während sich dann der rheumatische Prozeß ebenso rasch in einem anderen Gelenk etabliert. Durch dieses Springen kann es passieren, daß im Verlaufe eines Rheumatismus ein und dasselbe Gelenk mehrmals an- und abschwillt.

Nur die Herzaffektion beteiligt sich an diesem Springen leider nicht; wo sich eine Endokarditis einmal entwickelt hat, ist auf ein rasches und restloses Verschwinden wie bei den Gelenken nicht zu hoffen.

Dann hören Sie von der fatalen Neigung des Gelenkrheumatismus zu Nachschüben, Rekrudeszenzen, d. h. der Neigung, während des Abklingens wieder aufzuflackern. Wenn man bei einem Pneumoniker oder einem Typhuskranken nach der voraussichtlichen Dauer der Krankheit gefragt wird, kann man eine gewisse ungefähre Zeitangabe machen. Bei einem Gelenkrheumatismus ist das vollkommen unmöglich; es gibt keinen Normalverlauf, keine typische Fieberkurve. In jedem Stadium der Besserung oder der Abheilung kann es jeden Tag zu einem neuen Fieberanstieg und neuen Gelenkaffektionen kommen. Die Gefahr der Endokarditis wird freilich allmählich geringer. Wenn eine Frau während eines Gelenkrheumatismus menstruiert, ist ein Aufflackern des Prozesses beinahe die Regel.

Die unangenehmste Eigenschaft des Gelenkrheumatismus ist seine Neigung zu Rezidiven, d. h. Rückfällen nach völliger Heilung. Das Überstehen eines Rheumatismus verschafft nicht nur keine Immunität, sondern eher das Gegenteil; die einmal davon Befallenen erkranken meistens noch zu wiederholten Malen daran. Und in andern, leider nicht seltenen Fällen kommt es überhaupt nicht zu einer völligen Ausheilung; davon nachher.

Ferner werden Sie lernen, daß neben der Endokarditis, nach der wir hier bei unserm Kranken ja schon gefahndet haben, noch Perikarditiden und Pleuritiden vorkommen; man spricht von einer „Polyserositis", wenn mehrere seröse Häute in dieser Weise an der Entzündung teilnehmen. Die exsudativen Perikarditiden machen manchmal äußerst heftige und bedrohlich aussehende akute Erscheinungen. Glücklicherweise gehen dieselben aber meistens zurück, ja heilen sogar ohne wesentliche bleibende Funktionsbeeinträchtigung öfter, als man auf der Höhe der Erkrankung zu hoffen wagt. Bei etwas länger dauerndem Gelenkrheumatismus sieht man manchmal die Kranken auffallend anämisch werden. Eine febrile Albuminurie ist selten. Nasenbluten scheint mir nicht so häufig zu sein, als man aus den Lehrbüchern den Eindruck gewinnt; da spielt es eine große Rolle. Starke Schweiße, die durch die übliche Salizylsäuretherapie noch begünstigt werden, sind dagegen sehr häufig, beinahe regelmäßig; sie belästigen die Kranken oft ganz außerordentlich. Nervöse Nebenerscheinungen sind nicht häufig; auch bei hohem Fieber bleibt das Sensorium der Kranken meistens ganz klar. Eine Ausnahme machen nur jene seltenen Fälle, in denen plötzlich schwere psychisch nervöse Symptome auftreten, wo die Temperatur rasch bis zu den höchst möglichen Höhen, vielleicht bis über 41°, steigt und die meistens zum Tode führen. Man nennt diese glücklicherweise sehr seltenen malignen Formen den „hyperpyretischen" oder den Zerebralrheumatismus.

Schließlich bestehen noch ganz unaufgeklärte Zusammenhänge zwischen Gelenkrheumatismus und einigen Hautkrankheiten, nämlich dem Erythema nodosum und dem Erythema exsudativum multiforme; davon werden Sie in der Hautklinik noch allerlei sehen und hören. Außerdem besteht ein auffälliges Koinzidieren von Gelenkrheumatismus mit der Gruppe der hämorrhagischen Krankheiten. Hautblutungen in Form zahlreicher kleiner Flecken, sog. Petechien sind nicht selten; wenn diese im Vordergrunde stehen, spricht man auch von einer „Peliosis rheumatica".

Und zuletzt der rätselhafteste aller Zusammenhänge, nämlich der zwischen dem Gelenkrheumatismus und dem Veitstanz, der Chorea minor, Chorea St. Viti, jener durch Grimassenschneiden und eigentümliche Verlegenheitsbewegungen der Hände charakterisierten Kinderkrankheit. Die Art des Zusammenhanges ist völlig rätselhaft, aber das Zusammentreffen von Gelenkrheumatismus, Endokarditis und Veitstanz resp. von zwei dieser Affektionen ist bei Kindern so häufig, daß man es nicht als zufällig ansehen kann.

Alle diese merkwürdigen Komplikationen und Kombinationen veranlassen, auf das Wesen des Gelenkrheumatismus etwas näher einzugehen. Ich gebe zu, diese Frage ist vielleicht praktisch nicht so wichtig, aber sie ist interessant und es gehen allerlei theoretisch aktuelle Dinge damit Hand in Hand.

Wie schwierig die theoretische Erklärung des Gelenkrheumatismus ist, geht aus einem kleinen, aber höchst bezeichnenden Punkt hervor. Wenn Sie in einem Lehrbuche den Gelenkrheumatismus unter den einzelnen Krankheitsgruppen suchen, so haben Sie meistens Schwierigkeit, ihn zu finden. Die Bronchitis steht ganz sicher unter den Lungenkrankheiten, das Ulcus ventriculi unter den Magenkrankheiten; und der Gelenkrheumatismus? Offenbar hat jeder Autor mit dessen Klassifizierung Schwierigkeiten gehabt. Der eine bringt ihn unter den Stoffwechselkrankheiten und den Ernährungsstörungen unter, ein anderer faßt ihn mit der Rachitis und der Osteomalazie und anderen Sorgenkindern zusammen und konstruiert eine Gruppe von „Krankheiten der Bewegungsorgane". Und manche rangieren ihn schlechtweg unter die Infektionskrankheiten.

Die Deutung des Gelenkrheumatismus als einer Infektionskrankheit, so verwunderlich sie im ersten Augenblick erscheinen mag, ist die verbreitetste und es ist ganz bezeichnend, daß von den lehrbuchschreibenden Autoren trotzdem nur die wenigsten ihn unter den Infektionskrankheiten abhandeln.

Die übliche Auffassung, um es in Kürze zu präzisieren, dürfte dahin gehen: der akute Gelenkrheumatismus ist eine septische Erkrankung; er ist eine abgeschwächte Form der sog. Pyämie, d. h. eine mit multiplen lokalen Metastasen einhergehende Sepsis. Die Rolle der Abszesse bei der eigentlichen Pyämie wird hier durch die Gelenkaffektionen dargestellt. Die Endokarditis ist im Sinne dieser Auffassung keine Komplikation sondern eine Metastase.

Entsprechend dieser Auffassung haben zahllose Autoren nach dem Erreger des Gelenkrheumatismus gesucht, und zwar im Blute, in den Gelenken, auf den Herzklappen (bei rheumatischer Endokarditis), in Pleuraexsudaten, im Harn, kurz überall, wo der Erreger nach menschlicher Einsicht gefunden werden mußte und konnte. Auch im Tonsillarschleim hat man neuerdings viel danach gefahndet, von der Vorstellung ausgehend, daß die dem Gelenkrheumatismus häufig vorhergehende Angina die Eintrittspforte für den Erreger darstellt. Das Resultat aller Untersuchungen war, mit Ausnahme gelegentlicher positiver Befunde auf den Herzklappen, in der überwiegenden Mehrzahl der Fälle durchaus negativ. Skeptiker wollen den spärlichen positiven Bazillenbefunden in den Gelenken kein rechtes Vertrauen schenken. Nur auf den Herzklappen wurden auch mit unzweifelhaft zuverlässiger Methodik wiederholt Streptokokken gefunden. Mit dieser Tatsache sich abzufinden, macht einige Schwierigkeiten. Wenn die Endokarditis eine Metastase der Gelenkrheumatismussepsis darstellt, vollkommen analog den Gelenkschwellungen, und wenn man auf den Herzklappen Bakterien findet, dann sollte man sie auch in den Gelenken und anderwärts gelegentlich finden.

Aus diesem Dilemma würde ein Ausweg führen, auf den Jochmann hingewiesen hat. Er meint, daß die Fälle mit positiven Kokkenbefunden auf den Herzklappen gar keine echte Polyarthritis mit rheumatischer Endokarditis seien, sondern einer ganz anderen Krankheit angehören, nämlich der Endocarditis lenta, welche ich oben (S. 101) bei den Endokarditiden bereits kurz besprochen habe. Es handelt sich dann also um eine auf dem Boden des alten Rheumatismus entstehende neue Erkrankung. Wenn diese Jochmannsche Deutung zutreffen sollte, wäre die Sachlage wesentlich vereinfacht. Man könnte sagen, daß in allen echten Gelenkrheumatismusfällen so gut wie niemals Bazillen zu finden sind, weder im Blut, noch in den Metastasen (einschließlich des Herzens), noch an der supponierten Eintrittspforte.

Trotzdem also die Deutung der Polyarthritis als einer Sepsis durch keinerlei sichere bakteriologische Befunde zu stützen ist, hat man an der Vorstellung von der infektiösen Natur zähe festgehalten und hat sogar versucht, sie in einer etwas anderen Richtung weiter auszubauen. Man hat darauf hingewiesen, speziell Weintraud hat es getan, daß Fieber und Gelenkschwellungen auch bei gewissen Formen der Anaphylaxie, nämlich bei der sog. Serumkrankheit vorkommen.

Unter anaphylaktischen Zuständen versteht man Krankheitserscheinungen verschiedenster Art, allerleichteste und allerschwerste, die nach parenteraler Einführung von artfremdem Eiweiß auftreten können. Man stellte sich die Genese derselben bisher etwa folgendermaßen vor: Der Organismus sucht das parenteral eingeführte Eiweiß abzubauen, analog wie es bei stomachaler Einfuhr im Darme geschieht. Bei dem Abbau innerhalb der Blutbahn entstehen nun gelegentlich Zwischenprodukte, welche hier von hoher Giftigkeit sind. Bei der erstmaligen Einverleibung pflegt es zu keiner Giftwirkung zu kommen, vermutlich weil die toxischen Zwischenprodukte infolge ungenügenden oder zu langsamen Abbaus nicht in ausreichender Konzentration auftreten. Bei wiederholten Injektionen lernt der Organismus diesen Abbau leichter und rascher, als es beim erstenmal der Fall war; dadurch werden die giftigen Zwischenprodukte in größerer Menge frei, die Gefahr einer Schädigung durch dieselben wird größer, die üblen Zufälle werden häufiger. Der Körper reagiert dann „anaphylaktisch" oder „allergisch". Die Serumkrankheit, die speziell bei wiederholten Injektionen von Diphtherie-Heilserum beobachtet worden ist, stellt eine derartige anaphylaktische Reaktion dar. Neben einer solchen chemischen Genese der Anaphylaxie erwägt man neuerdings auch physikalisch-chemische Erklärungen. Man denkt an allerlei der Präzipitinbildung Analoges, an Zustandsänderungen der gelösten Kolloide im Blute, an Adsorption gewisser Substanzen des Serums, wodurch andere, ebenfalls schon normal vorhandene erst giftig werden u. dgl. Manche dieser Hypothesen stützen sich auf die Tatsache, daß die Blutplättchen während des anaphylaktischen Schocks an Zahl stark vermindert werden und sprechen denselben eine Rolle dabei zu. Im Gegensatz zu diesen „humoralen" Prozessen erwägt man neuerdings auch rein „zelluläre" Vorgänge. Das zugeführte „Antigen" soll sich fixieren an einen Antikörper, welcher an einer Zelle fest haftet.

Die Reaktion zwischen Antikörper und Antigen reizt die antikörperhaltigen Zellen und hierdurch wird der anaphylaktische Schock ausgelöst. Das Prinzipielle dieser Auffassung gegenüber den anderen beruht darauf, daß hier der Ort der Reaktion maßgebend ist, weniger ihre Art oder die dabei entstehenden Produkte.

Wer die Lehren der Anaphylaxie auf den Gelenkrheumatismus übertragen will, stellt sich also vor, daß das Primäre eine Invasion von Bazillen (durch die Rachenorgane) ist. Nach der Vernichtung der Bazillen resp. ihrer Toxine entstehen, genau wie die Serumkrankheit nach Diphtherieseruminjektionen, die Gelenkschwellungen als Ausdruck der anaphylaktischen Reaktion. In dieser Auffassung ist also das, was klinisch den gesamten Dekursus der Krankheit darstellt, nur etwas Sekundäres, gewissermaßen ein Nachspiel. Die Haupthandlung spielt sich in der Periode ab, welche klinisch die Prodrome, d. h. die Einleitung, die Vorboten darstellt.

Die wohl von allen zugegebene Hauptschwäche dieser Hypothese liegt darin, daß die Endokarditis gänzlich unaufgeklärt bleibt; und die Endokarditis gehört nun einmal zum Gelenkrheumatismus. Einen längerdauernden Krankheitszustand auf Anaphylaxie zurückzuführen (was man freilich auch bei anderen Infektionskrankheiten versucht hat), scheint überhaupt recht bedenklich. Es besteht augenblicklich eine gewisse Vorliebe dafür, altbekannte Krankheitsbilder umzudeuten und als anaphylaktische Vorgänge aufzufassen. Ich habe das mit einem experimentellen Krankheitsbilde, mit den Vergiftungserscheinungen bei Hunden mit Eckscher Fistel, auch versucht und bin also keineswegs berufen, derartiges prinzipiell zu verwerfen. Aber der Übertragung der Anaphylaxie auf den Gelenkrheumatismus scheinen mir doch allzu zahlreiche Bedenken entgegenzustehen und die Berührungspunkte allzu locker zu sein.

Dann möchte ich aber noch einmal hier nachdrücklich an alle die merkwürdigen Zusammenhänge erinnern, die zwischen dem Gelenkrheumatismus und allen möglichen anderen Krankheiten, den obengenannten Hautaffektionen, den hämorrhagischen Erkrankungen, der Chorea bestehen. Wir kennen kaum eine andere Krankheit, welche in dieser Weise mit zahlreichen anderen, scheinbar ganz fernliegenden Krankheiten durch allerlei verschlungene, noch ganz unklare Bande offenbar verknüpft ist. Ich meine, man nützt nichts damit, wenn man durch bequeme Schlagworte eine Sache als klar und einfach hinstellt, die voll von ungelösten Problemen ist.

Nun zur Therapie. Sie wissen alle, daß die Salizylsäure als Spezifikum gegen Gelenkrheumatismus gilt. Wenn man von einer spezifischen Wirkung eines pharmakologischen Agens auf eine Infektionskrankheit spricht (ich meine das im Gegensatz zur Serumtherapie), so fällt jedem die Wirkung des Chinins auf die Malaria ein. Das ist das klassische Beispiel für eine spezifische Wirkung. Chinin soll die Malariaplasmodien schon in Verdünnungen, die den Körperzellen gegenüber unschädlich sind, töten. Es ist, um die modernen Termini technici zu gebrauchen, „parasitrop“ den Malariaplasmodien gegenüber. Eine entsprechende Spezifität der Salizylsäure hat sich experimentell bisher nicht nachweisen lassen; aber man kann immerhin insofern von einer spezifischen Wirkung auf den Gelenkrheumatismus reden, als sie gegen andersartige Gelenkaffektionen völlig wirkungslos zu bleiben pflegt. Da kann sie manchmal, genau wie das Chinin bei der Malaria, für oder gegen die Diagnose verwandt werden. Die Vorschriften über die Anwendung der Salizylsäure werden etwas verschieden gegeben. Statt der reinen Säure werden jetzt meistens das Natriumsalz oder das Aspirin (Acetylsalizylsäure) verordnet. Bei einem frischen Rheumatismus soll man gleich reichliche Dosen, also 6—8 g täglich verordnen. Viele legen Gewicht darauf, daß der Kranke die Pulver am Nachmittag und Abend nimmt. In vielen Fällen werden Sie einen raschen Rückgang des Fiebers, der Schmerzen und auch der ev. Schwellungen sehen. Wenn man dann mit den Salizylsäuregaben langsam heruntergeht (Naunyn nannte es: sich aus der Behandlung herausschleichen), dann erfolgt nicht selten eine glatte und ungestörte Heilung. Aber das ist leider bei weitem nicht regelmäßig der Fall. Manche Rheumatismen sind von vornherein renitent. Bei anderen lassen Fieber und Beschwerden zunächst nach, um dann immer wieder aufzuflackern. Man pflegt in allen Fällen, wo die Salizylsäurewirkung unbefriedigend ist, dieselbe ganz auszusetzen und statt dessen ein Mittel der Antipyringruppe zu versuchen. (Antipyrin, Phenacetin, Pyramidon od. dgl.) Auch Atophan, das ursprünglich nur gegen Gicht angewendet wurde, hilft beim Gelenkrheumatismus öfters recht gut. Manchmal tritt dann der erhoffte Erfolg noch prompt ein und der Rheumatismus heilt gut aus.

Als gefährliche Intoxikationserscheinungen der Salizylsäure müssen Sie stets auf eine plötzliche Verlangsamung des Pulses oder der Atmung achten; dann setzt man das Mittel am besten einige Tage ganz aus. Über Ohrensausen und Magenschmerzen klagen die Patienten sehr häufig (auch bei den modernen Ersatzmitteln der Salizylsäure, die angeblich frei von Nebenwirkungen sein sollen). Diese Beschwerden sind natürlich unangenehm, aber durchaus ungefährlich und sollen im allgemeinen kein Grund zum Aussetzen des Mittels sein. So ist eine energische Behandlung im Krankenhause natürlich leichter durchzusetzen als in der Privatpraxis, wo der Einfluß der Verwandten das Durchführen einer für den Kranken unangenehmen Behandlung oft recht stört.

Wärmeapplikation der verschiedensten Art, in frischen Fällen Einwickeln der Gelenke in Watte, später Heißluftbehandlung und in noch späteren Stadien Bäder werden als Unterstützung oftmals mit gutem Erfolge angewendet. Französische Autoren empfehlen bei starker akuter Schwellung der Gelenke dieselben zu punktieren und rühmen es als sehr schmerzstillend.

Eine sehr wichtige Frage ist die nach der Beeinflußbarkeit der Endokarditis durch die Salizylsäure. Selbst die wärmsten Salizylfreunde geben zu, daß eine direkte Einwirkung leider nicht zu hoffen ist. Wenn eine Herzaffektion sich einmal entwickelt hat, so ist sie durch eine erhöhte resp. von neuem begonnene Salizylsäuremedikation nicht zu beseitigen. Auch ihrem Auftreten kann durch nichts mit Sicherheit vorgebeugt werden. Nur dadurch, daß die Salizylsäure den Verlauf der Erkrankung abkürzt, verringert sie die Gefahr ihres Hinzutretens. Die einmal ausgebrochene Endokarditis ebenso wie die Myo- oder Perikarditis und auch die Pleuritis werden unabhängig vom Gelenkrheumatismus nach den üblichen Regeln behandelt.

Alles in allem genommen gehört der akute Gelenkrheumatismus zu denjenigen Erkrankungen, an deren Behandlung der Arzt stets mit einiger Besorgnis herantritt. Es ist immer recht fraglich, ob es gelingen wird, den Kranken im Verlaufe einiger Wochen wieder ganz gesund zu machen ohne jedes Residuum, wie es bei der Pneumonie, beim Typhus und vielen andern akuten Krankheiten erfreulicherweise oft der Fall ist.

Über die Diagnose haben wir noch nicht gesprochen; ich kann mich kurz fassen, denn sie macht selten Schwierigkeit. Eine Sepsis mit Gelenkschwellungen wird durch ihre unregelmäßigen Temperaturschwankungen, ihre Schüttelfröste und am sichersten durch einen positiven bakteriologischen Blutbefund zu diagnostizieren sein. Sonst können Zweifel eigentlich nur dann vorkommen, wenn im Anfange nur ein Gelenk befallen ist. Dann kann die Differentialdiagnose gegenüber einer gonorrhoischen Gelenkaffektion (speziell wenn ein Knie affiziert ist) oder auch einmal gegenüber der Gicht (besonders wenn es sich um ein Fußgelenk handelt) oder einem traumatischen Hydrops oder auch einer tuberkulösen Entzündung in Frage kommen. Anderweitige Irrtümer passieren eigentlich nur in dem Sinne, daß ein Gelenkrheumatismus angenommen wird, wo tatsächlich ein lokaler entzündlicher Prozeß vorliegt; so sieht man einmal, daß ein beginnender Weichteilabszeß oder auch eine Osteomyelitis in unmittelbarer Nähe eines Gelenkes im Anfange als Rheumatismus angesehen wird; aber das ist auch nicht häufig.

Ich möchte an diesen Fall gleich eine kurze Besprechung der übrigen Rheumatismusformen anschließen; dieselben stellen großenteils ein noch recht unbefriedigendes und unklares Kapitel dar. Der sog. chronische Gelenkrheumatismus ist als solcher dann relativ klar, wenn ein akuter Gelenkrheumatismus gleich chronisch wird statt zu heilen, oder wenn sich aus häufigeren Rezidiven heraus allmählich ein Dauerzustand von Gelenkschmerzen mit Bewegungsbeschränkungen entwickelt. Erträgliche Zeiten wechseln ab mit akuten Verschlechterungen. Es kommt dann, besonders an Hand- und Fingergelenken, häufig zu den beträchtlichsten Versteifungen und Deformierungen, an welche sich gelegentlich sekundär Muskelatrophien in der Umgebung anschließen. Meistens besteht dabei eine Neigung zur Ulnarflexion der Hand und Hyperextension der Finger. In schweren Fällen können die Kranken schließlich ganz arbeitsunfähig, manchmal sogar völlig hilflos werden. Viel schwieriger in der Deutung liegen die Dinge, wenn ein solcher Zustand von schmerzhafter Gelenkversteifung sich von vornherein gleich schleichend etabliert, und jedes akute Stadium fehlt, das ätiologisch klären könnte. Herzstörungen pflegen bei solchen Fällen keinerlei Rolle zu spielen, und man hat wegen des fast regelmäßigen Fehlens derselben diese Zustände als etwas ganz Selbständiges vom akuten Gelenkrheumatismus abtrennen wollen. Auf jeden Fall ist die Deutung oft unsicher, manchmal geradezu willkürlich. Gegenüber der Gicht, die in atypischer Weise einmal auch die Fingergelenke ganz ähnlich befallen kann, mag die Röntgenuntersuchung öfters eine Unterscheidung erlauben. Die Gichtgelenke erscheinen im Röntgenbild nur wenig verändert, die Knochen sind völlig intakt. Beim echten chronischen Rheumatismus dagegen bestehen weitgehende, von der Synovia sich ausbreitende Knochenveränderungen, die den Gelenkspalt verlegen und zu knöchernen Verwachsungen führen können.

Die sog. Arthritis deformans finden Sie bei den einzelnen Autoren verschieden definiert. Am einfachsten ist es, wenn man diesen Namen reserviert für eine Gruppe von chronischen Prozessen, die im höheren Alter an den großen Gelenken auftreten, an der Schulter und vor allem an der Hüfte (Malum coxae senile). Anatomisch sollen hier weniger Entzündungen in den Gelenkhöhlen selber als vielmehr atrophische, degenerative und proliferative Vorgänge an den Knochen sich abspielen. Die Prognose aller dieser Zustände ist quoad Heilung nicht günstig, die Therapie dagegen doch nicht ganz undankbar, wenn sich der Patient mit einer Besserung seines oft qualvollen Zustandes begnügt. Mit Antipyreticis, mit Wärme, Bädern, mit Massage und Bewegungsübungen, neuerdings auch mit der Strahlenbehandlung gelingt es häufig, die Schmerzen zu lindern und die Bewegungsfähigkeit zu bessern.

Ferner sind diese chronischen Rheumatismen neuerdings ein bevorzugtes Anwendungsgebiet einer modernen Behandlungsmethode geworden, welche als „Proteinkörpertherapie" oder „unspezifische Leistungssteigerung" oder „allgemeine Protoplasmaaktivierung" oder „Kolloidtherapie" zur Zeit Gegenstand emsigen Studiums und lebhafter Kontroversen ist. In diesen verschiedenen Namen kommt einigermaßen zum Ausdruck, was man sich hierunter vorstellt und damit bezweckt. Es soll im Gegensatz zu der sonst oft angestrebten spezifischen Therapie hier in unspezifischer Weise eine „Umstimmung" des Organismus erreicht werden. Anfangs wurden vor allem intramuskuläre Milchinjektionen angewandt. Jetzt bedient man sich an Stelle davon meist einer etwa $5\,^0/_0$igen Kaseinlösung, welche unter dem Namen „Caseosan" in Ampullen in den Handel kommt und auch intravenös eingespritzt werden kann. Aber es müssen nicht Eiweißkörper sein, wie in dem ursprünglichen Namen „Proteinkörpertherapie" zum Ausdruck kam, sondern auch alles mögliche andere, z. B. Metalle, besonders in kolloidaler Form, sollen ebenso wirken (Kollargol, Argochrom usw.). Das gegen Gelenkaffektionen als spezifisch wirkendes Mittel empfohlene „Sanarthrit", ein Knorpelextrakt, dürfte wohl auch hierher zu rechnen sein. Neben manchem anderen pflegt man auch bei Sepsisfällen diese Therapie zu versuchen, und die Ophthalmologen rühmen die Erfolge besonders bei Iritis.

Der tuberkulöse Gelenkrheumatismus, die Poncetsche Krankheit, von dem man in den letzten Jahren öfters hört, stellt eine polyartikuläre Affektion bei Tuberkulösen dar. Er soll auf einer Toxinwirkung beruhen und ist deshalb streng zu trennen von der meist monartikulären Tuberkulose der Gelenke. Von der Polyarthritis rheumatica soll sich der tuberkulöse Rheumatismus unterscheiden durch weniger akuten Verlauf, geringere Schmerzen und fehlende Neigung zu Schweißen, ebenso durch völliges Versagen der Salizyltherapie. Das Krankheitsbild ist noch nicht allgemein anerkannt.

Gelenkerkrankungen gonorrhoischer Natur sind nicht selten. Jede monartikuläre Entzündung, besonders im Knie, muß daran denken lassen. Da der Befund am Knie nicht charakteristisch genug ist, so ist der Nachweis der Gonorrhöe unbedingt erforderlich; derselbe kann übrigens in älteren Fällen, vor allem bei Frauen, manchmal recht schwierig sein.

Zum Schluß noch einiges über den Muskelrheumatismus. Seine akuten Formen stellen als Hexenschuß, Lumbago oder als Rheumatismus der Nackenmuskulatur eine sehr häufige Erkrankung dar, die wohl fast jeder von uns einmal an sich selber kennen gelernt hat. Über das Wesen dieses Muskelrheumatismus ist neuerdings wieder eine Diskussion im Gange. Manche leugnen, daß diese Krankheit überhaupt eine selbständige Muskelerkrankung sei, sondern sprechen eine Neuritis als eigentliche Ursache an. Man hat dann im Spinalganglion den Sitz der Affektion vermutet. Jeder Erklärungsversuch soll übrigens darauf Rücksicht nehmen, daß genau die gleichen schmerzhaften Muskelaffektionen auch durch Traumen, z. B. Zerrung, entstehen. Speziell den Lumbago führen die Kranken oft auf ein „Verheben" zurück. In den erkrankten Muskelgruppen fühlt man bei tiefem Palpieren öfters umschriebene Resistenzen von besonderer Schmerzhaftigkeit. Manche reden da von „rheumatischen Knötchen"; jedoch hat sich die Existenz von solchen bisher nicht durch anatomische Befunde daselbst erhärten lassen. Vielleicht handelt es sich nur um Kontraktionsphänomene. Ein akuter Muskelrheumatismus pflegt meistens unter Ruhigstellung der schmerzenden Muskelgruppen, unter Hitzeapplikationen, Massieren und Salizylsäure rasch und restlos zu heilen.

Viel ungünstiger und schwieriger liegen die Dinge beim sog. chronischen Muskelrheumatismus. Hierunter versteht man schmerzhafte Zustände in einzelnen Muskelgruppen, die sich teils aus einem akuten Muskelrheumatismus heraus entwickeln, aber teils gleich schleichend einsetzen. Die Beziehungen und Abgrenzungen gegen den chronischen Gelenkrheumatismus, manchmal auch gegen Neuralgien, sind oft ganz unsicher. Man versucht, durch das Auffinden von möglichst konstanten Schmerzpunkten, durch Feststellung von reflektorischen Muskelspannungen, von Mitbewegungen od. dgl. die Diagnose zu erhärten, aber sehr häufig fehlt jeder objektive Befund bei der Untersuchung. Die Leute klagen über Schmerzen in den Gliedern und dadurch bedingte Bewegungsbeschränkungen und wir sind in der Beurteilung vollkommen auf ihre Angaben angewiesen. Nicht selten besteht sicherlich eine nervöse Komponente und manchmal (bei Rentenempfängern und Leuten mit Anspruch auf Krankengeld) wohl auch etwas Aggravation. Die Behandlung ist meist undankbar, um so mehr, wenn die Kranken bereits alles versucht haben. Es bleibt einem meist weiter nichts übrig, als Antipyretica, Bäder, Massage, elektrische Licht- und Strahlenbehandlung od. dgl. in etwas geänderter Form oder Kombination nochmals in Anwendung zu bringen. Jedoch darf das evtl. vorhandene nervöse Moment als auch die Möglichkeit der Übertreibung nicht außer acht gelassen werden sowohl bei der Behandlung von solchen Kranken als auch bei der Begutachtung ihrer Arbeitsfähigkeit, welche vom Arzte oft gefordert wird.

15. Vorlesung.

Blutkrankheiten.

Chlorose, sekundäre Anämie, perniziöse Anämie, Leukämie, Pseudoleukämie.

Das junge Mädchen, das ich heute vorstelle, macht den Eindruck einer Schwerkranken. Ihre Haut ist „alabasterweiß", wie es die alten Kliniker zu nennen pflegten; ihre Lippen, ebenso die Mundschleimhaut und die Konjunktiven sind blaß und blutleer. Am Nagelfalz der Finger fehlt das leichte Rot, das man beim Gesunden dort sieht. Das veranlaßte uns, sofort das Blut zu untersuchen. Die Untersuchung ergab eine beinahe normale Zahl an roten und weißen Blutkörperchen, ebenso zeigte auch das mikroskopische Präparat keine pathologischen Formen. Dagegen war der Hämoglobingehalt fast auf die Hälfte vermindert. Das stellte den einzigen Befund dar. Wie es nachher genauer zu begründen sein wird, haben wir es hiernach mit einer Chlorose zu tun, jener Form von Anämie, die unter dem Namen Bleichsucht als eine Krankheit der jungen Mädchen beinahe jedem Laien bekannt ist.

Ehe wir an eine theoretische Besprechung herangehen, wollen wir die körperliche Untersuchung gleich erledigen. Als etwas Auffallendes sehen Sie das starke Pulsieren der Halsvenen, ein Symptom, das insofern oft falsch bewertet wird, als man gern ein Herzleiden daraus herauslesen möchte. Ich habe bei der Besprechung der Herzkrankheiten auseinander gesetzt, daß eine zu lebhafte Halsvenenpulsation mit normalem Typus, d. h. präsystolisch, bei allen möglichen Schwächezuständen vorkommt; sie hat keinerlei Bedeutung als Zeichen einer speziellen Herzkrankheit. Der Ernährungszustand der Kranken ist durchaus gut, das Gesicht sogar so voll, daß man beinahe an ein geringes Ödem denken kann. Der Herzspitzenstoß ist im 4. Zwischenrippenraum etwas außerhalb der Brustwarzenlinie. Auch die unteren Lungenränder stehen etwas hoch. Ein solcher Zwerchfellhochstand mit einer Schräglagerung des Herzens ist als Folge oberflächlicher Atmung bei Chlorosen nichts Seltenes. Bei der Auskultation finden wir über den Lungen normale Verhältnisse. Am Herz hören wir überall blasende systolische Geräusche. Es fehlt jeder Hinweis in bezug auf Lokalisation oder übrige Symptome, welche berechtigen, diese Geräusche von einem Klappenfehler herzuleiten. Dagegen ergibt die Auskultation der Gefäße am Halse etwas Auffälliges. Man hört ein dauerndes gleichmäßiges Fauchen, unabhängig von Herzaktion und Atmung. Das Kontinuierliche des Geräusches läßt seinen Ursprung ohne weiteres in den Venen vermuten, weil nur hier eine ununterbrochene Bewegung stattfindet. Sie werden dieses Venengeräusch unter dem Namen „Nonnensausen" in den Klopfkursen genauer erklärt bekommen. Man hört es manchmal nur bei etwas zur Seite gebogenem Kopfe; gelegentlich ist es weiter oben, ja sogar am Warzenfortsatz am besten zu hören. Es ist kein regelmäßiger, aber doch ein häufiger Befund bei allen Arten von Blutkrankheiten, speziell bei der Chlorose. Die Untersuchung des Abdomens ergibt nichts Abnormes. Die Milz, auf die wir bei allen Blutkrankheiten achten, ist nicht vergrößert. Auch der Augenhintergrund, der bei der Neigung von Anämischen zum Bluten öfters Hämorrhagien zeigt, ist normal. Einen anderen, freilich sehr seltenen Augenhintergrundbefund, nämlich eine Stauungspapille, erwähne ich nachher noch. Der Urin ist reichlich und hell; auch darauf komme ich nachher noch zurück; er ist frei von Eiweiß und Zucker.

Die Diagnose „Chlorose" war für jeden auch nur halbwegs Erfahrenen schon beim ersten Anblick des Mädchens überaus wahrscheinlich. Die Anamnese bestärkt diesen Verdacht noch. Die Patientin berichtet, daß sie früher stets gesund war. Sie ist auf dem Land aufgewachsen und hat vor $1/_2$ Jahr in der Stadt eine Stellung als Verkäuferin angetreten. Seit einigen Wochen fühlt sie sich müde, beim Treppensteigen tritt starkes Herzklopfen auf. Sie ist völlig appetitlos und verlangt höchstens nach sauren oder scharfen Speisen. Der Schlaf ist gut; sie meint sogar, ihr Bedürfnis und ihre Fähigkeit zu schlafen sei größer als früher. Dabei ist sie verstimmt, reizbar und weinerlich; von sonstigen nervösen Beschwerden klagt sie über Kopfweh, Schwindelanfälle und plötzliches Schwarzwerden vor den Augen. Die Menses, welche früher regelmäßig waren, sind seit mehreren Monaten fast gänzlich ausgeblieben; es traten einige Male ganz geringe Blutungen, aber mit starken Schmerzen auf.

Diese Angaben über die äußeren Umstände, unter denen die Blutarmut aufgetreten ist, sind für Chlorose außerordentlich charakteristisch. Wir wissen, daß gerade junge Mädchen, die das Landleben gewohnt sind, wenn sie statt der dauernden Bewegung im Freien sich in geschlossenen Räumen aufhalten, im Bureau sitzen oder gar hinter dem Ladentisch stehen müssen, gern an schwerer Chlorose erkranken. Deshalb findet man die allerschwersten Formen, die den Eindruck einer ganz ernsten Erkrankung machen können, am häufigsten in den großen Städten. Aber daß diese äußeren Bedingungen nur den Anstoß geben und nicht allein die Krankheit erzeugen, geht daraus hervor, daß auch ohne alle diese Momente, unter den günstigsten äußeren Bedingungen, schwere Chlorosen beobachtet werden. Einen Hinweis auf die Ursachen der Chlorose haben wir in ihrem so gut wie ausschließlichen Vorkommen bei jungen Mädchen und in ihrer häufigen Kombination mit Menstruationsanomalien. Auch dauernde Sterilität später bei Frauen, welche als Mädchen schwere Chlorosen durchgemacht haben, ist zwar nicht gerade die Regel, aber doch auffallend häufig. Irgendein Zusammenhang mit den weiblichen Genitalien ist dadurch sehr nahe gelegt. Die gynäkologische Untersuchung ergibt oftmals, aber ebenfalls nicht immer, eine ungenügende Entwicklung des Uterus und der Ovarien. Bei unserer Patientin hier hat die per rectum vorgenommene Untersuchung der Genitalien einen normalen Befund ergeben. Es ist also keineswegs zulässig, die Chlorose schlechtweg von einer Hypoplasie der Genitalien herzuleiten, oder korrekter ausgedrückt: Man darf sie nicht ohne weiteres in strikte Relation mit den Genitalien als den Organen der Fortpflanzung bringen, denn deren diesbezügliche Funktion ist zu häufig normal. Dagegen entspricht es durchaus der

modernen physiologischen Betrachtungsweise, den Ovarien neben ihrer
Rolle als Fortpflanzungsorganen noch eine innere Sekretion mit einer
allgemeineren Wirkung auf den ganzen Körper, auf seinen Stoffwechsel
zuzuschreiben. Als Träger dieser inneren Sekretion wird von den Histo-
logen die sog. Zwischensubstanz in den Ovarien angesprochen. Unsere
noch ganz ungenügende Kenntnis darüber, speziell über evtl. pathologische Veränderungen dieser Zwischensubstanz bei Chlorosen, macht es
uns freilich zur Pflicht, nur mit aller Reserve und in ganz hypothetischer
Form zu reden, wenn wir die Chlorose durch den Ausfall eines normalen
Reizes erklären, der von der Zwischensubstanz der Ovarien auf die Blutbildung ausgehen soll. Betrachten Sie dies als eine moderne Arbeits-
hypothese, mehr will es nicht sein. Die alte Virchowsche Auffassung,
welche die Chlorose von einer Hypoplasie des Gefäßsystems, speziell der
Aorta herleiten wollte und die Häufigkeit von allerlei Anomalien daselbst betonte, z. B. die atypischen Abgangsstellen der Art. intercostales,
hat sich nicht weiter stützen lassen.

Da uns die Besprechung des Blutbefundes Anlaß geben wird, die
Verhältnisse bei anderen schweren Bluterkrankungen auch gleich abzuhandeln und uns deshalb von dem eigentlichen Thema abführt, wollen
wir das Klinische, den Verlauf der Chlorose und ihre Behandlung gleich
hier erledigen.

Die Chlorosen, wenigstens die reinen echten schweren Fälle, treten
gerne in Attacken auf, welche ziemlich plötzlich einsetzen und unter
geeigneter Behandlung nach einigen Wochen völlig heilen, freilich eine
Neigung zu Rezidiven zeigen. Viel häufiger sind leichtere, beinahe
chronisch sich über Jahre hinziehende chlorotische Zustände. Hiervon
bleibt, wenigstens in großen Städten, wohl die Mehrzahl der jungen Mädchen nicht ganz verschont. Daß hier oftmals die Diagnose Chlorose ohne
genügende Unterlage zu Unrecht gestellt wird und für alle möglichen
unklaren Beschwerden, teilweise wohl nur nervöser Natur, mißbraucht
wird, muß freilich betont werden. Die Prognose der Chlorose, selbst
der allerschwersten Formen ist durchaus günstig insofern, als Todesfälle
überhaupt kaum vorkommen. Es sei denn, daß die Neigung der Chlorosen
zu Thrombosen einmal Anlaß zu bösen Zufällen gibt. Sonst kann man
den Kranken mit gutem Gewissen in Aussicht stellen, daß ihre Bleichsucht
bei geeigneter Behandlung heilt, oder mindestens doch weitgehend gebessert werden wird. Die alte Lehre, daß die Verheiratung einen sicheren
Schutz gewährt, ist wohl nicht ganz wörtlich zu nehmen; denn wenn
auch sicherlich viel seltener als bei jungen Mädchen, so kommen doch
Chlorosen bei Frauen bis Ende der 20er ebenfalls vor.

Unter den schon erwähnten nervösen Beschwerden stehen Kopfschmerzen häufig im Vordergrund. Sie können von allerstärkstem Grade
sein. In solchen Fällen findet man nicht ganz selten die oben schon erwähnte Stauungspapille. Dies zu wissen ist wichtig, damit man allein
auf dieses Symptom hin in solchen Fällen nicht gleich einen ernsten
zerebralen Prozeß (Hirntumor) annimmt. Ich erwähne gleich, daß dieser
heftige Kopfschmerz der Chlorosen oft durch eine ausgiebige Lumbalpunktion günstig beeinflußt wird. Diese Tatsachen zusammen lassen
daran denken, daß hier eine Vermehrung des Liquor cerebrospinalis

vorliegt. Als Ursache derselben einen entzündlichen Prozeß, z. B. eine Meningitis serosa anzunehmen, ist kein genügender Grund. Vielleicht hängt sie von einer Störung des Wasserhaushaltes ab. Denn daß eine solche besteht, darauf weist der etwas schwammige, leicht ödematöse Gesamthabitus dieser Kranken hin und vor allem das Verhalten der Diurese. Diese zeigt bei vielen schweren Chlorosen deutliche Abweichungen. Manchmal ist der Harn auffallend spärlich, häufiger dagegen abnorm reichlich. Eine Konzentrationsunfähigkeit der Nieren liegt jedenfalls nicht vor und das Hineinspielen von nephritischen Momenten, wie es französische Autoren für viele Fälle annehmen, erscheint nicht sehr wahrscheinlich. Reichliche Diurese gilt im allgemeinen als prognostisch günstig und tritt gern in Perioden der Heilung auf. So kann es kommen, daß die Patientinnen gerade in der Rekonvaleszenz bei gutem Appetit und reichlicher Nahrungsaufnahme an Gewicht verlieren. Gewichtsschwankungen durch Zu- oder Abnahme von fast verborgenen Flüssigkeitsansammlungen spielen überhaupt eine größere Rolle, als man früher gemeint hat.

Die Behandlung hat in so schweren Fällen, wie hier, strikte Bettruhe zu fordern. Die Ernährung soll immer dann möglichst reichlich sein, wenn es sich um schwächliche oder heruntergekommene Patientinnen handelt. Doch wird man bei gut genährten Mädchen sich von einer kritiklos verordneten Mast- und Milchkur nicht viel Erfolg versprechen dürfen. Dagegen wird die Bevorzugung des Eiweißes in der Kost, sogar eine richtige Fleischmast, von erfahrenen Ärzten bei der Chlorose gerühmt und empfohlen.

Die Verordnung von Eisen bei Bleichsucht ist uralt und beinahe jedem Laien bekannt. Über die Art der Wirkung desselben ist viel experimentiert und diskutiert worden. Sicherlich handelt es sich nicht um die Ergänzung eines zu geringen Eisenbestandes im Körper, sondern das zugeführte Eisen übt irgendeinen Reiz auf die Blutbildungsorgane aus. Auf die Art, wie das Eisen verordnet wird, kommt es aber offenbar viel weniger an, als von Pharmakologen eine Zeitlang gerne behauptet wurde. Es sollte nämlich nur dem organisch gebundenen Eisen eine Wirkung zukommen; speziell Schmiedeberg ist hierfür immer eingetreten. Das trifft nach den Erfahrungen der Kliniker auf keinen Fall zu; jede beliebige Eisenverbindung: Tct. ferri pomata, Ferrum oxyd. saccharat. und alle die vielen anderen leisten genau das gleiche. Sehr empfehlenswert ist es, neben dem Eisen auch gleich Arsen zu reichen, welchem auf die Blutbildungsorgane eine ähnliche Wirkung wie dem Eisen zukommt. Aufenthalt im Hochgebirge ist sicher ein unterstützendes Moment in der Chlorosebehandlung, wenn wir freilich auch wissen, daß die hierbei auftretende Hämoglobinvermehrung nicht von Dauer zu sein pflegt. Von hydrotherapeutischen Maßnahmen wird möglichst heißen Bädern ein günstiger Einfluß nachgerühmt. Mit solchen Mitteln hoffen wir, unsere Patientin hier bald wieder in die Höhe zu bringen.

Nun eine ganze Reihe wichtiger theoretischer Besprechungen. Im Anfang der Vorlesung habe ich die Patientin als „blutarm" angesprochen, und später, nachdem ich Ihnen von dem Ausfall der Blutuntersuchung berichtet habe, sprach ich von einer „Chlorose, Bleichsucht". „Anämie",

„Blutarmut" ist ein unbestimmter und schwer korrekt zu definierender
Sammelname für alle möglichen Zustände von verminderter oder ver-
schlechterter Blutbeschaffenheit; „Chlorose" dagegen ist ein wohlum-
grenztes Krankheitsbild. Ihre Charakteristika in bezug auf den Blutbefund bestehen darin, daß vor allem der Hämoglobingehalt des Blutes
erniedrigt ist, während Zahl und Art der roten Blutkörperchen und ebenso
der weißen meist fast keine Abweichungen zeigen. In frischen und reinen
Fällen ist es stets so; bei etwas längerer Dauer der Krankheit nehmen
aber auch die roten Blutkörperchen für gewöhnlich etwas an Zahl ab,
jedoch bleibt der Hämoglobingehalt stets relativ stärker vermindert.
Wenn man den Hämoglobingehalt des Blutes nach seiner Färbekraft
mit einer Farbenskala mißt und die Relation zur Zahl der roten Blutkörperchen als „Färbeindex" bezeichnet, so ist derselbe bei der Chlorose
kleiner als normal.

Nur nebenbei kurz erwähnen möchte ich das noch etwas unklare
Kapitel der Pseudochlorose. Manche sprechen von einer Pseudochlorose, wenn sie bei jungen Mädchen die Beschwerden der Chlorose
finden, aber der Blutbefund einschließlich des Hämoglobingehaltes dabei
völlig normal ist. Es erscheint jedoch fraglich, ob die Beschwerden
der Chlorose typisch genug sind, um bei negativem Blutbefunde die
Aufstellung eines eigenen Krankheitsbildes zu rechtfertigen. Das vollkommene Fehlen jeder anderen, die Beschwerden erklärenden Erkrankung
ist natürlich Vorbedingung, wenn man überhaupt eine Pseudochlorose
diagnostizieren will.

Alles Technische über die Zählung der Blutkörperchen, die Färbung
der Trockenpräparate, die Hämoglobinbestimmung usw. übergehe ich
hier und verweise auf die praktischen Kurse. Dagegen möchte ich auf
die Morphologie des Blutes etwas näher eingehen. Um die gefärbten
Trockenpräparate zu beurteilen, müssen Sie genau wissen, welche Zellen
im Blute normalerweise vorkommen dürfen, welche wir pathologischerweise zu erwarten haben und wie diese Befunde zu bewerten sind. Ich
werde etwas weiter ausholen, als es für die Chlorose selber unbedingt
nötig wäre, weil ich gleich eine kurze Besprechung der übrigen Blutkrankheiten anschließen möchte; es handelt sich vor allem um die perniziöse
Anämie, die Leukämien und die sog. Pseudoleukämien. Diese
Erkrankungen sind nicht so häufig, daß ich ihnen eine besondere Stunde
widmen möchte. Aber es dürfte gerade der Absicht dieser propädeu-
tischen Vorlesungen entsprechen, wenn ich die Blutmorphologie etwas
eingehender erkläre, als Sie sie in den üblichen Lehrbüchern finden. Sie
ist zum Verständnis dieser Krankheiten unentbehrlich. Wir werden
einen Blick in die Fabrikationsstätten der Blutkörperchen werfen und
werden hierbei sehen, daß jedes Blutkörperchen, bevor es gebrauchs-
fertig in das strömende Blut abgegeben wird, die gleichen Stadien durch-
läuft, welche beim Embryo in den verschiedenen Monaten der Entwicklung der Reihe nach angetroffen werden. Es treten in Krankheiten
niemals wirklich neugebildete Zellformen ohne physiologische Paradig-
mata auf. Was wir „pathologische Blutzellen" nennen, ist pathologisch,
weil es nicht in die Blutbahn des Erwachsenen gehört! Es war hier normal
beim Fötus in einer gewissen Periode seiner Entwicklung, oder es ist in

den Blutbildungsstätten des Erwachsenen vielleicht immer noch ein ganz gewöhnlicher Befund. Die Morphologie der Blutkrankheiten ist ein besonders glückliches Beispiel für Virchows Definition vom Wesen der Krankheit. Virchow betonte, daß in Krankheiten niemals etwas völlig Neues, vom Physiologischen gänzlich Abweichendes auftritt; es handle sich immer nur um eine Bildung, ein Wachstum, eine Kraftentfaltung od. dgl. am unrechten Ort, zu einer falschen Zeit oder in einer verkehrten Richtung, einem Zuviel oder einem Zuwenig usw. Abgesehen von gewissen Degenerationsformen sind alle abnormen Zellen im Blute bei den Blutkrankheiten nur unfertige Zellformen, die aus den Bildungsstätten auf einen Reiz hin abgegeben worden sind. Je mehr derartige Zellen im Blute kreisen und vor allem je unfertigere Formen sie darstellen, d. h. einem je früheren Entwicklungsstadium sie entsprechen, eine um so gröbere Alteration des Blutbildungsmechanismus haben wir anzunehmen. Das Verständnis der Zellen, die wir bei der perniziösen Anämie und den Leukämien antreffen, ist nur durch die Entwicklungsgeschichte der Blutbildung möglich. (Siehe Abb. 8 teilweise nach Lenhartz-Meyer und Seifert-Müller.)

Unsere Kenntnisse hierüber sind leider noch ganz lückenhaft. Da ich hier weder ein Sammelreferat geben möchte, noch mich in Detailstudien irgendeiner bestimmten Hämatologenschule verlieren darf, so werde ich über viele Fragen ganz oberflächlich hinwegschreiten müssen oder sie werden in meiner Darstellung gesicherter erscheinen, als es tatsächlich der Fall ist.

Die Meinungsverschiedenheiten der Autoren beginnen gleich damit, ob die roten und die weißen Blutkörperchen sich von einer gemeinsamen Stammzelle ableiten oder von Hause aus schon aus verschiedenen Anlagen stammen. Die Anhänger der letzteren, der dualistischen Auffassung, weisen darauf hin, daß die weißen Blutkörperchen erst viel später beim Embryo auftreten als die roten. Die roten sollen sich von den sog. „Bildungszellen" herleiten. Diese Bildungszellen entstehen sehr früh, im ersten Fötalmonat, gleich bei der allerersten Gefäßanlage durch eine Teilung der die Gefäße begrenzenden Zellen. Eine äußere Schicht wird zum Endothel der Gefäße und deren nach innen gelegene Schwesterzellen werden zu Stammzellen der roten Blutkörperchen. Durch Hämoglobinaufnahme werden diese Bildungszellen zu Erythroblasten. Daß diese Umwandlung lange vor Auftreten der weißen Blutkörperchen beendet sein soll, wird als Stütze für die selbständige Entstehung der letzteren angeführt. Die Bildung der Erythroblasten findet anfangs in den Kapillaren sämtlicher Organe statt; dann beschränkt sie sich auf die Leber, dann tritt, freilich nur in geringem Umfange, die Milz dazu, bis sich in der zweiten Hälfte der Fötalzeit das Knochenmark entwickelt. Damit treten alle anderen Blutbildungsstätten immer mehr zurück, bis schließlich dem Knochenmark die Rolle als Blutbildungsorgan allein zufällt. Daß beim Erwachsenen, bei dem die Blutbildung natürlich eine weniger rege als beim Fötus und beim Kinde ist, das Mark der langen Röhrenknochen seine Tätigkeit einstellt, höchstens bis auf kleine Teile in den Epiphysen, und fast nur das Mark der Wirbel und der Rippen als Blutbildungsorgan funktioniert, ist Ihnen bekannt. Hierauf beruht der Unterschied zwischen dem roten Mark und dem gelben Fettmark, welcher bei den nachher zu besprechenden Blutkrankheiten von größter Wichtigkeit ist. Es wird zum Zwecke der regeren Blutbildung manchmal aus dem nichtfunktionierenden Fettmark der langen Röhrenknochen wieder funktionierendes rotes Mark.

Mit der Übernahme der Erythroblastose durch das Knochenmark in den letzten Fötalmonaten schlägt diese eine andere Richtung ein. Anfangs wurden die Erythroblasten zu Megaloblasten, großen Zellen

mit blassen Kernen und diese durch Kernausstoßung zu Megalozyten
(das sind kernlose, übergroße rote Blutscheiben, die manchmal Trümmer
von Kernresten enthalten).   In der späteren Entwicklungsperiode dagegen
bilden sich statt der blaßkernigen großen Megaloblasten die dunkel-
kernigen kleineren Normoblasten, aus denen dann die gewöhnlichen
normalen roten Blutscheiben werden, die Erythrozyten oder Normozyten.
(Die Endigung „zyt“ bedeutet stets die spätere, reifere Form, während
man mit der Endigung „blast“ die Mutterzelle bezeichnet.) Der Megalozyt
ist also nicht eine Vorstufe des Normozyten, des normalen roten Blutkörperchens, sondern er gehört als Abkömmling des Megaloblasten überhaupt einer
älteren Periode an. Das Auftreten von Megalozyten und Megaloblasten stellt
also eine stärkere Alteration des erythropoetischen Systems dar, als die Ausschwemmung von Normoblasten. Es bedeutet das einen „Rückschlag ins
Embryonale“, und nach obigen Auseinandersetzungen ist es klinisch un-

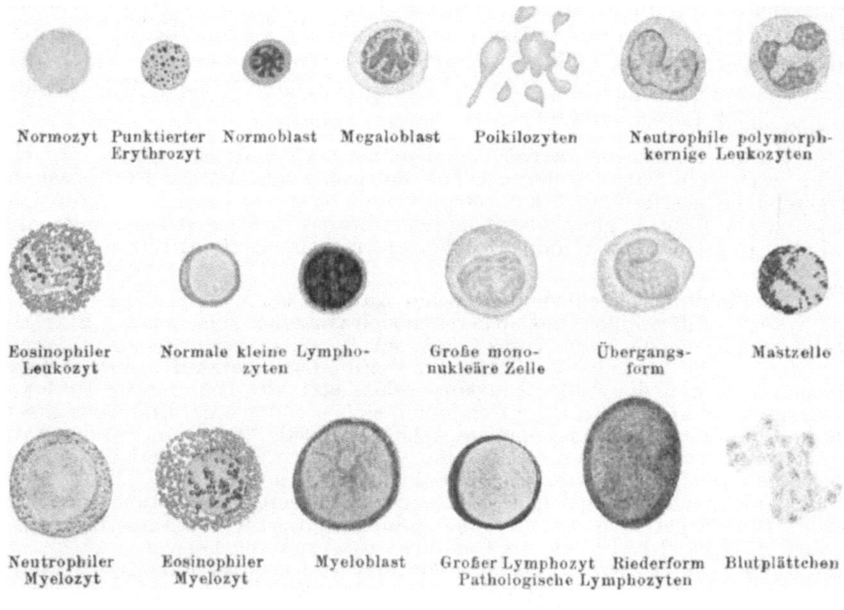

Abb. 8. Blutzellen.

günstiger, wenn der Blutbildungsmodus der ersten Fötalmonate wieder in
Aktion tritt, als wenn nur unfertige Zellen des normalen Entwicklungsganges
zum Vorschein kommen. Die Entwicklungsgeschichte macht es auch ohne
weiteres verständlich, wenn bei schweren Anämien Blutbildungsherde in
Organen auftreten, denen diese Funktion bei Erwachsenen sonst nicht
zukommt; es handelt sich hier offenbar um das Wiedererwachen einer
Tätigkeit, die in einem gewissen Stadium der Entwicklung dort normal
war. Das Vermögen von Zellen, z. B. innerhalb der Leberkapillaren sich
zu roten Blutkörperchen umzuwandeln, ist nichts absolut Neues sondern
nur etwas Wiedererworbenes.
     Die roten Blutkörperchen als kernlose Protoplasmascheiben nehmen
für gewöhnlich keine Spur von Kernfarbstoffen an; bei der üblichen Me-
thylen-Eosinfärbung sind sie gleichmäßig rosa. Bei manchen Anämien sieht
man nun einzelne rote Blutkörperchen etwas blauen Farbstoff aufnehmen,
und zwar entweder in Form von gröberen Granula (punktierte Ery-

throzyten) oder in feinster Staubform, so daß eine gleichmäßig violette Mischfarbe entsteht (Polychromasie). Es ist noch nicht ganz ausgemacht, ob es sich um eine Degenerationsform oder um eine Regenerationserscheinung handelt; doch ist das letztere, die Regeneration, das Wahrscheinlichere. Bei Bleikolikkranken findet man solche Formen nicht selten. Ferner kommen bei Anämien manchmal abnorm kleine und hämoglobinarme rote Blutkörperchen vor, und manchmal findet man auffällige Unterschiede in Größe und Form. Statt der kleinen, gleichmäßig runden Scheiben sieht man nieren- und birnförmige und allerlei andere bizarre Gebilde. Man spricht dann von Poikilozytose. Über die Lebensdauer der roten Blutkörperchen ist nichts Sicheres bekannt. Der normale tägliche Zerfall an roten Blutkörperchen wird auf etwa $2^0/_0$ des Gesamtblutes geschätzt. Der Ort ihres Zerfalls ist die Milz, wo sie besonders von den Pulpazellen zerstört und „aufgefressen" werden. Nach neueren Anschauungen stellt die Milz freilich nicht das „Grab" der roten Blutkörperchen dar, wie man früher gerne sagte, sondern man spricht der Milz die Fähigkeit einer aktiven Zerstörung zu, welche unter pathologischen Bedingungen gesteigert sein kann. Davon nachher noch. Ihr Eisen wird zunächst in der Milz retiniert, und deshalb findet man daselbst bei abnorm starkem Zerfall von roten Blutkörperchen öfters beträchtliche Mengen von eisenhaltigem Pigment. Wenn die Milz unter solchen Bedingungen anschwillt, spricht man von einem spodogenen Milztumor. Bei schweren Anämien werden Sie gelegentlich von den Howell-Jollyschen Körpern und den Cabotschen Ringkörpern hören; das sind Zelleinschlüsse, die aus Resten von Erythroblastenkernen bestehen.

Die weißen Blutzellen sollen nach einigen Autoren, vor allem Maximow, trotz der obigen Einwände die gleiche Gefäßwandzelle wie roten Blutkörperchen zur Stammzelle haben. Andere wieder sprechen eine indifferente Lymphoidzelle, wieder andere eine primäre Wanderzelle als die Mutter sämtlicher Blutkörperchen an. Die meisten Autoren dagegen postulieren die Genese der weißen Blutkörperchen ganz gesondert von derjenigen der roten, und ferner betrachten sie innerhalb der weißen Blutkörperchen die Leukozyten und die Lymphozyten als zwei völlig getrennte Familien mit eigener Entwicklungsgeschichte. Ehrlich war der hauptsächlichste Vertreter dieser Lehre.

Die ältere der beiden Familien ist die der Leukozyten. Sie stammen aus der zweiten Hälfte der Fötalzeit, und zwar werden sie anfangs in der Leber, später in der Milz, zuletzt (und nach der Geburt fast ausschließlich) im Knochenmark gebildet. Die älteste Zelle dieser Familie ist der Myeloblast, eine große, blasse, ungranulierte Zelle mit rundem Kern. Durch das Auftreten von Granula im Protoplasma wird sie zum Myelozyten. Nach der Affinität dieser Granula zu neutralen, basischen oder sauren Farbstoffen klassifiziert man die Myelozyten in neutrophile oder basophile oder azido-(eosino-)phile Myelozyten. Die Granulierung ist also bei der leukozytären Reihe ein Zeichen der zunehmenden Reife. Aber als Zeichen der fertigen Entwicklung ist noch etwas Zweites nötig, nämlich eine Lappung des anfangs runden Kerns. Erst dadurch werden die unreifen rundkernigen Myelozyten zu den reifen gelappten Leukozyten, wie sie Ihnen von der Histologie her als Bestandteil des normalen Blutes bekannt sind. Auf eine weitere Differenzierung dieser Zellen nach dem Grade ihrer Lappung, wie sie von Arneth befürwortet wird, gehe ich nicht näher ein. Diese Lehre hat sich keinerlei allgemeine Anerkennung zu verschaffen vermocht. Etwa $70—75^0/_0$ der normalen weißen Blutkörperchen sind neutrophile, etwa $3—5^0/_0$ sind eosinophile Leukozyten, während die basophilen, auch Mastzellen genannt, nur in vereinzelten Exemplaren vorkommen. Die neutrophilen Granula sind die allerzartesten, die eosinophilen sind wesentlich gröber und die basophilen sind ganz plump. Die Kernform ist bei den neutrophilen durchschnittlich viel zierlicher und verschlungener als bei den eosinophilen. Der Geübte wird die Zellen stets an der Kernform erkennen können, auch wenn die Granulafärbung an Deutlichkeit zu wünschen läßt. Die korrekte Bezeichnung dieser Zellen ist „polymorph kernige" Leukozyten, d. h. mit „vielgestaltigem" Kerne; viel üblicher dagegen ist die unkorrekte Bezeichnung „polynukleäre", d. h. „vielkernige" Leukozyten. Tatsächlich erscheinen bei sehr weitgehender Lappung einzelne Kernsplitter losgelöst, aber es sind niemals mehrere selbständige Kerne vorhanden. Nachdem den Zellen mit vielgestaltigem Kern der irreführende Name der vielkernigen Zellen einmal zugesprochen war, war es schließlich konsequent, daß man die rundkernigen Vorstufen, die Myelozyten, als einkernige „mononukleäre" bezeichnete. Im Sinne der obigen Erklärung bedeutet das Auftreten dieser rundkernigen, granulierten Myelozyten im Blut etwas Ähnliches für die Leukopoese wie die Normoblasten für die Erythropoese, d. h. es deutet auf eine abnorm intensive Produktion mit überstürzter Herausgabe von unfertigen Zellen hin. Aus dem Erscheinen von ungranulierten Myeloblasten dagegen werden wir einen noch stärkeren Grad dieses Prozesses herauszulesen haben. Diese neutrophilen polynukleären Leukozyten sind es, welche bei akuten Entzündungen aus den Gefäßen auswandern und das zellige Material des Exsudats bei der Entzündung darstellen; auch der Eiter bei der akuten Entzündung besteht ausschließlich aus diesen gelapptkernigen Leukozyten. Sämtliche Zellen dieser Reihe, die man auch die myeloische nennt, zeigen die sog. Oxydasereaktion; sie geben mit Indophenol eine Blaufärbung. Die technischen Einzelheiten übergehe ich.

Die Lymphozyten sind entwicklungsgeschichtlich die jüngsten von allen Blutzellen. Der Lymphapparat ist, wie Sie wissen, im ganzen Körper sehr ausgebreitet. Neben den eigentlichen Lymphdrüsen findet man Lymphgewebe in den Milzfollikeln, in den Plaques des Darms und in den kleinsten einzelnen Follikeln. Der histologische Bau ist im Prinzip überall der gleiche. Man sieht runde Haufen von kleinen Lymphozyten, in deren Mitte bei stärkerer Funktion ein helleres Zentrum aus großen Lymphozyten auftritt, das sog. Keimzentrum. Einige Lymphozyten trifft man wohl auch im Knochenmark an, doch werden sie dort wahrscheinlich nicht gebildet. Im normalen Blut kommen die Lymphozyten als kleine Zellen vor, etwa von der Größe eines roten Blutkörperchens, d. h. 6—8 μ groß mit sehr intensiv färbbarem Kerne; ihr Protoplasma ist meist nur sehr schmal, so daß es oft beinahe ganz verschwindet. Das sind die gleichen Zellen, wie die Lymphozyten der ruhenden Follikel. Neben diesen kleinsten Lymphozytenformen findet man auch stets eine gewisse Zahl etwas größerer Exemplare, vielleicht von der Größe eines Leukozyten. Diese gehören mit den allerkleinsten Formen genetisch zusammen und man umfaßt alle beiden Gruppen schlechtweg mit dem Namen der kleinen Lymphozyten. Diese kleinen Lymphozyten machen etwa 20% von allen weißen Blutkörperchen aus. Bei Kindern sieht man auch gelegentlich einzelne ganz große Exemplare; dieselben stellen wahrscheinlich Jugendformen dar, die unmittelbar vor der Teilung stehen und denen keine besondere Bedeutung zugesprochen zu werden braucht. Ganz anders ist es aber, wenn erhebliche Mengen von sog. großen pathologischen Lymphozyten auftreten. Es sind das Zellen $^1/_2$ mal bis doppelt so groß wie die roten Blutkörperchen. Sie sind wie die Myeloblasten von relativ blassem Kern und ungranuliertem Protoplasma. Das sind wahrscheinlich unreife Vorstufen der kleinen Lymphozyten (sog. Lymphoblasten), welche aus den abnorm stark funktionierenden Keimzentren stammen und normalerweise niemals im Blut vorkommen. Sie rechtfertigen, wenn man sie pathologischerweise im strömenden Blut antrifft, die gleichen Schlüsse auf die Lymphopoese, wie die Vorstufen der roten Blutkörperchen und die der Leukozyten auf die Erythropoese resp. Leukopoese. Diesen pathologischen Lymphozyten pflegt man auch die sog. Riederformen zuzuteilen; sie sind bei sonst gleichem Aussehen durch einen eingebuchteten etwas ovalen Kern charakterisiert; vielleicht stellen sie Alterungsformen dar.

Sehr ähnlich den kleinen Lymphozyten sind die Plasmazellen. So nennt man die kleinen Lymphozyten, welche man bei der sog. kleinzelligen Infiltration findet. Sie haben, bei gleichem Gesamthabitus wie die kleinen

Lymphozyten, einen „radspeichenartigen", exzentrisch gelegenen Kern, neben dem Kern öfters einen etwas helleren, halbmondförmigen Protoplasmastreifen. Wie jetzt von allen Autoren zugegeben wird, sind diese Zellen nichts anderes als aus den Gefäßen ausgewanderte Lymphozyten. Man hatte diese Eigenschaft des aktiven Durchtrittes durch die Gefäßwände früher nur den Leukozyten zuerkannt, den Lymphozyten aber abgesprochen. Aus den Zerfallsprodukten dieser Plasmazellen bilden sich die sog. Russelschen Körperchen. Neuerdings wird den Lymphozyten ein fettspaltendes Ferment zugesprochen; jedoch besteht hierüber noch keine Sicherheit.

Kurz erwähnen möchte ich eine noch nicht genügend gekannte Zellform, die sog. Türkschen Reizungsformen. Sie gleichen ebenfalls den kleinen Lymphozyten, doch ist das Protoplasma im ganzen etwas basophil und ihr Kern ebenfalls etwas „radspeichenartig", wie es die Normoblastenkerne auch öfters sind. Bei Gesunden findet man diese Reizungsformen niemals; man trifft sie bei den verschiedensten Infektionskrankheiten an, ohne daß ihr Auftreten bisher eine bestimmte Bedeutung gewonnen hätte. Ihrer Abstammung nach sind es wahrscheinlich pathologische Myeloblasten.

Eine Zellform muß ich noch besprechen, nämlich die sog. mononukleären Leukozyten und die Übergangszellen. An der völlig uncharakteristischen Benennung „mononukleär" ersehen Sie schon die Unklarheit, die über diese Formen noch besteht. Es sind sehr große ungranulierte Zellen mit rundem, blassem, manchmal etwas exzentrisch gelegenem Kern, welche den Myeloblasten und den großen pathologischen Lymphozyten außerordentlich ähneln. Sie kommen in sehr geringer Menge im normalen Blut vor und stellen dessen allergrößte Zellform dar. Für die Unterscheidung von mononukleären Leukozyten, Myeloblasten und großen Lymphozyten werden von den speziellen Forschern auf diesem Gebiete wohl einige allerfeinste Charakteristika angegeben; doch ist ihre Erkennung wohl kaum immer möglich. Der Ursprung der mononukleären Leukozyten ist unklar, vielleicht stammen sie aus der Milz, andere leiten sie von den Myeloblasten her. Die mit ihnen verwandten Übergangszellen sind mittelgroß, ungranuliert und haben einen gebuchteten, nierenförmigen Kern. Hiernach ist ihre Erkennung stets leicht. Aber ihre Stellung ist noch ganz unklar. Der Name „Übergangszelle" stammt aus einer Zeit, in der man sie für eine Zwischenform zu den polynukleären Leukozyten ansah. Diese Auffassung wird heute einmütig abgelehnt. Sicher ist nur ihre Verwandtschaft mit den mononukleären Zellen. Ob der Zerfall der weißen Blutzellen ebenfalls in der Milz stattfindet, ist noch fraglich.

Kurz erwähnen möchte ich noch zum Schluß die Blutplättchen als regelmäßigen Bestandteil des normalen Blutes (etwa 2—300 000 im Kubikmillimeter). Sie galten früher als Trümmer von zugrunde gegangenen Zellen; jetzt werden sie als selbständige Gebilde angesprochen, welche sich aus Knochenmark-Riesenzellen ableiten. Sie beteiligen sich an der Bildung von Thromben und stellen damit einen der Faktoren dar, welche das spontane Stehen von Blutungen ermöglichen.

Nach dieser Repetition der Blutmorphologie möchte ich zunächst auf den Blutbefund bei der Chlorose noch mit einem Wort zurückkommen. Ich sagte vorhin, er sei charakterisiert ausschließlich durch eine Verminderung des Hämoglobingehaltes; mikroskopisch sei das Bild meist fast normal. Diese einschränkenden Wörtchen „meist" und „fast" muß ich erläutern. Bei schweren oder länger dauernden Chlorosen findet man nämlich auch polychromatische und punktierte Erythrozyten und, freilich viel seltener, einzelne Normoblasten. Derartige Befunde erschüttern die Diagnose einer Chlorose noch nicht, sondern wir sehen in ihnen nur ein etwas regeres Bestreben, das Hämoglobindefizit im Blut zu kompensieren. Auf Grund des oben Auseinandergesetzten stellen polychromatische und punktierte Erythrozyten sowie Normoblasten die erste und deshalb relativ harmlose Staffel dar, welche der Organismus bei Anämien zur Hilfe mobil macht. Reichliches Vorkommen von Normoblasten und vor allem von Megaloblasten ist dagegen mit der Diagnose Chlorose durchaus unvereinbar. Der Vollständigkeit halber möchte ich noch erwähnen, daß in länger dauernden Fällen auch die Leukozyten oft leichte Veränderungen zeigen, meistens im Sinne einer geringen Vermehrung der polynukleären Leukozyten. Schließlich sei die meistens deutliche Vermehrung der Blutplättchen angeführt; diese pflegt man mit der Neigung der Chlorotischen zu Thrombenbildung in Zusammenhang zu bringen. Eine Verminderung der Zahl der roten Blutkörperchen gehört, wie ich zum Schluß noch einmal betonen möchte, im allgemeinen nicht zum Bilde der Chlorose, wenigstens der leichten und der mittelschweren Fälle; nur bei den allerschwersten, aber seltenen Erkrankungen kommt eine stärkere Herabsetzung der Zahl der roten vor.

Eine Verminderung der Zahl der roten Blutkörperchen, also streng genommen eine „Oligozythämie", hat man im Auge, wenn man schlechtweg von „Anämie" spricht. Solche Anämien spielen in der Klinik eine sehr große Rolle. Wir sehen sie nach Blutverlusten (einmaligen und vor allem wiederholten, z. B. Uterusblutungen), bei vielen Infektionskrankheiten, bei malignen Neoplasmen, bei Blutgiften und dergleichen sehr häufig. Abgesehen von den Anämien nach Bluverlusten, deren Ursache klar ist, beruht eine solche Anämie entweder auf einer zu geringen Neubildung oder einer abnorm starken Zerstörung von roten Blutkörperchen (resp. in einer Kombination von beiden). Für den letzteren Modus spricht ein reichlicher Urobilingehalt im Harn. Auf das ausgedehnte Kapitel dieser Anämien, speziell ihre klinischen Erscheinungen, möchte ich hier nicht eingehen. Was das Blutbild betrifft, so findet man auch hier neben der Polychromasie höchstens Normoblasten. Auf Grund aller unserer Erfahrungen dürfen wir deshalb umgekehrt in dem ausschließlichen Auftreten von Normoblasten ein Zeichen für eine Mehrarbeit des erythropoetischen Systems erblicken, wie sie bei vielen harmlosen Zuständen vorkommen kann und die bei Aufhören der auslösenden Noxe einer völligen Wiederherstellung fähig ist. Interessant ist (und ich erzähle es Ihnen nur deshalb, nicht etwa, weil es vorläufig schon ein größeres praktisches Interesse beansprucht), daß bei experimentellen Anämien die Regeneration eine etwas andere ist, je nachdem ob sie durch Aderlaß oder durch Blutgifte erzeugt war; im letzteren Falle wird der Verlust rascher und reger ausgeglichen. Offenbar sind die im Körper verbliebenen Zerfallsprodukte der roten Blutkörperchen (ihr Eisen?) schuld daran. Das Verhalten nach Blutungen in die Bauch- oder Brusthöhle und in den Verdauungskanal hinein ist in dieser Hinsicht noch nicht genügend studiert. Die Zahl der weißen Blutkörperchen, speziell der polynukleären Leukozyten ist bei all den hier genannten Anämien vermehrt.

Im Gegensatz zu diesen Anämien, welche man auch als „sekundäre" bezeichnet, kennt man nun seit langem schon eine Anämieform, die meist ohne nachweisbare Ursache als primäre, essentielle auftritt und die für gewöhnlich unrettbar zum Tode führt. Man nennt sie deshalb auch „perniziöse Anämie". Als kurzes hämatologisches Kriterium, sofern man ein solches mit aller Reserve aufstellen darf, gilt das Auftreten der großen Megalozyten und der blaßkernigen Megaloblasten, d. h. der Vorstufen der roten Blutkörperchen aus der ersten Hälfte der Fötalzeit. Man wird nicht gut leugnen wollen, daß auch bei einer schweren sekundären Anämie, z. B. nach andauernden Blutverlusten, schließlich einmal einzelne Megaloblasten auftreten mögen, aber dann nur neben vielen Normoblasten. Das Charakteristische der perniziösen Anämie liegt darin, daß hier sofort Megaloblasten auftreten, nicht erst nach Erschöpfung der Normoblastenvorräte. Die Reparation für die Verluste an roten Blutkörperchen verläuft nicht nach normoblastischem, sondern sofort nach dem megaloblastischen Typus. Das weist darauf hin, daß wir das Wesen der perniziösen Anämie nicht nur in einem primären übermäßigen Untergang der roten Blutkörperchen zu suchen haben; in diesem Falle sollte sich der Regenerationsmodus von dem der Blutungsanämien nicht prinzipiell unterscheiden. Das sofortige Auftreten von Megaloblasten spricht vielmehr dafür, daß eine Noxe direkt die Erythropoese in einer spezifischen Weise beeinflußt und dort die megaloblastische Reaktion auslöst. Die Abnahme der Zahl der roten Blutkörperchen kann eine außerordentlich beträchtliche werden. Statt der normalen 5 Millionen kann sie bis auf 1 Million oder sogar noch weniger sinken. Die Anwesenheit der abnorm großen Megalozyten bedingt durch ihren Hämoglobinreichtum, daß der Hämoglobingehalt nicht parallel mit der Zahl der roten Blutkörperchen sinkt, sondern daß er relativ hoch bleibt. Der Färbeindex ist größer als 1. Diesem Verhalten kommt eine hohe diagnostische Bedeutung zu, weil es sonst bei keiner anderen Anämieform getroffen wird. Ein weiterer Unterschied gegenüber anderen Anämien besteht in der Beeinflussung der weißen Blutkörperchen. Bei der perniziösen Anämie findet man gewöhnlich eine Verminderung der polynukleären Leukozyten (infolge davon eine relative Vermehrung der Lymphozyten), was man damit erklären mag, daß das kompensatorisch wuchernde erythroblastische Gewebe das myeloische schädigt. Die Blutplättchen sind ebenfalls vermindert. Daß das Mark der langen Röhrenknochen wieder funktioniert und dadurch rot wird, ferner daß in Leber und Milz kleine Blutbildungsherde entstehen, wird Ihnen auf Grund obiger Auseinandersetzungen verständlich sein.

Auf das klinische Bild der perniziösen Anämie, in welchem neben den Blutungen, wie sie allen schweren Blutkrankheiten zukommen, oft Drüsenschwellungen, schmerzhafte ulzeröse Schleimhautprozesse im Munde, Zungenveränderungen (Atrophie der Papillae filiformes), neuritische Schmerzen und allerlei sonstige eigentümliche nervöse Erkrankungen (teilweise auf organischen tabesähnlichen Rückenmarksveränderungen beruhend) eine Rolle spielen, will ich nicht eingehen. Die klassische Behandlung besteht in energischer Eisen-Arsen-Darreichung, mit der man häufig erfreuliche Remissionen, aber natürlich keine Heilung erzielt. Daneben kommen neuerdings noch zwei andere Methoden in Betracht. Die eine besteht in der Exstirpation der Milz, von der Annahme ausgehend, daß die Funktion der Milz, nämlich Zerstörung der roten Blutkörperchen und Dämpfung der Blutbildung im Knochenmark, krankhaft gesteigert ist. Die andere moderne Lehre, zurückgreifend auf ältere derartige Anschauungen, sieht die Ursache in der Resorption von hämolysierenden Darmgiften; zu deren Bekämpfung sollen desinfizierende und adsorbierende Mittel (Tierkohle) angewandt werden. Als Stütze der letzteren Lehre gelten einige Beobachtungen, in denen die Ausschaltung des ganzen Kolons (durch Anlegung eines Anus praeternaturalis) eklatante Erfolge erzielt. Dann möchte ich eine Tatsache von allergrößter praktischer Wichtigkeit und zugleich von hohem theoretischem Interesse bringen, nämlich daß nicht alle Fälle dieser primären essentiellen perniziösen Anämie tatsächlich primär sind und unbedingt perniziös verlaufen. Wir kennen auch anämische Zustände, welche dem hier skizzierten Bilde klinisch und punkto Blutbefund in allen Einzelheiten völlig gleichen, deren Ätiologie aber bekannt ist resp. deren Verlauf auch ohne kausale Therapie meist günstig ist. Zu der letzteren Gruppe gehören die Anämien im Verlaufe der Gravidität, zur ersteren die bei Lues und durch Infektion mit Botriocephalus latus bedingten und durch dessen Beseitigung heilbaren Anämien. Aus dem Botriozephalus sollen, wenn er im Darm abstirbt, hämolytisch wirkende Stoffe frei werden, die nach ihrer Resorption die verheerende Wirkung auf das Blut ausüben. (Die Infektion mit Ankylostomum duodenale, die sog. Wurmkrankheit der Bergleute, führt dagegen meist nur zu Anämien vom Typus der sekundären; dieser Wurm entzieht wohl der Darmschleimhaut Blut, aber es fehlen ihm spezielle toxische Substanzen.) Die Botriozephalusanämien sind eine gewichtige Stütze für die Anschauung, daß auch den anderen Fällen von perniziöser Anämie eine noch nicht näher gekannte Infektion mit Produktion eines Toxins zugrunde liegt und die Bezeichnung „primäre essentielle" nur auf unserer noch ungenügenden Kenntnis beruht.

Ebenfalls nicht eingehen möchte ich auf die noch ungeklärten Beziehungen zwischen perniziöser Anämie, Achylia gastrica und Atrophie der Magenschleimhaut; Achylie ist so regelmäßig, daß Anwesenheit freier Salzsäure im Magen die Diagnose sehr fraglich machen muß. Ich möchte noch einige weitere theoretische Dinge bringen, um Ihnen das Verständnis einiger anderer Blutkrankheiten, die ich aber auch nicht näher besprechen kann, zu erleichtern.

Zunächst die Frage der Resistenz der roten Blutkörperchen. Die roten Blutkörperchen, wie alle Körperzellen, können nur in einem bestimmten, eng umgrenzten Milieu existieren; sie müssen von einer Flüssigkeit umspült werden, deren osmotischer Druck dem des Blutserums, d. h. einer $0{,}9\%$igen Kochsalzlösung entspricht. In einer solchen sind die roten Blutkörperchen haltbar. Wenn man sie hierin schüttelt, so fallen sie nachher wieder völlig unbeschädigt zu Boden und das Wasser darüber bleibt farblos. In destilliertem Wasser dagegen wird ihre Hülle beschädigt und das Hämoglobin tritt aus. Es fallen dann nur noch „Schatten" zu Boden, während die Flüssigkeit darüber rot gefärbt wird. Man nennt das „Hämolyse". Eine solche Hämolyse kommt außer durch osmotische Schädlichkeiten auch durch die Einwirkung von allen möglichen Toxinen zustande, und das Auftreten oder Ausbleiben von Hämolyse ist ein bequemer und zuverlässiger Index für die Anwesenheit derartiger Toxine. Zwischen der Hämolyse durch osmotische Schädigungen und der durch andere Toxine besteht meistens keinerlei Parallelismus, sondern öfters sogar ein Antagonismus. Wenn man die Resistenz der roten Blutkörperchen gegen Salzwasserlösung mit fallender Konzentration prüft, so findet man sie bei Gesunden resistent bis etwa $0,4^0/_0$. Dann beginnt Hämolyse aufzutreten und bei etwa $0,33^0/_0$ NaCl pflegt dieselbe vollständig zu sein. Bei perniziöser Anämie ist die Resistenz nun öfters erhöht; die roten Blutkörperchen vertragen noch weitergehende Verdünnungen ohne Schädigung. Man kann hierin eine Anpassung sehen an die freilich noch ganz hypothetische Noxe, welche bei der perniziösen Anämie die roten Blutkörperchen zerstören soll.

In völligem Gegensatz zu dieser sekundären Resistenzsteigerung der roten Blutkörperchen gibt es gewisse seltene Anämieformen, bei denen eine Resistenzverminderung der roten Blutkörperchen gegenüber Kochsalzlösungen vorliegt. Es handelt sich um familiäre, meist angeborene Krankheitszustände, die mit wechselnder Intensität höchst chronisch verlaufen. Die Milz pflegt stark vergrößert und dabei hart zu sein. Diese „hämolytischen Anämien", wie man sie zu nennen pflegt, können zu starker Abnahme der Zahl der roten Blutkörperchen führen. Manchmal sind die Blutkörperchen dabei auffallend klein. Sehr bemerkenswert sind Anfälle von Ikterus, während deren der Harn frei von Bilirubin bleibt. Die Ursachen für dies eigentümliche Verhalten sind noch unbekannt (besondere Bindung des Bilirubins im Blut?). Die Resistenzverminderung der roten Blutkörperchen gegen osmotische Schädigungen ist auch diagnostisch wichtig, weil beim gewöhnlichen Stauungsikterus die Resistenz meist erhöht ist. Therapeutisch kommt hier auch die Exstirpation der Milz in Frage, weil man in ihr die Ursache sucht. Jedoch verlaufen diese Zustände häufig mit so geringen Beschwerden, daß sie diesen Eingriff nicht immer berechtigt erscheinen lassen.

Nun noch einiges über die Leukämien. Hier sehen wir eine massenhafte Neubildung von weißen Blutkörperchen, das Auftreten von Unmengen von unreifen Vorstufen. Da ein primärer Untergang von weißen Blutkörperchen fehlt, führt diese Mehrproduktion zu einer ungeheuren Vermehrung der weißen Zellen im strömenden Blut. Statt der normalen 6—10000 können es 100000, ja sogar viel mehr, bis 1 Million in einem Kubikmillimeter werden. Die dadurch bedingte abnorme Farbe des Blutes hat der Krankheit den Namen „Leukämie" verschafft (natürlich ist das Blut in Wirklichkeit nicht weiß sondern nur etwas heller rot als sonst). Freilich ist zu betonen, daß die Diagnose der Leukämie genau so wenig wie die der perniziösen Anämie an eine bestimmte Zahl der Blutzellen geknüpft ist. Es gehört zur Diagnose Leukämie das reichliche Auftreten von unreifen Vorstufen. Es gibt Leukämien, durch die Art der Zellen als solche mit Sicherheit charakterisiert, bei denen die absolute Menge der weißen Blutkörperchen gar nicht besonders hoch ist, vielleicht 20000 bis 30000, während andererseits eine Vermehrung der normalen reifen polynukleären Leukozyten die Zahl der weißen Blutkörperchen auf 30000 bis 40000 oder gar noch höher hinauftreiben kann; bei eitrigen Prozessen ist so etwas nicht ganz ungewöhnlich. Es ist ohne Zweifel theoretisch wichtig und notwendig, auf diesen Punkt hinzuweisen. Aber praktisch sind diese Leukämien mit geringer Vermehrung der weißen Blutkörperchen doch recht selten. Die überwiegende Mehrzahl der Leukämiekranken haben, wenn sie zum Arzt kommen, eine derartige Masse von Leukozyten in ihrem Blute, daß man meist nur einen Blick auf ein ungefärbtes Blutpräparat mit mittlerer Trockenvergrößerung zu werfen braucht, um die Leukämie zu erkennen. Normalerweise sieht man in jedem Gesichtsfeld höchstens einige wenige weiße Zellen, bei Leukämiekranken sind stets überall sehr viele.

Die Selbständigkeit des Systems der Leukozyten und Lymphozyten erweist sich nun auch darin, daß die leukämische Erkrankung stets nur eines von beiden ergreift. Hiernach sind „lymphatische" und „myeloische" Leukämien zwei streng zu sondernde Krankheiten. Freilich zieht jede der beiden Affektionen auch das andere System in Mitleidenschaft und ferner auch in einem gewissen Grad die erythropoetischen Organe. Daß hierdurch gelegentlich Fälle vorkommen, in denen die Entscheidung Schwierigkeiten macht, wo die Noxe zuerst angegriffen hat, berührt die prinzipielle Selbständigkeit nicht. Wir haben genug Analogien auch bei allen möglichen anderen Krankheiten, in denen sekundäre Folgen im klinischen Bilde derartig überwiegen, daß sie die Hauptkrankheit darzustellen scheinen. So werden Sie z. B. die Differentialdiagnose, ob Herzleiden mit darauffolgender Stauungsbronchitis oder primäre Bronchitis mit sekundärer Herzinsuffizienz, ferner die gleichen Erwägungen bei Herz- und Nierenkrankheiten noch öfters in der Klinik diskutieren hören. Während der von Virchow geprägte Name „Leukämie" ausschließlich die Überschwemmung des Blutes mit weißen Blutkörperchen betont und sonst nichts weiter aussagt, denken wir jetzt mehr an das pathologisch anatomische Substrat, welches der übergroßen Blutzellenproduktion zugrunde liegt. Diese Betonung des Organbefundes hat dazu geführt, Krankheiten mit gleichem Organbefund, die aber gar nicht zu einer Überschwemmung des Blutes mit weißen Zellen führen, als „Pseudoleukämien" zu bezeichnen. Davon später noch einiges.

Bei der lymphatischen Leukämie handelt es sich um eine Affektion des gesamten lymphatischen Apparates. Sie besteht in einer atypischen Hyperplasie der Lymphdrüsen, welche, von der Peripherie ausgehend, die Follikelzeichnung immer mehr verwischt. Schließlich stellen die Lymphdrüsen auf dem Durchschnitt eine gleichmäßige zellreiche graue Masse dar. Die Leber ist stets vergrößert. Mikroskopisch zeigt sich die lymphatische Wucherung als eine periportale, interazinöse. Die vergrößerte Milz zeigt im Prinzip das gleiche wie die Lymphdrüsen. Durch Zirkulationsstörungen kann es hier zu Nekrosen kommen; wenn sie die Kapsel affizieren, können sie klinisch peritonitische Symptome machen. Man findet ferner Lymphknötchen in der Niere und an allen möglichen anderen Stellen. Eine starke Schwellung des lymphatischen Rachenringes ist praktisch wichtig, weil sie klinisch zu irrtümlichen Diagnosen führen kann und vielleicht eine primäre Angina vermuten läßt. Das Mark der langen Röhrenknochen wird durch lymphatische Wucherung zu einer diffusen grauroten Masse, wie „Himbeergelee" heißt der klassische Vergleich. Die Beeinflussung der Erythropoese ist sehr wechselnd. Häufig ist die Zahl der roten Blutkörperchen kaum vermindert; aber gelegentlich finden sich auch starke Anämien mit Normoblasten. Ähnlich kann die Myelose affiziert werden, so daß die neutrophilen polynukleären Zellen ebenfalls an Zahl bedeutend abnehmen können.

Zu etwas anderen Folgen führt die myeloische Leukämie. Hier befällt die myeloische Wucherung zunächst die Milz und die langen Röhrenknochen. Das Mark der langen Röhrenknochen wird durch das wuchernde myeloische Gewebe grau oder lehmig, sog. „pyoides Mark". Die Erythropoese wird hier stets stark in Mitleidenschaft gezogen, so daß Leukämien mit 2 oder gar 1 Million roter Blutkörperchen nicht ganz ungewöhnlich sind. Im Blutbild können dann zahlreiche kernhaltige rote Blutkörperchen auftreten, meistens freilich vor allem Normoblasten und nur wenige Megaloblasten. Manchmal treten diese Regenerationsformen im Blutbild ganz auffallend hervor. Für solche Fälle ist die Bezeichnung „Leukanämie" erlaubt, sofern man darunter nur einen klinisch etwas auffallenden Symptomenkomplex (Leukämie mit stärkerer sekundärer Anämie) verstehen will und nicht etwa an eine wirkliche Kombination von perniziöser Anämie mit Leukämie denkt. Das Imponierendste bei der Untersuchung des Kranken und ebenso bei der Sektion ist eine mächtige Milzvergrößerung. Die Milz kann bis zum Nabel, sogar bis zur rechten Darmbeinschaufel reichen. Sie werden solche Milzen während Ihrer klinischen Semester gelegentlich zu sehen bekommen. Die myeloische Wucherung geht hier stets von der Pulpa außerhalb der Follikel aus. Eine Auffassung, welche in einem primären Follikeluntergang das Wesen der myeloischen Leukämie suchte, hat sich keine Anhänger erwerben können. In den Lymphdrüsen, soweit sie affiziert sind, ist die Wucherung ebenfalls stets interfollikulär, in der oft stark vergrößerten Leber intraazinös.

In bezug auf den klinischen Verlauf will ich mich auf ganz wenige Bemerkungen beschränken. Beide Leukämien beginnen schleichend mit allen möglichen unbestimmten Beschwerden über körperliche Mattigkeit, Schwindelanfälle, Neigung zu Blutungen u. dgl. Kommen die Kranken zum Arzt, so ist die Blässe und die Lymphdrüsen- resp. Milzschwellung oft schon stark entwickelt und die Blutuntersuchung, die in solchen Fällen natürlich sofort vorzunehmen ist, läßt die Diagnose häufig sogleich und ohne Schwierigkeiten stellen. In den meisten Fällen ist die Vermehrung der weißen Blutkörperchen eine so imponierende und alle ähnlichen Vorkommnisse übertreffende, daß man nicht lange zweifelt. Gelegentliche kurze Temperaturerhöhungen kommen häufig dabei vor. Freilich soll man mit einer definitiven Diagnose (welche leider eine sehr ernste Prognose in sich schließt) bei einmaliger Untersuchung etwas zurückhaltend sein, weil kurzdauernde Ausschwemmungen von abnorm vielen oder auch unreifen Zellen als sog. Blutkrisen auch sonst gelegentlich angetroffen werden. Das gefärbte Trockenpräparat läßt die spezielle Form der vorliegenden Leukämie meist leicht erkennen. Die Besprechung der atypischen Fälle, die schwierigen theoretischen Fragen, die bei eingehendem Studium derselben auftauchen, überschreiten den Rahmen dieser Vorlesung.

Der Ausgang der Leukämien ist ausnahmslos ungünstig. Die modernen Behandlungsmethoden mit Röntgen-, Radium- und Thorium-X-Strahlen oder mit Benzol führen oftmals zu länger dauernden, vielleicht jahrelangen Remissionen; aber sie vermögen leider keine dauernde Heilung zu verschaffen. Der Verlauf kann sich über einige Jahre hinziehen; besonders die kleinzelligen lymphatischen Leukämien können sich sehr chronisch gestalten. Aber bei dem Berichte über einen angeblich geheilten Fall zweifeln skeptische Leute gern an der Richtigkeit der Diagnose.

Kurz erwähnen möchte ich die akuten Leukämien. Sowohl bei der lymphatischen als bei der myeloischen Leukämie kennt man Fälle, die fast plötzlich einsetzen und in wenigen Wochen unaufhaltsam zum Tode führen. Da sie häufig mit hohen Fieberanstiegen verlaufen, wird ihre Diagnose leicht verfehlt, sofern man nicht daran denkt; aber selbst dann kann sie manchmal recht schwierig sein. Denn wir wissen, daß auch der allgemeinen Sepsis schwerste Alterationen der Blutbildung nicht fremd sind. Es kommen hierbei sowohl starke Anämien mit Normo- und Megaloblasten vor als auch regste Neubildungen der weißen Blutkörperchen. Das Blut kann mit unreifen Zellen aller Art überschwemmt sein. Was die Schwierigkeit in der Beurteilung aller dieser Fälle und ihre Zuteilung zu einer bestimmten Krankheitsgruppe ferner sehr erschwert, ist die schon erwähnte Ähnlichkeit zwischen den frühsten Vorstufen der Leukozyten und der Lymphozyten, nämlich zwischen den Myeloblasten und den großen Lymphozyten, den sog. Lymphoblasten. Und gerade diese pflegen bei den akutesten Formen das Blutbild völlig zu beherrschen. Diese Fälle führen stets rasch zum Tode.

Ich habe vorhin schon gesagt, daß wir bei dem Worte „Leukämie" nicht ausschließlich an die Vermehrung der weißen Zellen im strömenden Blute denken, sondern beinahe noch mehr an die Veränderungen in den blutbildenden Organen. Die Betonung dieses Organbefundes hat dazu geführt, Krankheiten mit gleichen oder ähnlichen Veränderungen an Lymphdrüsen, Milz und Knochenmark, bei denen aber gar kein Überschuß an Blutzellen ausgeschwemmt wird, als „Pseudoleukämien" zu bezeichnen. Der Blutbefund bleibt dabei normal, oder ist wenigstens nur in geringem Maße und uncharakteristisch verändert, so daß er zur Diagnose meist nicht viel Sicheres beitragen kann. Manchmal ergibt die weitere Beobachtung, daß diese Pseudoleukämien nur ein „aleukämisches" Vorstadium von echten Leukämien darstellen. Das ist aber durchaus nicht die Regel, ganz gewiß nicht in dem Sinne, daß etwa jede Leukämie zunächst ausschließlich mit einem Prozeß am Knochenmark, Lymphdrüsen od. dgl. aber sonst aleukämisch beginnt und erst in einem zweiten Stadium zu einem leukämischen Blutbild führt. Andererseits bleiben die richtigen Pseudoleukämien bis zum Tode aleukämisch. Unter dem Sammelnamen der Pseudoleukämien wurden früher alle möglichen Zustände von Lymphdrüsenschwellung, die ohne ein charakteristisches leukämisches Blutbild verlaufen, zusammengefaßt. Erst im letzten Jahrzehnt ist durch histologische Untersuchungen etwas Ordnung in dem Chaos dieser mannigfachen Prozesse geschaffen worden.

Was zunächst mit Sicherheit feststeht, ist die Existenz einer echten **lymphatischen Pseudoleukämie**, d. h. einer Krankheit, deren anatomisches Substrat völlig dem der lymphatischen Leukämie gleicht. Es handelt sich also um eine die normale Struktur verwischende Wucherung von spezifischen Zellen des Lymphapparates. Nur fehlt eben die Ausschwemmung der weißen Blutzellen in die Blutbahn. Treffender ist wohl die Bezeichnung: **„Aleukämische Lymphozytomatose"** oder **„Aleukämische Lymphomatose"**, die neben vielen anderen ähnlichen dafür im Gebrauch ist. Das entsprechende Analogon der myeloischen Leukämie, also eine **„Aleukämische Myelomatose"**, ein Zustand, der histologisch der myeloischen Leukämie gleicht, dem aber der leukämische Blutbefund fehlt, ist in seiner Existenz nicht ganz gesichert. Höchstens wäre man versucht, die sog. **Kahlersche Krankheit** hierher zu zählen. Es handelt sich bei derselben um Wucherungen myeloischen Gewebes. Diese befallen aber nicht das ganze System, sondern wachsen mehr tumorartig. Deshalb nennt man sie korrekterweise auch **„Myelome"**. Von dieser seltenen Affektion werden Sie in den chemischen Kursen hören. Man findet bei solchen Kranken nämlich im Harn ein besonderes Eiweiß, welches beim Erwärmen als Koagulum ausfällt, aber in der Siedehitze sich wieder löst, den **Bence-Jonesschen Eiweißkörper**; dessen Befund leitet häufig erst auf die richtige Fährte. In einigen Fällen waren bei der Röntgendurchleuchtung die Myelome als rundliche Aufhellungen im Knochen, welche im Gegensatz zu anderen Knochentumoren das Periost nicht arrodieren, sichtbar.

Mit Unrecht wird das Beiwort „pseudoleukämisch" bei manchen Anämien kleiner Kinder angewendet. Die sog. **„Anaemia pseudoleucaemica infantum"** ist eine Anämie, bei welcher infolge der Empfindlichkeit der kindlichen Organsysteme unreife weiße Zellen ausgeschwemmt werden. Deren Befund im Verein mit der meist starken Milzvergrößerung hat früher an die Annahme eines selbständigen leukämischen Prozesses denken lassen.

Von den echten lymphatischen Pseudoleukämien („aleukämische Lymphomatosen") sind nun aber zwei ähnliche Affektionen zu trennen, nämlich die **Kundratsche „Lymphosarkomatose"** und die **Paltaufsche „Lymphogranulomatose"**. Bei der ersteren handelt es sich, genau wie bei der aleukämischen Lymphozytose, ebenfalls um eine Lymphozytenwucherung. Aber diese befällt nicht das ganze System, sondern beginnt lokal und breitet sich dann mehr nach Art eines malignen Tumors aus. Im Blutbild sind manchmal die eosinophilen Zellen vermehrt und die Lymphozyten vermindert; aber häufig zeigt sich gar nichts Auffälliges. Bei der andern Gruppe, der Lymphogranulomatose, besteht das in den Lymphdrüsen wuchernde Gewebe nicht aus Lymphozyten. Für diese Erkrankung sind eine ganze Reihe von Bezeichnungen im Gebrauch. Deren häufigste sind: die **„Sternbergsche Krankheit"** und das **„maligne Granulom"** auch **„malignes Lymphom"**. Schließlich pflegt man diese Krankheit im Auge zu haben, wenn man von **„Hodgkinscher Krankheit"** schlechtweg spricht, eine Bezeichnung, mit der man früher diese ganze

Gruppe umfaßte. Man trennt diese malignen Granulome jetzt scharf ab als eine durchaus selbständige Krankheit von Lymphdrüsenschwellungen, wie sie bei Lues und Tuberkulose vorkommen und histologisch recht ähnlich sein können. Über die Natur der Zellen des malignen Granuloms ist noch keine Einigkeit erzielt. Während man früher vor allem an etwas Tumorartiges dachte, neigen die modernen Untersuchungen mehr zu einer entzündlichen Genese, freilich vorläufig mit unbekannter Ätiologie. Manche denken dabei an einen dem Tuberkelbazillus verwandten Infektionserreger.

Die eingehenden Studien, welche man dieser nicht seltenen Krankheit gewidmet hat, erlauben manchmal eine genügend sichere Diagnosenstellung, womit es sonst bei dieser ganzen Gruppe meistens recht übel bestellt ist. Die Drüsenschwellung befällt hauptsächlich den Hals, das Mediastinum und die Schenkelbeugen. Die Haut über den Drüsen bleibt verschieblich. Im Blutbild findet man neben einer etwas inkonstanten Eosinophilie eine relative Vermehrung der Polynukleären sowie der Übergangszellen, manchmal auch der Mastzellen sowie eine Abnahme der Lymphozyten. Die Gesamtzahlen der weißen Blutkörperchen bleiben annähernd normal; die roten sind vermindert. Der Harn zeigt öfters die Diazoreaktion; die Milz schwillt meistens erst in späteren Stadien. Tonsillen und Mundschleimhaut, die in allen lymphatisch-leukämischen Prozessen so häufig affiziert sind, bleiben intakt, ebenso die Haut. Ferner fehlt meist die bei lymphatischen Leukämien oft so fatale Neigung zu Blutungen. Fieberperioden, höher und länger dauernd als bei irgendeiner andern Blutkrankheit, können einmal einen Typhusverdacht erwecken. Derselbe kann durch eine positive Diazoreaktion gestützt erscheinen, wird jedoch durch die Vermehrung der Polynukleären und durch den Befund von Eosinophilen leicht widerlegt. Ich übergehe den komplizierten histologischen Prozeß in den Lymphdrüsen, bei denen der Anatom zwei Stadien unterscheidet: In einem ersten sind die Drüsen groß und weich und man findet neben Nekroseherdchen jene für diese Krankheit charakteristischen eigentümlichen Zellen. In einer späteren Periode werden die Drüsen härter, es überwiegt ein weniger charakteristisches kernarmes Bindegewebe.

Ich möchte hier noch eine kurze Besprechung einiger ganz anders gearteter Bluterkrankungen einfügen, welche wegen ihrer Seltenheit ebenfalls eine ausführliche Besprechung nicht rechtfertigen würden. Es handelt sich um eine Gruppe von Zuständen, welche teils durch Ausbleiben der Gerinnung bei traumatischen Blutungen, teils durch ein spontanes Auftreten von Blutungen charakterisiert sind.

Zunächst erinnere ich Sie an die komplizierten Vorgänge bei dem Prozesse der Blutgerinnung. Man stellt sich dieselben jetzt etwa folgendermaßen vor: Das Blutplasma enthält Fibrinogen, einen in der Leber gebildeten, dem Globulin ähnlichen Eiweißkörper. Das flüssige Fibrinogen erstarrt zm Fibrin durch Einwirkung des sogenannten Thrombins. Dieses Thrombin entsteht aber erst, wenn Thrombokinase in Gegenwart von Kalksalzen mit Thrombogen zusammentritt. Thrombokinase stammt von zerfallenen Blutplättchen, aber auch wahrscheinlich von allen möglichen anderen Zellen. Thrombogen ist im Plasma enthalten. Es sei freilich nicht verschwiegen, daß dieses Schema nicht allen Beobachtungen über die Blutgerinnung gerecht wird, so z. B. kommt man ohne die Annahme von normalerweise vorhandenen gerinnungshemmenden Kräften nicht aus, weil es auf Grund der obigen Darstellung nicht recht erklärlich wäre, warum das Blut nicht stets in den Gefäßen schon gerinnt; bei dem dauernden Zerfall von Blutzellen innerhalb der Gefäße sind ja eigentlich alle Bedingungen zu einer Gerinnung stets gegeben. Ferner sei auf die auffallenden gelegentlichen Differenzen zwischen der Gerinnung in vitro und dem Verhalten einer blutenden Wunde hingewiesen.

Aus der Gruppe dieser noch in vieler Hinsicht ungeklärten Zustände ist zunächst einmal die sogenannte Bluterkrankheit, Hämophilie, als etwas Selbständiges herauszuheben. Diese äußert sich darin, daß auch kleinste traumatische Blutungen (Zahnextraktionen, selbst Nadelstiche) außerordentlich schwer stehen wollen und dadurch gelegentlich zum Tode führen. Alle morphologischen Bestandteile des Blutes sind bei der Hämophilie völlig intakt, dagegen ist die Thrombokinase, vor allem in den Geweben, offenbar in zu geringer Menge vorhanden. Die Gerinnung des Blutes in vitro ist ebenfalls verzögert. Die Hämophilie ist eine ausgesprochen familiäre Erkrankung. Auffälligerweise werden vorzugsweise die männlichen Mitglieder der betreffenden Familien davon befallen, während die selbst nicht hämophilen Frauen die Erkrankung auf ihre Söhne vererben können. Zur Blutstillung versucht man entsprechend der Genese lokale Anwendung von defibriniertem Blute oder Organextrakten, in denen wir reichliche Mengen Thrombokinase annehmen müssen.

Als hämorrhagische Diathesen faßt man eine Gruppe von Zuständen zusammen, bei welchen spontan ohne jedes Trauma Blutungen unter die Haut, Schleimhäute, in Gelenke, Körperhöhlen usw. auftreten. Früher sprach man von einer Purpura simplex, wenn nur leichtere Blutungen unter die Haut, vom Morbus maculosus Werlhofi, wenn auch schwere Blutungen in die inneren Organe, in den Darm usw. auftraten und wenn sich Ödeme und sonstige Zeichen einer eingreifenden allgemeinen Störung entwickelten. Über diese wahrscheinlich gar nicht einheitlichen Zustände besteht noch Unklarheit und alle Versuche, sie unter irgendeinem Gesichtspunkte zu klassifizieren, sind bisher nicht recht gelungen. Man sieht sie im Verlaufe einer Menge von Infektionskrankheiten, bei der Sepsis, bei schweren Anämien und bei allen möglichen Vergiftungen. Teilweise treten solche hämorrhagische Diathesen aber auch als selbständige Erkrankung auf. Eine Gruppe von Fällen konnte man absondern auf Grund einer besonderen Ätiologie, nämlich weil ihnen eine allgemeine Schädigung infolge einseitiger Ernährung (das Fehlen eines Vitamins oder dergleichen) offenbar zugrunde liegt. Als eine solche ,,Avitaminose" deutet man heute den Skorbut, eine hämorrhagische Diathese, welche besonders durch das Auftreten von Zahnfleischblutungen ausgezeichnet ist. Der Skorbut wurde früher bei der Besatzung von Segelschiffen, welche Monate hindurch nur mit Konserven und dergleichen verpflegt waren, in Strafanstalten und unter ähnlichen ungünstigen Ernährungsbedingungen manchmal als Massenerkrankung beobachtet. Seitdem man die Ursache der Erkrankung in dem Fehlen von denjenigen Vitaminen, welche vor allem in frischen Gemüsen enthalten sind, kennen gelernt hat, läßt sich der Skorbut leicht vermeiden, resp. heilen. Die Möller-Barlowsche Krankheit der Kinder beruht auf dem gleichen.

In den meisten Fällen von hämorrhagischer Diathese zeigen die morphologischen Bestandteile des Blutes, speziell die Blutplättchen, keine gesetzmäßigen Veränderungen. Die Gerinnung des Blutes in vitro ist normal, ebenso wie eventuell auftretende traumatische Blutungen bei solchen Patienten in der gewöhnlichen Zeit zum Stehen kommen. Dagegen hat man in einer Reihe von Fällen eine beträchtliche Verminderung der Blutplättchen gefunden. Die Gerinnung in vitro beginnt zur gewöhnlichen Zeit. Aber an Stelle des festen Koagulums, aus welchem klares Serum herausgepreßt wird, bilden sich weiche gelatinöse Klumpen. Die Blutungszeit aus Wunden fand man erheblich verlängert. Dieses Verhalten, d. h. Verminderung der Blutplättchen und Verlängerung der Blutungszeit ist neuerdings von einigen Autoren zum Einteilungsprinzip gewählt worden, und man hat derartige Fälle essentielle Thrombopenie genannt. Abgesehen davon, daß Verminderung der Blutplättchen mit Verlängerung der Blutungszeiten auch bei sekundären hämorrhagischen Diathesen gelegentlich gefunden wird, macht man gegen die Betonung der Blutplättchenverminderung als ausschlaggebendes Moment das Bedenken geltend, daß dadurch wohl ein Ausbleiben der Gerinnung bei Blutungen, aber nicht ohne weiteres das spontane Auftreten von Blutungen erklärt werde. Aus dieser Erwägung heraus fordern manche Autoren, im Gegensatz zur Hämophilie, für alle hämorrhagischen Diathesen das Vorhandensein einer Gefäßerkrankung.

Freilich könnte man die Forderung, daß jeder Blutung eine wenn auch noch so geringfügige Gefäßruptur vorangehen müsse, doch als nicht ganz überzeugend bezeichnen. Denn Blutungen ohne Gefäßruptur sind uns ja auch sonst geläufig. Der pathologische Anatom verlangt zwar im allgemeinen für diese ihm wohlbekannten Blutungen ohne Ruptur, die sog. „Diapedesisblutungen" eine Stauung als Ursache. Davon ist ja freilich bei den hämorrhagischen Diathesen keine Rede. Aber es ließ sich darauf hinweisen, daß ein Flüssigkeitsaustausch zwischen Blutgefäßen und ihrer Umgebung als ein normaler Vorgang stets und immer erfolgt, daß hierbei ganz bestimmt auch einzelne rote Blutkörperchen übertreten können, denn man findet in den großen Lymphgängen meistens einige Erythrozyten. Vielleicht stellen also die Blutungen der hämorrhagischen Diathese gar kein eigentliches Novum dar, nichts, was vom Physiologischen prinzipiell getrennt wäre, sondern nur eine abnorme Steigerung von an sich physiologischen Prozessen. Hiernach könnte die Forderung, es müsse stets eine selbständige Gefäßerkrankung vorhanden sein, doch als nicht ganz beweiskräftig erscheinen.

Meine Herren! Ich habe Ihnen in dieser Besprechung bei weitem nicht alle Affektionen auch nur dem Namen nach aufgezählt, welche Sie in ausführlichen Lehrbüchern abgehandelt finden. Ich habe Ihnen über die Chlorose, welcher Sie in der Praxis häufig begegnen werden, eben gerade das Allernotwendigste gebracht. Aber das, was ich von den anderen Blutkrankheiten vorgetragen habe, bitte ich nur als eine kurze Einleitung und Vorbereitung für die eingehenden Besprechungen anzusehen, die Sie in der Klinik hören werden.

16. Vorlesung.

Magen- und Darmkrankheiten I.

Untersuchungsmethoden.

Bei den Magen- und Darmkrankheiten, an deren Besprechung wir heute herangehen, spielt die Untersuchung am Krankenbett nicht die ausschlaggebende Rolle, wie es bei den meisten anderen Krankheiten der Fall ist. Störungen des Verdauungsprozesses können wir für gewöhnlich am Patienten nicht unmittelbar nachweisen, wie wir etwa eine Pneumonie, einen Herzklappenfehler oder eine Tabes aus den am Kranken gefundenen Symptomen einfach ableiten. Der objektive Befund bei der Untersuchung ist meist gering oder wenigstens nicht eindeutig. Deshalb hat man schon seit Jahrzehnten die verschiedensten Laboratoriumsmethoden zu Hilfe genommen, um durch Untersuchung des Mageninhaltes und der Fäzes über die Vorgänge im Verdauungstraktus nähere Aufschlüsse zu bekommen. In den letzten Jahren ist die Röntgenuntersuchung als wertvolle Methode dazugetreten.

Um nicht nachher bei der Besprechung der einzelnen Fälle allzusehr abschweifen zu müssen, möchte ich die heutige Stunde ausschließlich dazu benützen, um alles Theoretische vorzutragen, dessen wir für die Besprechung der Magen- und Darmkrankheiten bedürfen. Ich werde zunächst kurz eine Rekapitulation der Physiologie der Verdauung bringen, dann die Untersuchungsmethoden am Mageninhalt usw. und schließlich die Röntgenuntersuchung. Natürlich kann ich hier nicht eine gleichmäßige und vollständige Darstellung der Verdauungsvorgänge geben, sondern ich begnüge mich großenteils mit den für die Pathologie wichtigen Dingen.

Die Verdauung in der Mundhöhle spielt in den physiologischen Vorlesungen eine größere Rolle als in der Klinik. Sie entsinnen sich, daß der Speichel neben seiner Eigenschaft, den trockenen Speisebrei flüssig zu machen, die Aufschließung der Kohlehydrate in Angriff nimmt. Mit Hilfe des „Ptyalin" führt er das Amylum, das Kohlehydrat, welches wir im Brot, in Kartoffeln und Gemüse genießen, in eine „lösliche Stärke" und dann, je nach der Wirkungsdauer, in die verschiedenen Dextrine bis zur Maltose über (einem Disaccharid aus zwei Molekülen Traubenzucker). Die frühere Lehre, daß der Speichel die Stärke direkt in Traubenzucker zu zerlegen vermag, wird heute bezweifelt. Seine Wirkung auf die Kohlehydrate kann der Speichel jedenfalls nicht lange entfalten; denn sein Einfluß hört im Magen bei der dort bestehenden sauren Reaktion bald auf. Erwähnenswert wäre, daß einige Medikamente, z. B. das Jod, nach ihrer Resorption mit dem Speichel ausgeschieden werden. Das hat man benützt, um bequeme Methoden zur Prüfung der Geschwindigkeit der Resorption auszubauen. Für die Resorption der Nahrungsmittel spielt die Mundhöhle keine Rolle.

Für den Kliniker gilt meist erst der Magen als die erste wichtige Staffel der Verdauung. Hier wirkt vor allem die Salzsäure (in etwa 0,2%iger Lösung) und das Pepsin. Dasselbe wird, wie fast alle tierischen Fermente, in einer unwirksamen Vorstufe, einem Zymogen, produziert und erst nachträglich durch die Salzsäure „aktiviert". Bei Fehlen der Salzsäure wirkt also auch das Pepsin nicht. Die vornehmste Rolle der Pepsin-Salzsäure betrifft die Verdauung des Eiweißes, das wir teils als tierisches Eiweiß im

Fleisch, teils als pflanzliches in Gemüse, Hülsenfrüchten, Mehl, Kartoffeln aufnehmen. Die Eiweißkörper sind, wie wir nachher noch etwas genauer besprechen werden, durch Aneinanderkoppelung verschiedener Aminosäuren sehr kompliziert gebaut. Ein durchgreifender Unterschied zwischen diesen Eiweißen der Nahrung und denen unserer Körperzellen läßt sich chemisch noch nicht hinreichend fassen. Daß er aber tatsächlich besteht, ist seit langem bekannt und geht u. a. daraus hervor, daß jedes tierische Eiweiß, wenn man es direkt in die Blutbahn einführt, nicht assimiliert wird, sondern häufig sogar giftig wirkt. Man glaubte früher, den Verdauungsprozeß als etwas Entbehrliches ausschalten zu können, und man hoffte zum Zweck der Ernährung von Schwerkranken Eiweiß ohne die Passage durch den Magen-Darmtraktus, d. h. „parenteral" einführen und auf diesem Weg zum Ansatz bringen zu können. Wir wissen heute, daß alle diese Bestrebungen von vornherein zum Mißlingen verurteilt sind. Die Körperzellen dulden nur ein Eiweiß, das ihnen in seiner Struktur bis ins Kleinste ähnelt, das ihnen „artgleich" ist. Jedes abweichende wird als Ballast, als „artfremd" ausgestoßen, wenn es nicht sogar, wie eben erwähnt, giftig wirkt. Wenn wir teleologisch denken wollen, dann können wir nach diesen Kenntnissen den Zweck der Verdauung u. a. darin erblicken, daß das Eiweißmolekül bis in seine kleinsten Bausteine zerteilt wird, damit aus ihnen dann durch entsprechende Umlagerung oder dergleichen ein dem Körper genau gleiches Eiweiß, sein eigenes spezifisches, wieder zusammengebaut wird. Man wunderte sich früher über die scheinbar überflüssige Mühe, die sich der Körper damit schafft, daß er das Eiweiß bis zu den tiefsten kristallinischen Endprodukten abbaut und es dann sofort wieder neu aufbaut. Er baut es eben anders auf, so wie es ihm adäquat ist.

Die Aufspaltung des Eiweißes wird im Magen durch die Pepsinsalzsäure nur begonnen, um später im Darm vollendet zu werden. Im Magen führt die Verdauung bis zur Stufe der Albumosen und Peptone; beide sind nicht mehr hitzekoagulabel wie das native Eiweiß (Albumine und Globuline). Die Albumosen sind noch durch Neutralsalze fällbar, die Peptone bleiben auch hierin noch in Lösung. Beide dürfen auf Grund unserer heutigen Kenntnisse nicht mehr als einheitliche chemische Körper gelten, sondern sie bedeuten eigentlich nur noch Gruppennamen für eine Reihe einander ähnlicher Körper. Die Tatsache, daß der normale Magensaft das Eiweiß nur bis zum Pepton abbauen kann, daß dagegen maligne Tumoren häufig Fermente enthalten, die auch Aminosäuren freimachen, hat man zur Diagnose des Magenkarzinoms zu verwenden gesucht. Man setzt dem zu prüfenden Magensaft irgendein Polypeptid (Körper aus mehreren Aminosäuren) zu, welches eine leicht nachweisbare Aminosäure enthält. Das Freiwerden dieser Aminosäure beweist dann die Anwesenheit eines peptidspaltenden Fermentes, und hieraus schließt man dann auf ein Karzinom. Hierauf beruht die Glyzyltryptophanprobe (Glykokoll-Indolaminopropionsäure) von Fischer und Neubauer.

Einen von der Pepsinverdauung verschiedenen Prozeß nehmen die meisten für die Gerinnung der Milch an. Sie wissen, daß das Eiweiß der Milch, das Kasein, im Magen bei Gegenwart von Kalksalzen ausgefällt wird. Das besorgt das Labferment, welches auch als unwirksames „Labzymogen" produziert und nachher durch die Salzsäure aktiviert wird. Manche Autoren bestreiten die Existenz eines selbständigen Labfermentes; sie sehen in der Gerinnung der Milch auch einen Effekt der Pepsinverdauung. Die ausgefallenen Milchklumpen stellen dann eine Verbindung der ersten Abbaustufen des Kaseins mit Kalksalzen dar, Parakasein, wie man es mangels genauer Kenntnisse vorläufig unverbindlich nennt.

Um die Frage der Fermente des Magens gleich zu erledigen, möchte ich noch das fettspaltende Ferment, die Lipase, erwähnen. Die von Volhard gefundene Tatsache, daß Fette oftmals im Magen gespalten werden, ist bestätigt worden. Aber man zweifelt, ob es sich wirklich um ein Magenferment und nicht vielleicht um die Wirkung von zurückgeflossenem Darmferment handelt. Dieser Vorgang der Fettspaltung wird uns nachher noch beschäftigen. Die Fermente des Magens werden sämtlich von den

Hauptzellen im Fundus und Pylorus gebildet. Diese produzieren auch noch, wie sämtliche Magenzellen, Schleim. Die Produktion der Salzsäure dagegen erfolgt in den Belegzellen, die sich nur im Fundus finden; das Pylorussekret ist deshalb nicht sauer.

Neben der besprochenen Rolle der Pepsin-Salzsäure kommen nun der Salzsäure auch, unabhängig vom Pepsin, einige Wirkungen zu, die für die Klinik von Bedeutung sind. Die Salzsäure löst nämlich das Bindegewebe. Da alle anderen Verdauungssäfte das Bindegewebe, vor allem das rohe, nicht anzugreifen vermögen, haben wir in dem Befund oder in dem Fehlen von gröberen Bindegewebsfetzen im Stuhl einen Index für die Magenverdauung. Auch für diagnostische Methoden (die später zu erwähnende Desmoidprobe) hat man sich diese Tatsache zunutze gemacht. Man bindet einen leicht resorbierbaren und bequem nachzuweisenden Stoff (Jod oder Salizylsäure) in ein Beutelchen, das man mit Katgut zuknüpft. Das Auftreten der Jod- resp. Salizylreaktion im Harn oder Speichel beweist, daß Salzsäure wirksam war. Die Lösung des Bindegewebes ist natürlich die Vorbedingung für die Zerkleinerung des Fleisches. Daher die Wichtigkeit der Magenverdauung beim Genuß desselben. Die Salzsäure löst ferner die Kleberhüllen im Brot. Schließlich sollen die zellulosehaltigen Gemüselamellen der Lösung durch die Salzsäure unterliegen. Die Fähigkeit der Salzsäure, Rohrzucker zu spalten, ist nicht sicher, jedenfalls ist sie nicht sehr intensiv. Ihre bakterizide Kraft wird verschieden bewertet; jedenfalls wirken achylische Mägen auch bakterizid.

Eine sehr wichtige Rolle spielt die Salzsäure für den Mechanismus des Magens. Jeder in das Duodenum gelangende Schub von saurem Speisebrei löst nämlich von dort aus einen Verschluß des Pylorus aus, offenbar solange, bis die saure Reaktion durch die alkalischen Darmsekrete abgestumpft ist; erst dann öffnet sich der Pylorus, um eine neue Portion durchzulassen. Der „Zweck" dieses Reflexes dürfte wohl ohne weiteres darin zu suchen sein, jede Störung der alkalischen Reaktion im Dünndarm zu verhüten; denn die Fermente des Dünndarms wirken im Gegensatz zum Pepsin nur in Alkali. Es erscheint hiernach ohne weiteres einleuchtend, daß Hyperazidität, d. h. abnorm saure Reaktion des Mageninhaltes, den Pylorus häufiger sperrt und dadurch die Entleerung des Magens verlangsamt. Im Gegensatz dazu wird bei einem Minus an Magensäure der Pylorusreflex weniger häufig in Funktion treten und deshalb wird hier eher eine Beschleunigung der Magenentleerung angetroffen. Ein weiterer ähnlicher Chemoreflex auf den Pylorus wird nach Pawlows Untersuchungen dem Fett zugesprochen. Neutralfett soll vom Duodenum aus ebenfalls zu Pylorusschluß führen. Nach neueren Versuchen soll Fett aber auch umgekehrt zu einer Öffnung des Pylorus und dadurch sogar zu einem Rückfließen von Dünndarminhalt in den Magen Veranlassung geben können. Wenigstens bei reinem Olivenöl soll dieser Reflex so gesetzmäßig erfolgen, daß man darauf eine Methode zur Gewinnung von Dünndarminhalt aufgebaut hat. Andere Momente, von denen wir wissen, daß sie reflektorischen Pylorusschluß auslösen, sind sehr kalte oder sehr heiße Speisen, ferner stark hypo- oder stark hypertonische Flüssigkeiten. Aber alles dies reicht nicht, um das Verhalten des Pylorus in allen Fällen zu erklären. Manchmal ist uns die Ursache für sein Verhalten und für die dadurch bedingte beschleunigte oder verzögerte Entleerung noch unbekannt.

Damit wären wir bei der Frage der Magenmotilität angelangt. Die Kenntnis dieses Pylorusreflexes ebenso wie eine Reihe von anderen Tatsachen sind teils durch Tierexperimente, teils durch Beobachtung mit Hilfe der Magensonde schon lange bekannt. Aber die Röntgenuntersuchungen haben in der letzten Zeit unsere Kenntnisse über die Motilität von Magen und Darm so wesentlich erweitert und teilweise korrigiert, daß man jeder Besprechung über die Magen- und Darmmotilität die Resultate der Röntgenuntersuchungen zugrunde zu legen hat. Ich verspare deshalb ihre Besprechung für nachher.

Jetzt zurück zu den Vorgängen der Zerlegung und der Resorption der Nahrungsmittel. Da im Magen die Aufspaltung durch Speichel und

Magensaft recht unvollständig geblieben, Resorption so gut wie gar nicht erfolgt war, bleibt dem Darm die Hauptrolle. Der wichtigste und vielseitigste Produzent von Verdauungssekreten ist das Pankreas. Seine Tätigkeit wird, abgesehen von Nervenimpulsen durch Sympathikus und Vagus, vor allem durch den Eintritt von saurem Magenbrei in das Duodenum vermittels des „Sekretins" ausgelöst. Wir haben also hier noch eine wichtige Rolle der Salzsäure. Der etwas komplizierte Weg, auf dem sie wirkt, ist durch Bayliss und Starling aufgeklärt worden. Die Salzsäure aktiviert zunächst eine in der Dünndarmschleimhaut gebildete, noch unwirksame Vorstufe des Ferments, das Prosekretin, zum Sekretin. Dieses wird resorbiert und gelangt auf dem Blutwege zum Pankreas. Diese Anregung gilt sogar als die energischste. Das Pankreas liefert Verdauungssekrete für alle drei Gruppen von Nährstoffen, für Eiweiß, Fett und Kohlehydrate. Als Hilfskräfte gesellen sich noch die Galle und eine Reihe von aus den Lieberkühnschen Drüsen der Darmschleimhaut stammenden Fermenten dazu. Die Rolle der Brunnerschen Drüsen im Anfangsteil des Duodenums ist nicht ganz klar; nach manchen Autoren sollen sie, wie die Drüsen des Magens, Pepsin produzieren.

Die Eiweißstoffe werden vom Trypsin des Pankreas und dem Erepsin des Darmsaftes verarbeitet (beide nach Aktivierung durch die Enterokinase der Darmschleimhaut); die Erepsinwirkung stellt eine Fortsetzung der Pepsinwirkung dar, d. h. das Erepsin zerlegt die Albumosen und Peptone, bis zu denen die Magenverdauung nur vorgeschritten war, bis in die Endprodukte, die Aminosäuren. Den hochmolekularen Albuminen gegenüber ist es wirkungslos. Das Trypsin dagegen ist omnipotent. Mit Ausnahme des rohen Bindegewebes, dessen Lösung nur durch die Salzsäure erfolgt, greift es alle Eiweißkörper, auch das native Eiweiß direkt an und teilt es bis in die letzten Bausteine auf. Es vereinigt also in sich die Pepsin- und Erepsinwirkung. Auf das spezielle Verhalten und die Schicksale derjenigen Eiweißkomponente, welche als Purinkörpergruppe zusammengefaßt wird, wollen wir hier nicht eingehen. Sie spielen bei der Gicht eine Rolle, und wir werden diese Dinge dort besprechen.

Den Kohlehydraten gegenüber vermag das Pankreas nicht mehr als das Ptyalin des Speichels; nur hat es Zeit und Muße, seiner Aufgabe in aller Ruhe gerecht zu werden, während im Mund das Ptyalin nur kurze Zeit wirken konnte und in dem sauren Magensaft rasch außer Tätigkeit gesetzt wurde. Das Pankreas nimmt mit Hilfe seiner Diastase die Aufgabe des Speichels wieder auf und führt den Abbau über die Stufen der löslichen Stärke, des Amylodextrins, des Erythrodextrins, des Achroodextrins (durch verschiedene Farbennuancen bei Behandlung mit Jod unterschieden) ebenfalls nur bis zur Maltose. In dieser Form, als Disaccharid, sind die Kohlehydrate aber noch nicht resorbierbar. Es muß erst noch ein weiteres Ferment, die von der Darmschleimhaut produzierte „Maltase" dazukommen, um die letzte Spaltung in zwei Traubenzuckermoleküle vorzunehmen. Die andere Form, in der unsere Nahrung noch größere Mengen von Kohlehydraten enthält, nämlich der Rohrzucker (ein Disaccharid aus Trauben- und Fruchtzucker), wird vom Pankreas nicht gespalten. Zu seiner Zerlegung dient, vielleicht neben der Salzsäure des Magens, eine von der Darmschleimhaut produzierte „Invertase". Schließlich enthält der Darmsaft noch eine „Laktase", um die übrigens nur geringen Mengen von Milchzucker, die wir aufnehmen, in seine Komponenten, Traubenzucker und Galaktose, zu zerlegen. Merken Sie sich bitte diesen wichtigen Punkt: Alle aufgenommenen Kohlehydrate werden nur als Monosaccharide, und zwar größtenteils als Traubenzucker resorbiert. An das weitere Schicksal des resorbierten Zuckers möchte ich auch gleich erinnern. Er wird durch die Pfortader der Leber zugeführt, um dort als Glykogen aufgestapelt zu werden, bis die Körperzellen seiner bedürfen; als Reiz für die Abgabe von Glykogen wird man sich am einfachsten eine Zuckerverarmung des Blutes infolge Verbrauches desselben vorstellen dürfen. Neben der Leber enthält auch die Muskulatur derartige Glykogendepots. Auf das weitere komme ich später (S. 279) noch zu sprechen. Auf jeden Fall wird der

Zucker voll ausgenützt; normalerweise wird nichts verschwendet und durch
den Harn abgegeben. An welchen Stellen dieses Mechanismus Störungen
auftreten können, welche zur Folge haben, daß der Zucker mit dem Harn
ausgeschieden wird, werden wir bei der Besprechung des Diabetes zu erwägen haben.

Die schwierigste Frage stellt immer noch die Verarbeitung der
Fette dar. Folgende Punkte sind gesichert. Das „Steapsin" des Pankreas
(als Zymogen produziert und durch die Galle aktiviert) spaltet die Fette
in ihre Bestandteile, Glyzerin und Fettsäuren. Neben diesem Steapsin gibt
es noch eine von der Darmschleimhaut gebildete Lipase, welche die gleiche
Wirkung hat. Die Seifen, die sich aus den freigewordenen Fettsäuren und
dem Alkali im Darm bilden, vermögen die Neutralfette zu emulgieren.
Ebenso vermag die Galle Fette in Emulsion zu bringen. Soweit haben wir
es mit feststehenden Tatsachen zu tun. Aber die alte Streitfrage, ob die
Fette als Seifen oder als Emulsion resorbiert werden, ist noch nicht befriedigend entschieden. Für die Annahme, daß der Übertritt als Neutralfett
erfolgt, wurde früher die Beobachtung angeführt, daß man jenseits der Darmwand nur Neutralfett antrifft. Dieses Argument hat an Beweiskraft eingebüßt, seitdem wir wissen, daß das Eiweiß auch in Form von Aminosäuren
übertritt und diese in der Darmwand wieder zu Eiweiß zusammengesetzt
werden. Am bequemsten wäre es, das Analoge anzunehmen, d. h. also
sich vorzustellen, daß die Emulsion nur zum Zwecke der leichteren Verteilung stattfände, daß alles Fett in verseiftem Zustand resorbiert und dann
wie die Aminosäuren in der Darmwand wieder zu Neutralfett synthetisiert
wird. Daß wir das Fett in den Fäzes (mit Ausnahme von allerstärksten
Verdauungsstörungen) größtenteils als Seifenkristalle, fast niemals als Fett-
kugeln antreffen, ließe sich für diese Annahme ins Feld führen. Wir müssen
aber, wenn wir uns den Vorgang der Fettresorption aus Analogieschlüssen
mit der Eiweißresorption konstruieren, den Einwand machen, daß beim Fett
die teleologischen Vorbedingungen fehlen, aus denen heraus wir für das
Eiweiß heute eine völlige Aufteilung mit darauffolgendem Wiederaufbau
verstehen und postulieren; denn die Fette sind ebenso wie die Kohlehydrate
nicht so differenziert und artspezifisch wie das Eiweiß. Einige neueste
experimentelle Arbeiten plädieren auch wieder dafür, daß wenigstens ein
Teil als emulgiertes Neutralfett resorbiert wird. Noch an eine Möglichkeit
ist übrigens zu denken: Manchmal bedient sich der Organismus des Kunst-
griffs, einen Körper chemisch an einen andern zu binden, um ihn für den
jeweiligen Zweck handlich zu machen. Vielleicht macht er es in dieser Weise
mit den Fetten. Der größere Teil des resorbierten Fettes wird durch den
Ductus thoracicus, ein kleiner Teil durch die Pfortader abgeführt. Die
Rolle der Galle für die Fettresorption ist übrigens auch noch unsicher. Sie
ist mit ihrer emulgierenden Wirkung nicht erschöpft, ebenso wie mit ihrer
Hergabe von Alkali zur Verseifung der Fettsäuren. Ihre Wichtigkeit geht
aus der alten klinischen Beobachtung hervor, daß bei jedem Gallenabschluß
die Fäzes große Mengen von Fett enthalten (aber stets fast nur in verseiftem Zustande, niemals als Neutralfett). Man schreibt ihr noch ein
Lösungsvermögen für die sonst im Darmsaft unlöslichen Seifen der alkalischen Erden zu, und schließlich redet man von einer Fähigkeit, das
Resorptionsvermögen der Darmschleimhautzellen für Fette zu steigern.
Auch von einer ähnlichen Einwirkung der Salzsäure auf die Darmschleimhaut sprechen übrigens manche.

Damit hätten wir ein Problem angeschnitten, über das ich bisher ohne
weiteres hinweggegangen bin, nämlich die Bedingungen, unter denen die
Ingesta vom Verdauungstraktus resorbiert werden können. Daß der Magen
so gut wie nichts resorbiert, ist Ihnen bekannt; nur Wasser, wenn es Kohlensäure oder Alkohol enthält, soll in geringen Mengen dort aufgesaugt
werden. Der Darm leistet hier so gut wie alles. Die Bedingung, die man
an die Resorptionsfähigkeit zu knüpfen zunächst einmal geneigt sein möchte,
ist die Wasserlöslichkeit. Das trifft sicher nicht durchgehends zu. Wasser-
lösliches wird im Mund und im Magen gar nicht resorbiert, und im Darm
stellt die Wasserlöslichkeit offenbar nicht die einzige und vielleicht gar nicht

die beste Vorbedingung zum Durchtritt durch die Darmwand dar. Dagegen
besitzen die wasserunlöslichen resorbierbaren Körper die Eigenschaft der
sog. Lipoidlöslichkeit. Hierin scheint, wenigstens für alle organischen
Verbindungen, die vornehmste und wichtigste Vorbedingung zur Resorption
zu bestehen.

Von der großen Rolle, die man den Lipoiden, den N- und P-haltigen
Fetten, neuerdings zuerkennt, haben Sie alle schon gehört. Man postuliert
ihre Anwesenheit in vielen Zellen sogar als integrierenden Bestandteil ihrer
Funktion, eine Rolle, welche man früher nur dem Eiweiß zuerkannt hat.
Daneben sollen sie einen wesentlichen Teil der bedeckenden Plasmahülle
bilden, und hieraus leitet man ab, daß die Lipoidlöslichkeit vielleicht die Vorbedingung dafür sei, daß ein Körper in die Zellen des Verdauungstraktus
einzudringen vermag. Manche gehen noch einen Schritt weiter und vermuten,
daß alles, was nur wasserlöslich ist (z. B. viele Salze), überhaupt nur zwischen
den Epithelzellen durchschlüpfen kann, aber direkt von denselben gar nicht
aufgenommen wird.

Was den Ort der Resorption der verschiedenen Nährstoffe betrifft,
so wird Ihnen das Wichtigste aus der Physiologie her noch in Erinnerung
sein. Im Dünndarm, besonders in seinem unteren Teil, werden die Fette,
die meisten Kohlehydrate und der größte Teil der Eiweißstoffe resorbiert.
Dem Dickdarm bleibt, neben der Aufsaugung des Restes an Kohlehydraten
und Eiweiß, vor allem das Wasser zur Resorption. Das Resorptionsvermögen des Darmes für Wasser ist ein ganz enormes; auch bei gewöhnlicher
Kost hat er die stattliche Menge von Verdauungssekreten wieder aufzu-
saugen. Dieselben werden meistens bedeutend unterschätzt. Der täglich
produzierte Magensaft beträgt etwa $1\frac{1}{2}$ Liter, die Gesamtmenge der Verdauungssäfte etwa 4 Liter. Eine Verflüssigung des Stuhlganges wird deshalb
ohne jegliche Beschleunigung der Peristaltik erreicht, wenn die Resorption
dieser Sekretmengen erschwert wird. Auf diesem Wege wirken die Glauber-
salze als Abführmittel; sie saugen Wasser an und entziehen es dadurch
der Resorption. Was in bezug auf Flüssigkeitsresorption vom Darm gelegentlich verlangt und geleistet wird, ist jedem bekannt.

Die Aufnahmefähigkeit des Dickdarms bei direkter Einführung ins
Rektum, z. B. als Nährklysma, ist viel geringer als man früher gemeint hatte.
Von den Dingen, die als Bestandteile eines Nährklysmas in Frage kommen,
wird außer Wasser und allerlei Salzen eigentlich nur Zucker und Alkohol
mit Sicherheit resorbiert. Der Zucker darf, wenn er nicht reizen soll, nur
in dünnen Lösungen, höchstens 10%ig gegeben werden. Eiweiß muß in
möglichst abgebautem Zustand dargereicht werden, womöglich bis zur Stufe
der Aminosäuren, allerhöchstens als Peptone; selbst dann ist die Resorption
nur ziemlich bescheiden. Fette werden fein emulgiert (Milch) etwas aufgenommen. Es ist ferner zu bedenken, daß die Resorption eines Nährklysmas
sehr rasch erfolgen muß, weil die Nahrungsstoffe, wenn sie im Rektum
liegen, bald zu Zersetzungen und dadurch zu Reizungen Anlaß geben. Daß
also irgendein Eiweißpräparat nach stundenlanger künstlicher Verdauung
mit Darmsaft abgebaut wird, ist kein Beweis dafür, daß es als Zulage zu
einem Nährklysma von Wert ist. Dagegen werden viele Medikamente vom
Rektum rasch und glatt aufgesaugt und wirken von hier aus prompt. Das
ist für die Krankenpflege häufig sehr wichtig.

Nicht zu vergessen ist die Rolle der Gärungs- und Fäulnisprozesse
im Darm, welche durch die Tätigkeit der Darmbakterien unterhalten werden.
Sie führen teilweise zu einem Abbau der Nährstoffe, welcher dem durch die
Darmsekrete vollkommen gleich ist, und bilden damit eine Unterstützung
des Verdauungsprozesses. Teilweise führen sie aber zu anderen oder tieferen
Abbauprodukten. So z. B. bleibt die Spaltung des Eiweißes durch die Mikroorganismen nicht bei den Aminosäuren stehen, sondern führt weiter zu Fettsäuren, aromatischen Säuren, Ammoniak, Kohlensäure, Schwefelwasserstoff,
ferner zu Phenolen, zum Indol (-Benzopyrrol) und zum Skatol (-Methyl-
indol). Ebenso werden die hohen Fettsäuren durch die Darmfäulnis noch
weiter in niedere Fettsäuren gespalten. Schließlich können die Kohlehydrate
hierbei zu Milchsäure, Buttersäure, Essigsäure, Methan, gelegentlich wohl

auch zu Alkohol vergoren werden. Übrigens soll die Zellulose, die durch die Verdauungsfermente unangreifbar ist, durch die Darmbakterien auch aufgeschlossen und teilweise resorbierbar werden. Die Menge der Gase im Darm (Kohlensäure, Wasserstoff, Methan, Ammoniak, Schwefelwasserstoff, sowie Sauerstoff und Stickstoff, die beiden letzteren aus verschluckter Luft) ist sehr erheblich, vor allem die der Kohlensäure, die nicht nur aus Gärungsprozessen, sondern auch aus der Neutralisation des sauren Chymus durch das kohlensaure Natron des Darmsaftes entsteht. Der größte Teil aller Gase wird wieder resorbiert und nur ein kleiner Bruchteil als Flatus ausgestoßen. Der Wasserstoff ist wegen seines niedrigen Absorptionskoeffizienten schlecht resorbierbar.

Die Aufsaugung der Nahrungsmittel infolge aller dieser Vorgänge gemeinsam ist eine sehr vollständige, für viele Nahrungsteile 80—90%, für manche sogar 100%. Die Fäzes enthalten normalerweise unter dem Mikroskop nicht allzuviel Definierbares mehr. Man sieht eine Reihe von Pflanzenfasern, ganz vereinzelt Bindegewebsfetzen, allerlei Reste von Hülsen u. dgl.; dann kommen wohl auch einige kleine Muskelstückchen vor mit mehr oder weniger deutlicher Querstreifung, eine Reihe von Kristallen (z. B. Sargdeckel) und stets eine gewisse Menge von Fett als kurze plumpe Seifenkristalle oder auch in Kringelform, aber niemals als Neutralfettkugeln, welche die aus der Histologie her bekannten Farbenreaktionen mit Sudanrot oder Osmiumsäure geben. Außerdem findet man abgestoßene Epithelzellen, Detritus und eine große Menge von Bakterien. Bei Verabfolgung der Probekost nach Ad. Schmidt (Kakao, Milch, gebratenes Rindfleisch, Kartoffelbrei, Butter, Weißbrot) fehlen die Pflanzenfasern gänzlich, Muskelstückchen finden sich nur ganz vereinzelte, auch Fettsäurekristalle nur in geringer Menge.

Der Wassergehalt eines normalen Stuhles beträgt etwa 70%. Um einem häufigen Irrtum zu begegnen, sei darauf hingewiesen, daß die Fäzes nicht ausschließlich, ja nicht einmal zu ihrem größten Teil aus Residuen der Nahrung bestehen, wie es ja auch aus dieser Übersicht hervorgeht. Schlackenreiche oder schlackenarme Nahrung hat natürlich einen gewissen Einfluß auf die Menge der Fäzes; aber allerlei Abgeschilfertes von der Darmschleimhaut und vor allem die großen Mengen von Bakterienleibern machen einen ganz wesentlichen Bestandteil aus. Daher werden auch bei völligem Hunger Fäzes produziert. Unsere Kenntnisse über die Bakterien des Darmes sind noch in vielem lückenhaft. Der Dünndarm ist sehr arm an Bakterien. Weiter unten finden sich allerlei Streptokokken, welche besonders auf zuckerhaltigen Nährböden gut gedeihen; vom unteren Ileum an überwiegen die Kolibazillen.

Von den Untersuchungsmethoden bespreche ich zuerst die Aushebebrung des Magens nach Probefrühstück. An Stelle des bisher üblichen (eine Tasse Tee ohne Milch und Zucker und eine trockene Semmel) scheint sich die Verabreichung von 300 ccm eines 5% Alkohols zu bewähren. Dieselbe stellt nicht, wie oft irrtümlich angenommen wird, in erster Linie eine Prüfung der Motilität dar, wenn sich auch gröbere Schlüsse daraus immerhin ziehen lassen. So werden wir eine beschleunigte Entleerung annehmen können, wenn $^3/_4$ Stunden nach Einnahme des Probefrühstückes resp. $^1/_2$ Stunde nach dem Alkohol der Magen bereits leer ist. Aber auf eine verlangsamte Motilität werden wir nicht gleich schließen dürfen, wenn die Menge des Ausgeheberten größer ist als gewöhnlich. Durch die Vermengung mit Magensaft ist eine zuverlässige Schätzung hierbei nicht angängig. Man müßte denn, nach dem Vorschlag von Mathieu, den Magen nachträglich leer spülen und durch Vergleich der Azidität in dem zuerst Ausgeheberten mit der des Spülwassers den Grad der Verdünnung und daraus die Menge des gesamten Inhaltes berechnen. Diese „Restbestimmung" hat sich aber nicht eingebürgert. Ebenso hat, wenn auch vielleicht mit Unrecht, Sahlis butyrometrische Mehlsuppenmethode, die hierüber bequem Auskunft geben soll, keine Verbreitung gefunden. Ihre Besprechung erscheint deshalb hier nicht am Platz. Vorzugsweise als Motilitätsprüfung dienen die Probemahlzeiten (nach Leube oder Riegel) bestehend in einem Teller Suppe mit

Nudeln, einem Beefsteak von etwa 150 g mit Kartoffelbrei und einem Stück Brot. Nach längstens 6 Stunden soll der Magen leer sein. Das Alkoholprobefrühstück wird wohl das Ausspülen des Magens früh morgens nüchtern meistens entbehrlich machen.

Das Probefrühstück dient in erster Linie dazu, über die Sekretion (Säure und Fermente) Aufschluß zu geben. Wir prüfen und titrieren die gesamte und die freie Salzsäure und nur bei völligem Fehlen derselben brauchen wir besonders nach Pepsin zu suchen. Die Methoden zu dessen Nachweis, die Sie in den Kursen lernen werden, übergehe ich hier. Daß geringen Abweichungen von den gewöhnlichen Säurewerten (20—40 freie Säure, 40—60 ccm Gesamtsäure, beim Alkoholprobefrühstück etwas weniger) nicht mehr die gleiche Bedeutung wie früher beigemessen wird, sei gleich erwähnt. Denn abgesehen von dem psychischen Einfluß auf die Sekretion, welchen Pawlows und Cannons Tierversuche demonstrieren, müssen wir berücksichtigen, daß die jeweils gefundene Azidität von der Motilität maßgebend beeinflußt wird. Wenn der Mageninhalt sehr rasch abgeschoben wird, wird der geringere Rest natürlich stärker sauer, als wenn bei sonst gleicher Sekretion infolge trägerer Motilität eine größere Inhaltsmenge durchmischt wird. Dem ersten Bedenken suchen manche dadurch Rechnung zu tragen, daß sie an Stelle des indifferenten und reizlosen Probefrühstücks, welches sicher nicht das Optimum an Saftsekretion produziert, eine etwas schmackhaftere Appetitprobekost reichen. Aber das einfache und bequeme Teesemmel- resp. Alkoholprobefrühstück wird sich trotz aller Bedenken und Verbesserungen nicht verdrängen lassen. Mikroskopisch findet man im Mageninhalt nach dem Teesemmelprobefrühstück (neben Detritus, Epithelien, allerlei Bakterien usw.) nur konzentrisch geschichtete Stärkekörner (mit Jod färbbar), einige Fetttropfen und vereinzelte kurze Ketten von Hefezellen. Sonstigen Resten von Nahrung sowie anderen Mikroorganismen kommt stets eine pathologische Bedeutung im Sinne von Stauung und abnormen Zersetzungen zu. Davon nachher mehr.

Die Anwendung des Magenschlauches ist, wenigstens für manche Zwecke, zu umgehen, wenn man sich der Sahlischen Desmoidkapseln bedient. Das Prinzip derselben habe ich in der Einleitung zu diesem Kapitel erklärt. Ein kleines mit Katgut zugeschnürtes Beutelchen, das Jod od. dgl. enthält, wird verschluckt. Die Resorption des Inhalts, im Speichel oder Harn nachweisbar, erfolgt nur, wenn das Katgut durch genügenden Kontakt mit der Salzsäure gelöst worden ist. Die ablehnende Kritik, welche diese Desmoidprobe von mancher Seite immer wieder erfährt, beruht zum Teil wohl darauf, daß man unter unzutreffenden Voraussetzungen mit unbilligen Forderungen an sie herantritt. Ein einfacher Ersatz für die Salzsäureprüfung im Ausgeheberten ist sie nicht, insofern als z. B. die Kapseln trotz Anwesenheit genügender Säure ungelöst bleiben können, wenn starke Hypermotilität des Magens die Säure nicht genügend einwirken läßt. Aber gerade dadurch gibt sie uns in manchen Fällen mehr als die chemische Untersuchung des Magensafts. Denn ihr positiver Ausfall sagt, daß eine physiologisch befriedigende Einwirkung desselben stattgefunden hat, daß die Wirkung der Salzsäure durch nichts gehemmt war usw. Die Konstanz des verwendeten Katgut ist wohl der einzige Punkt, der ernste Bedenken macht und jedenfalls dauernder Kontrolle bedarf.

Eine ganz analoge Probe hat Sahli zur Prüfung der Pankreasfunktion ausgearbeitet. Hier werden die gleichen Medikamente (Salizylsäure usw.) in Glutoidkapseln eingeschlossen. Das sind Gelatinekapseln, welche durch Formalinhärtung gegen die Magenverdauung und gegen den Darmsaft resistent sind, dagegen durch Trypsin gelöst werden. Für die Verwertung dieser Resultate gelten die gleichen Überlegungen und Bedenken wie für die Desmoidprobe.

Dem gleichen Zweck wie die Glutoidkapseln, d. h. der Prüfung auf Pankreassekret, dient die Schmidtsche Kernprobe. Nach Ad. Schmidt werden die Zellkerne ebenfalls nur vom Pankreassaft verdaut, wodurch sie ihre Färbbarkeit mit basischen Kernfarbstoffen verlieren. Schmidt bindet

kleine Würfel von Ochsenfleisch, das in Alkohol gehärtet war, in Gazebeutel-
chen und läßt dieselben vom Patienten verschlucken. Wenn man sie dann
aus den Fäzes herausgefischt hat, prüft man unter dem Mikroskop die Kernfärbbarkeit. Über die Zuverlässigkeit wird noch diskutiert. Daß das Erhaltensein der Kernfärbbarkeit ein völliges Fehlen des Pankreassekrets
beweist, wird anerkannt; dagegen wollen manche den umgekehrten Schluß
nicht gelten lassen. Auch ohne Pankreas sollen die Kerne durch den
Darmsaft manchmal verdaut werden.

Die neueste und wohl auch beste Methode ist die mit der Duodenal-
sonde. Man läßt den Patienten einen ganz dünnen Gummischlauch schlucken,
welcher dann von den Magenbewegungen bis in das Duodenum weitergeschoben wird. Den aus dem Schlauch abtropfenden Saft prüft man auf
eiweiß- und zuckerspaltende Fermente.

Zuverlässige und für klinische Zwecke genügend bequeme Methoden zur
gesonderten Prüfung der übrigen Verdauungssekrete fehlen uns leider bisher.
So z. B. haben wir noch keine klinische Methode, die Galle nach Menge und
Beschaffenheit zu beurteilen. Kolorimetrische Schätzungen an den Fäzes,
evtl. am extrahierten Farbstoff mit dem Spektroskop sind unbequem und
unsicher. Wir sind gezwungen, aus der Beschaffenheit der Fäzes uns ein Ge-
samtbild zu machen. Aber präzise Rückschlüsse auf das Fehlen oder die Min-
derung eines einzelnen Bestandteils der Darmsekrete sind deshalb schwierig,
weil beinahe jeder Akt des Verdauungsprozesses von der Tätigkeit mehrerer
sich ergänzender oder einander ersetzender Sekrete abhängt.

Über das normale Verhalten der Fäzes habe ich das Wichtigste schon
gesagt und habe dabei die Schmidtsche Probekost erwähnt, deren man sich
zum Zwecke von Fäzesuntersuchungen gerne bedient. Aus dem Befund von
abnorm viel oder gut erhaltenen Muskelfasern schließen wir nach dem oben
Gesagten auf eine Störung der Pankreassekretion. Größere Bindegewebsfetzen deuten auf eine Beeinträchtigung der Magenverdauung. Eine gröbere
Störung in der Stärkeverdauung ist bei der Vielzahl der hier tätigen Fermente
nicht häufig. Mit dem Mikroskop wird man größere Mengen jodfärbbarer
Körner nicht sehr oft finden, höchstens wenn die Stärkekörner in derbere
Zellulosehüllen, die den Darmbakterien widerstanden haben, eingeschlossen
geblieben sind. Man nimmt die Anwesenheit unresorbierter Kohlehydrate
an, wenn die Stühle spontan schaumig werden oder bei Körpertemperatur in
Gärungsröhrchen rasch große Gasblasen entwickeln. Eiweißfäulnis führt
höchstens erst später und dann zu einer geringen, stark riechenden Gasent-
wicklung; das ist meist nur bei Anwesenheit von Blut und Eiter im Stuhl
der Fall. Fett kann vor allem bei Galleabschluß und bei Pankreasaffektionen
in abnormer Menge im Stuhl auftreten. Auf das erstere werden wir durch
das Fehlen der Galle, d. h. durch die mehr oder weniger ausgesprochene Farb-
losigkeit der Stühle hingewiesen; sie können fast weiß, tonfarben werden.
Ich erinnere bei dieser Gelegenheit daran, daß sich in den Fäzes normalerweise als Farbstoff stets nur Urobilin findet, das reduzierte Bilirubin. Nur
bei stark beschleunigter Darmpassage, bei der die Reduktion des Bilirubin
zu Urobilin durch die Darmbakterien unvollständig geblieben ist, kann
Bilirubin als solches ausgeschieden werden. Das ist der Fall bei den gefürchteten grünen Stühlen der Säuglinge. Fettstühle sind an Menge stets reichlich; ihre Konsistenz ist schmierig, lehmartig. Auch bei normalem Galle-
gehalt sind sie etwas heller als sonst. Das mikroskopische Verhalten des
Fettes habe ich schon besprochen. Eine Vermehrung der gewöhnlichen
Form der plumpen Seifenkristalle bedeutet nur Störung der Resorption;
die Spaltung des aufgenommenen Neutralfettes hat stattgefunden. Unge-
spaltene Neutralfettkugeln finden sich selten; sie deuten auf schwere Pankreas-
erkrankung. Außer bei Galleabschluß und Pankreasaffektionen kommt es
noch bei anderen Zuständen, z. B. bei chronisch tuberkulöser Peritonitis,
ferner bei schweren Anämien und Amyloid zu Fettstühlen. Die Untersuchung der Bakterienflora in den Fäzes hat noch keine klinisch zuverlässigen
Resultate gezeitigt.

Zum Schluß bespreche ich die Röntgenuntersuchung und das, was
wir über die Magen- und Darmbewegungen aus ihr gelernt haben. Das

Prinzip ist klar und einfach. Man läßt den Patienten eine Probemahlzeit genießen, welcher eine genügende Menge eines Pulvers beigemischt ist, das für Röntgenstrahlen undurchgängig und dabei für den Magen und Darm möglichst indifferent ist (Wismut oder Barium; das letztere ist wesentlich billiger). Wir wollen auf die prinzipiellen Bedenken nicht eingehen, welche man dagegen erhoben hat, aus den Röntgenuntersuchungen die Gesetze der Magenanatomie und -physiologie abzuleiten. Man hat eingewendet, daß diese Pulver in den Mengen, wie man sie darreichen muß, um deutliche Bilder zu bekommen, nicht ohne Einfluß auf Form, Lage und Motilität bleiben, und man hat spöttisch gesagt, daß wir jetzt niemals normale Verhältnisse, sondern alles nur als Zerrbild durch eine „Wismutbrille" zu sehen bekommen. Wahrscheinlich sind diese Bedenken übertrieben. Es ist ferner etwas heikel, einem dünnwandigen und locker aufgehängten Hohlorgan, wie dem Magen, dessen Aufgabe es mit sich bringt, daß er jeweils ganz verschiedene Füllungen beherbergt, eine „Normalform" zudiktieren zu wollen. Daß der Magen mit einer großen Breiportion gefüllt bei einem stehenden Menschen eine andere Form einnehmen wird, als sie der leere Magen beim Liegen zeigt, wie wir ihn an der Leiche oder bei Operationen oder nach Luftaufblähungen durch die Bauchdecken hindurch zu sehen bekommen, versteht sich von selbst. Aber daß der Mensch sich stets in Rückenlage befindet, und vor allem, daß der Magen stets leer sein muß, wird man doch sicher auch nicht als dauernden Normalzustand fordern dürfen. Und sicher ist, daß uns die „Wismutbrille" deutliche und durchgreifende Unterschiede zwischen gesunden und kranken Mägen zeigt, und deshalb sind die gefundenen Resultate für uns von Wert. Nach der in der Röntgenologie üblichen Nomenklatur nennt man den obersten, der Kardia benachbarten Teil des Magens den „Fundus" oder „Fornix", dann kommt das „Korpus", dann vor dem Pylorus das „Antrum". Die Umbiegung an der kleinen Kurvatur nennt man den „Angulus".

Die Physiologie hatte früher gelehrt, daß der Magen nach einer Mahlzeit die Ingesta erst lange Zeit durcheinander knetet, ehe er sie dem Duodenum weitergibt. Diese Anschauung ist nicht mehr als allgemeines Gesetz aufrecht zu erhalten. Wenn wir einem Gesunden eine Portion, etwa 4—500 g irgendeines Breies, vermischt mit 50 g Wismut oder 100 g Barium verzehren lassen, so sehen wir im Röntgenschirm bald danach die große und kleine Kurvatur in Wellenbewegung. Die Wellen beginnen etwa in der Mitte des Magenkörpers und nehmen nach dem Pylorus hin an Tiefe zu. Man sieht dann, wie der Inhalt nach dorthin geschoben wird und wie alsbald kleine Portionen in das Duodenum übertreten. Beim Gesunden ist die Breimahlzeit in etwa drei Stunden, allerlängstens in 5—6 Stunden vollständig in das Duodenum entleert. Andauernde Durchmischungen des Ganzen, wie man sich das früher als Regel vorgestellt hat, scheinen nicht immer zu erfolgen. Wahrscheinlich ist der Mechanismus nicht überall der gleiche. Konzentrische Zusammenziehungen, welche den Speisebrei vorwärts schieben, treten anscheinend erst im Antrum auf. Die früher schon geäußerte Annahme, daß der Magen sich zeitweise zu zwei voneinander getrennten Teilen mit selbständiger Aktion abschließt, konnte auch in einzelnen röntgenologischen Beobachtungen eine Stütze finden. Ferner hat man Grund zu der Annahme, daß der Mageninhalt öfters gewisse Schichtungen einhält und die Verdauungssäfte immer nur mit der äußersten Schicht in Berührung kommen. Flüssigkeiten, die während oder nach dem Essen getrunken werden, pflegen sich auch nicht, wie man früher gemeint hat, mit den festen Speisen zu mischen, sondern fließen in einer Rinne längs der kleinen Kurvatur direkt zum Pylorus und alsbald in das Duodenum.

Ist der Magen mit Brei gefüllt, so präsentiert er sich in Formen, welche von den früher in leerem Zustand und im Liegen studierten nicht unwesentlich abweichen. Am häufigsten sehen wir ihn in der Form eines „Angelhackens" (s. Abb. 9 nach Abbildungen von Faulhaber), dessen tiefste Wölbung etwa in Nabelhöhe liegt, oder manchmal auch, aber viel seltener in Form eines „Stierhorns" (Abb. 10); im letzteren Fall steht er meist höher, mindestens eine Hand breit oberhalb des Nabels. Er ist beinahe bis oben an das Zwerchfell mit Brei gefüllt, so daß er nur eine kleine Luftblase darüber enthält. Wenn man die Magenkonturen im Schirm beobachtet, so kann man feststellen, daß der Magen sich erst allmählich, entsprechend der zunehmenden Füllung entfaltet. Er stellt nicht etwa einen offenen leeren Sack dar, in welchen die Speisen hineinfallen; er umschließt vielmehr seinen Inhalt stets wie ein elastischer Gummiball und enthält immer nur eine kleine Luftblase. Der Röntgenologe spricht dann von einer guten „Peristole". Diese peristolische Funktion hat mit der Motilität nichts zu tun. Bei Individuen mit langausgezogenem, schmalem, sog. asthenischem Thorax, bei denen uns die Perkussion und Palpation des Abdomens darüber belehrt, daß alle Organe etwas tiefer stehen als gewöhnlich, findet man den Magen öfters als scharfgeknickten, dünnen Schlauch bis tief unter den Nabel reichen. Wir sehen eine „Gastroptose", einen Tiefstand des Magens, als Teilerscheinung des Tiefstandes aller Bauchorgane, der „Enteroptose"; aber auch hier hält er seinen Inhalt meist fest umschlossen. Der Wismutbrei reicht bis hoch hinauf, die Luftblase bleibt klein (Abb. 11). Die Peristole ist gut, ebenso zeigt die wichtigste

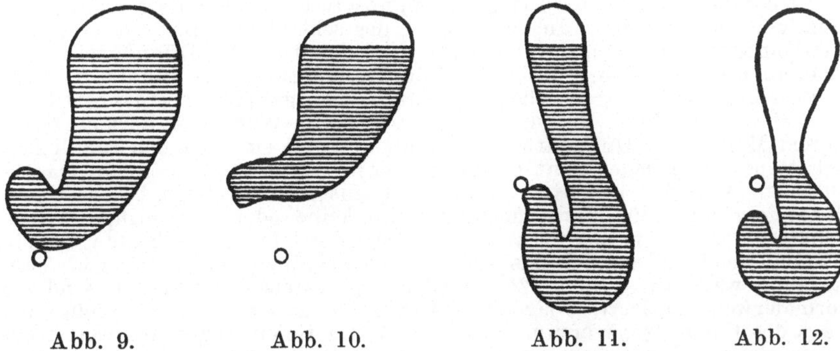

Abb. 9.   Abb. 10.   Abb. 11.   Abb. 12.

Funktion, die Motilität, keine Störung. Der Magen entleert sich in der normalen Zeit. Wir sind berechtigt, diesen Befund den normalen zuzuzählen, weil die Träger solcher Mägen häufig vollkommen magengesund sind.

Noch einen Typus dürfen wir vom rein klinischen Standpunkt den normalen zuzählen, und zwar denjenigen, den Sie auf Abb. 12 dargestellt finden. Der wichtigste Unterschied gegenüber dem ptotischen Magen in Abb. 11 besteht darin, daß hier die Dehnbarkeit der Muskulatur offenbar eine größere ist. Die Magenwand hat dem Speisebrei nicht genügend Widerstand zu leisten vermocht, um ihn bis dicht an das Zwerchfell zu heben; deshalb ist der unterste Teil des Magens stark ausgeweitet und es steht eine große Luftblase darüber. In extremsten Fällen kann der Magen unten einem runden Sack gleichen, über dem sich die Magenwände unterhalb der Luftblase noch einmal beinahe zusammenlegen. Der Speisebrei fällt gleich im Anfang nach unten. Vom physiologischen Standpunkt aus betrachtet ist ein solcher Magen nicht ganz normal, insofern als seine Peristole ungenügend ist. Er umschließt und hebt die Ingesta nicht so, wie er sollte. Aber da die motorische Funktion, die wichtigste von allen, dabei intakt bleiben kann, da die Träger von solchen Mägen häufig ebenfalls völlig gesund sind, so darf der Kliniker diese Form wohl auch noch den normalen zuzählen.

Sie sehen, auf Grund der Röntgenbilder erkennt man dem Magen überhaupt nicht eine starre, schematische „Normalform" zu, wie sie uns von den Anatomieatlanten her immer vor Augen schwebt, sondern man konzediert einen durch funktionelle Momente bedingten ziemlich weiten Spielraum. Hier ist die Morphologie nicht die unveränderliche Basis für die Funktion, sondern die Funktion übt einen maßgebenden Einfluß auf die Form aus. Daß allerlei extraventrikuläre Momente (z. B. abnormer Füllungszustand

des Kolon oder Tumoren od. dgl.) die Lage des Magens auch wesentlich
verändern können (Einbuchtungen, Verschiebungen nach oben und zur Seite)
versteht sich von selbst. Wie es so häufig geschieht, hat hier die Röntgenuntersuchung manche alterprobte Methode zu Unrecht in den Hintergrund gedrängt. So kann man sich über Form und Lage des Magens oft
auch durch das einfache Mittel des Aufblähens mit Kohlensäure hinreichend
informieren.

Um den Ösophagus röntgenologisch darzustellen, muß der Patient
eine kleine Wendung nach links machen; er muß im sog. „I. schrägen Durchmesser" stehen. Dann wird der Ösophagus zwischen dem Herzschatten
und der Wirbelsäule frei. Wenn der Kranke jetzt den Röntgenbrei ißt,
sieht man, wie die Bissen durch peristaltische Wellen ziemlich rasch, in
etwa 5—6 Sekunden, in den Magen hinuntergedrückt werden. An den
physiologischen Engen (Bifurkation der Trachea, Aortenbogen und am
Zwerchfelldurchtritt) erfolgt je eine ganz kurze Verzögerung. Stenosen des
Ösophagus sind bequem und sicher festzustellen, jedenfalls viel schonender
als vermittels der Ösophagoskopie.

Über die D a r m b e w e g u n g e n sind unsere Kenntnisse noch nicht so im
einzelnen ausgearbeitet. In Bestätigung des schon früher Bekannten zeigen
Röntgenbeobachtungen, daß der Speisebrei den gesamten Dünndarm rasch,
in etwa 1—2 Stunden, durcheilt. Eine Prädilektionsstelle für das Liegenbleiben kleinerer Mengen scheint der nach oben gerichtete Anfangsteil des
Duodenums, der sog. „Bulbus.duodeni" zu sein. Wenn man dort bei sonst
leerem Magen und Dünndarm den Inhalt in Form eines kleinen rundlichen
Schattens länger liegen sieht, so spricht der Röntgenologe von einem „Dauer-
bulbus". Was der bedeuten kann, wird uns nachher noch beschäftigen.
Sonst zeigt der Dünndarm normalerweise keine oder nur geringe diffuse
Schatten. Erst vom Zökum an sehen wir wieder kompakte schattengebende
Massen, welche allmählich das ganze Kolon ausfüllen und langsam bis zum
Rektum wandern. Nach 24 Stunden, spätestens 48 Stunden sind sie
normalerweise entleert. Wir sehen ferner die außerordentlich wechselnde
Lage des Colon transversum, das oftmals im tiefen Bogen bis weit nach
unten reicht. (Eine abnorme Ausdehnung des S Romanum, Megasigma, sog.
H i r s c h s p r u n g s c h e K r a n k h e i t, stellt eine sehr seltene, meist wohl angeborene Anomalie bei Kindern dar.) Die Haustren des Dickdarms möchte
der Röntgenologe übrigens ebenso wie die Magenform nicht als etwas morphologisch Unabänderliches und starr Präformiertes, sondern als den momentanen Ausdruck eines funktionellen Stadiums ansehen.

An den Darmbewegungen haben wir, wenn man die Resultate der
physiologischen Experimente und der Röntgenbeobachtungen zusammenfaßt, drei verschiedene Arten zu unterscheiden. Zunächst die p e r i s t a l t i -
s c h e n B e w e g u n g e n, welche der Lokomotion der Ingesta dienen. Wenn man
sie analysiert, so bestehen sie darin, daß oralwärts von der durch einen Impuls
gereizten Stelle eine Verengerung des Darmlumens, analwärts davon eine
Erschlaffung und damit eine Erweiterung auftritt. Hierdurch wird der
Inhalt weitergeschoben. Im Experiment läßt sich diese Kontraktion
oberhalb und die Dilatation unterhalb einer Reizung leicht demonstrieren,
und es wird bekanntlich vom Chirurgen angewandt, um sich an einer
einzelnen hervorgezogenen Dünndarmschlinge zu orientieren, wo oben und
wo unten ist. Daneben führt der Darm sog. P e n d e l b e w e g u n g e n aus.
Dieselben haben mit dem Transport des Darminhaltes nichts zu tun, sondern
sorgen nur für dessen gründliche Durchmischung an Ort und Stelle. Schließlich hat man noch die sog. g r o ß e n R o l l b e w e g u n g e n kennen gelernt,
welche in ganz unregelmäßigen Zeitabständen große Partien des ganzen
Darms ergreifen und die Ingesta mit einem Ruck eine lange Strecke
weiterschieben.

Die D i c k d a r m b e w e g u n g e n sind im einzelnen noch nicht völlig studiert. Meist liegt das Kolon scheinbar in völliger Ruhe. Aber bei Beobachtungen
nach Abführmitteln sowie nach Einläufen ins Rektum kann man Bewegungen

sehen, die den eben beschriebenen durchaus entsprechen. Daneben spielt aber im Dickdarm, besonders in seinem aufsteigenden Ast, ein Rücktransport des Inhalts (zwecks gründlicher Durchmischung oder Eindickung?) noch mit hinein. Als Prädilektionsstelle für Transporthindernisse wird die Flexura Coli sinistra angesprochen, wo manche, z. B. Payr, sogar eine Art von Sphinkter annehmen.

Über die Defäkation lehren die Röntgenbeobachtungen einiges Neue, so z. B. daß nicht nur die Rektumampulle geleert wird, wie man früher angenommen hatte, sondern daß auch Skybala aus höher gelegenen Kolonteilen mit austreten können. Ebenso können übrigens auch Einläufe viel höher in das Kolon hinaufgelangen, als man früher geglaubt hat. Es wird das jetzt weitgehend auch zu diagnostischen Zwecken benützt, indem man Bariumeinläufe appliziert und hiernach die Lage usw. des Dickdarms und vor allem evtl. Stenosen röntgenologisch feststellt.

17. Vorlesung.

Magen- und Darmkrankheiten II.

Ulcus ventriculi, Gastrektasie, Karzinom.

Das junge Mädchen, das Sie hier sehen, hat vor einigen Tagen Blut gebrochen. Wenn ein Individuum in jüngeren oder mittleren Jahren plötzlich von einer Magenblutung befallen wird, mögen Magenbeschwerden vorangegangen sein oder mag die Blutung ganz unerwartet aus aller Gesundheit heraus auftreten, so ist die Diagnose eines Ulkus (simplex, rotundum, pepticum) so gut wie sicher. Die wenigen differential-diagnostischen Punkte, an die man noch denken muß, werden wir nachher besprechen. Ein Ulkus ist jedenfalls die bei weitem häufigste Ursache.

Daß ein Patient eine Magenblutung von einem Bluthusten nicht stets zu trennen vermag, habe ich bei den Lungenkrankheiten schon erwähnt. Aber das Aussehen des zutage geförderten Blutes, wenn wir es zu sehen bekommen und nicht auf die Beschreibung des Patienten angewiesen sind, läßt uns fast stets die Entscheidung leicht treffen. Das Blut der Hämoptoe ist an Menge meist gering; es ist seiner Herkunft entsprechend arteriell, d. h. hellrot und ist mit Luft vermischt, also schaumig. Ganz anders bei der Magenblutung: Hier sickert das Blut in den Magen und bleibt zunächst liegen; es braucht ja keineswegs rasch zum Erbrechen zu kommen, wie eine Blutung in der Lunge stets sofort Hustenstöße auslöst und deshalb gleich expektoriert wird. Daher gerinnt das Blut zu Klumpen und diese werden durch den Magensaft anverdaut. Wenn es dann erbrochen wird, stellt es dicke schwarzrote Massen dar. Falls in schweren Fällen das Ulkus dann immer weiter blutet, kann natürlich als zweites Stadium auch flüssiges, hellrotes Blut erbrochen werden; aber das ist selten. Sie werden es sich ohne weiteres selbst ableiten können, daß das Blutbrechen überhaupt keine unbedingt notwendige Folge einer Magenblutung ist. Das Blut kann, anstatt erbrochen zu werden, auch

in den Darm weitergehen und dann per rectum entleert werden. Blut-
stühle, z. B. nach einer schweren Ohnmacht oder einer heftigen Schmerz-
attacke können das einzige objektive Symptom eines blutenden Magengeschwürs sein. Der ausschließliche Abgang per rectum wird häufiger
sein, wenn das Ulkus nicht im Magen sondern im Duodenum sitzt, in
dessen Anfangsteil ganz die gleichen Ulzera vorkommen wie im Magen.
Ein Teil des Blutes geht wohl stets per rectum ab, auch wenn es zum
Erbrechen gekommen war. Deshalb findet man die Fäzes nach einer
Magen- oder Darmblutung infolge des Gehalts an stark anverdauten
Blutkoagula pechschwarz und klebrig, teerartig. Mindestens muß man
Blutspuren chemisch darin nachweisen können. Es ist dies ein wich-
tiges Hilfsmoment zur Stütze der Diagnose, wenn man das Blut nicht
selbst zu sehen bekommen hat und die Quelle der Blutung, ob Lunge
oder Magen, nach den Angaben des Kranken nicht zweifelsfrei ist.
Auch ohne das Auftreten einer starken massigen Blutung sind kleinste
Blutungen beim Magengeschwür nicht selten. Sie gehen unbemerkt per
rectum ab, ohne den Stuhl infolge ihrer geringen Menge zu dunkeln.
Deshalb ist die Untersuchung des Stuhls auf derartige „okkulte"
Blutungen wichtig. Bei fleischfreier Kost ist der positive Ausfall in
einem ulkusverdächtigen Fall für ein Ulkus und gegen die Annahme eines Katarrhs oder eines nervösen Zustandes recht belastend.
Ich sage absichtlich: in einem ulkusverdächtigen Falle. Denn strenggenommen beweist das Blut nur die organische Läsion im Intestinal-
traktus. Bei fast jeder andern organischen Magendarmaffektion, besonders bei Karzinomen, bei Typhus oder Dysenteriegeschwüren usw.,
kann es auch bluten. Blut aus Hämorrhoiden ist durch seine hellrote
Farbe, sowie dadurch, daß es den Fäzes äußerlich anhaftet, stets leicht
erkenntlich. In der Blutung, sei es als Brechen, sei es als Beimischung
zum Stuhl, haben wir das einzige, ganz einwandfreie Zeichen für das
Bestehen eines Ulkus, das uns bis vor kurzem, bis zum Ausbau der röntgenologischen Ulkusdiagnose zur Verfügung stand. Ein Ulkus ohne
Magenblutung und mit dauerndem Fehlen von Blutspuren im Stuhl
galt sehr skeptischen Ärzten nicht als zweifelsfrei gesichert. Da aber
selbstverständlich nicht jedes Ulkus blutet, war die Unsicherheit in der
Diagnose bisher eine recht große. Dieselbe ist leider noch bei weitem
nicht beseitigt; aber es ist jetzt doch auch von den nicht blutenden Ulzera
bei einer gewissen Zahl durch eindeutige und charakteristische Röntgenbilder eine sichere Diagnose ermöglicht.

Was die Symptome betrifft, aus denen man sonst mit mehr
oder weniger großer Wahrscheinlichkeit ein Magengeschwür diagnostizieren darf, so sind es Spontanschmerzen, die in bestimmter Beziehung
zur Nahrungsaufnahme stehen, ferner lokalisierte Druckschmerzen
und schließlich Sekretionseigentümlichkeiten. Was die letzteren betrifft,
so gehen eine Reihe von Ulzera mit einem Überschuß an Säure, einer
Superazidität, einher. Das Fehlen einer Superazidität spricht durchaus nicht gegen Ulkus, während dauernde hohe Superazidität doch ein
Ulkus sehr wahrscheinlich macht. Vielleicht hängt mit dieser Superazidität eine Verzögerung der Entleerung zusammen (vermittels des
Pylorusreflexes), welche beim Ulkus recht häufig vorkommt.

Spontane Schmerzen scheint ein Ulcus unter drei verschiedenen Bedingungen auslösen zu können. Zunächst unmittelbar sobald Speisen, besonders derbere, mechanisch reizende, genossen werden. Ferner auf der Höhe der Verdauung, d. h. 1—2 Stunden post coenam, vermutlich durch den dann stark sauren Magenbrei und schließlich bei leerem Magen, als „Hungerschmerz", falls dann Magensaft produziert wird (sog. Parasekretion). Dieser Hungerschmerz gilt übrigens vielen als Hinweis darauf, daß das Ulkus im Duodenum und nicht im Magen sitzt. Wir werden also auch ohne Blutung ein Ulkus für um so wahrscheinlicher halten dürfen, je strenger die Schmerzen einer dieser drei Regeln folgen. Die Schmerzen können dann außerordentlich stark werden und in verschiedenen Richtungen nach dem Nabel zu, nach dem Rücken oder der Brust ausstrahlen. Die unmittelbare Ursache von heftigen Schmerzparoxysmen scheint nach einigen Röntgenbeobachtungen in Spasmen des Magens zu bestehen, welche offenbar unter den oben erwähnten Bedingungen leicht ausgelöst werden können. Ein leichter Dauerschmerz oder Druckgefühl ohne feste Relation zur Nahrungsaufnahme kommt bei sicheren Ulzera ebenfalls vor, ist aber für die Diagnose nicht recht zu verwerten, weil derartiges auch bei allen möglichen anderen organischen und funktionellen Zuständen ebenso auftreten kann.

Was die Lokalisation des Druckschmerzes betrifft, so geben die Autoren verschiedene Stellen als charakteristisch für ein Ulkus an. Die Mehrzahl der Ärzte begnügt sich damit, wenn an einer umschriebenen Stelle der Magengegend (aber natürlich jedesmal an der gleichen) bei wiederholter Untersuchung von dem Patienten Schmerzen angegeben werden, gleichgültig ob dieser Schmerz bei leiser stoßweiser Palpation oder erst bei Druck in der Tiefe auftritt. Manche nehmen an, daß es der Druck auf das Geschwür selber sei, der Schmerz verursacht. Deshalb soll der Schmerzpunkt auch erlauben, das Geschwür ungefähr zu lokalisieren, ob es am Pylorus sitzt, in der Kardiagegend, großen Kurvatur od. dgl. (Hierzu sei gleich bemerkt, daß die Röntgendurchleuchtungen den vom Kranken angegebenen Druckpunkt manchmal außerhalb des Magens zeigen.) Andere, vor allem v. Leube, lehren, daß der Ulkusschmerz stets in der Mittellinie zwischen Nabel und Schwertfortsatz lokalisiert ist. Eine derartige Unabhängigkeit des schmerzenden Punktes von der Lage des Geschwürs hat durchaus nichts Unglaubhaftes oder Unerklärliches, wenn man sich der Mackenzieschen Lehren erinnert, auf die ich bei der Besprechung der Appendizitis schon angespielt habe. Noch andere, ebenfalls konstante Druckpunkte, die also auch als reflektorisch gedeutet werden müßten, werden am Rücken angegeben; z. B. plädiert Boas für einen Schmerzpunkt links neben der Wirbelsäule in Höhe der 10. Rippe. Der Leubesche Druckpunkt ist entschieden häufig. Bei unserer Patientin werden wir von einer Palpation jetzt kurz nach der Blutung Abstand nehmen, ebenso wie wir bei einer frischen Hämoptoe das Auskultieren unterlassen.

Einen wesentlichen Fortschritt haben die Röntgenuntersuchungen in den allerletzten Jahren gebracht. Sie ermöglichen in einer Reihe von Fällen, in denen wir früher über eine gewisse Wahrscheinlichkeitsdiagnose nicht hinausgekommen waren, die Anwesenheit eines Ulkus zweifelsfrei zu machen. Der Grund, warum die meisten Kliniker der Röntgendiagnose des Ulkus so lange zweifelnd gegenübergestanden haben, liegt darin, daß man über die Anatomie des Ulkus in einem Punkt früher unzutreffende Vorstellungen hatte. Ich kann alle Einzelheiten der Vorlesung über pathologische Anatomie überlassen. Hier genügt die Bemerkung, daß die Magengeschwüre kreisrunde, etwa 50 Pfg. bis 1 Markstück große Substanzverluste, meist an der kleinen Kurvatur gelegen, darstellen. Sie sind gewöhnlich in der Einzahl da; doch sind zwei oder drei nicht gerade selten. Man hielt die meisten Geschwüre für nur oberflächlich, nicht in die Tiefe greifend und deshalb durch die Röntgenmethode nicht darstellbar. Jetzt hat man aber gelernt, daß Ulzera sehr häufig in die tieferen Schichten der Magenwand kraterförmig hineinreichen, sog. penetrierende Ulcera. Bei der Röntgendurchleuchtung füllt sich diese kleine Vertiefung in der Magenwand mit dem Bariumbrei und präsentiert sich dadurch als divertikelartige Vorwölbung der Magenkontur, manchmal mit einer kleinen Luftblase darin. Man spricht dann von einer „Nische". Ulzera der Hinterwand sind durch Halblinksdrehung des Patienten auch öfters zur Darstellung zu bringen, wenn ein kleines Breidepot bei Beginn der Magenfüllung oder am Ende (bei sonst schon leerem Magen) in ihnen hängen bleibt. Doch sind Ulzera daselbst auch nach autoptischen Erfahrungen viel seltener als an der kleinen Kurvatur.

Das Fehlen einer solchen Nische beweist natürlich nicht die Intaktheit der Schleimhaut. Alle oberflächlichen Ulzera sind röntgenologisch nicht unmittelbar darstellbar, wie wir heute aus Vergleichen mit Operationsbefunden sicher wissen. Aber neben diesen Nischen zeigt die Röntgenbeobachtung noch andere Eigentümlichkeiten, welche als dringend ulkusverdächtig gelten. Zunächst den „Sechsstundenrest". Während bei Gesunden, wie erwähnt, die übliche Probemahlzeit nach ca. drei Stunden in den Dünndarm weiterbefördert ist, zeigen Ulkuskranke häufig noch nach sechs Stunden einen deutlichen Bariumrest im Magen, NB. auch ohne daß die geringste organische Verengerung am Pylorus den Austritt der Speisen verwehrt. Weitere ulkusverdächtige Röntgensymptome sind die abnorm lebhaften peristaltischen Wellen und die persistierenden Einschnürungen. Es gilt als Hinweis auf ein Ulkus, wenn die peristaltischen Wellen längs der großen Kurvatur besonders lebhaft wogen und tiefer einschneiden als sonst. Manchmal zeigt die große Kurvatur in der dem Ulkus entsprechenden Gegend eine von Haudek zuerst beschriebene Fältelung. Gelegentlich bleiben tiefe Wellen als längerdauernde Kontraktionsphänomene stehen, so daß das Bild eines „Sanduhrmagens" zustande kommt. Solche zweikammerigen Sanduhrmägen kennt man seit langem als Folgen eines einschnürenden Narbenprozesses od. dgl. Wir kommen nachher noch hierauf zurück. Von diesen organischen Sanduhrmägen unterscheiden sich die röntgenologischen „spastischen Sanduhrmägen" dadurch, daß sie kein Passagehindernis darstellen, wie es der organisch verengte echte Sanduhrmagen tut; auch der untere Sack füllt sich prompt und leicht. Ferner präsentieren sich solche Mägen in Narkose stets in durchaus normaler Form; auch verschwinden diese Einschnürungen bei Anwendung gewisser tonusherabsetzender Mittel (Atropin, Papaverin). Freilich ist das Versagen dieser Probe nicht beweisend. Solche Einschnürungen, wenn sie nicht nur rasch vorübergehende Kontraktionsphänomene darstellen, sondern bei wiederholten Durchleuchtungen immer wieder an der gleichen Stelle sichtbar sind, pflegt man auf den Reiz eines dort lokalisierten frischen Ulkus zu beziehen, und die abnorm lebhafte Peristaltik soll mit dem Ulkus überhaupt in einem engeren genetischen Zusammenhange stehen.

Damit wären wir mitten in dem Gedankenkreis der allermodernsten Lehren über die Genese des Ulkus. Eine abnorm lebhafte Peristaltik, eine zu tonischer Dauerkontraktion führende Übererregbarkeit des intestinalen Nervensystems sprechen v. Bergmann und seine Schüler als Ursache des Ulkus an. Die Spasmen mit den dadurch bedingten Gefäßabklemmungen sollen Schleimhautläsionen setzen. Hierdurch ist der erste Anstoß zum Ulkus gegeben; der durch Gefäßabklemmung außer Ernährung gesetzte Schleimhautbezirk wird dann anverdaut. Daher der moderne Ausdruck „spasmogenes Ulkus".

Um das Revolutionäre zu begreifen, das in dieser Anschauung zum Ausdruck kommt, muß ich einige Worte über die bisherigen Hypothesen der Ulkusgenese bringen. Virchow hatte an Embolien gedacht; dieselben sollten eine kleine Partie der Magenschleimhaut infarzieren und das nicht mehr durchblutete Gewebe damit der Verdauung durch Pepsinsalzsäure opfern. Die runde Form der Geschwüre entsprach einer embolischen Genese gut; aber man fand niemals den Embolus und es fehlte auch jede Ursache für eine Embolie in Gestalt eines Herzfehlers od. dgl. Es fehlte auch sonst jeder Grund, warum ein solches Ulkus nicht heilt, wie es doch sonst Schleimhautläsionen stets tun. Dann erwog man die Möglichkeit einer spontanen Anverdauung der Magenschleimhaut durch das Pepsin. Man sah, daß jedes Eiweiß im Magen angegriffen wurde, nicht nur das tote Eiweiß der Ingesta, sondern auch lebendes, in der Zirkulation gebliebenes, konnte man im Tierexperiment anverdauen lassen (Einbinden von Froschschenkeln durch eine Gastrostomie). Man kehrte daraufhin die Fragestellung um und sagte: Wie kommt es eigentlich, daß die Magenschleimhaut nicht immer anverdaut wird? Als Antwort darauf fand man in der Magenschleimhaut ein Antipepsin; dieses sollte sie vor der Wirkung des Pepsins intakt erhalten. Im Sinne dieser Lehre schob man die Entstehung eines Ulkus auf ein lokales Fehlen des schützenden Antipepsins. Als Schwierigkeit bei allen derartigen Erklärungsversuchen bleibt aber das Beschränktbleiben auf eine kleine Stelle und die Chronizität des Prozesses. Eine kleine Wunde im Magen heilt sonst immer. Auf einige neuere Anschauungen, denen teilweise wieder Experimente mit Embolien zugrunde liegen, teilweise die Möglichkeit einer Anverdauung mit Trypsin erwogen wird, will ich nicht eingehen, sondern gleich auf die neueste Lehre zurückkommen, auf die vom spasmogenen Ulcus.

In gewissem Sinne lehnt sie sich am meisten an Virchows Embolielehre an, insofern sie einen lokalen Gewebstod durch Aufhören der Blutzufuhr annimmt. Virchows Embolus wird aber modernisiert und in einen nervösen Angiospasmus umgewandelt. Kann aber eine Innervationsstörung zu grob morphologischen Veränderungen führen? Bisher galt das Gesetz, daß Organisches und Nervöses zwei Gegensätze darstellen ohne jede verbindende Brücke. Und nun sollten sogar große und tiefe Ulzerationen durch nervös bedingte Zirkulationsstörungen entstehen können, gewissermaßen aus dem Nichts heraus! In einer Reihe von Arbeiten, teils über klinische Beobachtungen, teils über Tierexperimente, traten v. Bergmann und seine Schüler dafür ein, daß bei den meisten Ulkuskranken eine abnorme Erregbarkeit des Nervensystems, speziell desjenigen des Verdauungstraktus vorliegt. Die hiervon abhängigen motorischen und Sekretionsanomalien sollen die Genese der Ulzeration plausibel machen. Der neurogene Spasmus bedingt durch Gefäßabklemmungen die Ernährungsstörungen, die schließlich zum chronischen Ulkus führen. (Dieser Entstehungsmodus gilt natürlich für das Ulcus duodeni ebenso wie für das Magenulkus.) Die Hyperazidität, welche die meisten Ulkuskranken zeigen, galt bisher als etwas Primäres. Das Entstehen des Ulkus war der Hyperazidität, wenigstens teilweise, subordiniert. Die Lehre vom spasmogenen Ulkus betrachtet die Hyperazidität als eine Begleiterscheinung, als etwas Koordiniertes. Die gesteigerten Vagusimpulse, die zu abnormer Motilität führen, veranlassen auch den Überschuß an Drüsensekretion.

Über die Innervationsverhältnisse, deren Störung hier eine Rolle spielen soll, möchte ich einiges Genauere sagen, da Sie von diesen Dingen jetzt allerorts hören und lesen. Das vegetative Nervensystem, welches die unserem Willen nicht direkt unterworfenen inneren Organe beherrscht, läßt sich in zwei Gruppen ordnen, nämlich in das sympathische (vom Grenzstrang des Sympathikus innerviert), und das parasympathische oder autonome oder auch Vagussystem genannt (weil es zum größten Teil vom Vagus innerviert wird). Jedes Organ bekommt Impulse von jedem der beiden Systeme, welche jedoch in entgegengesetztem Sinne, antagonistisch wirken. Wo der Sympathikus eine Tätigkeit verstärkt, pflegt der Vagus sie zu bremsen. (Nur der Magen des Frosches scheint eine Ausnahme zu machen, indem er sich sowohl bei Reizung vom Vagus als auch vom Sympathikus aus kontrahiert. Aber hier sind die Innervationsverhältnisse überhaupt gänzlich andere als bei allen anderen Tieren; so treten z. B. die motorischen Nerven hier aus den hinteren Wurzeln aus.) Zur vorschriftsmäßigen Funktion eines Organs gehört es nach dieser Auffassung, daß die antagonistische Wirkung dieser beiden regulierenden Nervensysteme richtig ausbalanciert ist. Auch für die Muskulatur hat man neuerdings eine sympathische und eine parasympathische Innervation angenommen; freilich wirken die beiden in diesem Falle nicht anatogonistisch, sondern sie sollen zwei verschiedenen Arten der Kontraktion (der raschen Zuckung resp. dem Tonus) vorstehen.

Was speziell die Innervation von Magen und Darm anbelangt, so haben wir im Prinzip ähnliche Verhältnisse wie beim Herzen, d. h. die Bewegungen können auch nach Durchtrennung der zuführenden Nerven ohne wesentliche Störung weitergehen. Beim Herzen sind wir über die Lokalisation und die Natur der Zentren, welche diese automatischen Bewegungen beherrschen, noch im unklaren (ob an die Muskelzellen gebunden oder in besonderen nervösen Apparaten). Im Verdauungstraktus dagegen ist das Zentralorgan für den Automatismus bekannt, es ist der Auerbachsche Plexus, Langleys „enteric system" (zwischen der Ring- und der Längsmuskulatur gelegen). Eine spezielle Rolle des Meißnerschen Plexus in der Submukosa ist noch nicht sicher.

Über die zuführenden Nerven folgendes: Die sympathischen Fasern zum Magen und Dünndarm verlaufen aus dem Brustteil des Grenzstranges als

Nervus splanchnicus major und minor durch das Ganglion coeliacum. Das Kolon und das Rektum empfangen ihre Äste größtenteils durch das Ganglion mesentericum inferius aus den Lumbalganglien des Sympathikus. Der Vollständigkeit halber sei erwähnt, daß dem ersteren der beiden Innervationsbezirke noch Leber, Pankreas und Niere angehören, während dem letzteren die Harnblase und die Genitalien zugeteilt sind. Alle diese Organe werden nun neben den Sympathikusfasern noch von dem autonomen oder parasympathischen System versorgt. Zur ersten Gruppe der Bauchorgane, Magen, Dünndarm, Leber, Pankreas und Niere schickt hoch oben vom Bulbus her der Vagus seine Fasern. Der Rest der Organe (Kolon, Rektum, Blase und Genitalien) empfangen aus dem untersten Teil des Rückenmarks, aus den sakralen Segmenten durch den Nervus pelvicus (via Ganglion pelvicum) ihre Innervation. Die Endausbreitungen des Vagus und des Sympathikus ziehen zum Auerbachschen Plexus und seinen Endigungen, daneben aber auch noch direkt zu den Muskelzellen des Magens und Darms selber. Es ist also hierdurch sowohl eine Regulation des dem Auerbachschen Plexus unterliegenden Automatismus, als auch eine direkte Beeinflussung der Muskeln selber ermöglicht. Die Wirkung des Vagus ist eine die Motilität fördernde, der Sympathikus hemmt die Bewegung. An „dezerebrierten" Katzen, denen durch einen Schnitt zwischen den Vierhügeln das Großhirn, Zwischen- und Mittelhirn vom Stamme abgetrennt ist, hat sich der Einfluß der beiden Nervensysteme sehr gut demonstrieren lassen. Bei Ausschaltung des Sympathikus sieht man den Magen fest kontrahiert mit tiefen Dauereinschnürungen und starken peristaltischen Wellen. Bei Ausschaltung des Vagus wird er zu einem schlaffen Sack; das letztere hat man auch beim Menschen gelegentlich bei einem Ohnmachtsanfall im Röntgenschirm sehen können. (Für die Sekretion sind die diesbezüglichen Verhältnisse in bezug auf die Zweiteilung noch nicht ganz sicher.) Untersuchungen am Tierexperiment haben nun die pharmakologische Beeinflußbarkeit dieser einzelnen Nervensysteme gelehrt. Hiernach ist der Auerbachsche Plexus durch kleine Dosen von Nikotin, Strychnin und Atropin erregbar. Der Vagus wird durch Physostigmin, Pilokarpin und Cholin erregt und seine bewegungssteigernden Impulse treffen dann die Muskelzellen teils direkt, teils auf dem Umweg über den Auerbachschen Plexus. Als vagushemmendes Mittel ist den Physiologen das Atropin seit langem bekannt. Unter Atropinwirkung werden die Darmbewegungen gebremst, soweit sie eben dem Vagus unterstehen. Sofern sie vom Auerbachschen Plexus stammen, bleiben sie dadurch unberührt. Der Sympathikus ist vor allem durch Adrenalin reizbar. Adrenalininjektionen steigern die hemmende Sympathikuswirkung. Beobachtungen am Menschen im Röntgenschirm haben eine ziemlich weitgehende, aber doch nicht ganz vollständige Übereinstimmung mit den an Tieren gewonnenen Verhältnissen ergeben.

Moderne Beobachtungen experimenteller und klinischer Natur sollen darauf hinweisen, daß ein Zuviel oder Zuwenig an Tonus in einem der beiden Systeme als Ursache von Funktionsstörungen in den Kreis unseres klinischen Denkens gezogen werden muß. Solche Tonusänderungen hat man als Vago - tonie (Eppinger und Heß) und Sympathikotonie (Zweig) bezeichnet. Da ferner beide Systeme von dem inneren Sekret einiger Drüsen (Schilddrüse, Hypophysis, Nebennieren, chromaffines System, Pankreas) beeinflußt werden, so spielt neben der Vagotonie und Sympathikotonie die Frage der inneren Sekretion in den Erklärungsversuchen von allen möglichen strittigen Krankheitsbildern neuerdings eine große Rolle. Das Ulcus ventriculi gehört im Sinne dieser modernen Anschauungen zu den „vagotonischen" Krankheitsbildern.

Zu einer eingehenden Kritik aller dieser Dinge ist hier nicht der Ort. Nur folgendes sei bemerkt. Von einer Vagotonie, d. h. einem erhöhten Vagustonus spricht man, wenn der Effekt der vagusreizenden Mittel ein besonders starker ist (von der Sympathikotonie gilt das Entsprechende). Sonst pflegen wir dagegen das besonders lebhafte Ansprechen eines Organs auf ein Pharmakon im gegenteiligen Sinne zu deuten. Ein insuffizientes Herz spricht auf Digitalis stärker an als ein gesundes u. dgl.

Ferner werden wir zahlreichere Beobachtungen über das vegetative Nervensystem bei nicht Ulkuskranken abwarten müssen, ehe wir vagotonische
und sympathikotonische Symptome mit Sicherheit als etwas genügend
Krankhaftes und Spezifisches ansprechen dürfen, um sie mit dem Ulkus genetisch in Zusammenhang zu bringen. Es laufen unter uns vielleicht
viele mit vegetativen Stigmata herum, so daß deren ätiologische Rolle
für eine bestimmte Krankheit etwas fraglich werden könnte. Und dann:
als Effekt einer spasmogenen Entstehung sollte man sich nicht ein einzelnes
größeres Ulkus vorstellen, sondern man sollte eher viele kleine Ulzera erwarten.
Man hat das spasmogene Ulkus durch Tierexperimente zu stützen gesucht.
Zu diesem Zweck hat man den Zustand der Vagusübererregbarkeit künstlich
erzeugt teils durch Injektion vagusreizender Pharmaka (Pilokarpin, Physostigmin), teils durch Ausschaltung der Sympathikushemmung (Exstirpation
der betreffenden Ganglien). Man hat hier in bezug auf Motilität und Spasmen Bilder bekommen, die denen bei den vegetativ stigmatisierten Ulkuskranken ganz gut entsprachen; aber es scheinen in diesen Versuchen in der
Mehrzahl der Fälle multiple Erosionen aufgetreten zu sein. (Bei den Duo-
denalgeschwüren soll nach neuesten Berichten von Chirurgen die Multiplizi-
tät der Geschwüre freilich auch die Regel sein.) Mehrere Untersuchungen
der letzten Zeit stimmen übrigens mit dem hier Vorgetragenen nicht gut
überein; so z. B. sollen die dem Vagus zugesprochenen Wirkungen einem
nervösen Apparate im Magen selber vorkommen, denn auch der vaguslose
Magen sprach in einigen Versuchen auf vagusreizende Mittel an und ähnliche
Unstimmigkeiten.

Ein Bild über den Verlauf des Ulkus zu geben ist schwierig.
Es ist gerade das Episodenhafte und Wechselvolle, was das Ulkus charak-
terisiert. Man trifft Leute, die vor vielen Jahren eine Magenblutung
gehabt haben; nach einer diätetischen Kur sind sie daraufhin dauernd
gesund geblieben. Ja, Sie werden es auch nicht selten hören, daß
Leute eine Magenblutung gar nicht beachtet haben, weil sie nicht viel
Beschwerden hatten, und trotzdem ist es ihnen dauernd gut gegangen.
Bei anderen haben sich Blutungen und Beschwerden öfters wiederholt.
Welche Folgen entstehen, wenn narbige Prozesse sich entwickeln, werde
ich Ihnen an einem anderen Patienten nachher zeigen. Bei wieder
anderen ist das Periodische des Verlaufs auffallend. Lange Monate
völligen Wohlbefindens wechseln ohne jede äußere Ursache mit Zeiten
größerer Schmerzen. (Übrigens wird ein solcher Wechsel des Zustandes
von manchen als charakteristisch für ein Ulcus duodeni gehalten.)
Wieder andere schleppen sich unter den mannigfachsten Beschwerden
mit der mehr oder weniger sicheren Diagnose eines Ulkus jahrzehntelang als Chronischkranke herum. In solchen Fällen pflegen die Kranken
sehr herunterzukommen, weil sie wegen der Schmerzen die Nahrungsaufnahme einschränken. Sonst braucht ein Ulkus den Ernährungszustand eigentlich nicht zu beeinträchtigen.

Ein sehr ernstes, aber glücklicherweise recht seltenes Vorkommnis
ist eine Perforation in die freie Bauchhöhle mit daran anschließender,
meist tödlicher Peritonitis. Sie kann bei Leuten mit langdauernden
Magenschmerzen vorkommen, es kann aber auch ein Ulkus ganz plötzlich
perforieren, von dessen Existenz der Träger bis dahin gar nichts gewußt
hatte. Die sofortige Erkennung einer Magenperforation ist schwierig,
aber sehr wichtig, weil nur eine in den allerersten Stunden ausgeführte
Operation einige Chancen auf Erfolg bietet. Wer warten will, bis brett-
harte Muskelspannung oder gar Meteorismus aufgetreten ist, kommt

sicher zu spät. Plötzlich auftretender, allerstärkster Schmerz in der Magengegend und zwar viel plötzlicher, als bei der Appenziditis, muß den Verdacht auf eine Ulkusperforation erwecken. Durch die plötzliche Stärke und auch die Lokalisation der Schmerzen ist die Unterscheidung gegen eine Cholelithiasis manchmal schwierig, um so mehr als auch bei dieser öfters Zeichen einer leichten peritonitischen Reizung da sind. Man wird neben anamnestischen Momenten genau auf die Lokalisation des spontanen und des Druckschmerzes, ob unter dem rechten Rippenbogen oder mehr in der Mitte Gewicht legen. Rasche Besserung der Beschwerden spräche natürlich für Cholelithiasis und gegen eine Ulkusperforation, bei der sich das Bild progredient verschlechtert. Aber gerade deswegen mag es gewagt sein, die Entscheidung allzulange hinauszuschieben. Derartige Perforationen sind, wie erwähnt, selten, aber doch nicht so ungewöhnlich, daß der Chirurg nicht jedesmal daran denkt und danach sucht, wenn er bei einer diffusen eitrigen Peritonitis den Wurm intakt findet. Das Vorhandensein von Luft in der freien Bauchhöhle wird sogar als allererstes an eine Magenperforation denken lassen, da bei Appendizitis-Peritonitiden für gewöhnlich kein Gas aus dem Darmlumen austritt. (Wenn ich die Perforation eines Ulkus etwas Seltenes nenne, so meine ich damit wohlverstanden nur große Perforationen in die offene Bauchhöhle. Kleine, oder wenigstens langsam die Wand durchdringende Perforationen, die zu kleinen zirkumskripten Abszessen führen, sind nicht selten.)

Aus diesen kurzen Angaben über die mannigfachen Verlaufsmöglichkeiten ersehen Sie, daß das Magengeschwür oft Neigung zu Rezidiven und Komplikationen hat, daß es aber auch in weitgehendem Maße Heilungstendenz zeigen kann, ja sogar nach einer einzigen schweren Attacke, z. B. einer Blutung, dauernd geheilt bleiben oder, korrekt ausgedrückt, in einen Zustand von Beschwerdefreiheit übergehen kann ob es wirklich geheilt ist, wissen wir eigentlich niemals. Beschwerdefreiheit ist hier nicht identisch mit Heilung, d. h. mit Überhäutung, Vernarbung od. dgl. Das beweisen die Fälle, bei denen mitten aus völliger Gesundheit heraus eines Tages wieder eine schwere Blutung oder Perforation auftritt. Wir befinden uns hier in der gleichen schwierigen Lage, wie z. B. bei der Cholelithiasis, bei der wir eigentlich auch nur von einem Stadium der Latenz, aber nicht von einer Heilung reden dürfen. Es gibt uns das leider immer ein Gefühl der Unsicherheit dem Patienten gegenüber, wann und mit welchen Maßregeln wir ihn aus der Behandlung entlassen dürfen.

Über die Diagnose sind die wichtigsten Punkte schon erwähnt, freilich etwas zerstreut. Ich betone deshalb einiges noch einmal: Eine Blutung, wenn sie bestimmt aus dem Magen kommt, beweist bei einem sonst Gesunden ein Ulkus fast sicher. Im Verlaufe anderer schwerer, besonders fieberhafter Krankheiten, z. B. bei einer akuten Peritonitis, einer Sepsis, einem schweren Ikterus, auch bei chronischen Nephritiden kommen dagegen Magenblutungen aus nicht genau gekannter Ursache, aber jedenfalls ohne Ulkus vor.

Bei Karzinomen sind größere einmalige Blutungen nicht so häufig als geringere Blutbeimengungen zum Erbrochenen oder Ausgeheberten. Okkulte Darmblutungen in den Fäzes kommen bei Ulkus und Karzinom ziemlich gleichmäßig vor. Ösophagusvarizen infolge von Leberzirrhose sind ferner in den hierauf verdächtigen Fällen in Erwägung zu ziehen. Im Erbrochenen bei Urämie, das manchmal Blut enthält, ist Harnstoff leicht nachweisbar. Wenn neben dem Blut noch saurer Mageninhalt erbrochen wird, ist ein Ulkus fast sicher. Es käme eigentlich nur noch die gastrische Krise eines Tabikers in Betracht, in deren schwersten Fällen neben saurem Magensaft auch Blut erbrochen wird. Doch wird sich eine Tabes durch das Verhalten der Pupillen, Patellarreflexe usw. meistens beweisen oder ausschließen lassen. Die Nischen im Röntgenbild als sicheres Zeichen für ein Ulkus sind oben besprochen worden. Wenn beides, Blutung und Nische fehlt, müssen die oben besprochenen Punkte in bezug auf Anamnese, Schmerzen, Azidität, Magenmotilität, die röntgenologischen Spasmen usw. herangezogen werden. Erbrechen, abgesehen von Blutbrechen, wird von vielen als Ulkussymptom angesprochen. Es kommt bei Ulkus in den verschiedensten Formen nicht selten vor, ist aber auch bei anderen Zuständen zu häufig, um spezielle diagnostische Bedeutung zu beanspruchen. Mit Zuhilfenahme aller dieser Mittel wird man eine Reihe von Fällen als sichere Ulzera ansprechen können. Aber daran schließt sich leider ein großes Heer von Kranken mit Magenbeschwerden, welche, je nach der Ansicht des behandelnden Arztes, als Ulkus oder als Hyperazidität oder als nervöse Dyspepsie oder als Katarrh, als Atonie oder sonstwie gedeutet und behandelt werden. Diese Sorgenkinder, deren es sehr viele gibt, werden uns in der nächsten Vorlesung noch beschäftigen.

Speziell unter dieser letzten Gruppe mögen einzelne, früher verkannte Ulcera duodeni sein. Ich habe einiges oben schon angedeutet, was uns bei der Diagnose eines Ulkus die Lage desselben im Duodenum vermuten läßt: der Druckpunkt rechts von der Mittellinie, der Hungerschmerz, ferner das Periodische in den Beschwerden durch Jahre hindurch; aber die beiden letzteren Zeichen kommen bestimmt auch beim Magenulkus vor. Hyperazidität scheint noch häufiger zu sein als beim Magenulkus, kann aber freilich auch fehlen. Die Röntgenbefunde am Magen zeigen alles gelegentlich einmal, aber nichts gesetzmäßig. Am Duodenum sind die Nischen, die man analog denen im Magen erwarten möchte, sehr selten; häufiger, aber weniger zuverlässig sind die anderen als charakteristisch beschriebenen Wandveränderungen, wie Defekte, die röhren- und taschenartigen Verzerrungen u. dgl. Dafür gilt der in der Einleitung erwähnte Dauerbulbus, d. h. ein Liegenbleiben des Bariumbreis ausschließlich im ersten Abschnitt des Duodenums als gewichtiger Ulkusverdacht, noch mehr, wenn das Duodenum daselbst verengert oder erweitert ist. Die Verengerungen, sog. Bulbuszapfen, werden wohl in Schrumpfungen oder Verwachsungen der Umgebung ihre Ursache haben; das Zustandekommen einer Erweiterung ist noch unklar. Ferner ist das Verhalten des Pylorus bei Ulcus duodeni auffällig. Seine Tätigkeit ist oft sehr lebhaft, aber er fügt sich nicht den Gesetzen des Pawlowschen Chemoreflexes. Nach diesem soll der Pylorus infolge der Hyperazidität zum Verschließen neigen und damit zu Motilitätsverzögerungen Anlaß geben. Bei Ulcus duodeni dagegen scheint die Magenentleerung eher beschleunigt zu sein, wenigstens kurz nach der Nahrungsaufnahme. Genau die gleichen röntgenologischen Symptome finden sich übrigens auch in Fällen, bei denen später eine Operation kein Ulkus sondern Verwachsungen von einer alten Cholezystitis her zeigt. Für eine Cholezystitis sprechen Abknickungen oder Verzerrungen des Duodenums nach rechts. Das Ulcus duodeni und seine Unterscheidung einerseits von anderen Affektionen der Umgebung, andererseits von funktionellen Zuständen stellt z. Z. das schwierigste und unbefriedigendste Kapitel der Abdominaldiagnostik dar. Selbst bei offener Bauchhöhle getraut sich der Chirurg öfter nicht mit Sicherheit zu sagen, ob ein Dünndarmgeschwür vorhanden resp. nicht vorhanden ist. Der gelegentlich gemachte Vorschlag, das Ulcus duodeni mit den in nächster Nähe des Pylorus gelegenen Magengeschwüren zusammenzufassen unter dem Namen „Ulcus juxtapyloricum" hilft uns über die tatsächlichen Schwierigkeiten nicht hinweg. Denn die genaue Lage ist ja gar nicht so wichtig als die Frage, ob ein Geschwür da ist oder nicht.

Die Behandlung des Magengeschwürs finden Sie in allen Lehrbüchern ausführlich besprochen. Die klassische Leubekur hatte in Übereinstimmung mit allen sonstigen Anschauungen und Gepflogenheiten die Schonung des erkrankten Organs in den Mittelpunkt gestellt. Von geringen Mengen rein flüssiger Kost (Milch, Suppe) wurde mit wöchentlichen Zulagen ganz langsam und allmählich zu konsistenterer Nahrung übergegangen. Besonders vorsichtige Ärzte warten nach einer Blutung mehrere Tage ab, bevor sie überhaupt etwas per os verabreichen, und beschränken sich zunächst auf Nährklistiere.

Ganz anders will Lenhartz verfahren wissen. Er zeigte vor einer Reihe von Jahren, daß Ulzera (natürlich bei strenger Bettruhe, wie bei der Leubekur) oftmals ebensogut heilen, wenn man mit der Nahrungszufuhr viel dreister vorgeht. Lenhartz verordnet sofort nach einer Blutung eisgekühlte Milch und geschlagene Eier mit Zucker in häufigen kleinen Portionen, so daß sie den Magen nicht ausdehnen, dann steigt er rasch mit der Menge und gibt nach wenigen Tagen schon rohes Schabefleisch. Die Darreichung von Eiern, rohem Fleisch und Fett in den ersten Tagen soll nicht nur eine bessere Ernährung garantieren, sondern sie soll nach Lenhartz sogar die Heilung begünstigen, indem das Eiweiß in dieser Form Säure bindet, ohne die Sekretion wesentlich anzuregen. Auf Grund einer großen Statistik an Ulzera mit nachgewiesener Blutung zeigte Lenhartz, daß Rezidive bei seiner Behandlung nicht häufiger sind als bei der Leubekur, und daß die Heilung rascher erzielt werden kann. Die Lenhartzkur dürfte den Vorzug verdienen, wo ein frisches Ulkus nach einer Blutung vorliegt, und wir wollen auch unsere Patientin hier im Sinne der Lenhartzschen Vorschriften behandeln. Bei älteren Fällen, in denen nicht eine Blutung, sondern die Wiederkehr oder die Konstanz von Schmerzen eine erneute Behandlung erfordern, scheint die Entscheidung schwieriger. Hier dürfte wohl die Leubekur mit ihrer konstanten Applikation von Leinsamenumschlägen den Vorzug verdienen. Zur Unterstützung der diätetischen Behandlung reicht man, besonders bei älteren Fällen, gerne täglich kleine Gaben von Wismut. Früher erfreute sich das Argentum nitricum in solchen Fällen großer

Beliebtheit, die neuesten Empfehlungen rühmen Eskalin (ein Aluminium-präparat). Aber jedenfalls wurde bisher von allen Ärzten der medika-mentösen Therapie nur eine Nebenrolle eingeräumt. Die Anhänger des „spasmogenen Ulkus" sehen die Möglichkeit einer kausalen Beein-flussung in einer lange und energisch fortgesetzten Atropinbehandlung; hierdurch soll der abnorme Tonus im Vagussystem gebremst und dadurch das Ulkus zur Heilung gebracht werden. Genügende Erfahrungen hier-über stehen noch aus. Bei Fällen mit Superazidität reicht man Alkali (Magnesia usta, Natr. bicarb.).

Was die Blutung betrifft, so fordert dieselbe in, sit venia verbo, „Normalfällen" keine besondere Behandlung. Unter Bettruhe und Diät steht sie meist spontan. Wenn das einmal nicht der Fall ist, wird man zu denselben Mitteln greifen, mit denen man einer abundanten Lungen-blutung Herr zu werden strebt. Intravenöse Injektionen von einigen Kubikzentimetern einer 5—10 prozentigen Kochsalzlösung verdienen wohl am ehesten noch Vertrauen. Lokal können hier natürlich noch Gelatine, Liq. ferri sesquichlorati, Adrenalin und Koagulen per os ver-sucht werden. Versuche mit intravenösen Euphyllininjektionen (auf Grund der Äthylendiaminkomponente), sowie mit Diathermie oder Röntgenbestrahlung der Milz dürften für die allgemeine Anwendung noch nicht genügend durchgeprüft sein. Manche wollen in schwersten Fällen auch zu Magenspülungen mit Eiswasser oder zu Eisklistieren greifen. Der Chirurg zögert mit einem Eingriff meistens; denn das Auffinden der blutenden Stelle, wenn es sich um ein kleines, frisches Ulkus ohne verdickte Umgebung handelt, ist nicht einfach. Er vertraut gern der Erfahrungstatsache, daß die meisten Blutungen schließlich von selbst stehen.

Anders ist es, wenn in chronischen Fällen Blutungen oder schwere Schmerzattacken immer wiederkehren. Dann kommt operative Hilfe ernstlich in Frage, entweder in Form einer Gastroenterostomie oder einer Resektion. Die einzelnen Methoden lernen Sie in der chirurgischen Klinik. Die Operation ist nicht gering einzuschätzen und einer Appen-dizitis-Operation in bezug auf Einfachheit der Technik und Sicherheit des Erfolgs keineswegs gleich zu achten. Auch aktive Chirurgen wollen sie für schwerere, hartnäckige Fälle aufgespart wissen.

Die Behandlung des Ulcus duodeni ist der des Ulcus ventriculi im Prinzip gleich, vor allem wird in frisch blutenden Fällen (wozu die Geschwüre der Hinterwand besonders neigen sollen) geradeso zu ver-fahren sein. Aber die Prognose ist hier in jeder Beziehung weniger günstig. Die Neigung zu Rezidiven scheint größer, und auch für den Chirurgen ist das Dünndarmgeschwür kein dankbares Gebiet. Totale Resektionen, meist mit dem Pylorus gemeinsam, sind technisch manchmal recht schwierig und nach Gastroenterostomie ist der Erfolg weniger sicher.

Als zweiten Kranken möchte ich Ihnen diesen älteren blassen Mann vorstellen. Er ist, wie Sie an den schlaffen, leicht abhebbaren Hautfalten feststellen können, stark abgemagert. Die Anamnese ergibt, daß er vor 20 Jahren eine Magenblutung hatte. Nach mehrwöchiger Behandlung wurde er völlig beschwerdefrei, bis er vor ca. 5 Jahren eines Tages eine frische Blutung bekam. Seitdem kränkelt er dauernd. Die Blutung hat sich zwar nicht wiederholt; dafür stellten sich kolikartige Schmerzen und Erbrechen ein. In der letzten Zeit traten die Schmerzen mehr in den Hintergrund und der Kranke klagt jetzt vor allem über Übelkeit und Erbrechen. Er bricht nicht sehr häufig; aber dann werden große Mengen von widerlich saurem Geruch entleert und der Patient berichtet selbst, daß sich in dem Erbrochenen Reste von Speisen finden, die er vor mehreren Tagen genossen hat. Nach einem reichlichen Erbrechen kann er wieder essen, wie überhaupt der Appetit, abgesehen von den Zuständen von Übelkeit und Erbrechen, leidlich erhalten ist. Was ihn ferner quält, ist ein sehr starker Durst, den er wegen des darauffolgenden Erbrechens sich oft gar nicht zu stillen getraut.

Wir können uns hier ausschließlich aus dem Bericht des Kranken über seine jetzigen Beschwerden und über die Entwicklung derselben mit höchster Wahrscheinlichkeit ein genaues Bild machen, was hier vorliegt. Wir dürfen annehmen, der Mann hat eine Gastrektasie und Pylorusstenose auf Grund eines alten Ulcus ventriculi. An dem letzteren besteht ja wohl kein Zweifel. Aber was berechtigt uns zu der schnellen Diagnose einer Gastrektasie? Denn Erbrechen an sich ist ein so häufiges und vieldeutiges Symptom, daß wir zunächst damit nichts Sicheres anfangen können. Es kann, kurz gesagt, bei jeder akuten oder chronischen Krankheit in jedem Stadium vorkommen. Bei fieberhaften Krankheiten ist es oft Initialsymptom, wie z. B. beim Scharlach; als peritonitisches Erbrechen haben wir es bei der Appendizitis kennen gelernt; ein Erbrechen, ganz unabhängig vom Essen, sehen wir oft bei zerebralen Affektionen. Der Hysteriker bricht sofort nach oder schon während einer Mahlzeit. Das Brechen bei akuten Magen- oder Darmkrankheiten ist jedem bekannt. In allen diesen Fällen ist häufig nicht das Erbrechen des Mageninhalts die Hauptsache; das Würgen mit bloßer Produktion von Schleim, evtl. Galle und „Herzwasser", wie es der Kranke manchmal nennt, steht oftmals im Vordergrund. Hier bei unserem Kranken wird das Erbrechen charakterisiert durch folgende Punkte: Es erfolgt nicht sehr häufig, aber dann sehr reichlich. Wenn große Massen von Mageninhalt mit alten zersetzten Nahrungsmitteln entleert sind, hört der Brechreiz auf und der Kranke ist relativ beschwerdefrei. Das Erbrechen macht, im Gegensatz zu den meisten obigen Formen, den Eindruck von, ich möchte sagen, etwas Rationellem; es erscheint als eine Selbsthilfe zur Entfernung eines Ballastes, mit dem der Magen allein nicht fertig wird. Damit haben wir den Schlüssel zum Verständnis der Krankheit: Das Erbrechen besorgt die Entleerung von Rückständen, welche der Magen durch den verengten Pylorus nicht entleeren kann.

Mit diesem Ausdruck vom verengten Pylorus habe ich etwas als selbstverständlich vorweggenommen, was früher Gegenstand lebhafter Meinungsverschiedenheiten war. Die Frage ist folgende: Ist jede gröbere Motilitätsstörung des Magens, wie die vorliegende, durch ein Hindernis am Pylorus bedingt oder kann auch eine bloße Schwäche der Muskulatur oder eine einfache Magenvergrößerung zu demselben Zustand führen? Diese früher viel diskutierte Frage dürfte heute wohl ziemlich einstimmig dahin beantwortet werden, daß eine bloße Muskelschwäche niemals zu einer Magenerweiterung mit Überstauung von Nahrungsrückständen im Magen führt. Der „atonischen Gastrektasie", wie man es früher nannte, wird heute die Daseinsberechtigung abgesprochen. Motilitätsverzögerungen, die zu dauernder Retention führen, existieren nur bei einem Abflußhindernis am Pylorus. Wenn man aus einer ganz geringen Verzögerung der Austreibungszeit früher eine „Atonie I. Grades" konstruiert hatte, so kommt dieser kleinen Funktionsabweichung praktisch jedenfalls keine Bedeutung zu, weil sie zu keinen Weiterungen führt und weil sie keine Neigung zur Progredienz zeigt. (Die Rolle von Spasmen des Pylorus, wie sie sich manchmal auch bei nicht am Pylorus sitzenden Tumoren oder Geschwüren finden, ist in dieser Hinsicht noch nicht ganz geklärt.) Der springende Punkt ist stets, ob sich der Magen bei durchschnittlichen Eß- und Lebensgewohnheiten im Laufe der Nacht vollständig entleert. Erst wenn das nicht der Fall ist, wenn der Magen früh morgens noch Reste vom Tag zuvor enthält (Atonie II. Grades der älteren Autoren), gerät der Kranke auf eine abschüssige Bahn. Das erfolgt erfahrungsgemäß aber niemals durch eine muskuläre Insuffizienz, sondern stets nur infolge einer dauernden Passagestörung am Pylorus. Die dann täglich wachsende Masse an Mageninhalt, die Zersetzungen in demselben führen zu einer Überdehnung, welche ihrerseits die Motilität wieder beeinträchtigt. Der Circulus vitiosus ist geschaffen, und nur durch die Selbsthilfe des gelegentlichen Erbrechens können weitere schwerwiegende Folgen verhütet werden und der Verdauungsprozeß bleibt leidlich erhalten.

Die Frage nach der motorischen Suffizienz des Magens entscheiden wir am besten dadurch, daß wir den Magen früh morgens ausspülen und in dem Spülwasser (evtl. im Bodensatz desselben mit dem Mikroskop) nach Nahrungsrückständen suchen. Diese einfache Methode der älteren Kliniker scheint neuerdings an Ansehen und Wertschätzung einzubüßen. Ich kann nicht angelegentlich genug empfehlen, sie in allen Fällen und als allererstes auszuführen, wo nach den Klagen des Patienten ein Verdacht auf eine Mageninsuffizienz besteht. Die Mageninhaltuntersuchung nach dem Teesemmelprobefrühstück leistet hierin nicht annähernd dasselbe. Denn kleine Mengen von Rückständen sind innerhalb der Semmelkrumen des Probefrühstücks schwieriger zu finden als im einfachen Spülwasser. Man erleichtert sich den Nachweis einer geringen Insuffizienz dadurch, daß man am Abend vorher den Patienten Dinge essen läßt, die leicht und sicher zu finden sind, z. B. Preißelbeeren, rote Rüben, Korinthen od. dgl. Beim Alkoholprobefrühstück lassen sich Speisereste natürlich ohne weiteres leicht finden.

In Fällen wie bei unserem Kranken hier pflegt die Magenspülung Massen zutage zu fördern, die den Patienten und oft auch den Arzt wegen ihrer Quantität und Qualität in Erstaunen setzen. Man muß den Trichter manchmal 10—20 mal mit frischem Wasser füllen, einlaufen und wieder auslaufen lassen, bis der Magen vollkommen leer ist. Damit hat man zugleich der ersten und wichtigsten therapeutischen Indikation in solchen Fällen Genüge geleistet. Diagnostisch hat man

dann sofort zu überlegen, ob die Stenose am Pylorus in einem Narbenprozeß infolge des alten Ulkus besteht oder ob ein Karzinom vorliegt.
Denn wenn auch, wie wir nachher besprechen werden, Karzinome sich
häufiger bei vorher Magengesunden finden, so ist Krebsentwicklung in
einer alten Ulkusnarbe nicht selten. Stenosierungen von außen durch
alte peritonitische Stränge, Gallenblasentumoren od. dgl., spielen bei
deutlichen Insuffizienzen praktisch keine große Rolle.

Zur Entscheidung der wichtigen Frage, ob gutartige Ulkusnarbe oder Karzinom, untersuchen wir zunächst den ausgeheberten
Mageninhalt. Die Erfahrung lehrt, daß bei Magenkarzinomen die
Salzsäureproduktion meist bald versiegt, und Stauung im Magen
ohne Salzsäure gibt einen guten Nährboden für Milchsäurebazillen ab.
Also: Fehlen von Salzsäure, aber Anwesenheit von Milchsäurebazillen
und Milchsäure, die sich aus den gestauten Kohlehydraten entwickelt,
wäre ein gewichtiges Moment für Karzinom. Auch freie Fettsäuren, am
Geruch leicht erkennbar, können sich aus den Kohlehydraten dann noch
bilden. Im Gegensatz dazu wachsen im gestauten Mageninhalt mit
salzsaurer Reaktion, die in Ulkusmägen oft besonders stark ist, gern
lange Ketten von Hefezellen und Sarzinepilze, letztere in Form von
zusammengeschnürten Warenballen. Aus der Physiologie der Verdauung
ergeben sich für das mikroskopische Bild des gestauten Mageninhaltes
mit und ohne Salzsäure noch weitere Eigenschaften. Im salzsäurefreien
Mageninhalt finden sich grobe Fleischpartikel, da die Salzsäure die Zerkleinerung des Fleisches durch Lösung des Bindegewebes besorgt. Die
Stärkeverdauung dagegen wird auffallend gut sein, da das Ptyalin des
Speichels infolge des Fehlens der Salzsäure im Magen weiterwirken kann.
Wir werden nicht viele Stärkekörner auf einer Stufe finden, die sich noch
mit Jod blau färbt. Ferner sieht man gelegentlich Myelin, aus zerfallenen
Zellen stammend, als doppeltkonturierte Kügelchen. Im stark salzsauren
Mageninhalt dagegen fehlen derbe Fleischbrocken; dagegen ist viel jodfärbbare Stärke vorhanden. Myelin findet sich hier in Form von spiraligen
Gebilden. Bei unserem Kranken enthält der Magen reichlich freie Salzsäure
sowie Hefe und Sarzine und weist damit auf eine gutartige Stenose hin.

Wenn wir jetzt die Untersuchung des Kranken vornehmen, so
wollen wir uns erst darüber klar werden, was wir dabei schlechterdings erwarten dürfen. Wir müssen uns die vielen Fehlerquellen stets
vor Augen halten, zu denen kritiklose Verwertung von vieldeutigen
Symptomen führen kann. Einige wichtige Punkte sind bei der Besprechung der Appendizitis erledigt, nämlich der Meteorismus und der
reflektorische Muskelwiderstand. Wenn beide bei chronischen Magen-
Darmbeschwerden meist auch nicht gefunden werden, so muß man
darauf achten, eben weil sie darauf hinweisen würden, daß zu dem
Chronischen etwas Akutes dazugetreten ist.

Überschätzt wird häufig, wie ich auch schon andernorts erwähnt
habe, die Perkussion des Abdomens. Der Schall daselbst ist normalerweise tympanitisch, d. h. er ist, verglichen mit dem Lungenschall, klangähnlicher, paukenartig. Sie können sich den Unterschied an jedem Menschen jederzeit demonstrieren. Aber wenn schon der helle, volle Lungenschall
keine Konstante war, die wir mit einer „Stimmgabel" fixieren können,
sondern durch Dicke und Beschaffenheit der Lunge und vor allem Quantität

und Qualität der bedeckenden Schichten weitgehend modifiziert wird, so ist
das mit dem tympanitischen Schall des Abdomens, je nach Füllung der
Därme mit flüssigem, festem oder gasförmigem Inhalt natürlich noch viel
mehr der Fall. Man lehrt öfters, der Magen ließe sich perkutorisch abgrenzen, weil er als größerer Hohlraum einen tieferen tympanitischen Schall
gibt als die Därme. Mit Hilfe dieses Gesetzes kann man den Magen tatsächlich gut perkutieren, wenn man ihn durch Luft oder durch Kohlensäure
zu einem großen, lufthaltigen Hohlorgan gemacht hat. (Ich habe diese
Methode oben erwähnt.) Normalerweise stellt er aber meistens keinen genügend großen Hohlraum dar. Das Colon transversum mag öfter viel
mehr gebläht sein und damit viel eher die physikalischen Vorbedingungen
zur Erzeugung eines tympanitischen Schalles erfüllen. Eine ungefähre
Fixierung der Magengegend nach obiger Regel gelingt wohl öfters. Ähnlich,
wenn auch nicht ganz so schwierig, steht es mit dem Plätschern. Wenn
man bei stoßweisem Erschüttern der Magengegend das Geräusch und das Gefühl des Plätscherns erzeugen kann, so diagnostizieren manche hieraus eine
Magenerweiterung. Eine einfache Überlegung wird Sie diese Regel leicht in
die ihr gebührenden Grenzen zu beschränken lehren. Kurz nach der Nahrungsaufnahme wird sich bei sehr vielen Menschen Plätschern finden. Eine
Magenerweiterung (das soll doch heißen, ein dauerndes Stagnieren von Speise-
resten in einem überdehnten Magen) ist nur dann bewiesen, wenn es zu einer
Zeit in bezug auf die letzte Nahrungsaufnahme oder an einer Stelle oder in
einer Ausdehnung plätschert, wo es unter normalen Bedingungen nicht sein
darf (vorausgesetzt, daß Sie überhaupt sicher sind, daß das Geräusch im
Magen und nicht etwa im Darm entsteht). Sie sehen die Fülle von Möglichkeiten zu irrtümlichen Schlüssen.

Daß man mit der Verwertung von Schmerzen und ihrer Lokalisation
gar nicht vorsichtig genug sein kann, möchte ich nachdrücklich betonen.
Hier bei dem Kranken spielen Schmerzen überhaupt nur eine geringe
Rolle. Aber manchmal steht in Fällen von mäßiger Stenosierung nicht
das typische Erbrechen im Vordergrunde, sondern die Hauptklagen bestehen in Kolikschmerzen mit geringerem Erbrechen. Dann wäre vor allem
die Unterscheidung zwischen Pylorusstenose und Gallenblasenkolik recht
schwierig. Die Lokalisation der Schmerzen, ob unter dem Rippenbogen
oder am Magen, ist oft unsicher. Von diagnostischen Momenten, die
man da zu Hilfe nimmt, nenne ich: Das Erbrechen ist bei der Gallenblasenkolik meist weniger reichlich und nicht sauer, sondern gallig; ferner ist
die Gallenblasenkolik öfters von Schüttelfrösten, wenigstens doch von
Temperatursteigerungen begleitet; auch handelt es sich hier meist um
einzelne Anfälle mit Pausen dazwischen, dann tritt sie meist nachts auf,
jedenfalls unabhängig von der Nahrungsaufnahme.

Über die Sichtbarkeit von Bewegungen der Intestina ist
auch in der Vorlesung über Appendizitis und Ileus das Notwendigste
gesagt. Die dort erwähnten Steifungen als Zeichen der Stenose haben wir
bei unseren Patienten in der Magengegend öfters beobachten können.
Manchmal lassen sie sich durch Beklopfen mit dem Perkussionshammer
oder durch derbes Streichen mit dem Stiel desselben provozieren. Der
Magen bäumt sich dann förmlich auf und kann sekundenlang als harter
Wulst sicht- und fühlbar bleiben. Derartige Steifungen als Folgen
kompensatorischer Mehrarbeit sind ein sicheres Zeichen für eine Stenose;
aber sie sind keineswegs in allen Fällen vorhanden. Die Palpation,
über die das Wichtigste auch in der Appendizitisvorlesung gesagt ist,
ergibt hier bei dem Patienten nirgends Resistenzen. Übrigens würde
die Fühlbarkeit eines Tumors ein Ulkus nicht sicher ausschließen und ein

Karzinom beweisen; denn ein Ulkus kann durch Verwachsungen mit der Umgebung als deutliche Geschwulst palpabel werden.

Wir achten bei der Untersuchung weiter auf diejenigen Gegenden, in denen maligne Magentumoren ihre Metastasen zu setzen pflegen. Es lassen sich diese Lokalisationen auf Grund des Verlaufs der Lymphbahnen verstehen; aber wir können sie uns nicht a priori konstruieren, weil erfahrungsgemäß die einen Lymphdrüsenpakete häufig ausgespart werden und die andern eher bevorzugt werden. So wissen wir z. B. nicht recht, warum Prostatakarzinome gern in den Knochen metastasieren. Hier, beim Verdacht auf ein Magenkarzinom suchen wir neben der Leber, die in vorgeschrittenen Fällen durch knollige Krebsknoten zu gewaltiger Größe anschwellen kann, vor allem die Nabelgegend, den Douglas und die linke Oberschlüsselbeingrube nach Drüsen ab. Wir finden hier nirgends verdächtige Verdickungen, Verhärtungen oder Knotenbildungen.

Die Röntgenuntersuchung hilft uns bei der Entscheidung, ob gutartig oder bösartig, meist nicht viel. Sie zeigt den Bariumbrei wie in einem flachen Napfe unterhalb des Nabels, und zwar beinahe symmetrisch zu beiden Seiten der Mittellinie. Diese Rechtsverziehung ist ein wichtiges Zeichen der Gastrektasie im Gegensatz zur einfachen Atonie und zur Ptose. Daß der große Raum des Magens nicht lufthaltig ist, sondern Ingesta enthält, kann man durch die Anwendung von kleinen schwimmenden Bariumkapseln demonstrieren. Man sieht dieselben dann hoch oben dicht am Zwerchfell schweben; der Magen ist ganz voll mit Flüssigkeit. Bei der Schirmdurchleuchtung sind die peristaltischen Wellen oft als ganz tiefe, in der Mitte des Magens beginnende Einschnürungen zu sehen; sie sind offenbar der Ausdruck der abnorm starken Kontraktion der hypertrophischen Magenmuskulatur. Antiperistaltische Wellen sind nicht regelmäßig vorhanden. In der außerordentlichen Ausdehnung des Magens findet sich übrigens auch eine Bestätigung für die jahrelange Dauer des Prozesses. Bei rasch wachsenden karzinomatösen Stenosen ist zur Entwicklung einer so starken kompensatorischen Hypertrophie und Dilatation keine Gelegenheit gegeben. Als ferneren Hinweis, ob eine benigne oder eine maligne Affektion vorliegt, dient uns das Verhalten des allgemeinen Ernährungszustandes. Hier gibt der Kranke an, daß seine Magerkeit schon jahrelang besteht, seitdem er viel und häufig erbricht und wenig ißt. Eine stärkere raschere Reduzierung erst in der letzten Zeit, wie es bei Karzinomen meist der Fall ist, besteht nicht. Wir werden uns hier also mit der Annahme einer gutartigen Stenose auf Grund einer alten Ulkusnarbe begnügen dürfen.

Was die Behandlung betrifft, so gibt es derartige Kranke, welche durch regelmäßige Magenspülungen sich bei leidlichem Befinden erhalten. Es können selbst wesentliche Besserungen unter einer solchen Behandlung eintreten; denn die Stenose ist nicht immer nur durch die Narbe bedingt, sondern Schleimhautschwellungen und Spasmen können eine an sich nur mäßige narbige Verengerung zeitweise verschlechtern. Aber der Chirurg kann meist sicher und vor allem dauernd nützen. Durch Anlegung einer Gastroenterostomie (mit oder ohne Resektion

des Pylorus) gelingt es nicht selten, die Leute wieder völlig beschwerdefrei zu machen. Die Operation ist natürlich um so dankbarer, je mehr
es sich bloß um die mechanischen Folgen einer alten Ulkusnarbe handelt
und ein florides Ulkus nicht mehr mit im Spiele ist.

Um alle Fragen zu erledigen, zu denen uns die Untersuchung
dieses Kranken geführt hat, wollen wir gleich noch eine Besprechung des
Magenkarzinoms anschließen. Innerhalb des Rahmens dieser Vorlesung genügt es, uns im wesentlichen auf die Möglichkeit der Frühdiagnose
zu beschränken. Wenn Ihnen ein älterer, stark abgemagerter Mann
berichtet, daß er seit einigen Monaten sehr heruntergekommen sei, daß
er an Magenschmerzen leide und häufig erbreche, daß das Erbrochene
eigentümlich „kaffeesatzähnlich“ oder „schokoladenfarbig“ aussehe (das
geschieht durch Beimischung von anverdautem Blut), dann ist der Verdacht auf ein Karzinom sehr groß. Wenn Sie dann einen großen harten
Tumor in der Magengegend fühlen und noch dazu Drüsenpakete an den
oben erwähnten Stellen oder gar schon eine Andeutung von Aszites,
wenn die Magenspülung neben Blut einen salzsäurefreien, an Milchsäure und langen unbeweglichen Bazillen reichen, nach Fettsäuren
riechenden Inhalt zutage fördert, dann ist die Diagnose ganz sicher;
aber außer einem Versuch mit der Strahlentherapie fehlt jede Aussicht
auf Heilung. Sitzt der Tumor am Pylorus und führt er dort zu starker
Verengerung, dann kann eine Gastroenterostomie vorübergehend
den Zustand des Kranken bessern. Sonst wird auch der Chirurg auf
einen Eingriff verzichten, und Sie werden sich beschränken müssen,
den Kranken zu pflegen, entsprechend zu ernähren, für Stuhlgang zu
sorgen, ihm mit Amara, evtl. Narkotika u. dgl. seinen Zustand zu erleichtern. Man soll in solchen Fällen auch keine Scheintherapie ver-
schmähen, um in dem Kranken den Glauben zu erhalten, daß er an
einer heilungs- oder doch wenigstens besserungsfähigen Krankheit leidet.
Bei manchen Karzinomen, vor allem bei den harten Formen, den sog.
Szirrhen, kann der Verlauf trotz großer Ausdehnung des Tumors ein
außerordentlich protrahierter und lange Zeit ziemlich benigner sein.

Was uns hier beschäftigen soll, ist die Frage der Frühdiagnose,
d. h. die Diagnose zu einer Zeit, in der eine radikale Exstirpation des
Tumors noch möglich ist. Den Verdacht auf ein Karzinom haben wir in
jedem Fall zu schöpfen, wenn bei einem Individuum in mittleren Jahren
Abmagerung oder Magenbeschwerden auftreten. Abmagerung allein,
ohne jedes lokale Symptom, darf uns auf der Suche nach einem versteckten Karzinom den Magen nicht vergessen lassen. Magenkarzinome
können lange Zeit ohne Symptome von seiten des Magens bestehen. Der
Sitz am Pylorus ist insofern relativ günstig, als dann Motilitätsstörungen
durch Ausspülen bei nüchternem Magen früher nachweisbar sein können als
bei pylorusfernen Geschwülsten. Erbrechen mit wenig Blut oder okkultes
Blut im Stuhl kann auch frühzeitig auftreten und ist dann stets dringend
karzinomverdächtig. Das Versiegen der Salzsäure bringt es mit sich,
daß das Erbrochene grobe, unversehrte Fleischbrocken enthält. Das
Fehlen einer stärkeren Anämie, die als regelmäßiges und meist frühes
Symptom einer malignen Geschwulst gilt, ist auch kein sicherer Gegen-

beweis. Denn die szirrhösen Magenkarzinome lassen den Blutbefund manchmal sehr lange intakt.

Von den vielen Proben, die im Laufe der Jahre angegeben wurden, um aus dem Mageninhalt möglichst frühzeitig, noch vor der Stauung mit Milchsäureentwicklung, etwas für Karzinom Spezifisches herauszulesen, seien nur drei genannt: die Fischer-Neubauersche Fermentprobe, die Salomonsche Stickstoffprobe und die Grafesche Hämolyse. Das Prinzip der ersten habe ich in der Einleitung schon erklärt. Die Anwesenheit eines polypeptidspaltenden Fermentes, das im normalen Magen stets fehlt, gilt als karzinomverdächtig. Aus dem zugesetzten Glyzyltryptophan soll dann Tryptophan frei werden, was sich durch Rotfärbung bei Zusatz von Bromdämpfen erkennen läßt. Die Salomonsche Probe geht davon aus, daß ein Karzinom meist einen eiweißhaltigen Stoff absondert. Man gibt dem Kranken etwa einen Tag lang nur eiweißfreie Kost und bestimmt dann im Spülwasser den Stickstoff nach Kjeldahl oder das Eiweiß nach Eßbach. Im karzinomfreien Magen, auch bei Ulkus oder sonstigen krankhaften Prozessen, bleibt der Stickstoff innerhalb sehr kleiner Grenzen. Nach Grafe hat der Ätherextrakt des Mageninhalts Karzinomatöser hämolytische Eigenschaft, die auf der Anwesenheit von Ölsäure beruhen soll.

Alle diese Proben werden bei negativem Ausfall nicht viel gegen ein Karzinom beweisen. Wenn sie positiv ausfallen, werden sie als Adjuvans der Diagnose, aber niemals als ausschlaggebend gelten können. Mit der histologischen Suche nach Karzinomfetzen im Erbrochenen wird viel Mißbrauch getrieben. Der Nachweis einiger Epithelzellen beweist natürlich gar nichts. Man müßte an denselben erkennen können, daß eine atypische Epithelwucherung vorliegt, d. h. daß ein Verband von mosaikartig aneinandergelagerten Zellen innerhalb eines Gewebes liegt, in das er nicht hineingehört. Dieser Nachweis ist aber an den erbrochenen Fetzen meist schwer zu führen. Die Suche nach einer spezifischen Karzinomreaktion im Harn, auf irgendeiner abnormen Zwischenstufe im Verlauf des Stoffwechsels beruhend, hat bis jetzt zu nichts Brauchbarem geführt.

Wichtiger sind die Ergebnisse der Röntgenuntersuchungen der allerletzten Jahre. Man hatte im Anfang der Röntgenära gehofft, Karzinome direkt als schattengebende Körper sehen zu können. Das mißlang; aber es hat sich als durchaus möglich gezeigt, oftmals auch schon kleine Karzinome daran zu erkennen, daß dieselben die glatte Begrenzung des Bariumschattens stören. Die sonst gewellten, sanft gebogenen, gleichmäßigen Konturen zeigen da, wo ein Tumor ins Lumen vorspringt, zackige Aussparungen ihres Randes. Manchmal erscheinen mehr oder weniger große Teile des Magens wie ausgewischt aus dem normalen Bilde. Gelegentlich sieht man innerhalb des Breischattens Aufhellungen wie Fingerabdrücke, wenn ein Tumor der Vorder- oder Hinterfläche den schattengebenden Brei stellenweise verdrängt. In anderen Fällen, sieht man bei der Schirmbeobachtung eine Hemmung im Ablauf der Peristaltik, einen sog. Bewegungsdefekt, und kann daraus einen Anhalt für die Anwesenheit des Tumors gewinnen. (Freilich soll bei der Tabes dorsalis Ähnliches vorkommen.) Die Pyloruskarzinome zeigen auf der Röntgenplatte öfters den Magen in seinem Antrumteil plötzlich mit einer zackigen Begrenzung abgeschnitten. Manchmal kommt es zum Bilde des „Pyloruszapfens" oder der „Pylorusdistanz". So nennt man die Bilder, wenn die Pars pylorica sich nicht normal entfaltet und rhythmisch abschnürt, sondern sich röhrenförmig verengt zeigt, oder wenn der Abstand zwischen Bulbus duodeni und dem letzten präpylorischen Teil des Magenschattens abnorm groß ist.

Infiltrierende Karzinome, soweit sie nicht stenosieren, führen öfters zu abnorm beschleunigter Entleerung. Ohne lebhafte Peristaltik fließt der Inhalt wie aus einem Schlauch ins Duodenum ab. Dadurch unterscheidet er sich von der raschen Austreibung des achylischen Magens mit seinen öfters tiefen peristaltischen Wellen. Beim infiltrierenden Szirrhus, bei dem der Magen meist im ganzen sehr klein ist und oft auffallend hoch steht, sieht man während der Schirmbeobachtung manchmal statt der normal einschneidenden Wellen eine ganz feinschlägige Peristaltik; hierdurch erscheint auf der Röntgenplatte die Kontur des Magens stellenweise wie „ausgefranst". Diffuse Infiltration, die womöglich auch auf die Umgebung übergegriffen hat, kann zu starken Verziehungen des Magens oder zu abnormer und bizarrer Konfiguration des Ganzen führen (z. B. Kelchglasform, wenn nur der oberste Teil des Magens frei von Tumor und dadurch gut entfaltbar geblieben ist). Freilich gehören solche Fälle nicht mehr unter die Rubrik der Frühdiagnose.

Ich begnüge mich hier mit diesen kurzen Andeutungen und überlasse alle Einzelheiten der Klinik und den Spezialvorlesungen. Ein wesentlicher Vorteil der Röntgenmethode liegt jedenfalls darin, daß sie öfters über Lage und Ausdehnung des Tumors ein viel genaueres Bild gibt, als es sonst mit irgendeiner Methode zu erhalten ist; deshalb kann die Frage der Operabilität auf Grund derselben besser beantwortet werden. Palpation während der Schirmbeobachtung kann auch über die wichtige Frage des Vorhandenseins oder Fehlens von Verwachsungen mit den Nachbarorganen brauchbare Aufschlüsse geben. Eine Besprechung der Aussichten und der Erfolge einer Operation überlasse ich der chirurgischen Klinik.

18. Vorlesung.

Magen-Darmkrankheiten III.

Magen- und Darmkatarrhe, Neurosen, Obstipation.

M. H.! Im Gegensatz zu dem zweiten Kranken der letzten Stunde sehen Sie hier einen Mann in bestem Ernährungszustand und von frischer Gesichtsfarbe. Seine Krankengeschichte ist aber recht lang und klingt zunächst keineswegs günstig. Der Patient erzählt, daß er von Jugend auf einen schwachen Magen habe und viel in ärztlicher Behandlung gewesen sei. Auf Grund verschiedener Diagnosen, die jeweilig bei ihm gestellt wurden, Magengeschwür, Magenkatarrh, nervöses Magenleiden sei auch die Behandlung verschieden gewesen. Das eine Mal wurde das Hauptgewicht auf strenge Diätkuren, das andere Mal auf eine stärkende Allgemeinbehandlung gelegt.

Die diagnostischen Schwierigkeiten sind hier zunächst größer als bei den Patienten der vorigen Stunde, bei denen uns die Anamnese gleich auf ein wohl umschriebenes Krankheitsbild hinwies. Denn die Angaben des Patienten beweisen hier eigentlich nichts, aber sie lassen auch nichts ausschließen. Wir haben zunächst geprüft, ob die Magenbeschwerden als ulkusverdächtig zu gelten haben. Es hat sich jedoch unter Berücksichtigung der neulich besprochenen Gesichtspunkte nichts Sicheres dafür ergeben. Die körperliche Untersuchung, Inspektion, Palpation und Perkussion förderte uns auch nicht. Wir mußten also, um eine Diagnose stellen zu können, eine systematische Untersuchung vom Mageninhalt usw. vornehmen.

Als einzigen Befund haben wir eine mäßige Hyperazidität festgestellt. Aber wie steht es mit der Bewertung dieses Befundes? Sie ersehen aus den Diagnosen, die bei dem Patienten gestellt worden sind, daß hierüber die Meinungen geteilt sind. Am besten lassen sich die Verschiedenheiten über die Deutung dessen, was wir an Magen- und Darmkranken sehen, an den Inhaltsverzeichnissen der Lehrbücher illustrieren. Sie finden in dem einen Buche einen langen Abschnitt über die „Gastritis chronica" mit zahlreichen Unterabteilungen. Dann finden Sie Atonien, Ptosen, motorische Insuffizienzen als selbständige Krankheiten abgehandelt. Ein weiterer Abschnitt, der zu dem ersteren an Länge meist umgekehrt proportional ist, handelt von allerlei nervösen Störungen und von der nervösen Dyspepsie. In diesem werden, wenn man genauer zusieht, eigentlich die gleichen Störungen und Befunde wieder aufgezählt, aber anders gedeutet. In anderen Büchern ist das Gastritiskapitel wesentlich kürzer; ja bei manchen Autoren ist die chronische Gastritis überhaupt eine ganz seltene Erkrankung. Dementsprechend nehmen dann die nervösen Störungen mehr Platz in Anspruch.

Eines verwirrt die Frage noch mehr. Ich sprach bisher der Einfachheit halber nur von „nervös" schlechtweg. Mit diesem Worte kann man aber zwei ganz verschiedene Dinge meinen. Ich will das Gegensätzliche hierbei etwas auf die Spitze treiben; denn durch eine kleine Übertreibung lassen sich Dinge oft am besten klar machen. Die einen Autoren verstehen unter dem Worte „nervös" etwas Organisches; nur ist das Substrat am Organ resp. an den zuführenden Nerven ein so fein morphologisches oder so kompliziert chemisches, daß es noch nicht ergründet werden konnte. Die Behandlung nervöser Leiden unterscheidet sich im Sinne dieser Auffassung nicht prinzipiell von der sonst üblichen. Die anderen betrachten ein nervöses Organ als intakt und voll leistungsfähig. Es wird nur von der Psyche aus unzweckmäßig beeinflußt; deshalb funktioniert es falsch. Nach dieser Auffassung entfällt die Berechtigung, manche von diesen Störungen als selbständige Krankheiten anzuerkennen; sie erscheinen mehr als Ausdruck einer zentraleren oder konstitutionellen Ursache. Es hat ferner die Behandlung hier vorzugsweise an der Psyche einzusetzen. Ich möchte glauben, daß diese letztere Auffassung, sofern man sich vor Übertreibungen hütet, im Prinzip das Richtige trifft. Zu einer genauen Begründung dieser Dinge scheint mir hier nicht der Ort zu sein. Aber meine Darstellung wäre einseitig und allzu unvollständig, wenn ich nicht einen kurzen Überblick geben würde über die Zustandsbilder, wie man sie zu sehen bekommt, sowie über die diagnostischen Überlegungen, die bei jedem anzustellen sind. Zur Abgrenzung gegenüber den häufig ganz ähnlichen, sicher organischen Erkrankungen ist deren Kenntnis notwendig.

Ein in praxi recht häufiges Bild stellt unser Patient hier dar. Welche Erwägungen mögen zu den verschiedenen Diagnosen geführt haben? Ob Katarrh oder nervöse Superazidität vorliegt, machen viele von einem Schleimgehalt im Mageninhalt abhängig. Doch ist ein solcher bei Hyperaziditäten im ganzen nicht so häufig; infolge davon werden „saure Katarrhe" nicht so oft diagnostiziert als „nervöse Hyperaziditäten". Alle Arten von Sensationen, diffuse Druckempfindlichkeit u. dgl. sind mit der Diagnose sowohl eines Katarrhs als auch einer Neurose durchaus vereinbar. Dagegen erwecken ausgesprochene Schmerzanfälle in solchen Fällen doch den begründeten Verdacht auf ein Ulkus. Ebenso ist es mit den Zuständen einer kontinuierlichen Säuresekretion, früher Reichmannsche Krankheit genannt. Hier enthält der Magen, auch wenn er nüchtern ist, sauren Magensaft. In solchen Fällen ist stets auf das genaueste nach einem Ulkus zu suchen. Die sog. intermittierende Hypersekretion, d. h. Schmerzanfälle mit massenhafter Produktion sauren Magensaftes, ist stets tabesverdächtig. Eine alte noch ungelöste Streitfrage ist es übrigens, ob es sich in all diesen Fällen um eine echte „Hyperazidität", d. h. um Sekretion eines abnorm sauren Magensaftes handelt oder nur um eine „Hypersekretion", d. h. um ein Plus eines normalen Magensaftes.

Wenn man unter Berücksichtigung aller dieser Punkte die Hyperazidität als etwas Selbständiges und Behandlungsbedürftiges ansieht, so kann man diätetisch und medikamentös gegen sie vorgehen. Die Diätvorschriften erlauben Eiweiß und Fett, dafür schränken sie die Kohlehydrate ein, um deren Gärung bei der Neigung der Superaziden zu verlangsamter Magenentleerung nicht zu begünstigen. Um die Säuresekretion wenig anzuregen, ist alles, was Extraktivstoffe enthält, zu vermeiden; dem Braten ist also gekochtes Fleisch vorzuziehen, sowie Eier und Pflanzeneiweiß; die Gefahr der mechanischen Alteration durch grobe Gemüse läßt sich bei Darreichung in Püreeform od. dgl. vermeiden. Kaffee gilt als schädlich und es soll dafür im allgemeinen Tee getrunken werden. Als Medikamente kommt neben Alkalien (Natr. bicarb., Magnes. ust.), welche die produzierte Säure abstumpfen sollen, neuerdings auch Atropin als direkt sekretionshemmendes Mittel in Frage. Die von manchen befürwortete Verordnung von Wasserstoffsuperoxyd erscheint nicht einleuchtend. Dasselbe regt eine Schleimsekretion im Magen an. Dadurch mag ja wohl die schädliche Wirkung der Säure paralysiert werden; aber man setzt doch künstlich damit eine zweite Funktionsstörung, welche man zu bekämpfen sucht, wenn sie selbständig auftritt. Die verschiedenen Nervina und Tonika sowie der ganze Apparat der modernen hydrotherapeutischen, elektrischen usw. Neurastheniebehandlung wird angewandt, wenn die Hyperazidität nicht als selbständige Krankheit, sondern als Zeichen einer Magenneurose erachtet wird. Die Erfahrung lehrt, daß Zustände, wie der vorliegende, durch verschiedene Behandlungsmethoden günstig beeinflußt werden können.

Der entgegengesetzte Zustand, die Subazidität, welche sich bis zur Anazidität steigern kann, ist insofern etwas einfacher, als er stets viel dringender den Verdacht auf eine organische Grundlage erweckt. Die Hypaziditäten verbinden sich nicht selten mit Schleimbeimengungen.

Wenn dann außerdem noch ätiologische Momente nachweisbar sind, welche die Entstehung eines richtigen Katarrhs plausibel erscheinen lassen (vor allem chronischer Alkoholismus, schadhaftes Gebiß, gröbere Unregelmäßigkeiten der Essensgewohnheiten u. dgl.), so darf in solchen Fällen die Diagnose „chronischer Magenkatarrh" als begründet gelten. Im Gegensatz zu den Hyperaziden, die meistens eine feuchte, reine Zunge haben, sieht man bei den chronischen Hypaziden vorzugsweise den allgemein bekannten grauweißen Zungenbelag, wie er ein regelmäßiger Begleiter von allen akuten Magenstörungen zu sein pflegt. Sein Vorhandensein oder Fehlen gilt dem Laien meist als untrügliches Zeichen einer guten oder gestörten Magentätigkeit. Das ist Überschätzung nach beiden Richtungen hin. Der Zungenbelag beruht auf einer Abstoßung des gewucherten Epithels; aber die Bedingungen seiner Entstehung sind uns im einzelnen noch nicht genügend bekannt. Ganz im allgemeinen sieht der Arzt bei Kranken, speziell auch bei Fiebernden, eine reine Zunge lieber als eine dick belegte, trockene Zunge. Aber auch hier gibt es in bestimmten Sonderfällen allerlei noch unklare Ausnahmen. So betonten die Chirurgen im Felde immer, daß die Gasbrandkranken auch bei ungünstigstem Verlauf stets eine reine Zunge behielten, während ihnen sonst gerade bei septischen Infektionen der Zungenbelag, respektive sein Fehlen als brauchbarer prognostischer Index gilt. Auch bei der jetzt häufigen Enzephalitis wird dem Zungenbelag von vielen Ärzten prognostische Bedeutung beigemessen.

Mit noch höherer Wahrscheinlichkeit als bei der Anazidität nimmt man eine organische Ursache bei der Achylia gastrica an, bei der jede Sekretion, auch die der Fermente erloschen ist. In solchen Fällen vermag der Mageninhalt im Reagenzglase auch nach Säurezusatz Eiweiß nicht zu verdauen. In dem anaziden Mageninhalt ist das Pepsin wegen der fehlenden sauren Reaktion zwar unwirksam, aber seine Existenz läßt sich nach Säurezusatz nachweisen. Diese Achylia gastrica fällt auch sonst durch gewisse prägnante Symptome aus dem Rahmen der gewöhnlichen chronischen Gastritis oder nervösen Dyspepsie heraus. Erbrechen, sogar mit kleinen Blut- und Schleimhautfetzen (wodurch natürlich ein Karzinomverdacht entstehen kann), ist nicht ganz selten. Ferner klagen die Kranken öfters über richtige Schmerzanfälle, die eher an ein Ulkus denken lassen. Bei der Röntgendurchleuchtung zeigt der achylische und übrigens auch schon der hypazide Magen eine Beschleunigung seiner Entleerung. Es ist gewissermaßen, als ob der Magen in Erkenntnis seiner Leistungsunfähigkeit den Inhalt rasch weiter gibt. Dieser Ausfall der Magenverdauung bleibt manchmal auffallenderweise symptomlos und ohne jede Störung für die Darmtätigkeit und anscheinend auch für die Bakterienflora des Darmes. Die Eiweißverdauung kann ja tatsächlich an Stelle des Pepsins durch das Trypsin des Pankreas nachgeholt werden. Der Ausfall der Bindegewebslösung durch das Pepsin sowie derjenige gewisser Gemüselamellen durch die Salzsäure macht sich dagegen doch öfters bemerkbar und führt zum Auftreten unverdauter Fleisch- und Gemüsereste in den Fäzes. Da die Salzsäure auch den wesentlichsten Erreger des Pankreas darstellt, so kann ihr Fehlen zu einer sekundären Pankreasachylie führen. Dann sind schwere Resorptionsstörungen unausbleiblich. Durchfälle, die unter solchen Bedingungen häufig auftreten, nennt man „gastrogene Diarrhöen". Manche solcher Fälle, aber nur eine Minderzahl, zeigen anatomisch eine Atrophie der Magenschleimhaut und damit einen alles erklärenden Befund.

Die Behandlung sucht in den letzterwähnten schweren Fällen durch Darreichung von Salzsäure, Pepsin und evtl. auch Trypsin, sowie durch Vermeidung von bindegewebsreichem Fleisch und derbem Gemüse den Ausfall zu kompensieren. Bei den hypaziden Katarrhen ist die diätetische Behandlung im Prinzip die gleiche, aber weniger streng. Bei stärkerer Schleimproduktion kann man durch Adstringentien oder Magenspülungen entgegenzuwirken suchen, sofern man sich zur Annahme eines selbständigen Katarrhs entschlossen hat. Das kann aber bei den leichten Fällen zweifelhaft sein und die „Sekretionsneurose" oder „nervöse Dyspepsie" mit ihrer evtl. ganz anderen Behandlung gilt auch bei leichten hypaziden Zuständen manchmal als das Wahrscheinlichere.

Eine Besprechung der sog. Sensibilitätsneurosen übergehe ich, soweit es sich um Anomalien des Hungergefühls (Bulimie, Heißhunger) oder Akorie (Fehlen des Sättigungsgefühls) handelt, ebenso die Frage des Appetits. Dieselbe ist viel komplizierter, als es sich der Laie vorzustellen pflegt, wenn er meint, man könnte den Appetit durch eine Medizin herbeilocken etwa so wie den Stuhlgang durch Rizinusöl. In dem Zusammenwirken zwischen dem körperlichen Moment des „Nahrungsbedürfnisses" und dem psychischen Moment der „Eßlust" spielt das letztere wahrscheinlich eine überragende Rolle, ebenso wie es beim Schlafe mit der „Erschöpfung" und der „Schläfrigkeit" der Fall ist. Anders ist es mit den verschiedenen Formen von Magenkrämpfen, Koliken, Gastralgien od. dgl., welche in manchen Büchern unter den Magenneurosen eine Rolle spielen. Hier ist allergrößte Skepsis mit dem Beiwort „nervös" am Platze. Viele entpuppen sich bei genauerem Zusehen als Gallenblasenerkrankungen, vielleicht auch als Nierenkoliken; vor allem wird man aber stets an ein Ulkus denken müssen.

Nun zu den Darmkrankheiten. Die Vorstellung eines Patienten bei jedem Krankheitsbilde ist wohl auch hier entbehrlich, da bei den hier abzuhandelnden Zuständen am Kranken durchschnittlich nicht viel zu demonstrieren ist. Ich übergehe die akuten Katarrhe, die verschiedenen Enteritis resp. Gastroenteritisformen. Ihr Verständnis sowie ihre Behandlung bereitet keine Schwierigkeiten. Die chronischen Darmstörungen spielen in der Praxis wegen ihrer Häufigkeit und wegen der Langwierigkeit der Behandlung eine sehr wichtige Rolle.

Die allerhäufigste von ihnen ist wohl die chronische Obstipation. Ihre Definition ist schwierig, da es eigentlich durch nichts determiniert ist, wie oft der Mensch Stuhlentleerung haben muß. Es bestehen hier bekanntlich die allergrößten Ungleichheiten, und vielen Leuten macht es weiter gar keine Beschwerden, wenn sie nur alle paar Tage einmal Stuhlgang haben. Bei der Mehrzahl derer, die wegen ihrer Obstipation den Arzt aufsuchen, nehmen nervöse Beschwerden einen großen Platz ein. Die Herleitung derselben von der Obstipation ist gar nicht immer überzeugend und die Diskussion war auch stets lebhaft, ob nicht die ganze Störung großenteils als nervös (psychogen?) anzusehen sei. Die bekanntlich leicht eintretende Verstopfung, wenn die gewohnte Zeit zur Stuhlentleerung einmal versäumt wurde, mag Ihnen die Wichtigkeit nervöser Momente im Defäkationsmechanismus beleuchten. Von sonstigen ätiologischen Momenten werden vor allem das Fehlen genügender körperlicher Bewegung und eine unzweckmäßige, d. h. hier schlackenarme Ernährung angeschuldigt. Der körperliche Befund bei solchen Leuten ist meist völlig negativ; Ernährungszustand tadellos. Meteorismus, an den die Klagen über Spannungsgefühl gerne denken lassen, fehlt eigentlich immer. Gelegentlich fühlt man im Abdomen eine Kette von harten Kotballen im Verlaufe des Kolon. Die Fäzes selber sind manchmal, aber keineswegs immer, von abnormer Trockenheit. Hieraus haben manche eine zu starke Wasserresorption als ursächliches Moment der Obstipation schließen wollen, was natürlich durchaus nicht zwingend ist.

Schon vor längerer Zeit teilten manche Autoren die Obstipation in eine „atonische" und eine „spastische" Form. Bei der ersteren sollte eine Schwäche der Darmmuskulatur analog der früher angenommenen selbständigen Magenatonie vorliegen; bei der anderen Form wurden lokale Spasmen als Transporthindernis vermutet und diese spastische Obstipation dann den vagotonischen Krankheitsbildern zugezählt. Auf Grund der Röntgenuntersuchungen hat man neuerdings aufgestellt: einen Aszendenztypus, eine Dyschezie, eine dyskinetische und eine gleichmäßige Obstipation. Die letztere entspricht etwa der atonischen Ostipation der älteren Einteilung, d. h. die Fäzes passieren den Dickdarm zu langsam, aber sonst normal. Die dyskinetische Form entspricht wohl der früheren spastischen. Man sieht im Röntgenschirm keine langen zusammenhängenden Breischatten wie normal, sondern nur voneinander abgeschnürte runde Ballen als Folge von krampfhaften und deshalb unzweckmäßigen Kontraktionen, welche die Fäzes nicht richtig vorwärtsschieben. Beim Aszendenztypus treten solche störenden Spasmen nur am Colon ascendens auf und hindern nur hier den weiteren Transport. Bei der Dyschezie wird der Kot bis zum Rektum normal vorgeschoben und stagniert erst hier. Nach meinen Erfahrungen nehmen bei der Obstipation die Mischformen und Übergänge eine so überragende Rolle ein, die wirklich reinen Fälle der erwähnten Typen sind so selten, daß die Berechtigung und Zweckmäßigkeit dieser schematischen Teilung zweifelhaft erscheinen möchte. Jedenfalls haben die Röntgenuntersuchungen mit Sicherheit gezeigt, daß gröbere mechanische Ursachen fast niemals zugrunde liegen. Ich habe den Eindruck, daß man über die alte Auffassung von Nothnagel noch nicht viel hinausgekommen ist und auch heute nur sagen kann, daß der obstipierte Darm den physiologischen Reizen (Nahrungsschlacken, Körperbewegung usw.) gegenüber abnorm eingestellt ist. Von Störungen der Sekretion, Resorption u. dgl. ist auch nichts bewiesen. Wenn man die Obstipation als rein körperliche Affektion erklären und zergliedern will, ist sie ein ungelöstes Problem. Wer dagegen eine nervös-psychogene Genese in den Vordergrund stellt, mag sich damit bescheiden, die Obstipation den übrigen bekannten Störungen an die Seite zu stellen, welche an anderen vegetativen Organen unter entsprechenden Bedingungen (Konstitution, Hemmung durch psychogene Momente) entstehen. Den oben erwähnten röntgenologischen und sonstigen Befunden wäre dann keine selbständige Bedeutung zuzuerkennen. Die Behandlung der Obstipation sucht einerseits durch entsprechende Kost (Grahambrot, Dörrobst) und durch Massage dem Darm einen stärkeren Anreiz zu seiner Tätigkeit zu geben, sowie ihn zu regelmäßigen Gewohnheiten zu erziehen. Andererseits hat sie die wohl stets mitspielende nervöse Komponente mit zu beeinflussen. Je nach der prinzipiellen Stellungnahme zu dieser Frage erstreben das die einen mit den Mitteln der Hydrotherapie, Elektrizität usw., die andern versuchen es durch psychische Beeinflussung (Ablenkung der auf die Darmtätigkeit ängstlich gerichteten Aufmerksamkeit, Zerstreuung der Angst vor den vermeintlichen Folgen der Obstipation usw.). Abführmittel und Einläufe sollen auf jeden Fall möglichst wenig verordnet werden. Muß man zu Abführmitteln greifen, so versuche man mit den milden auszukommen (Rizinusöl, Bitterwasser, Rhabarber, Schwefel und Senna; letztere z. B. als Kurellasches Brustpulver). Diese Mahnung zur Zurückhaltung in Abführmitteln bezieht sich nur auf die chronische Obstipation bei sonst Gesunden. Bei bettlägerigen Kranken sind öftere Abführmittel oder regelmäßige Einläufe manchmal durchaus am Platze.

Das Gegenteil der Obstipation, nämlich länger dauernde Durchfälle, sind als selbständiges Leiden seltener. Manchmal gehen sie aus einem akuten Darmkatarrh hervor, wenn die Schädlichkeiten anhalten. Dann kommen sie im Gefolge oder als Begleitung zahlloser anderer Zustände vor (akute fieberhafte Krankheiten, Tuberkulose, allgemeine Ernährungsstörungen, Status nervosus, Darmtumoren usw.). Ob in allen diesen mannigfachen Fällen immer ein richtiger Darmkatarrh zugrunde liegt, ist noch ganz unsicher, teilweise sogar unwahrscheinlich. Was man schlechtweg unter einem chronischen Darmkatarrh versteht, stellt einen Wechsel von Obstipation und Durchfall dar, verbunden mit den verschiedensten Störungen in bezug auf Schmerzen, Appetitlosigkeit usw. Ein solcher Darmkatarrh ist ein Schmerzenskind sowohl für eine detaillierte diagnostische Deutung als auch für die Therapie. Der Diagnostiker erwägt, ob eine anatomisch greifbare und lokalisierbare oder eine sonst physiologisch definierbare Affektion vorliegt. Anamnese, Palpation, Röntgendurchleuchtung und Fäzesuntersuchung müssen da zu Hilfe genommen werden. Manchmal entscheidet die letztere allein. Blutiger Schleim spricht für eine Kolitis, bei gehäuftem Auftreten von derartigen Erkrankungen für Ruhr. Schleimgehalt an sich beweist eine organisch entzündliche Natur höchstens dann, wenn er mit dem Stuhlgang innig durchmischt ist. Wenn der Schleim gallig gefärbt ist, wenn man noch dazu mikroskopisch viele gut erhaltene Speisereste, besonders Muskelfasern findet, kann man einen Dünndarmkatarrh annehmen. Durchfälle können dabei ganz im Hintergrund bleiben. Letztere weisen immer mehr auf den Dickdarm hin; starker schmerzhafter Stuhldrang (sog. Tenesmus) deutet auf die untersten Teile desselben und muß auch stets an Ruhr denken lassen. Schleim aus dem Dickdarm haftet den Fäzes äußerlich an; aber als einziges objektives Symptom ist er für die entzündliche Natur doch nicht ohne weiteres beweisend. Die stärksten Schleimbeimengungen kommen bei der Colica mucosa vor. Es werden da, meist in plötzlichen Anfällen, lange, schleimige Häute entleert. Diese Affektion kommt bei neuropathischen Individuen vor ohne oder wenigstens mit geringer Enteritis; im Blut findet sich dabei eine Eosinophilie; vielleicht ist der Zustand mit dem Bronchialasthma verwandt. Rein flüssige Entleerungen beweisen nichts Organisches, sondern können bei jeder nervös beschleunigten Peristaltik auftreten. Dagegen ist Eiter im Stuhl (wenn er nicht als Zeichen eines perforierten Abszesses plötzlich und massenhaft auftritt) stets das Symptom eines ganz schweren entzündlichen Prozesses. Im Gegensatz zur Bronchialschleimhaut, die auch bei leichterer Alteration schon häufig ein rein eitriges Sputum produziert, ist das bei der Darmschleimhaut viel seltener der Fall. Durchfälle, die bei älteren Leuten unmotiviert auftreten, sind stets auf Karzinom verdächtig, vor allem wenn sie mit Blut durchmischt sind. (Geringe Mengen von äußerlich anhaftendem hellrotem Blut stammen von Hämorrhoiden.) Jedenfalls ist es ganz irrtümlich, wie es oft geschieht, aus hartem, kleinknolligem sog. „schafkotähnlichem" Stuhl auf ein stenosierendes Neoplasma zu schließen. Solcher Stuhl kann bei jeder harmlosen Obstipation vorkommen. Nur die ganz tief sitzenden Tumoren dicht über dem Sphinkter geben zu einem charakteristischen Stuhl Anlaß, indem sie die eingedickten und in der Ampulle schon geformten Fäzes flach drücken und dann bandförmig austreten lassen.

Aus dem vagen Symptomenkomplex des chronischen Darmkatarrhs ist in den letzten Jahren die sog. Gärungsdyspepsie von Ad. Schmidt als selbständiges Krankheitsbild herausgehoben worden. Die Verarbeitung und Resorption der Kohlehydrate erleidet hier Einbuße. Die Stühle gären deshalb leicht. Als Nachkrankheit der Ruhr kommt derartiges vor. Man entdeckt diesen Zustand nur bei der Stuhluntersuchung; die Klagen der Kranken sind meist unbestimmt. Die Behandlung besteht in einer Einschränkung der Kohlehydrate, vor allem der Kartoffeln, welche hier besonders schädlich zu sein scheinen. In schwereren Fällen kommt man am raschesten zur Heilung, wenn man einige Tage die Kohlehydrate aus der Kost gänzlich streicht, ähnlich einer strengen Diabeteskost. Es ist übrigens recht fraglich, ob die Gärungsdyspepsie wirklich eine selbständige Krankheit ist, oder ob sie nicht nur eine prägnante Form darstellt, unter welcher sich der gestörte Ablauf des Verdauungsprozesses bei Darmkatarrhen gelegentlich präsentiert.

Mit Hilfe derartiger Erwägungen und Untersuchungen wird es in einer gewissen Zahl von Fällen gelingen, an Stelle der unbefriedigenden Diagnose des „chronischen Darmkatarrhs" ein genauer umschriebenes Krankheitsbild zu setzen und eine zielbewußtere Therapie einzuleiten, welche sich nicht nur auf blande Diät, Stopfmittel u. dgl. beschränkt. Leider müssen wir uns in vielen Fällen hiermit begnügen; denn die erhoffte genauere Ergründung des Zustandes gelingt bei weitem nicht immer. Manchmal erhebt man bei Leuten mit mannigfachen Magen-Darmbeschwerden und Stuhlunregelmäßigkeiten (was man also

oftmals schlechtweg einen chronischen Magen-Darmkatarrh nennt) allerlei Befunde, deren Deutung als pathogenetisches Moment strittig ist.
Ich denke vor allem an die verschiedenen Lageveränderungen oder
abnormen Beweglichkeiten der Bauchorgane, z. B. Enteroptose, ein
Tiefstand aller Bauchorgane, Ren mobilis (Wanderniere), wenn die Niere
allein tief steht (ein bei Frauen auf der rechten Seite häufiger Befund),
Koloptose, Coecum mobile, Retroflexio uteri usw. Derartiges halten
die einen für eine befriedigende und alles erklärende Ursache von allerlei Abdominalbeschwerden, teils auf reflektorischem Wege, teils durch
direkten Druck oder Zug und machen sie deshalb zum Gegenstand
einer Behandlung, öfters sogar auf chirurgischem Wege. Andere dagegen
(und ich glaube, diese haben recht) lehnen deren spezielle ätiologische
Bedeutung ab; sie halten derartiges nur für den morphologischen Ausdruck einer sog. asthenischen Konstitution, welche sich häufig
mit mannigfachen nervösen Organbeschwerden vergesellschaftet.

Schließlich darf man niemals vergessen, daß alles, was hier als Symptom eines sog. chronischen Darmkatarrhs erwähnt wurde, auch Symptom
eines anderweitigen ernsten organischen Leidens sein kann. Ich habe
am Anfang der Besprechung gleich darauf hingewiesen, und habe eine
Reihe solcher Zustände schon genannt. Ich erwähne noch einiges
speziell. Bei Kindern und jüngeren Leuten soll man stets in solchen Fällen
an eine tuberkulöse Peritonitis denken. Ich habe diese tuberkulöse
Peritonitis schon mehrfach erwähnt und habe (in Vorlesung Nr. 13) die
beiden Hauptformen besprochen, unter denen sich die wohlausgebildeten
Fälle präsentieren, nämlich die trockene Form und die exsudative, mit
Aszites einhergehende. Hier handelt es sich natürlich nur um die beginnende Peritonitis, und deren Erkennung ist oft recht schwierig. Man
wird den Verdacht schöpfen müssen, wenn länger dauernde Verdauungsbeschwerden mit gelegentlichen Temperatursteigerungen einhergehen und
zu Abmagerung führen. Recht charakteristisch ist manchmal schon in
frühen Stadien das Mißverhältnis zwischen dem mageren Körper und
dem etwas voluminösen Bauch. Beim Stehen wird dasselbe noch deutlicher. Ein Verstrichensein des Nabels, leichte Verdickungen in seiner
Gegend, eine Verminderung der normalen Weichheit beim Palpieren sind
dann wichtige Hinweise. Fettstühle pflegen in diesen ersten beginnenden Stadien noch nicht deutlich zu sein. Bei älteren Leuten
sind hartnäckige Verdauungsbeschwerden, vor allem Durchfälle, stets
auf ein Karzinom verdächtig, wie ich das oben schon kurz erwähnt
habe. Man versäume in solchen Fällen niemals gründlichste rektale
Untersuchung mit dem Finger oder nötigenfalls mit dem Rektoskop.
Auch die Röntgenuntersuchung (Schirmbeobachtung während Applikation
eines Bariumeinlaufes ins Rektum) ist eine wertvolle Methode geworden.
Wichtig zu wissen ist, daß der klinische Verlauf gerade bei Darmkarzi-
nomen außerordentlich intermittierend sein kann. Perioden mit fast völliger Beschwerdefreiheit und Gewichtszunahme dürfen niemals verleiten,
ein Karzinom auszuschließen, wenn man sonst Grund zu seiner Annahme hat.

19. Vorlesung.

Erkrankungen der endokrinen Drüsen.

Schilddrüse, Nebenschilddrüse, Thymus, Nebenniere, Hypophysis.

M. H.! Sie haben alle in der Physiologie von den endokrinen Drüsen, von der inneren Sekretion gehört. Im Gegensatz zum gewöhnlichen äußeren Sekret der Drüsen, welches durch einen Ausführungsgang an die Stätte seiner Wirksamkeit geleitet wird, wie z. B. die Galle von der Leber zum Darme, spricht man von einer inneren Sekretion, wenn ein Organ ohne besonderen Ausführungsgang dem durchströmenden Blute irgendeinen physiologisch wirksamen Stoff beimischt. Hieraus ergibt sich, daß der Einfluß dieser inneren Sekrete stets viel allgemeinerer, auf alle möglichen ferngelegenen Organe gerichtet sein kann, als es beim äußeren Drüsensekret der Fall ist. Strenggenommen hätte man zu diesen inneren Sekreten u. a. auch die allerorts entstehende Kohlensäure mit ihrer Wirkung auf das Atemzentrum zu rechnen. Jedoch pflegt man bei der Behandlung dieser Fragen nur jene Organe zu berücksichtigen, welche ein spezifisches Sekret absondern. Ob diese Organe ausschließlich eine solche Funktion ausüben, wie z. B. die Schilddrüse, oder ob sie daneben noch ein äußeres Sekret produzieren, wie es das Pankreas tut, ist gleichgültig. In dieser Vorlesung sollen uns die Schilddrüse, die Epithelkörperchen, die Thymus, die Nebennieren und die Hypophysis beschäftigen. Vom inneren Sekret des Pankreas werde ich beim Diabetes das Nötigste bringen. Die anderen endokrinen Drüsen, wie die Zirbeldrüse, die Keimdrüse, sind noch so wenig durchforscht, daß ich sie hier übergehen möchte.

Die Allgemeinwirkung, welche diese Organe ausüben, wird teilweise durch das vegetative Nervensystem vermittelt. Wie ich Ihnen bei der Besprechung des Ulcus ventriculi auseinandergesetzt habe (S. 236), teilt man das vegetative Nervensystem ein in das sympathische (vom Grenzstrang des Sympathikus innervierte) und in das parasympathische oder autonome (vom Vagus, Okulomotorius und Pelvikus versorgte) Gebiet. Die Wirkung beider ist meist eine antagonistische. Die Mannigfaltigkeit der Symptome, welche von der Tätigkeit der endokrinen Drüsen sich herleiten, wird dadurch unserem Verständnis näher geführt, daß die einen vorzugsweise im Sinne einer Sympathikusreizung, die anderen wie eine Reizung des parasympathischen Systems wirken. Man pflegte früher einen prinzipiellen Unterschied zu machen zwischen Reizung auf nervöse Impulse hin und solchen durch chemisch wirkende Stoffe. Heute gilt diese Scheidung als verwischt. Die Absonderung der Sekrete wird sicher oft durch Nervenimpulse ausgelöst. Klinische Beobachtungen an Patienten mit Vergrößerung oder Schwund der Drüsen im Verein mit Experimenten, in denen diese Organe entfernt oder ihr Extrakt eingespritzt wurde,

17*

haben unsere Kenntnisse vor allem über die Schilddrüse und die Epithelkörperchen bis zu einem gewissen Grade geklärt.

Zunächst möchte ich Ihnen die wichtigste Schilddrüsenerkrankung an dieser jungen Frau hier demonstrieren. Sie klagte, daß sie seit
etwa einem Jahre abmagert und an Herzklopfen leidet. Auf weiteres
Befragen erzählte sie von allgemeiner nervöser Unruhe, von einer auffälligen Neigung zu schwitzen und von Durchfällen, welche ohne Ursache
öfters ganz plötzlich auftreten. Ein Blick auf die Patientin läßt die
Diagnose „Basedowsche Krankheit“ jeden ohne weiteres stellen,
welcher von dieser Krankheit einmal Näheres gehört hat. Sie finden
eine mäßig starke Schilddrüsenvergrößerung und sehen ferner die weit
vorstehenden glänzenden tränenfeuchten „Glotzaugen“ (Exophthalmus).
Diese Glotzaugen mit den weiten Lidspalten und einem abnorm seltenen
Lidschlag (Stellwagsches Zeichen) haben Anlaß gegeben, das Aussehen
solcher Kranken einem „kristallisierten Schrecken“ zu vergleichen. Die
Ursache der Glotzaugen liegt in retrobulbärer Hyperämie, bei längerem
Bestande vielleicht auch in Fettentwicklung daselbst. Das Stellwagsche
Zeichen wird auf einen abnormen Tonus der Augenmuskeln bezogen,
ebenso das Graefesche und das Möbiussche Symptom; das erstere
besteht darin, daß beim Blick nach unten das obere Augenlid nicht so
weit nach unten folgt wie beim gesunden. Alle Kräfte, welche die
Lidspalte erweitern, sind angespannt. Unter dem Möbiusschen
Zeichen versteht man die Unfähigkeit zu stärkerer Konvergenz. Wenn
Sie ferner die Kranke ihre Hände mit gespreizten Fingern vorstrecken
lassen, tritt ein sehr rasches feinschlägiges Zittern auf. Die Haut
fühlt sich überall etwas schweißfeucht an. Der Puls ist erheblich
beschleunigt, über 100. Der Herzspitzenstoß, mit allen Kennzeichen
eines „schleudernden Spitzenstoßes“, erschüttert die ganze Brustwand
stark. Auch die Halsgefäße sowie die Struma selber zeigen bei der
Betrachtung, beim Fühlen und Behorchen lebhafte Pulsation sowie
allerlei Schwirren, Sausen und Blasen. Die Auskultation des Herzens
ergibt außer der Beschleunigung nichts Besonderes. Die übrigen
inneren Organe zeigen normalen Befund, die Patellarreflexe sind
lebhaft, die Pupillen reagieren normal. Die tägliche Temperatur-
messung zeigt gelegentliche kleine Anstiege. Von anderen Zeichen,
welche man bei solchen Kranken findet, erwähne ich gleich noch
eine verminderte Toleranz für Zucker. Nach kohlehydratreichen
Mahlzeiten kommt es leicht zu einer kurzen Glykosurie. Ferner ist der
Hautwiderstand für den galvanischen Strom meist herabgesetzt und
im Blute ist die Zahl der einkernigen Zellen relativ und absolut vermehrt.
Denken Sie dann noch an die Abmagerung der Kranken, welche nicht
in Appetitlosigkeit ihre Ursache hat und auch durch die gelegentlichen
Durchfälle keineswegs erklärt wird, so haben Sie einen außerordentlich
vielgestaltigen Symptomenkomplex, welcher sich nicht ohne weiteres
von einer Organkrankheit herleiten läßt, wie es sonst doch häufig möglich ist.

Die älteren Autoren sahen in dem Morbus Basedowi eine Neurose,
welche durch zerebrale Affektionen ausgelöst werde. Durchschneidung
der Corpora restiformia sollte zu basedowähnlichen Symptomen führen.

Aber dann rückten experimentell physiologische und klinische Beobachtungen immer mehr die Schilddrüse als Ursache in den Mittelpunkt. Im Jahre 1886 stellte dann Möbius seine Schilddrüsentheorie auf. „Der Basedowschen Krankheit liegt eine krankhaft gesteigerte Schilddrüsentätigkeit zugrunde, wie dem Myxödem ihre Untätigkeit."

Es hat vieler ärztlicher Mißerfolge und Enttäuschungen sowie zahlloser Experimente bedurft, bis es gelang, zu dieser Erkenntnis zu dringen und das Wesen und die Rolle der Thyreoidea beim gewöhnlichen Kropf, bei der Basedowschen Krankheit und beim Myxödem zu klären. Hierüber folgendes: Der Kropf stellt eine Vergrößerung der Schilddrüse dar, welche mit dem spezifischen Schilddrüsengewebe und seiner Funktion nichts zu tun hat. Außer dem Schönheitsfehler, den er bedingt, kann ein solcher Kropf durch Druck auf die Umgebung zu Kompression der Trachea und damit zu Dyspnoe, vor allem bei der Inspiration, führen. Im übrigen sind die gewöhnlichen Kropfträger gesund. Daneben kennt man schon seit langem Schilddrüsenvergrößerungen, die mit schweren, aber ganz divergierenden Krankheitserscheinungen einhergehen. Man kennt Kropfkranke mit einem Basedow, wie es die Patientin hier zeigt, und ferner Kropfkranke mit einem „Myxödem", und schließlich kennt man, was das Problem anfangs ganz verwirrte, Myxödemkranke überhaupt ganz ohne Schilddrüse.

Eine Klärung dieser Rätsel brachten vor allem die Erfahrungen der Chirurgen. Als man früher in Unkenntnis über die lebenswichtige Funktion der Schilddrüse dieselbe bei Kropfträgern total exstirpierte, entwickelten sich bei den vorher gesunden Leuten allerlei unerwartete schwere Veränderungen. Manchmal traten rasch tetanische Krämpfe auf, manchmal bildeten sich ödemähnliche Schwellungen der Haut aus und man beobachtete einen Rückgang, ein Stumpferwerden der geistigen Fähigkeiten, kurzum ein sog. Myxödem. Von diesem Myxödem und den ihm verwandten Zuständen, Kretinismus usw. werde ich nachher noch reden. Der Zusammenhang und die Genese aller dieser Zustände wurde in folgender Weise geklärt: Die Krampfanfälle haben mit der Schilddrüse nichts zu tun, sondern sind dadurch verursacht, daß die Epithelkörperchen mit exstirpiert wurden (davon nachher noch einiges). Das Myxödem dagegen ist die Folge des Ausfalls der Schilddrüsenfunktion. Dieselbe fällt regelmäßig aus, wenn der Chirurg einen Kropf total exstirpiert. Sie kann ferner ausfallen, wenn in der Schilddrüse das spezifische Gewebe durch Wucherung eines anderen Gewebes zerstört wird, und schließlich kommt es zum gleichen Effekt durch Degeneration, Atrophie oder angeborenes Fehlen der Schilddrüse. Verfütterung von Schilddrüsensubstanz vermag alle diese Zustände von „Athyreoidismus" zu heilen oder wenigstens zu bessern. Eine nur teilweise Resektion der Schilddrüse mit Belassung der Epithelkörperchen läßt die Kropfoperierten völlig gesund. Der Morbus Basedowi dagegen, der auch in klinischer Hinsicht das Spiegelbild des Myxödems darstellt, wird als ein Plus an Schilddrüsenfunktion, als Hyperthyreoidismus gedeutet. Verfütterung von Schilddrüsen löst auch bei Gesunden basedowähnliche sog. thyreotoxische Symptome aus, besonders in bezug auf die Steigerung der Stoffwechselprozesse, die Herzbeschleunigung und die Neigung zur

Glykosurie. Die erstere Eigenschaft hat bekanntlich Veranlassung gegeben, Schilddrüsentabletten zur Entfettung anzuwenden; aber in der gleichzeitigen Herzwirkung ist natürlich eine Gefahr dieses Mittels gegeben, welches sonst wegen der Bequemlichkeit seiner Anwendung bei Fettleibigen recht beliebt wäre.

Eine restlose Erzeugung aller Basedowsymptome durch Verfütterung von Schilddrüsen zu erwarten, hieße vom Experiment zuviel zu verlangen. Denn beim Basedow handelt es sich keineswegs nur um eine Schilddrüsenerkrankung in einem sonst gesunden Körper, genau so wenig wie bei sonst irgendeiner anderen Krankheit nur das eine Organ krank ist, nach welchem wir die Krankheit benennen. Wir wissen, daß allerlei verwandte Organe, welche mit demselben zu gemeinsamer oder entgegengesetzter Tätigkeit verknüpft sind, mit befallen zu sein pflegen. So sind auch beim Basedow stets mehrere endokrine Drüsen beteiligt. Meistens ist die Thymus vergrößert; viele Fälle zeigen auch Prozesse an der Hypophysis (Vermehrung der Hauptzellen und Schwund der chromaffinen Zellen), ferner an den Nebennieren (Hypertrophie der Markzellen) und auch des Pankreas (Verminderung der Langerhansschen Inseln). Hierdurch sind natürlich die verschiedensten Störungen im Vagus und Sympathikusgebiet möglich. Die alte Streitfrage, ob der Basedow einen einfachen Hyperthyreoidismus oder einen Dysthyreoidismus darstellt, d. h. ob auch ein qualitativ geändertes krankhaftes Schilddrüsensekret eine Rolle spielt, ist wegen der Beteiligung der anderen endokrinen Drüsen vorläufig gar nicht zu entscheiden. Von den eben erwähnten begleitenden Veränderungen haben zur Zeit die der Thymus das größte Interesse, und ich werde deshalb nachher noch darauf zurückkommen.

Über die pathologische Physiologie und Anatomie der Schilddrüse beim Basedow besteht leider noch keine befriedigende Klarheit. Gut gekannt ist der jodhaltige Eiweißkörper der Schilddrüse, das sog. Jodothyrin, welches in dem Jodthyreoglobulin enthalten ist und mit einem jodfreien Nukleoproteid zusammen nach Oswalds Untersuchungen das Schilddrüsenkolloid darstellt. In der Basedowstruma sind diese Schilddrüsen-Eiweißkörper jedenfalls in geringerer Menge als in entsprechend großen gewöhnlichen Kolloidstrumen. Der Jodgehalt ist manchmal vermehrt, manchmal vermindert. Morphologisch zeigt die Basedowstruma meistens einige Besonderheiten gegenüber Strumen ohne Basedowsymptome. Die Struma ist diffus vergrößert, ihre Konsistenz derb, von der Schnittfläche ist dünner Saft abstreifbar. Mikroskopisch sind die Epithelzellen zylindrisch, manchmal mehrschichtig und zeigen Neigung zur Desquamation. Das Kolloid ist teilweise verflüssigt und verhält sich bei Färbungen öfters etwas abweichend. Unterhalb der Kapsel finden sich gewucherte Lymphknötchen, manchmal sogar mit Keimzentren. In Strumen von geheiltem Basedow ist das Kolloid eingedickt. Kocher hat die Vorstellung geäußert, daß bei der Entstehung der Erkrankung eine abnorm rasche Adsorption des gespeicherten Kolloids mit fehlender Speicherung neuen Materials eine Rolle spielt. Also weder die chemischen noch die histologischen Untersuchungen ergaben bisher völlig befriedigende Aufschlüsse.

Das klinische Bild des Basedow ist ein ganz außerordentlich mannigfaches, aus körperlichen und nervösen Symptomen zusammengesetzt. Bei Frauen ist die Krankheit entschieden häufiger als bei Männern. Neben dem oben erwähnten Zittern kommen auch choreaähnliche Zustände vor. Die fast regelmäßige nervöse Übererregbarkeit der Basedowkranken steigert sich manchmal zu Zuständen, welche ins Gebiet der Psychiatrie gehören. Neuralgien sind häufig. Lähmungen der Hirnnerven, speziell des Fazialis, sind nicht selten. Nervenlähmungen der Beine mit Verlust der Reflexe, welche in den klinischen Darstellungen der französischen Autoren auffälligerweise eine nicht geringe Rolle spielen, dürften doch zu den Seltenheiten gehören. Die Darmtätigkeit zeigt, auch abgesehen von den Perioden mit Durchfällen, oft eine Störung der Fettresorption.

Viele leichte Fälle nehmen einen durchaus gutartigen Verlauf. Nach mehr oder weniger langer Zeit, unter einfacher Ruhe und reichlicher Ernährung kommt es zur Heilung oder doch zu einer an Heilung grenzenden Besserung; die Patienten bleiben etwas leicht erregbar. Was bei der entgegengesetzten Gruppe die Gefahr bedingt, ist meist der Zustand des Herzens. Es entwickelt sich allmählich eine Herzinsuffizienz mit allen Ihnen bereits bekannten Zeichen, Dilatation, Ödemen usw. Auch echte Arrhythmia perpetua wird nicht selten beobachtet. Dazwischen gibt es natürlich alle Arten von Übergängen. Die einen Fälle verlaufen eminent chronisch, der Beginn ist kaum genau anzugeben; andere setzen fast nach Art einer akuten Krankheit ein. Nicht ganz selten wird der Beginn durch einen psychischen Schock oder durch eine körperliche Anstrengung ausgelöst. So berichtet Trousseau, wie sich bei einer Frau anläßlich des Todes ihres Vaters binnen 4 Tagen sämtliche Basedowsymptome einschließlich Struma und Exophthalmus entwickelten. In Charcots „Dienstagsvorlesungen" lesen Sie von einem jungen Mädchen, das an Basedow erkrankte, nachdem ihr Vater sie in in einem Anfall von Säuferwahnsinn aus dem Fenster stürzen wollte. Möbius sah Basedow nach durchtanzten Nächten auftreten. Aber das ist natürlich nur in der Minderzahl der Fälle. Meist ist der Anfang weniger akut und die Entwicklung geht in Schüben vor sich. Das erste sind für gewöhnlich Herzstörungen, Pulsbeschleunigung, Palpitationen usw.; dann vergrößert sich die Schilddrüse und es bildet sich der Exophthalmus aus, daneben ist meist schon ein ausgebreiteter Tremor vorhanden. Die Steigerung des Stoffwechsels, welche nach Respirationsversuchen bis 40 % beträgt, kommt in der Abmagerung trotz reichlicher Ernährung meist deutlich zum Ausdruck. Der weitere Verlauf ist ebenfalls sehr wechselnd. Manchmal heilt die Krankheit in relativ kurzer Zeit; sogar Struma und Exophthalmus bilden sich zurück. Ein andermal zieht sich das Leiden mit Remissionen und Exazerbationen durch viele Jahre hin. Ein tödlicher Ausgang durch Herzinsuffizienz oder durch allgemeine Kachexie ist keineswegs selten. Nach Krankenhausstatistiken soll das in 10 bis 20 % aller Fälle auftreten. Doch dürften diese Zahlen wohl ein zu ungünstiges Bild geben, da die sehr zahlreichen leichten Fälle nur ambulant behandelt werden und in solchen Statistiken nicht mit eingeschlossen sind.

Die Diagnose macht bei den großen wohl ausgebildeten Fällen keinerlei Schwierigkeiten; doch gibt es viele Krankheitszustände von nervöser Erregbarkeit, Pulsbeschleunigung und geringer Schilddrüsenvergrößerung, über deren Zuteilung zum Basedow man nicht ganz sicher ist. Man spricht in solchen Fällen von einer „Forme fruste". Ohne Tachykardie sollte ein Krankheitsbild jedenfalls nicht als Hyperthyreoidismus gedeutet werden.

Die Behandlung dreht sich heute, wie Sie wissen, stets um die Frage der Operation. Die leichten Fälle heilen, wie oben erwähnt, unter Ruhe und guter Pflege oft von selbst. Hydrotherapie, aber jedenfalls nur in mildester Form, kann zur Unterstützung herangezogen werden. Als Kriterium der Heilung resp. Besserung ist neben der Hebung des Ernährungszustandes die Pulsfrequenz das maßgebendste. Verschlechterungen und Rezidive pflegen sich auch am sichersten durch Beschleunigung der Herztätigkeit zu verraten. Digitalis gegen die Tachykardie ist zwecklos. Wenn dagegen in schweren Fällen Herzinsuffizienz besteht, soll sie nach den sonst üblichen Regeln mit Digitalis behandelt werden. Aber die Aufgabe des Arztes ist es, die schweren Zustände möglichst nicht zur Entwicklung kommen zu lassen. Möbius hoffte, aus dem Serum von Hammeln, denen die Schilddrüse entfernt war, wirksame Stoffe gegen die Basedowsche Krankheit zu gewinnen. Doch haben sich die Erwartungen, die sich an sein „Antithyreoidin" geknüpft haben, nicht erfüllt. Dagegen hat die operative Behandlung oftmals unzweifelhafte Erfolge zu verzeichnen. Worauf die Technik der Operation zu achten hat, lernen Sie in der chirurgischen Klinik genauer; einiges davon werde ich nachher beim Myxödem und bei der Tetanie noch erwähnen. Jetzt soll uns nur die Frage der Indikation beschäftigen. Der Chirurg fordert mit vollem Recht hier, wie überall, daß ihm die Kranken nicht erst im letzten verzweifelten Stadium zugeschickt werden, d. h. kachektisch und mit schwerer Herzinsuffizienz, sondern möglichst frühzeitig. Andererseits hat der Patient das sehr verständliche Bestreben, wenn irgend angängig, ohne Operation geheilt zu werden. In mittelschweren Fällen, wie hier bei unserer Patientin, wird man für einige Wochen versuchen, in der oben besprochenen Weise der Beschwerden Herr zu werden. Auch Galvanisieren des Sympathikus und des Halsmarks, wie es Chvostek sen. eingeführt hat, darf in solchen Fällen mit angewandt werden. Aber wir sollen zur raschen Operation raten, sobald wir sehen, daß die Erkrankung trotz Ruhe und reichlicher Ernährung Fortschritte macht. Die soziale Stellung des Kranken, d. h. ob er die Möglichkeit hat, längere Zeit nur seiner Krankheit zu leben oder ob er möglichst bald wieder auf den Erwerb seiner Hände angewiesen ist, ist für die Indikation zur Operation oft von maßgebendem Einfluß.

Schwierig zu beantworten ist die Frage nach der Verordnung von Jod. Sicher ist, daß Schilddrüsenvergrößerungen unter Jod öfters zurückgehen. Auf entartetes Schilddrüsengewebe soll es ohne Wirkung sein. Beim gewöhnlichen Kropf, der keinerlei thyreotoxische Symptome zeigt, ist ein Versuch damit auch erlaubt. In kropffreichen Gegenden soll jetzt Jod prophylaktisch den Kindern in der Schule verabreicht werden. Aber beim Basedow wirkt, wie schon Trousseau beobachtet. hat, das Jod manchmal verschlechternd auf die übrigen Symptome, speziell das Herz; ja sogar bei sonst gesunden Kropfträgern werden gelegentlich durch Jod einige „thyreotoxische Symptome" ausgelöst. In anderen Basedow-Fällen wird dagegen manchmal entschieden eine günstige Einwirkung erzielt. Hiernach wäre ein vorsichtiger Versuch mit Jod statthaft, wenn nicht noch ein zweiter Einwand zu erwägen wäre. Mit der Verkleinerung der Schilddrüse unter Jod kommt es gewöhnlich zu einer bindegewebigen Wucherung um die Schilddrüse herum, so daß die Ausführung der Operation, falls sie später doch noch notwendig wird, durch die vorangehende Jodbehandlung erschwert ist. Manche Chirurgen raten deshalb davon ab. In geringerem Umfang trifft dieses Bedenken auch die Röntgenbestrahlung. Außerdem ist bei dieser noch die Gefahr eines akuten Auftretens thyreotoxischer Symptome in unmittelbarem Anschluß an die Bestrahlung zu bedenken. Trotzdem befürworten manche Autoren neuerdings die Bestrahlung gerade bei den akut verlaufenden Basedowfällen. Ein anderer Punkt, der bei jeder Operation erwogen werden muß, ist die Mitbeteiligung der anderen endokrinen Drüsen, speziell der Thymus. Je mehr dieselben mitaffiziert sind, um so geringer sind natürlich die Erfolgchancen; ja sogar das Operationsrisiko wird durch eine erheblichere Thymusvergrößerung erfahrungsgemäß nicht unwesentlich gesteigert. Manche Chirurgen empfehlen bei jeder Strumektomie gleich einen Teil der Thymus zu resezieren.

Vom Hypo- resp. Athyreoidismus und seinen Einwirkungen auf die körperliche und geistige Sphäre habe ich einiges bereits angedeutet. Allen diesen Zuständen, welche natürlich bei angeborenem resp. später erworbenem, bei vollständigem resp. nicht ganz vollständigem Verlust der Schilddrüse zu verschiedenen Bildern führen, ist gemeinsam eine Verminderung aller Lebensprozesse. Es fehlt die „Blasebalgwirkung" der Schilddrüse (auf deren vorübergehendes Nachlassen neuerdings der Winterschlaf bezogen wird). Die Stoffwechselprozesse sind verlangsamt, das vegetative Nervensystem ist weniger erregbar, auch das Seelenleben ist gehemmt, die geistigen Fähigkeiten sind herabgesetzt. Von speziellen körperlichen Störungen erwähne ich: die Haut ist spröde, rissig und trocken, die Gesichtsfarbe ist fahlgelb, die Zunge öfters auffallend groß und plump. Der ganze Körper ist gedunsen infolge einer eigentümlichen Art von Ödem, welches etwas elastisch ist und den Fingerdruck nicht stehen läßt, wie es das gewöhnliche Ödem tut. Von der schleimigen Konsistenz dieses Ödems stammt der Name des ganzen Zustandes „Myxödem". Die Körpertemperatur ist meist niedrig, die Zuckertoleranz abnorm hoch, der Puls verlangsamt (alles Gegensätze zum Basedow). Ein solches Myxödem entwickelt sich bei Ausfall der Schilddrüsenfunktion im späteren Leben. Am ausgesprochensten sind natürlich die Fälle, in welchen sich derartiges rasch ausbildet, wie z. B. nach einer totalen operativen Schilddrüsenexstirpation; dann spricht man von einer „Kachexia strumipriva". Aber prinzipiell das gleiche entwickelt sich bei einem Hypo- resp. Athyreoidismus auf Grund degenerativer oder sonstiger Prozesse der Schilddrüse. Wenn die Funktion der Schilddrüse gleich von der Geburt an oder wenigstens im frühesten Lebensalter ausfällt, so macht sich außer allem oben Genannten, außer einem völligen geistigen Tiefstand noch eine bemerkenswerte Beeinträchtigung des Knochenwachstums geltend. Dann spricht man von Kretinismus. Solche Kretins bleiben sehr klein, meist unter einem Meter. Der Epiphysenschluß ist verzögert, die Epiphysenscheiben können einige Jahrzehnte erhalten bleiben. Die Knochenkerne treten verspätet auf. All das führt zu einem unproportionierten Skelett. Am Schädel kommt es zu abnormem Höhenwachstum, damit zu einem Turmschädel. Am Gesicht wird die Nasenwurzel eingezogen u. dgl. m. Man spricht von sporadischem Kretinismus bei vereinzeltem Auftreten, von endemischem Kretinismus, wo derartige Kretins sich in großer Zahl finden. Dem sporadischen Kretinismus können die verschiedensten pathologischen Prozesse der Schilddrüse zugrunde liegen. Bei dem endemischen Kretinismus handelt es sich meistens um eine sog. kropfige Entartung der Schilddrüse, d. h. um einen Kropf, in welchem neben hyperplastischen Prozessen das funktionierende Schilddrüsengewebe zugrunde geht. Der endemische Kretinismus ist wegen seiner stellenweise enormen Verbreitung auch in sozialer Hinsicht von allergrößter Wichtigkeit. Die Autoren geben meistens an, daß Kropf und Kretinismus sich ziemlich gleichmäßig in gebirgigen Gegenden finden, vor allem in der Schweiz, Tirol und Ober-Italien; in Deutschland sollen diese Affektionen in Unterfranken, Thüringen und Schlesien gemeinsam angetroffen werden. Diese Angabe stimmt für Unterfranken jedenfalls nicht. Hier gibt es sehr viele Kropfträger, aber kaum Kretins. Die angeborenen Kretins, welche meistens auch noch taubstumm sind, stehen häufig auf einer allerniedrigsten tierähnlichen Stufe und sind nur ebengerade zu den allereinfachsten Verrichtungen zu dressieren. Ein wesentlich abweichender Myxödemtypus mit allerlei nervösen Ausfallserscheinungen soll in Vorderindien in der Gegend von Chitral und in den Tälern des Gilghit vorkommen.

In den schweren Fällen von Myxödem, besonders bei den angeborenen, ist jede Behandlung natürlich zwecklos, während bei den später auftretenden Athyreosen die dauernde Zufuhr von Schilddrüsen oft vorzügliche Erfolge zeitigt. Am allerglänzendsten sind dieselben bei der Kachexia strumipriva, bei welcher die betreffenden Individuen durch dauernde Fütterung mit Schilddrüsen (frische Hammelschilddrüsen oder fabrikmäßig hergestellte Tabletten) tatsächlich völlig gesund gehalten werden können, um beim Aussetzen der Behandlung jedesmal prompt von neuem zu erkranken.

Das endemische Vorkommen von Kropf und Kretinismus weist ganz eindeutig auf Schädlichkeiten als Ursache hin, welche an die betreffenden Gegenden gebunden sind. Es gibt Beobachtungen, in denen Familien gesunde Kinder bekamen, solange sie in einer kropffreien Gegend wohnten und später in einer Kropfgegend Kretins zur Welt brachten. Lange Zeit suchte man das Kropfgift im Trinkwasser, und die Gemeinde Rapperswyl in der Schweiz (Aargau) soll dadurch kropffrei geworden sein, daß eine neue Wasserleitung aus einer anderen kropffreien Gegend vom Jura her angelegt wurde. Zahlreiche Tierversuche stützten diese Anschauung. Es gelang, bei Hunden und Affen Kröpfe zu erzeugen, indem man sie mit Wasser aus Kropfbrunnen tränkte. Abkochen machte das Wasser unschädlich, ebenso Erhitzen auf 70 Grad zusammen mit Dialysieren, während Dialysieren durch Berkefield-Filter allein nicht entgiftete. Alles Suchen nach einem Contagium vivum blieb aber bisher ergebnislos, und man denkt neuerdings an ein aus organischen Substanzen sich entwickelndes Toxin, womit die obigen Eigenschaften ebenfalls übereinstimmen könnten. In den letzten Jahren ist freilich die alleinige oder auch nur überragende Rolle des Trinkwassers in Zweifel gezogen worden. In neueren Versuchen bekamen Ratten in Kropfgegenden Kröpfe, auch wenn sie mit destilliertem Wasser getränkt wurden, und sie blieben in kropffreien Gegenden auch bei Verabreichung von Kropfwasser völlig gesund. Es müssen also noch andere an die Gegend gebundene Schädlichkeiten eine Rolle spielen.

Auf die Epithelkörperchen habe ich schon vorhin hingewiesen. Sie liegen als kleine paarige Gebilde beiderseits neben dem unteren Pole der Schilddrüse und galten früher als Teile der Schilddrüse mit gleicher Funktion wie diese. Man kennt sie jetzt als selbständige Organe mit eigener Funktion. Ihr Ausfall führt zu einer allgemeinen Übererregbarkeit der Muskeln, welche in Anfällen von tonischen Kontraktionen, hauptsächlich im Gesicht und in den Armen zum Ausdruck kommt. Das Sensorium bleibt dabei völlig frei, ein diagnostisch wichtiger Punkt. Die Finger, vor allem die vom Nervus ulnaris versorgten Muskeln, werden gestreckt und zusammengepreßt, sog. Geburtshelferstellung. Kompression des Oberarms mit Druck auf den Sulcus bicipitalis pflegt einen solchen Paroxysmus auszulösen (Trousseausches Zeichen). In der Gesichtsmuskulatur tritt blitzartiges Zucken auf, wenn man auf den Fazialis klopft (Chvosteksches Zeichen). Die Muskeln reagieren bei Reizung vom Nerven aus schon auf allerschwächste galvanische Ströme (Erbsches Zeichen). Wenn man den Nervus ischiadicus dehnt, wie beim Lasègueschen Phänomen, tritt ein Streckkrampf des Fußes mit starker Supination auf (Schlesingersches Zeichen). Teilweise Entfernung der Epithelkörperchen, wie sie bei Strumektomien manchmal versehentlich vorkommt, führt öfters zu kurzdauernden, meist harmlosen tetanischen Anfällen, während völlige Exstirpation bei allen Tieren zum Tode führt.

Ferner kommen die gleichen tetanischen Anfälle in der Gravidität und während der Laktation (sog. Maternitätstetanie) vor, außerdem sieht man das gleiche bei Kranken mit Pylorusstenose, wenn dieselbe zu starker Retention vom Mageninhalt führt, und schließlich kommen in manchen Städten, vor allem in Wien, ganze Epidemien von tetanischen Erkrankungen vor. Auffallenderweise befallen dieselben ganz vorzugsweise bestimmte Berufsstände, vor allem Schneider und Schuster, sog. Schusterkrampf. In der Kinderklinik werden Sie dann bei der Besprechung der spasmophilen Diathese von tetanischen Anfällen hören, die meist von einem Glottiskrampf begleitet werden. Während man früher die Krampfanfälle bei jeder dieser verschiedenen Gruppen für sich zu deuten bestrebt war, werden sie jetzt einheitlich als Folge einer Epithelkörperchen-Insuffizienz aufgefaßt.

Die Rolle der Epithelkörper im Körperhaushalt ist noch wenig geklärt. Sicher ist eine Beeinflussung des Kalkstoffwechsels. Dessen Ausscheidung im Harn nimmt beim Ausfall der Epithelkörper zu, sein Gehalt im Blute nimmt ab. Die Heilung von Frakturen ist verzögert, die Zähne werden kalkarm. Aber das Wesen des Ganzen in einer Kalkverarmung zu erblicken, ist sicher unzutreffend. Zunächst ist Kalkzufuhr nicht von einem so entscheidenden Einfluß, als man in diesem Falle erwarten sollte. Ferner kommen bei anderen Zuständen von Kalkverarmung, z. B. bei der Osteomalazie oder bei Diabetes, wenn mit der Oxybuttersäure sehr große Kalkmengen ausgeschieden werden, niemals derartige Krämpfe vor. Neueste Untersuchungen von Kottmann weisen darauf hin, daß gewisse Guanidinderivate (Dimethylguanidin, durch CO_2-Abspaltung aus Kreatin entstanden) die Ursache des tetanischen Symptomenkomplexes darstellen sollen. Normalerweise werden die Guanidinderivate von den Epithelkörperchen entgiftet. Der Kreatinstoffwechsel soll andererseits der Schilddrüse unterstellt sein. Wenn sich diese Anschauung bestätigt, so wäre damit vielleicht eine Erklärung für eine bisher ganz rätselhafte Tatsache gegeben, nämlich daß die parathyreoprive Tetanie auch durch Schilddrüsentabletten beeinflußbar ist.

Von einer Vergrößerung der Thymus als einer gelegentlichen Begleiterscheinung des Basedow habe ich vorher schon gesprochen. Eine solche Thymusvergrößerung resp. eine persistierende Thymus findet man gerade bei solchen Basedowfällen, welche an der Operation zugrunde gehen. Neben der großen Thymus sind nun in diesen Fällen meist sämtliche lymphatischen Gebilde (Zungengrund, Gaumenmandeln, Darmkanal, Milz) vergrößert. Ein solcher „Status thymicolymphaticus" ist häufig der einzige Sektionsbefund bei Kindern, welche ohne sonstige Ursache einer Infektionskrankheit erliegen, während einer Narkose zugrunde gehen oder sonst auf irgendeinen leichten Insult, z. B. eine Seruminjektion, einen starken psychischen Schock od. dgl. plötzlich sterben. Im Blute zeigen diese Kinder gewöhnlich eine Mononukleose. Das mechanische Moment der Thymusvergrößerung, welches man früher anschuldigen wollte, reicht sicher nicht zur Erklärung, sondern wir müssen hier wohl auch an eine Allgemeinwirkung auf Grund einer innersekretorischen Störung denken. Vielleicht wird die Anfälligkeit der Individuen mit Status thymicolymphaticus teilweise erklärt durch eine häufig damit verbundene ungenügende Ausbildung des chromaffinen Systems (s. weiter unten). Manche Pathologen wollen den Begriff des Status thymicolymphaticus überhaupt auf die Fälle mit Hypoplasie des chromaffinen Systems beschränkt wissen.

Die Mitbeteiligung der Nebennieren wird neuerdings bei fast allen Erkrankungen der endokrinen Drüsen angenommen, und ich möchte eine kurze Besprechung derselben hier einfügen. Die Nebennieren setzen sich zusammen, wie Sie wissen, aus dem mesodermalen Rindenteil, aus Strängen und Balken mit lipoiden Körnchen bestehend, und aus dem ektodermalen Markteil. Im letzteren findet sich nervenreiches Gewebe mit Zellen, welche sich mit Chrom bräunen. Diese bilden gemeinsam mit gleichartigen Zellen, welche in den sympathischen Paraganglien eingeschaltet sind, das „chromaffine System". Dieses chromaffine System hält mit Hilfe des in ihm produzierten Adrenalins den Blutdruck und den Gefäßtonus auf seiner Höhe; ebenso werden die Glykosurien bei sympathischer Reizung oder Hyperfunktion des chromaffinen Gewebes auf eine vermehrte Adrenalinproduktion bezogen.

Sonst ist über die Funktion der Nebennieren nicht viel Sicheres bekannt. Man spricht ihr die Entgiftung eines bei der Muskelarbeit entstehenden Stoffwechseltoxins zu. Daß die Rinde lebenswichtig ist, geht daraus hervor, daß bei Tieren nach doppelseitiger Exstirpation der Nebennieren nach einigen Tagen der Tod eintritt. Bei der weiten Verbreitung des chromaffinen Systems auch außerhalb der Nebennieren wird man die Ursache dieser Todesfälle eher im Ausfall der Nebennierenrinde zu suchen haben. Ganz hypothetisch ist noch der Zusammenhang zwischen den Rindenadenomen bei Kindern und eigentümlichen Zuständen eines ungewöhnlich raschen Wachstums des ganzen Körpers.

Die einzige bisher bekannte Affektion, bei welcher die Nebennieren sicher im Mittelpunkte stehen, ist der Morbus Addisonii. Derselbe wird als Folge einer chronischen Nebenniereninsuffizienz gedeutet. Als pathologisch-anatomisches Substrat findet man meistens eine beiderseitige Nebennierentuberkulose; daneben besteht für gewöhnlich noch ein Status thymicolymphaticus. Die Symptome des Addison bestehen in einer bräunlichen Pigmentierung der Haut (daher auch Broncekrankheit genannt) und einer Adynamie, d. h. einer die körperlichen und geistigen Funktionen gleichmäßig befallenden leichten Ermüdbarkeit. Die Hautpigmentierung setzt sich zusammen teilweise nur aus einer abnormen Dunkelfärbung der schon normalerweise pigmentierten Hautteile (Achselhöhle, Linea alba, Streckseite an Knie und Ellbogen), teilweise aus flächenhaften oder streifigen Pigmenten vor allem in der Mundschleimhaut. Daneben findet sich fast regelmäßig ein abnorm niedriger Blutdruck, das einzige Symptom, welches wir vorläufig auf Grund unserer pathologisch-physiologischen Kenntnisse vom Ausfall der Nebennierenfunktion ableiten können. Völlig ungeklärt war bis vor kurzem die Genese der Hautpigmentierung. Doch sind hier neuerdings einige wichtige Befunde erhoben worden. In den pigmentbildenden Zellen der Epidermis hat man ein oxydierendes Ferment gefunden, welches Brenzkatechinderivate in Melanin verwandelt. Man nennt dieses Ferment „Dopaoxydase" wegen seiner Einwirkung auf Dioxyphenylalanin. Da das Adrenalin ein Abkömmling des Brenzkatechins ist (ein Methylaminalkohol desselben), könnte man sich hypothetischerweise einen Zusammenhang vorstellen etwa derartig, daß die Muttersubstanz des Adrenalins in Pigment umgewandelt wird, statt normalerweise zu Adrenalin abgebaut zu werden. Der Ausgang der Erkrankung ist stets ungünstig. Schwere Durchfälle, häufig dauerndes Eıbrechen entkräften die Patienten immer mehr; die meist zugrunde liegende Tuberkulose macht dann weiter Fortschritte und der Tod erfolgt in schwerster Kachexie. Organotherapie hat bisher keinerlei Erfolge gezeitigt; auch die dauernde Zufuhr von Adrenalin läßt keinen deutlichen Nutzen erkennen.

Schließlich möchte ich noch über die Erkrankung der Hypophysis, welcher sich neuerdings immer mehr Interesse zuwendet, einiges vortragen. Der vordere Lappen der Hypophysis besteht aus Epithelschläuchen, deren Zellen verschiedenartige Granula enthalten. In der Gravidität gehen diese Zellen charakteristische Veränderungen ein. Der Zwischenlappen zeigt epithelbekleidete Hohlräume. Der Hinterlappen (Neurohypophyse) enthält Gliafasern und Ganglienzellen. Die sog. Pars tubularis scheint dem Zwischenlappen anzugehören. Das Sekret des Vorderlappens wird direkt an das Blut abgegeben, während das des Zwischenlappens sich durch den Hinterlappen und den Hypophysenstiel in die großen Lymphräume des Gehirns ergießt. Zwischen den Resultaten aus Exstirpationen und denen, welche aus Injektionen von Organextrakten hergeleitet werden, bestehen noch Widersprüche. Injektionen mit Extrakten lassen den Vorderlappen als physiologisch unwirksam erscheinen, während Extrakte des Hinterlappens Blutdruck, Herz, Pupillen und Diurese beeinflussen. Im Gegensatz hierzu tritt nach Vorderlappenexstirpation unter Blutdruck und Temperatursturz, Krämpfen und Anurie der Tod der Versuchstiere ein. Hinterlappenexstirpation läßt die Tiere am Leben und führt nur zu einer Steigerung der Zuckertoleranz, also zu einer dem Pankreas antagonistischen Wirkung. Doch sind alle diese Versuchsergebnisse noch nicht genügend übereinstimmend. Die chemische Untersuchung hat im Vorderlappen Lipoidsubstanzen nachgewiesen; in den übrigen Teilen fand man u. a. histaminähnliche Körper; daneben enthält die Hypophysis etwas Jod, welches ähnlich dem in der Schilddrüse gebunden ist.

Zwei Krankheitsbilder sind bisher bekannt, bei welchen Veränderungen der Hypophysis im Mittelpunkte stehen, nämlich die Akromegalie und die Dystrophia adiposogenitalis. Die Akromegalie, von Pierre Marie zuerst als selbständige Krankheit erkannt, ist nicht identisch mit einem Riesenwuchs schlechtweg. Es handelt sich hier um eine unproportionierte Größenzunahme, welche die gipfelnden Körperteile, vor allem Hände und Füße, bevorzugt. Daneben wachsen bestimmte Teile des Gesichtes, vor allem Nase, Zunge und Unterkiefer. Als pathologisch-anatomisches Substrat dieser Akromegalie kennt man jetzt eine bestimmte Tumorart im Vorderlappen der Hypophysis, nämlich ein eosinophiles Adenom. Nur solche, aber nicht andersartige Tumoren daselbst führen zur Akromegalie. Neben dieser innersekretorischen Störung auf das Größenwachstum treten häufig noch die Zeichen des Hirntumors dazu. Neben den Kopfschmerzen, der eventuellen Stauungspapille usw. sind einige Lokalsymptome von besonderer Wichtigkeit, weil sie leicht und sicher lokal diagnostisch verwertbar sind. Die Lage der Hypophysis im Türkensattel führt bei Hypophysistumoren zu Druck auf die inneren Teile des Chiasma opticum und damit zur bitemporalen Hemianopsie. Der Patient vermag Gegenstände in den beiden äußeren Partien seiner Gesichtsfelder nicht zu sehen. Außerdem ist der Türkensattel im Röntgenbild durch die Tumorbildung in ihm öfters deutlich ausgebuchtet. Die Akromegalie wird gedeutet als Folge einer Hyperfunktion des Vorderlappens der Hypophysis, eines sog. Hyperpituitarismus. Hierfür sprechen u. a. Analogieschlüsse mit dem Basedow. Die Hypophysisadenome bei Akromegalie zeigen größte Verwandtschaft zur Basedowstruma. Ferner wird diese Deutung durch therapeutische Erfahrung überzeugend gestützt. Exstirpation des Hypophysistumors, die trotz aller technischen Schwierigkeiten in einer Reihe von Fällen gelungen ist, hat einige Male vollen Erfolg gehabt und zu einer Rückbildung aller Erscheinungen geführt.

Die Dystrophia adiposogenitalis (auch hypophysäre Fettsucht genannt) besteht in einer Fettentwicklung, welche mit einer Hypoplasie der Genitalien einhergeht. Die Fettentwicklung ist keine gleichmäßige und allgemeine, sondern sie bevorzugt ganz ausgesprochen den Schulter- und den Beckengürtel. Die Erkrankung ist in ihren ausgesprochenen Formen nicht häufig. Sie wird häufig, aber diagnostisch ganz unsicher, wenn man die zahlreichen Fälle von Adipositas bei jungen Mädchen oder Frauen, welche mit Amenorrhöe einhergehen und bei denen die Genitalien etwas klein sind, dazu zählt. Differentialdiagnostisch kommt sonst eigentlich nur der sog. Eunuchoidismus in Frage. Darunter versteht man das spontane Auftreten derjenigen Anomalien, welche der Kastration folgen. Bei Kastraten bevorzugt die Fettentwicklung die gleichen Partien wie bei der hypophysären Adipositas. Als Unterscheidungsmerkmal gilt der Hochwuchs, welcher wenigstens bei frühzeitig auftretendem Eunuchoidismus deutlich zu sein pflegt. Ob die Adipositas der Genitalhypoplasie koordiniert, also direktes Hypophysensymptom ist, oder nur als Folge der Genitalhypoplasie auftritt, ist unsicher. Die Ursache der Dystrophie wird in einer Affektion des Zwischenlappens gesucht, welche entweder diesen selbst außer Funktion setzt oder den Sekretabfluß von der Hypophysis zu den Stoffwechselzentren im Zwischenhirn stört. Bei komprimierenden Tumoren ist durch deren Exstirpation eine Heilung möglich. Sonst kann eine Operation auch dann angezeigt sein, wenn die Allgemeinsymptome des Tumors (Kopfschmerz, Benommenheit) oder Druck auf den Augentraktus es erheischen. Eine Behandlung mit Organextrakten, von der man sich bei einer einfachen Hypofunktion Erfolg versprechen könnte, pflegt erfolglos zu bleiben.

Auf den neuerdings diskutierten Zusammenhang zwischen Hypophysis und Diabetes insipidus werde ich in der Diabetesvorlesung noch einmal kurz zurückkommen.

20. Vorlesung.

Stoffwechselkrankheiten.

Diabetes, Gicht, Fettsucht.

Den Stoffwechselkrankheiten möchte ich eine kurze Rekapitulation der Stoffwechselphysiologie vorausschicken. Dieselbe soll gewissermaßen eine Fortsetzung unserer Besprechung der Verdauungsphysiologie darstellen und ebenso wie jene natürlich nur das für die Pathologie Notwendige herausgreifen.

Wir hatten dort gesehen, daß die Nahrungsmittel im Magendarmkanal in einfache Komplexe zerlegt wurden und als solche durch die Darmwand traten. Erst von diesem Momente an beginnt der „Stoffwechsel". Derselbe umfaßt die Summe der chemischen Vorgänge (hauptsächlich Spaltungen und Oxydationen, aber daneben auch Synthesen), mit deren Hilfe der Körper sich die aufgenommenen Nahrungsmittel nutzbar macht, um den Zellen Brennmaterial zu liefern und um alles Verbrauchte zu ersetzen. Man spricht von der „Stoffwechselbilanz", wenn die Einnahmen und Ausgaben in bezug auf ihre stoffliche Zusammensetzung bestimmt und verglichen werden. Daneben hören Sie noch von dem „Energieumsatz". Hierbei werden die Einnahmen unter energetischem Gesichtspunkt betrachtet und in Rechnung gesetzt. Man vergleicht hier also die chemische Energie in den Nahrungsmitteln mit denjenigen Energiemengen, welche der Körper als Wärme oder Arbeit abgibt (wobei natürlich diejenigen Mengen, welche noch in den Ausscheidungen enthalten sind, als Verlust abgezogen werden müssen). Während als Brennmaterial neben dem Eiweiß auch die stickstofffreien Nahrungsmittel, die Fette und Kohlehydrate verwendbar sind, ist für den Wiederersatz von Körpersubstanz stickstoffhaltige Nahrung erforderlich und unersetzbar. Auf eine Besprechung der sog. „Vitamine" oder, wie sie Hofmeister genannt hat, „akzessorische Nahrungsstoffe" glaube ich im Rahmen dieser Vorlesungen vorläufig noch verzichten zu können. Man versteht darunter eine Reihe von Körpern, welche zum Wachstum, resp. zur Gesundheit notwendig sind unabhängig von einem Stickstoff- resp. Energiegehalt.

Die Konstitution des Eiweißes ist, wenigstens in ihren groben Umrissen, in den letzten Jahren vor allem durch Emil Fischers Untersuchungen einigermaßen geklärt. Das Eiweißmolekül setzt sich zusammen aus einer größeren Zahl von Aminosäuren, welche nach einem bestimmten Schema aneinander gekoppelt sind. Als einfachstes Beispiel lassen Sie zwei Moleküle Glykokoll (Aminoessigsäure) NH_2CH_2COOH sich zusammenschließen. Unter Wasseraustritt wird daraus $NH_2CH_2CONHCH_2COOH$. Die Gruppe $CONH$ ist das Charakteristische an dieser Bindungsart. Die eigentümliche Eigenschaft vieler Eiweißkörper, gleichzeitig als Säure und als Base reagieren zu können, erklärt sich aus dieser Anordnung ebenfalls ohne weiteres; denn es bleibt am Anfang der ganzen Kette eine NH_2-Gruppe und am Ende eine $COOH$-Gruppe frei. Eine systematische Besprechung der im Eiweiß enthaltenen Aminosäuren ist für unsere Zwecke entbehrlich, ebenso ein ausführlicheres Eingehen auf die theoretisch und praktisch wichtige Tatsache, daß manchen Eiweißkörpern bestimmte Aminosäuren fehlen, z. B. dem Kasein das Glykokoll, der Gelatine das Tyrosin und das Tryptophan. Auf einige Aminosäuren, welche eine besondere Rolle spielen, werde ich nachher noch zurückkommen. Was uns hier beschäftigen soll, ist das Schicksal der Aminosäuren nach ihrem Durchtritt durch die Darmwand.

Als erstes wird, und zwar wahrscheinlich in der Leber, der Ammoniakrest entfernt, sog. „Desamidierung". Teleologisch betrachtet können wir den „Zweck" dieses Vorganges darin erblicken, daß der Körper dann über die beiden Spaltprodukte, die Ammoniakgruppe und den Kohlenwasserstoffrest freier verfügen kann. Beide können dann ihre eigenen Wege gehen. Der Kohlenwasserstoffrest, nur aus C, H und O, d. h. aus den gleichen Bestandteilen wie Fett und Kohlehydrate bestehend, kann in diese übergeführt werden resp. aus ihnen entstehen, eine Möglichkeit, die wir nachher noch besprechen werden.

Der Prozeß der Desamidierung ist in den letzten Jahren genauer studiert worden. Man kennt drei verschiedene Wege, durch welche das Ammoniak aus den Aminosäuren entfernt werden kann, nämlich durch Hydrolyse, durch Oxydation und durch Reduktion. Durch Hydrolyse entsteht eine Alkoholsäure, so z. B. wird aus dem Alanin (Aminopropionsäure, CH_3CHNH_2COOH) die Milchsäure ($CH_3CHOHCOOH$). Durch Oxydation geht die Aminosäure in eine Ketonsäure über; auf diesem Wege entsteht dann aus dem Alanin die Brenztraubensäure ($CH_3COCOOH$). Durch

Reduktion schließlich erhält man eine Karbonsäure mit gleicher C-Zahl, z. B. aus der Asparaginsäure (Aminobernsteinsäure $CHNH_2COOHCH_2COOH$) die Bernsteinsäure ($CH_2COOHCH_2COOH$).

Der Stickstoff verläßt den Körper größtenteils als Harnstoff

$$C = C \diagup\!\!\!^{NH_2}_{NH_2}$$

d. h. in einer Verbindung, welche zwei NH_2-Gruppen an einem C-Atom enthält. Man suchte früher daraufhin nach Aminosäuren, welche diese Bindung in ihrem Molekül enthalten, und fand sie auch im Arginin (Guanidin-Aminovaleriansäure $CNHNH_2NH(CH_2)_3CHNH_2COOH$). Es zeigte sich aber bald, daß das Arginin seiner Menge nach bei weitem nicht ausreicht, um die großen Mengen des ausgeschiedenen Harnstoffs davon abzuleiten. Ebenso erging es mit dem Kreatin (Methylguanidinessigsäure $CNHNH_2NCH_3CH_2COOH$), welches ebenfalls in Frage kommen könnte. Neuerdings spielen diese beiden Entstehungsmöglichkeiten keinerlei Rolle mehr, sondern man läßt den Harnstoff durch Synthese entstehen. Man weiß, daß die früher gerne betonte prinzipielle Gegensätzlichkeit zwischen Pflanze und Tier in dem Sinne, daß in der Pflanze nur Synthesen, im Tiere dagegen ausschließlich Spaltungen vor sich gehen, nicht durchgehende Gültigkeit hat, sondern die Synthesen spielen auch im Tierkörper eine immer mehr zunehmende Rolle.

Für die Harnstoffbildung kommen folgende Wege in Betracht. Nach Schmiedebergs Theorie treten Kohlensäure und Ammoniak direkt zusammen zu kohlensaurem Ammonium,

$$C = O \diagup\!\!\!^{ONH_4}_{ONH_4}$$

aus welchem dann durch Austritt von zwei Molekülen Wasser der Harnstoff entsteht. Nencki ließ in ganz ähnlicher Weise den Harnstoff aus dem karbaminsauren Ammonium sich bilden

$$C = O \diagup\!\!\!^{NH_2}_{ONH_4}$$

Hofmeister nimmt einen noch einfacheren Vorgang an. Das Entstehen von Zwischenprodukten, welche erst durch Wasseraustritt zu Harnstoff werden, hält er nicht für nötig. Er läßt an ein amidhaltiges Radikal (CONH) eine zweite Ammoniakgruppe durch sog. „oxydative Synthese" sich anschließen. Er konnte zeigen, was früheren Untersuchern nicht gelungen war, daß durch oxydativen Abbau des Eiweißes (mit Kaliumpermanganat in ammoniakalischer Lösung) derartige Verbindungen tatsächlich entstehen. Als hauptsächlichen, wenn nicht gar ausschließlichen Ort der Harnstoffbildung gilt auf Grund von Schröders Durchblutungsversuchen die Leber.

Von den Geschicken des desamidierten Kohlenwasserstoffrestes der Aminosäuren interessiert uns hier für unsere Zwecke die Frage nach ihrem Abbau weniger als ihr Übergang in Zucker oder Fett. Vor allem der Übergang in Zucker spielt in der Diabetespathologie eine sehr große Rolle. Daß Diabeteskranke manchmal mehr Zucker im Harne ausscheiden, als sich aus den aufgenommenen Kohlehydraten und aus den Glykogenbeständen des Körpers herleiten läßt, ist seit langem bekannt. Was die Herkunft dieses Zuckers aus dem Eiweiß betrifft, so ging es den Forschern damit wie mit der Bildung des Harnstoffes, d. h. man suchte, ob die Eiweißkörper vielleicht einen Komplex enthalten, in welchem das Zuckermolekül [$CH_2OH(CHOH)_4COH$] präformiert vorhanden ist. Einen solchen fand man im Glukosamin [$CH_2OH(CHOH)_3CHNH_2COH$]. Jedoch genau wie beim Verhältnis des Harnstoffs zum Arginin zeigte es sich bald, daß

das Glukosamin seiner Menge nach bei weitem nicht ausreichte. Dann wies
F. Müller darauf hin, daß man sich aus dem Leuzin

$$(\text{Aminokapronsäure} \quad \begin{array}{c} CH_3 \\ \diagdown \\ \diagup \\ CH_3 \end{array} \quad CHCH_2CHNH_2COOH),$$

welches im Eiweiß in großer Menge vorkommt, durch einfache Streckung
der Kohlenstoffkette das Traubenzuckermolekül entstanden denken kann.
Neuerdings weiß man aber, daß der Traubenzucker aus vielen kleinsten
und einfachsten Molekülen durch Synthese sich zu bilden vermag. Alle
früher angestellten Berechnungen, wieviel Zucker aus dem Eiweiß entstehen kann, haben damit an Beweiskraft eingebüßt.

Dem Übergange von Eiweiß in Fett steht man dagegen neuerdings
viel skeptischer gegenüber als früher. In Virchows Lehre von der fettigen
Degeneration wurde die Bildung von Fett aus Eiweiß als gesichert angenommen. Wie Sie in anderen Vorlesungen hören, werden die morphologischen Befunde, welche Virchow zu seiner Lehre veranlaßten, jetzt
anders gedeutet, und der Chemiker ist nicht mehr gezwungen, für einen
Vorgang Erklärungen suchen zu müssen, der ihm sehr unwahrscheinlich
dünkt. Alle hier gemachten Einwendungen richten sich natürlich nur gegen
die Annahme eines direkten Überganges von Eiweiß in Fett. Auf dem Umweg über den Zucker, d. h. also: Eiweiß in Zucker, dann Zucker in Fett, ist
eine Fettbildung aus Eiweiß natürlich möglich.

Eine solche Umwandlung von Kohlehydraten in Fett hat bereits
vor fast 100 Jahren Anthelme Brillat-Savarin, der Verfasser der
seinerzeit sehr berühmten „Physiologie des Geschmackes" aus seinen gastro-
nomischen Studien hergeleitet. Die Beobachtungen der Botaniker in reifen-
dem Samen und vor allem die Erfahrungen der Tierzüchter, welche durch
Kohlehydratfütterung reichlichen Fettansatz erzielen konnten, ließen an
der Tatsache keinen Zweifel. Das chemische Problem besteht darin, daß die
Kohlehydrate um vieles sauerstoffreicher sind als die Fette. Die Reduktion
geht wahrscheinlich derartig vor sich, daß zunächst CO_2 abgespalten wird
und die dadurch entstehenden O-ärmeren, kürzeren C-Ketten unter H-Auf-
nahme zu hohen Fettsäuren zusammentreten. Der umgekehrte Vorgang,
Zuckerbildung aus Fett, welcher beim Diabetes ebenfalls eine Rolle
spielt, ist weniger gesichert, wenigstens für die Fettsäurekomponente des
Fettes; für das Glyzerin wird er allgemein angenommen; aber das spielt
wegen der geringen Menge (etwa $^1/_5$) praktisch keine Rolle. Wie die hier besprochenen Umwandlungen im respiratorischen Quotienten zum Ausdruck
kommen, werde ich nachher noch besprechen.

An die Frage des Zuckerabbaues knüpfen sich einige modernste
Forschungsresultate, auf welche kurz hinzuweisen ich nicht unterlassen möchte.
Die frühere Lehre, daß das Zuckermolekül als ganzes oxydiert wird (etwa
zur Glukuronsäure oder einer ähnlichen Verbindung), ist vielen Widersprüchen
begegnet. Man nimmt jetzt eine vorangehende Spaltung an, wahrscheinlich
über Glyzerinaldehyd zur Milchsäure und dann vielleicht über die Brenztraubensäure zum Azetaldehyd. Nach neuesten Untersuchungen existiert
nun zwischen dem Zucker und der Milchsäure noch eine Zwischenstufe,
welche vermutlich eine Verbindung von Zucker mit Phosphorsäure, und
zwar eine Hexosediphosphorsäure darstellt und welcher Embden vorläufig
den unverbindlichen Namen „Laktazidogen" gegeben hat. Den gleichen
Körper hat man bei der Vergärung des Zuckers durch Hefe gefunden.
Abgesehen von dem chemisch bemerkenswerten Punkte, daß dem eigentlichen Zuckerabbau zunächst eine Synthese vorangeht, spricht man dem
Laktazidogen eine hohe physiologische Bedeutung zu. Infolge seiner leichten
Zersetzlichkeit in Milchsäure und Phosphorsäure gilt es als wichtigste
Ursache der Muskelkontraktion. Von den verschiedenen Theorien, welche
über das Wesen der Muskelkontraktion früher diskutiert wurden (die
Theorie der Oberflächenspannung, die osmotische Drucktheorie und die der
Säurequellung), gilt heute die Theorie der Säurequellung als bestgestützte.
Man hatte sich früher vorgestellt, daß dem Prozesse der Muskelkontrak-

tion ein oxydativer Vorgang zugrunde liegen müsse. Heute nimmt man an, daß die Muskelkontraktion anoxydativ, und zwar durch die Bildung von Milchsäure zustande kommt, während Oxydationen erst in der Erschlaffungsphase vor sich gehen. In derselben wird die Milchsäure teilweise weiter abgebaut, teilweise jedoch zurückverwandelt zu Zucker resp. Glykogen. Es handelt sich hier also um einen reversiblen Vorgang. Abbau des Zuckers über Laktazidogen zu Milchsäure und Aufbau der Milchsäure über die gleichen Stufen zum Zucker gehen normaliter einander parallel. Energetische Betrachtungen über die Muskelkontraktion haben zu prinzipiell den gleichen Resultaten geführt. Im Sinne dieser Studien hat man den Muskel verglichen mit zwei zusammengekoppelten Maschinen. Die erste liefert Arbeit und Wärme, und zwar auf nicht oxydativem Wege; die zweite dient der Restitution, indem sie durch oxydative Prozesse das Material zur Arbeits- und Wärmebildung wieder neu erzeugt. Auch mit einem immer wieder frisch geladenen Akkumulator hat man den Vorgang in Parallele gesetzt. Störungen in dem Gleichgewicht dieser beiden Prozesse, d. h. also das eine Mal verstärkte Zuckerbildung bei gehemmtem Abbau und das andere Mal abnorm lebhafter Abbau bei gestörter Synthese, spielen in der Pathologie (nämlich beim Diabetes resp. bei der Phosphorvergiftung) eine Rolle.

Von den Fetten wird die Glyzerinkomponente verbrannt (oder als Glykogen abgelagert?). Die langen Fettsäuren werden erst in kurze Ketten gespalten und dann zu Kohlensäure und Wasser oxydiert. Ein pathologischer Abbau gewisser Fettsäuren spielt beim Diabetes eine große Rolle. Die Fettsäuren mit gerader C-Zahl werden derartig abgebaut, daß immer die endständige Karboxylgruppe zusammen mit dem vorletzten C abgespalten wird; der Stamm wird dann wieder zum Karboxyl oxydiert. Dieser Prozeß geht dann weiter bis zur Buttersäure. Diese wird nun zu β-Oxybuttersäure oxydiert. Hier setzt das Problem der Azetonkörperbildung ein, auf das ich nachher noch zu sprechen kommen werde.

Auf die Methoden, welche uns über die Stoffwechselvorgänge unterrichten, möchte ich für diejenigen von Ihnen, die sich dafür interessieren, noch kurz hinweisen. Am leichtesten informieren wir uns über das Eiweiß, weil dessen Stickstoff im Harn ausgeschieden wird (der N im Kote stellt bei Verdauungsgesunden eine fast konstante Größe von ca. 1 g dar) und dort mit der Kjeldahlschen Methode bequem bestimmt werden kann. Freilich wird hierbei die nicht streng bewiesene Voraussetzung gemacht, daß der Stickstoff des Eiweißmoleküls mit dem Kohlenwasserstoffrest immer genau gleichzeitig abgebaut wird, und daß kein Ammoniak im Körper an deren Synthesen zurückbleibt. Für alles übrige bedürfen wir der komplizierten Respirationsapparate.

Es sind verschiedene derartige im Gebrauch. Das älteste Modell ist das von Pettenkoffer und Voit. In demselben werden die Kohlensäure und die gesamte Wasserdampfabgabe direkt bestimmt; außerdem können Harn und Kot der Versuchsperson gesammelt werden. Der Sauerstoffverbrauch muß dagegen indirekt errechnet werden. Nach dem gleichen Prinzipe sind später vervollkommnete Apparate von Sondén und Tigerstedt, sowie von Atwater und Hagemann konstruiert. Die letzteren dienen zugleich zur direkten Kalorimetrie. Rubner hat alle seine grundlegenden Untersuchungen mit einem Apparate nach diesem Prinzipe ausgeführt. In Regnault und Reisets Apparat (später von Hoppe-Seyler, Atwater und Benedict verbessert) wird neben der Kohlensäureproduktion auch noch der verbrauchte Sauerstoff direkt bestimmt. Harn und Kot werden ebenfalls gesammelt. Mit diesen Apparaten können nur langfristige Versuche von 6—24 Stunden Dauer vorgenommen werden. Dagegen erlaubt ein Apparat, der nach einem ursprünglich von Lavoisier benutzten Prinzip gebaut, dann von Speck und später vor allem von Zuntz und Geppert verbessert und sehr viel benutzt wurde, auch Versuche von ganz kurzer Dauer (10—20 Minuten). Vermittels eines Mundstückes mit Ventilen wird O und CO_2 bestimmt. Die Abgaben durch die Haut werden vernachlässigt. Durch die kurze Dauer der Versuche ist der

Apparat für manche Probleme nicht gut anwendbar, für andere dagegen besonders geeignet. So z. B. kommen allerlei Folgen von äußeren Einwirkungen bei den kurzfristigen Versuchen viel klarer zum Ausdruck. Ein von Jacquet konstruierter Apparat versucht die Vorzüge beider Prinzipien zu vereinen.

Auf die Rechnungsmethoden, mit denen man ermittelt, wie sich der verbrannte C, H und O auf Kohlehydrate und Fette verteilen (was davon dem Eiweiß angehört, ergibt sich aus dem ausgeschiedenen N) kann ich nicht näher eingehen. Nach den angewandten Apparaten, ob mit oder ohne direkte Sauerstoffbestimmung, sind die Methoden etwas verschieden. Was den Energieumsatz betrifft, so pflegt man auf die „direkte Kalorimetrie", d. h. die Bestimmung der abgegebenen Wärme in einem Kalorimeter zu verzichten. Die für gewöhnlich angewandte und ausreichend genaue Methode ist die der „indirekten Kalorimetrie" aus den umgesetzten Nahrungsmitteln, wie sie sich aus den Respirationsversuchen ergeben. Wie Ihnen bekannt, liefert 1 g Eiweiß bei seiner Verbrennung im Tierkörper (welche nicht bis zu den letzten Endstufen geht) 4,1 Kal.; 1 g Kohlehydrate liefert ebenfalls 4,1 Kal. und 1 g Fett 9,4 Kal.; die beiden letzteren werden bis zu Ende verbrannt.

Aus den Respirationsversuchen ist ferner der respiratorische Quotient, R.-Q., zu ersehen. Der R.-Q. ist das Verhältnis des Volumens der ausgeatmeten Kohlensäure zum Volumen des eingeatmeten Sauerstoffs $\frac{CO_2}{O_2}$. Derselbe informiert uns darüber, welche Nahrungsmittel jeweilig verbrannt werden. Denn je nach dem Gehalte der betreffenden Nahrungsmittel an C, H und O wechselt natürlich die zur völligen Verbrennung benötigte Sauerstoffmenge. Bei ausschließlicher Verbrennung der sauerstoffreichen Kohlehydrate beträgt der R.-Q. = 1 (da der Sauerstoff der Kohlehydrate zur Oxydation des Wasserstoffs ausreicht), beim Fett = 0,7 und beim Eiweiß = 0,8 (denn hier wird auch zur Oxydation des Wasserstoffs noch Sauerstoff benötigt). Die Eindeutigkeit der Schlüsse, welche aus dem R.-Q. auf den jeweilig verarbeiteten Nährstoff zu ziehen sind, werden durch zwei Möglichkeiten beeinträchtigt. Zunächst könnten ungenügend verbrannte Zwischenprodukte ausgeschieden sein und ferner können die einzelnen Nährstoffe, wie oben erwähnt, ineinander übergehen. Wenn sauerstoffreiches Kohlehydrat in sauerstoffarmes Fett sich umwandelt, steigt wegen des geringeren Sauerstoffverbrauches der R.-Q.; umgekehrt wird er beim Übergange von Fett in Zucker wegen des erhöhten Sauerstoffverbrauches kleiner werden, ebenso bei der Zuckerbildung aus Eiweiß. Diese Auseinandersetzungen dürften vorläufig genügen; auf einige Einzelheiten gehe ich später noch ein.

Wenden wir uns jetzt dem Kranken hier zu.

Der Patient hier, der den Eindruck eines durchaus gesunden Mannes macht, kommt mit der Angabe, er sei Diabetiker. Gelegentlich der Untersuchung für eine Lebensversicherung habe der Arzt bei ihm Zucker im Urin gefunden. Nicht selten wird ein Diabetes mellitus auf solche Weise zufällig entdeckt. Symptome, die den Patienten auf seine Krankheit aufmerksam machen könnten, Abmagerung, Mattigkeit u. dgl., können ganz fehlen; öfters sind sie nur gering oder ganz unbestimmter Natur. Von Beschwerden, welche speziell auf einen Diabetes hinweisen, ist vor allem ein abnorm starker Durst zu erwähnen. Die Patienten erwachen nachts und müssen große Mengen Wasser trinken. Häufiger und deshalb wichtig zu kennen sind allerlei sekundäre Zustände, die den Diabetes manchmal begleiten, nämlich Hautjucken, Neigung zu Furunkeln, schlechtes Heilen von Wunden, Mundaffektionen, Karies und Ausfall von Zähnen u. dgl. Ferner sind Neuralgien, speziell Ischias immer verdächtig auf einen Diabetes. Aber auch beim Fehlen eines jeden darauf hinweisenden besonderen Symptomes ist bei jeder ärztlichen Untersuchung die Prüfung des Urins auf Zucker notwendig. Es ist Ihnen bekannt, daß der im Harne vorkommende Zucker fast stets und ausschließlich Traubenzucker ist, ein Monosaccharid, der Aldehyd eines sechswertigen Alkohols ($CH_2OH-CHOH-CHOH-CHOH-CHOH-CHO$). Die Methoden zu seinem Nachweise, deren wichtigste, die Trommersche Probe, auf seiner Reduktionsfähigkeit beruht, werden Sie in den praktischen Kursen üben.

Wie kommt eigentlich der Zucker in den Harn? Denn das ist das sinnfälligste Symptom. Der vielleicht nächstliegende Erklärungsversuch wäre der, daß hier etwas Ähnliches vorliegt wie bei der Albuminurie des Nephritikers. Wie dort das Eiweiß durch das lädierte Nierenfilter hindurchtritt, könnte die Zuckerausscheidung, da das Blut Zucker enthält, auf einem analogen Vorkommnis beruhen. Eine derartige Genese spielt beim menschlichen Diabetes keine Rolle. Experimentell mag es einen „renalen" Diabetes geben. Der Diabetes nach Phlorizinvergiftung ist ein solcher, wenn das Phlorizin freilich auch nicht ausschließlich auf die Nieren wirkt. Aber der Diabetes des Menschen beruht nicht auf einer abnormen Durchlässigkeit der Nieren gegenüber dem normalen Blutzuckergehalt. Dagegen ist der Zuckerspiegel im Blut beim Diabetiker erhöht. Der Diabetiker ist hyperglykämisch. Seine Zuckerausscheidung im Urin, die „Glykosurie", ist eine Folge seiner „Hyperglykämie". Freilich kennen wir auch Zustände von Hyperglykämie ohne Glykosurie und zwischen dem Grade der Hyperglykämie und den ausgeschiedenen Zuckermengen besteht auch kein gesetzmäßiger Zusammenhang. Je mehr man neuerdings den Blutzucker untersucht, um so häufiger findet man Divergenzen. Die Dinge liegen also nicht ganz klar. Trotzdem dürfen wir wohl hier die Besprechung über die Hyperglykämie, welche jeder diabetischen Glykosurie vorangeht, in den Mittelpunkt rücken und an Stelle der Frage: Wie kommt der Zucker in den Harn des Diabetikers? nunmehr die neue Frage aufwerfen: Wie kommt es zu der abnormen Zuckeranhäufung im Blut?

Beim Gesunden ist unter den wechselndsten äußeren Bedingungen der Blutzuckergehalt erstaunlich konstant; er schwankt nur in engen Grenzen um $0,1\%$. Zufluß an Zucker ins Blut und Verbrauch desselben werden normalerweise außerordentlich fein ausbalanciert. Die Verdauung der Kohlehydrate im Magendarmkanal haben wir in Vorlesung Nr. 16 rekapituliert. Ich erinnere hier nur, daß die Kohlehydrate der Nahrung sämtlich zu Traubenzucker gespalten und als solcher resorbiert werden. So gelangen sie in die Blutbahn und ihr weiteres Geschick richtet sich danach, ob die Körperzellen im Augenblick zuckerbedürftig sind oder nicht. Zucker ist bekanntlich der hauptsächlichste, nach manchen sogar ausschließliche Nährstoff, dessen die Körperzellen zur Kraft- und Wärmeproduktion bedürfen. Die Spaltung des Traubenzuckers habe ich schon besprochen (S. 222). Ein zuckerspaltendes „glykolytisches Ferment" im Blute ist seit langem bekannt und viel studiert; aber es kommt ihm für den Diabetes jedenfalls nicht die Rolle zu, die man ihm früher zusprechen wollte. Diejenigen

Zuckermengen aus den Kohlehydraten der Nahrung, welche der Körper nicht sofort verbraucht und verbrennt, werden zunächst als Glykogen deponiert, vor allem in der Leber. Bei länger dauerndem überreichlichem Angebot an Zucker wird er, da die Glykogendepots nicht viel zu fassen vermögen, in Fett umgewandelt und als solches aufgespeichert. Der Prozeß der Umwandlung von Kohlehydraten in Fett ist ebenfalls oben bereits erwähnt (S. 274). Bedürfen die Körperzellen des Zuckers, während solcher vom Darme nicht zuströmt, so vermögen die Glykogendepots das Notwendige sofort zur Verfügung zu stellen, zu „mobilisieren", wie der moderne Ausdruck lautet. Jedenfalls halten sich Zuckerverbrauch und Zuckerlieferung stets genau die Wage. Eine **Hyperglykämie kann nur zustande kommen, wenn der ins Blut gelieferte Zucker nicht richtig verarbeitet wird oder wenn die Lieferung über das Bedürfnis hinaus erfolgt war.** Der Überschuß an Lieferung führt selbstverständlich zu keinem Mehrverbrauch. Denn der Bedarf ist das maßgebende Moment im Stoffwechsel, nicht das Angebot.

Wo fehlt es nun beim Diabetiker? Auf diese Frage antworteten bis vor wenigen Jahren die meisten Autoren ziemlich übereinstimmend, daß beim Diabetiker eine **Störung in der Verarbeitung des Zuckers** vorliege. Die Körperzellen hätten die Fähigkeit mehr oder weniger verloren, den von ihnen geforderten und vorschriftsmäßig gelieferten Zucker zu verarbeiten. Diese Verarbeitung besteht nicht, wie schon gesagt, in einer Oxydation, die diabetische Stoffwechselstörung also nicht etwa in einem „Darniederliegen der oxydativen Kräfte" wie man sich das manchmal vorstellen möchte. Es werden die verschiedensten Verbindungen, die dem Traubenzucker chemisch nahestehen oder sich aus ihm bilden und die teilweise schwer oxydabel sind, beim Diabetiker glatt abgebaut. Es handelt sich also um eine **spezifische Unfähigkeit, das Traubenzuckermolekül als Ganzes anzugreifen.** (Das Verhalten gegenüber der Lävulose ist wechselnd. Manche Diabetiker vertragen sie besser; aber auffallenderweise hält diese Fähigkeit zur besseren Verwertung der Lävulose meist nicht lange an.) Wahrscheinlich kommt der später noch zu erwähnenden sog. „Enolform" des Zuckers, welche zwischen Glukose und Lävulose steht, hier eine Bedeutung zu.)

Eine wesentliche Stütze der Auffassung von der primären Störung der Zuckerverarbeitung gaben Respirationsversuche. Wie oben auseinandergesetzt, gibt der respiratorische Quotient (d. h. das Verhältnis der ausgeatmeten Kohlensäure zum eingeatmeten Sauerstoff) einen Index dafür ab, was momentan im Körper verbrannt wird. Wenn vorzugsweise Kohlehydrate verbrannt werden, so steigt der respiratorische Quotient bis dicht an 1. Denn die Kohlehydrate sind sauerstoffreich, und es braucht zu ihrer Verbrennung deshalb nicht viel Sauerstoff aufgenommen zu werden. Bei Eiweiß- und Fettverbrennung wird er kleiner (ca. 0,7), weil hierbei viel Sauerstoff aufgenommen werden muß. Beim Diabetiker pflegt nun die Steigerung des R.-Q. unter den Bedingungen zu fehlen, welche sie beim Gesunden auslösen, so z. B. wenn Kohlehydrate verzehrt und dann körperliche Arbeit geleistet wird. Nach Aussage des R.-Q. werden unter diesen

Umständen die zur Verfügung stehenden Kohlehydrate nicht verbrannt. Trotz des Angebotes wird der Hunger der Zellen nicht gestillt. Dieses Weiterbestehen des Hungers veranlaßt die Glykogendepots noch mehr herzugeben; ja es kann sogar dann aus dem Eiweiß und vielleicht auch aus Fett Zucker gebildet werden. Davon nachher noch einige Worte. Es besteht also dann als Folge der Nichtverbrennung des Zuckers eine abnorm reichliche Mobilisierung und Produktion von Zucker. Merken Sie bitte wohl! Die besonders in schweren Fällen stets vorhandene überstarke Zuckermobilisierung ist auf dem Boden dieser Auffassung ein sekundärer Vorgang; sie bedeutet nicht das Wesen der Stoffwechselstörung. Ich betone dies, weil in den letzten Jahren eine entgegengesetzte Deutung Anklang findet, eine Deutung, nach welcher eine abnorme Mobilisierung von Zucker das primäre Moment, das Wesen der Sache darstellt.

Für die Annahme einer primären überschüssigen Hergabe von Zucker gibt uns die experimentelle Pathologie verschiedene Möglichkeiten an die Hand. Zunächst könnte die Fähigkeit der Leber zur Glykogenbildung oder Glykogenfixation verloren gegangen sein (Naunyns „Dyszooamylie" würde hierher gehören). Das Glykogen resp. der Zucker würde dann unaufgefordert in den Kreislauf abgegeben und deshalb ausgeschieden werden. Insofern könnte die Leber Ursache eines Diabetes sein, ein sog. diabetogenes Organ darstellen. Manche leichte Diabetesformen mögen auf diese Weise ihre Erklärung finden. Nicht so grundsätzlich verschieden von dieser Genese, als man meinen möchte, sind allerlei vorübergehende Glykosurien, deren Zugehörigkeit zum richtigen Diabetes verschieden beurteilt wird. Am längsten hiervon bekannt ist der nervöse zerebrale Diabetes. Sie wissen von der Physiologie her, daß ein Stich in den Boden des vierten Ventrikels, Claude - Bernards Piqûre, zu einer kurz dauernden Glykosurie führt. Dieselbe stellt jedoch keineswegs eine selbständige Form neben der eben erwähnten hepatischen Glykosurie dar, sondern die Piqûre reizt auf dem Wege über den Sympathikus und die Nebennieren (dem sog. chromaffinen System) die Leber zur Glykogenausschwemmung. Bei glykogenarmen Tieren ist sie wirkungslos. Wahrscheinlich beruht auch die Glykosurie nach all den zahllosen experimentellen Eingriffen, nach Vergiftungen, bei Hirnerkrankungen, bei Schilddrüsenaffektionen u. dgl. auf dem gleichen Modus, d. h. auf einer Ausschwemmung des Leberglykogens. Der Weg, auf dem durch diese verschiedenen Momente die Leber zur Glykogenausschüttung veranlaßt wird, geht wahrscheinlich durch das sympathische Nervensystem; dasselbe kann offenbar zuckermobilisierend wirken. Jedenfalls gelingt es durch Einspritzung von Adrenalin, dem bekannten Sympathikus reizenden Mittel, häufig Zuckerausscheidung im Harne hervorzurufen. Bemerkenswert ist jedoch, daß sich eine Gegenwirkung gegen diese durch den Sympathikus ausgelöste Glykogenausschwemmung von den entgegengesetzt wirkenden Nerven aus nicht hat nachweisen lassen. Ich habe beim Ulcus ventriculi davon gesprochen, daß man neuerdings einen durchgehenden Antagonismus zwischen beiden Teilen des vegetativen Nervensystems, dem Sympathikus und der Vagusgruppe, dem sog. Parasympathikus annimmt. Man sucht allerlei Krankheitszustände von einer Störung der richtigen Balance zwischen Sympathikus und Vagus abzuleiten. Mit Hilfe von Analogieschlüssen aus diesem Gebiet wollen nun manche den Diabetes aus einem Überwiegen des Sympathikustonus entstehen lassen. Es überwiegt, wie der moderne Terminus lautet, die vom Sympathikus ausgehende „chromaffine Reizung" über die vom Pankreas ausgehende Hemmung. Aber eine solche Hemmung durch das Pankreas von der Vagusgruppe her ist eben nicht recht nachweisbar. Das Pankreas spielt zwar, wie Sie von der Physiologie her wissen, bei der Zuckerverarbeitung eine ausschlaggebende Rolle. Bereits im Jahre 1845 hatte Bouchardat diesen Zusammenhang

vermutet. Und 1889 zeigten v. Mering und Minkowski eindeutig, daß
totale Pankreasexstirpation beim Hunde zu einem schwersten, tödlich
endenden Diabetes führt. Auch beim Menschen kann das Pankreas ohne
Zweifel diabetogen sein. Aber so regelmäßig und weitgehend hat sich das
Pankreas als Ursache des menschlichen Diabetes doch nicht nachweisen lassen,
als man das bei der Entdeckung des experimentellen Hundediabetes angenommen hatte. Man meint, daß die Langerhansschen Inseln im
Pankreas ein inneres Sekret an die Blutbahn abgeben, welches zur Zucker-
verwertung notwendig ist. Vielleicht spielt die sog. „Enolform" des Zuckers
(COH = CHOH), welche durch die doppelte Bindung zwischen zwei Kohlen-
stoffatomen sehr reaktionsfähig ist, hierbei eine besondere Rolle. Eine über
das Pankreas gehende Hemmung der Glykogenausschüttung, wie sie die
moderne Lehre doch voraussetzen muß, ist eben bisher durch gar nichts
bewiesen. Die Anhänger der Lehre von der gesteigerten Mobilisation des
Zuckers als Ursache des Diabetes glaubten ihre Auffassung ferner durch
eine Reihe von Experimenten stützen zu können, doch stellt die hierbei angewandte Versuchsanordnung einen so schweren Eingriff dar, daß Schlüssen
daraus keine große Beweiskraft zugesprochen werden kann. Mit der Tatsache, daß der respiratorische Quotient beim Diabetiker nach Körperanstrengungen nicht ansteigt, finden sich diese Autoren durch eine andere
Deutung ab. Sie beziehen das auf eine Umwandlung von Fett in Zucker,
was sie für einen beim Diabetes häufigen Vorgang halten. Aber die
Annahme von der primären Überproduktion von Zucker, die als Hypothese
diskutabel ist und auf den Ausbau der Diabetesstudien entschieden frucht-
bringend gewirkt hat, darf noch nicht als eine sichere Tatsache hingestellt
werden, wie es teilweise bereits in Lehrbüchern geschieht. (Kurz erwähnt
sei noch eine ganz andere Anschauung, welche Schmiedeberg geäußert
hat; er nahm an, daß beim Diabetiker der Zucker durch eine vom Gewebs-
abbau stammende „diabetogene Substanz" glykosidartig gebunden und
dadurch seine Ablagerung als Glykogen und seine Verarbeitung verhindert
werde.)

Mag die Mobilisation von Zucker nun den primären ursächlichen oder
nur einen sekundären Vorgang darstellen, so findet neben ihr häufig auch
eine Bildung von Zucker aus anderem Material statt. Als Quelle
des Zuckers kommen das Eiweiß und das Fett in Betracht. Hierüber ist
viel gearbeitet worden. Die Rolle des Eiweiß ist wohl gesichert. Strittig ist
nur, ob diese Bildung auf den schweren Diabetes beschränkt bleibt oder ob
sie auch beim Gesunden vorkommt. Bei der Diskussion über diese Dinge
werden Sie oft von einem Quotient D:N hören; er bedeutet das Verhältnis
des Zuckers (bei kohlehydratfreier Kost) zum Stickstoff im Harne. Die
auffallende Konstanz dieses Quotienten beim pankreasdiabetischen Hund,
nämlich ca. 3, gab Anlaß, in der Relation 3:1 den zahlenmäßigen Ausdruck
für die Zuckerbildung aus Eiweiß zu sehen. Doch man fand später beim
Menschen, daß wesentlich größere Mengen entstehen können. Die modernen
Anschauungen über die Zuckerbildung aus kleinsten Eiweißabbaustücken
lassen auch eine einfache rechnerische Ableitung bedenklich erscheinen. Die
Zuckerbildung aus Eiweiß ist von praktischer Wichtigkeit für die Behandlung
eines Diabetikers. Man hielt früher, als man nur mit der Herkunft von
Zucker aus den Kohlehydraten rechnete, Eiweiß und Fett als Nahrungsmittel
in beliebigen Mengen erlaubt, während jetzt speziell dem Eiweiß besondere
Aufmerksamkeit geschenkt wird. Davon nachher noch einiges.

Die Auffassung von der Störung des Zuckerabbaues als primärem
Moment, welche neuerdings durch Untersuchungen aus der Breslauer
Klinik über die Kohlehydratverwertung im normalen und diabetischen
Muskel wesentlich gestützt worden ist, erklärt am besten das Auftreten
der diabetischen Azidose, des Coma diabeticum. Über die Klinik
desselben folgendes: Es kommt, namentlich bei jugendlichen Individuen,
bei denen der Diabetes in jeder Hinsicht bösartig aufzutreten pflegt,

häufig zu einem eigentümlichen Vergiftungszustande. Die Kranken zeigen eine abnorm tiefe, langsame und mühsame Atmung, die ihnen bemerkenswerterweise meist gar nicht als Lufthunger zum Bewußtsein kommt. Allmählich verlieren sie die Besinnung. Der Blutdruck sinkt und es tritt eine auffallende Weichheit der Bulbi auf. In diesem Zustande gehen die Kranken fast immer zugrunde. Man findet in solchen Fällen im Urin, im Blut und in allen Körpergeweben große Mengen der sog. Azetonkörper, nämlich β-Oxybuttersäure, Azetessigsäure und Azeton. Das letztere gibt der Exspirationsluft einen höchst charakteristischen apfelähnlichen Geruch, der sich dem Krankenzimmer, ja der ganzen Wohnung mitteilt. Das Auftreten der Azetonkörper im Harne (durch die Eisenchloridreaktion auf Azetessigsäure nachweisbar) hat stets als ernste Warnung zu gelten; denn das Coma diabeticum stellt eine Vergiftung durch diese Azetonkörper dar. Es ist noch unsicher, ob sie nur durch ihre Säurenatur vergiftend wirken, wie es in dem von Naunyn stammenden Namen „Azidosis" zum Ausdruck kommt, oder ob ihnen daneben noch eine spezifische Toxizität zukommt. Als Muttersubstanz der Azetonkörper spielt das Eiweiß eine geringe Rolle, da nur wenige Aminosäuren Azetonkörper entstehen lassen können. Ihre wichtigste Quelle sind die Fette. Die Azetonkörper entstehen aus ihnen ganz allgemein im Zustande der Kohlehydratkarenz. Jeder gesunde Mensch, wenn er einige Tage lang ohne Kohlehydrate ernährt wird, wie z. B. ein Fieberkranker, der nur Bouillon und Eier genießt, scheidet beträchtliche Mengen von Azetonkörpern aus. In einem ganz analogen Zustand befindet sich der Diabetiker dauernd, wenn er seine aufgenommenen Kohlehydrate nicht genügend zu assimilieren vermag. Beim Gesunden verschwinden die Azetonkörper sofort nach Aufnahme von Kohlehydraten, z. B. einer Schleimsuppe, einem gezuckerten Fruchtsaft od. dgl. Die Ursache hierfür ist unklar, ob den Kohlehydraten irgendeine spezifische „antiketogene" Wirkung zukommt oder ob sie bei der Verbrennung der Fette irgendwie notwendig sind. Der letzteren Vorstellung verleiht Rosenfelds vielzitiertes Wort „die Fette verbrennen im Feuer der Kohlehydrate" einen treffenden Ausdruck. Auf die therapeutischen Hinweise, die sich aus diesen Dingen ergeben, kommen wir nachher zurück.

Von den Fragen, die über die Azetonkörper zur Diskussion standen und stehen, ist die wichtigste wohl die, ob sie ein normales intermediäres Zwischenprodukt darstellen oder nicht. Werden die Fette stets unter Bildung von Azetonkörpern zerlegt und handelt es sich beim Diabetes nur um ein Stehenbleiben auf halber Stufe oder bedeutet ihre Bildung überhaupt einen verkehrten Weg? Eine moderne und gut begründete Anschauung äußert sich dahin, daß nur die β-Oxybuttersäure ein normales Zwischenprodukt darstellt, die beiden andern Azetonkörper dagegen nicht. Normaliter wird die Buttersäure zu β-Oxybuttersäure oxydiert und diese zerfällt dann in Kohlensäure und Wasser. Im Diabetes, richtiger ausgedrückt, im Zustande der Kohlehydratkarenz ist die Zerlegung der β-Oxybuttersäure gehemmt. Sie häuft sich im Körper an und geht dann teilweise in Azetessigsäure über und zwar so, daß zwischen beiden stets ein gesetzmäßiges Mengenverhältnis gewahrt bleibt. Der größte Teil wird dann in einer festen Proportion ausgeschieden, während ein kleiner Rest weiter zu Azeton abgebaut wird. Um Ihnen das Wichtigste über die Chemie der

Azetonkörper in Erinnerung zu rufen, will ich wenigstens deren Formeln angeben:

Buttersäure	β-Oxybuttersäure	Azetessigsäure	Azeton
CH_3	CH_3	CH_3	CH_3
CH_2	$CHOH$	CO	CO
CH_2	CH_2	CH_2	CH_3
$COOH$	$COOH$	$COOH$	

Was die gewöhnlich angewandte Gerhardtsche Eisenchloridreaktion anzeigt, ist nicht die hier dargestellte „Ketoform" der Azetessigsäure, sondern ihre „Enolform" ($CHO = CH$). Alles Nähere werden Sie in den chemischen Kursen genauer repetieren. Dort werden Sie auch das Notwendigste über den quantitativen Nachweis lernen. Bequeme Methoden mit genügender Genauigkeit gibt es höchstens für das Azeton, und man begnügt sich häufig damit, die Menge der beiden andern Körper auf Grund der annähernd konstanten Proportionen zu schätzen. Für die Orientierung in der Praxis mag es ausreichen, festzustellen, wieviel Natrium bicarbonicum zur Neutralisierung des Harnes erforderlich ist. Beim Gesunden genügen etwa 10 g, um den Harn alkalisch zu machen. Bei schweren Diabetikern braucht man hierzu öfters 50—100 g oder gar noch mehr. Je 50 g Natr. bicarb. neutralisieren etwa 30—40 g Oxybuttersäure.

Von den vielen Problemen aus der Pathologie des Diabetes erwähne ich noch kurz die Frage nach dem Gesamtstoffwechsel, nämlich ob derselbe erhöht ist oder nicht. Man neigt stets zu einer solchen Annahme. Für den Pankreasdiabetes des Hundes hat man es tatsächlich erweisen können; hier sind Eiweiß und Fettzersetzung im Hunger gesteigert. Beim Menschen dagegen ist die Frage noch strittig; den gelegentlichen positiven Befunden ist von strengen Kritikern keine volle Beweiskraft zugesprochen worden. Früher wurde sogar gelegentlich eine Verminderung angenommen.

Ferner noch einige Worte über die Polyurie; ich habe sie im Beginne der Vorlesung schon erwähnt. Urinmengen von 10 Litern und noch darüber sind in schweren Fällen nichts Ungewöhnliches. In den Büchern finden Sie diese Polyurie öfter schlechtweg von der diuretischen Wirkung des Zuckers abgeleitet. Diese Erklärung erscheint unbefriedigend oder mindestens unzureichend. Man wird daneben an die nervöse Komponente denken müssen, welche dem Diabetes anhaftet, und zwar nicht nur nach den oben erwähnten experimentellen Befunden (Glykogenausschüttung nach Sympathikusreizung), sondern auch nach allen klinischen Beobachtungen. Diabetes kombiniert sich und wird beeinflußt durch alles und jedes aus dem Kapitel der Neurologie. Und Störungen des Wasserstoffwechsels spielen bei allen Arten von nervösen und Geisteskrankheiten eine viel größere Rolle als man früher angenommen hatte. Die eigentümlichen und oft ganz erheblichen Gewichtsschwankungen bei manchen Geisteskranken beruhen auf Retention resp. Ausschwemmung von Wasser. Unter dem Namen „Urina spastica" sind plötzliche starke Harnfluten bei vielen Krankheitszuständen mit nervösem Einschlag bekannt, z. B. bei der Angina pectoris, bei der Migräne, aber auch bei rein funktionell nervösem Anlaß wie z. B. in schlaflosen Nächten. Beim Diabetes kennen wir nun noch allerlei andere Geheimnisse im Wasserstoffwechsel. So pflegen bei Diabetikern, wenn sie an einer Herzinsuffizienz erkranken, die Ödeme auszubleiben unter Bedingungen, bei denen wir sie nach allen sonstigen Erfahrungen erwarten müßten. Im Gegensatz dazu sehen wir bei Diabetikern Ödeme auftreten, und zwar ziemlich gesetzmäßig, wo es uns sonst nicht geläufig ist, z. B. nach Einnahme von Natrium bicarbonicum, bei Haferkuren u. dgl. ähnlichen alimentären Einwirkungen. Man wird vielleicht die Polyurie und damit auch das abnorme Durstgefühl des Diabetikers mit diesen noch nicht näher gekannten nervösen Einflüssen zusammenzubringen haben, welche beim Diabetes sicher ihre Hand im Spiele haben. Ich erwähne bei dieser Gelegenheit noch kurz das eigentümliche Krankheitsbild des Diabetes insipidus. Ohne jeden sonstigen abnormen Befund besteht hier nur stärkste Polyurie mit entsprechendem Durst. Die Grenze gegen ein gewohnheitsmäßiges Vieltrinken ist natürlich schwer zu ziehen; andererseits entwickelt sich manchmal nach längerem Bestande aus dieser eigentümlichen Polyurie doch ein Diabetes mellitus heraus. In einem Teile der Fälle kann man eine Konzentrationsunfähigkeit der Nieren nachweisen, so daß Polyurie und Durst dann nur die Folgen dieser besonderen Art von Nierenaffektion sind. Aber damit ist das Rätsel des Diabetes insipidus nicht gelöst. Es bleiben Fälle, wo die Polyurie, welche ebenso starke Grade wie beim Diabetes mellitus erreichen kann, für unsere klinischen Betrachtungen einen selbständigen Morbus darstellt. Es müssen Störungen im Austausch zwischen Blut und Geweben angenommen werden, deren komplizierte Wechselwirkung wir noch nicht übersehen. Neuerdings sucht man nach einem Zusammenhange zwischen dem Diabetes insipidus mit der Hypophysis, resp. mit einem den Wasserhaushalt regulierenden Zentrum im Zwischenhirn in der Nähe des Tuber cinereum.

Über den außerordentlich wechselnden Verlauf des Diabetes muß ich mich auf wenige Bemerkungen beschränken. Es gibt schwerste Fälle, meist bei jungen Leuten, die trotz jeder Therapie in wenigen Monaten zum Tode führen, für gewöhnlich im Koma. Das andere Extrem stellen ältere Leute dar, bei denen der Diabetes zufällig, so wie bei unserem Kranken hier, oder auf geringfügige Anzeichen hin entdeckt wird. (Deren wichtigste habe ich eingangs erwähnt.) Hier verläuft die Krankheit häufig außerordentlich gutartig. Bei geringer Kosteinschränkung bleiben die Leute oft viele Jahre fast völlig beschwerdefrei. Die Komagefahr ist hier eine sehr geringe, größer ist die durch komplizierende arteriosklerotische Prozesse. Ernsteste Gefahr droht, wenn eine periphere Sklerose zu einer Gangrän geführt hat (meistens an den Beinen). Der Chirurg pflegt nicht gerne zu operieren wegen der großen Infektionsgefahr und der geringen Heilungstendenz, die jede Wunde bei einem Diabetiker zeigt. Die Ursachen hierfür sind unklar; man begnügte sich früher mit der Annahme eines abnorm hohen Zuckergehaltes der Gewebe als Ursache. Aber ein solcher besteht gar nicht, wenigstens nicht in der Muskulatur. Heilungen des Diabetes wurden früher schlechtweg geleugnet. Aber gerade jetzt werden Fälle beobachtet, die unter den körperlichen und psychischen Insulten des Krieges ausgebrochen sind und bei denen nach entsprechender Behandlung eine völlig normale Kohlehydrattoleranz erzielt worden ist. Ob es sich wirklich um Dauerheilungen handelt, muß die Zukunft lehren.

Über die Therapie des Diabetes, welche ein sehr gründlich durchgearbeitetes Kapitel der klinischen Medizin darstellt, seien nur die wesentlichen Punkte angedeutet. Eine spezifische Behandlung gibt es noch nicht. Von den Medikamenten, die man ziemlich sämtlich durchprobiert hat, scheint nur das Opium in manchen schweren Fällen von einigem Einfluß zu sein. Nach neueren Berichten soll das Syzygium jambulanum eine wirksame Substanz enthalten; aber ganz gewiß kann dieselbe niemals die Diät ersetzen. Diese hat stets im Mittelpunkt einer jeden Behandlung zu stehen. Zu ihrer Durchführung genügt es nicht, den Prozentgehalt des Harns an Zucker zu kennen, sondern man muß sich über die täglich ausgeschiedene Zuckermenge im Harn und die aufgenommene Nahrung nach Menge und Art genau informieren. Hieraus ergibt sich die Toleranz des Kranken, d. h. wieviel Kohlehydrate er zu assimilieren vermag. Das Ziel einer jeden Behandlung besteht darin, durch allmähliche Herabsetzung der Kohlehydrate in

der Nahrung den Kranken unter Deckung seines Kalorienbedürfnisses
zuckerfrei zu machen. Einschieben eines Hungertages resp. eines sog.
Gemüse-Fettages erleichtert das Entzuckern häufig wesentlich. Ist das
gelungen, so bleibt der Kranke meistens zuckerfrei auch bei einer Kohle-
hydratzufuhr, die er vorher nicht zu verbrennen vermochte. Durch die
Periode der Zuckerfreiheit hindurch ist seine Toleranz gestiegen. Mit
Hilfe der Tabellen, die Sie in allen Büchern finden, ist es ziemlich leicht,
dem Kranken genaue Angaben zu machen, wieviel von jedem Nahrungsmittel ihm jeweilig erlaubt ist. Viel schwieriger ist es, einen detaillierten
Küchenzettel zu entwerfen, bei dem der Kranke den Appetit behält.
Es ist dies oft außerordentlich schwierig und gelingt manchmal nur
durch viel Sorgfalt und Mühe einer geschickten Hausfrau.

Man pflegte früher zwischen leichten und schweren Fällen einen
prinzipiellen Unterschied zu machen in dem Sinne, daß man annahm,
es werde bei den leichten nur aus den Kohlehydraten, bei den schweren
dagegen auch aus dem Eiweiß Zucker gebildet. Wie vorher gesagt,
besteht ein solcher prinzipieller Unterschied nicht; die Zuckerbildung
aus Eiweiß ist ein viel häufigerer Prozeß. Deshalb muß in jedem Falle
auch die Eiweißzufuhr genau festgesetzt werden und ihre Einschränkung
erleichtert häufig die Entzuckerung ganz wesentlich. Man hat neuerdings
besondere „eiweißempfindliche“ Diabetiker kennen gelernt, bei denen
die Beschränkung des Eiweiß in der Nahrung beinahe das Wichtigere
zu sein scheint. Bei drohendem Koma (an der starken Eisenchloridreaktion im Harne erkennbar) sucht man vorzubeugen durch etwas
reichlichere Kohlehydratkost selbst auf die Gefahr hin, die Glykosurie damit zu steigern. Man gibt ferner große Mengen von Natrium
bicarbonicum, um die Azetonkörper zu neutralisieren. Bei ausbrechendem
Koma pflegt man von der antiketogenen Wirkung des Alkohols Gebrauch zu machen und reichliche Mengen Kognak (100—200 g) zu
verabreichen. Intravenöse Injektionen von Natrium bicarbonicum bleiben
meist erfolglos. Zum Schluß erwähne ich einige moderne, noch ganz
ungeklärte Beobachtungen: Man sieht gelegentlich, daß einzelne
Diabetiker bestimmte Kohlehydrate auffallend gut vertragen, falls am
gleichen Tage nichts anderes gereicht wird. Speziell die „Haferkuren“
werden bevorzugt. Der Erfolg beruht wahrscheinlich nur auf der
weitgehendsten Ausnutzung der auch sonst bekannten Tatsache, daß
Kohlehydrate um so besser verwertet werden, je geringer die dazu
gereichten Eiweißmengen sind, und ferner, daß pflanzliches Eiweiß vom
Diabetiker besser vertragen wird als tierisches. Auf die speziellen Indikationen der Haferkuren, welche natürlich kein Allheilmittel darstellen,
und die Technik ihrer Durchführung kann ich nicht näher eingehen.

Der zweite Kranke, den ich Ihnen heute vorstellen möchte, ein
Mann von gesundem Aussehen, erwachte neulich nachts mit allerstärksten Schmerzen, die von der rechten großen Zehe ausstrahlten. Dieselbe war so empfindlich, daß er den Druck der Bettdecke auf dem Fuße
kaum ertragen konnte. Das Grundgelenk der großen Zehe und seine
Umgebung waren am nächsten Morgen stark gerötet und der ganze
Fußrücken deutlich geschwollen. Dabei bestand geringes Fieber. Tags-
über ließen die Schmerzen wesentlich nach. In der nächsten und ebenso

in der übernächsten Nacht wiederholten sich die Schmerzanfälle, wenn auch etwas weniger heftig, um dann allmählich abzuklingen.

Was der Kranke schilderte, ist ein typischer Gichtanfall. Die sich eine Reihe von Nächten wiederholenden Schmerzattacken und vor allem deren Lokalisation lassen an der Diagnose keinen Zweifel. Wenn die Gicht auch jedes andere Gelenk einmal befallen kann, so ist doch die große Zehe seit langer Zeit als Lieblingsstätte der gichtischen Ablagerungen und der gichtischen Schmerzen (Podagra!) bekannt. So leicht wir die Diagnose eines solchen typischen regulären Gichtanfalles stellen können, ebenso unsicher, ja manchmal geradezu ratlos stehen wir oft Fällen gegenüber, die man als „atypische oder irreguläre" Gicht anzusprechen pflegt. Es handelt sich da nicht nur um alle möglichen chronischen Gelenkaffektionen, bei denen man die gichtische Natur gelegentlich erwägt und diskutiert, sondern viele Ärzte neigen in wohl etwas übertriebener Weise dazu, auch zahllose andere Affektionen als gichtisch anzusprechen. Es gehören hierher Ekzeme, Neuralgien, Entzündungen der verschiedensten Schleimhäute usw. Derartige Zuteilungen haben immer etwas Mißliches an sich, wenn es sich nicht um Leute handelt, die von typischen Gichtanfällen zu berichten wissen oder bei denen wir sonstige sichere objektive Zeichen der Gicht finden. Deren sicherste und häufigste sind die aus Harnsäure (und Kalziumsalzen) bestehenden Gichtknoten. Diese finden sich vor allem in den Ohrmuscheln, ferner im Lidknorpel, aber auch in allerlei Sehnen und um Gelenke herum. Kleine Knoten, die vom Kapitulum der Grundphalangen der Finger ausgehen und die man als „Heberdensche Knoten" bezeichnet, werden von manchen ebenfalls als Gichtknoten angesprochen, während andere darunter auch Exostosen und allerlei Produkte chronisch rheumatischer Prozesse verstehen.

Da die Gicht für gewöhnlich als eine Krankheit des Purinstoffwechsels bezeichnet wird, liegt die Frage nahe, ob man denn nicht durch diesbezügliche Untersuchungen das Vorhandensein oder Fehlen einer gichtischen Stoffwechselstörung feststellen kann, etwa analog dem Diabetes. Von diesem Ziele sind wir leider noch weit entfernt. Bequeme Methoden, welche jeder Arzt ohne weiteres ausführen könnte, fehlen vollständig. Es bedarf des ganzen Apparates eines klinischen Laboratoriums, und selbst dann bleibt noch mancher Fall zweifelhaft. Denn nicht nur die gichtische Störung des Purinstoffwechsels sondern auch schon dessen normaler Ablauf ist uns in wesentlichen Punkten noch unklar. Die chemische Formel der Harnsäure als ein 2, 6, 8 Trioxypurin und ihre Beziehungen zu den übrigen Purinderivaten ist Ihnen aus der Chemie bekannt. Beistehende Formel

$$
\begin{array}{cc}
N_1 & C_6 \\
| & | \\
C_2 & C_5{-}N_7 \\
| & | \quad\ \ \diagdown \\
 & \qquad\qquad C_8 \\
| & | \quad\ \ \diagup \\
N_3{-}C_4{-}N_9
\end{array}
$$

des Purinkernes soll Sie an das Notwendigste erinnern. Über die Schicksale der Purinkörper im Organismus drängen sich zahlreiche, noch ungelöste

Fragen auf. Ein wie großer Teil der Kernsubstanzen, die in unserem Körper zerfallen, sowie derjenigen, die wir in der Nahrung aufnehmen, werden als „endogene" resp. „exogene" Harnsäure ausgeschieden? (Denn das ist ja wohl der einzige Entstehungsmodus der Harnsäure, der beim Menschen eine Rolle spielt. Die Synthese der Harnsäure aus Stickstoffschlacken kommt nur für diejenigen Tiere — Vögel und Schlangen — in Betracht, bei denen die Harnsäure die Rolle des Harnstoffs einnimmt, d. h. zur Elimination der Stickstoffschlacken dient.) Stellt die Harnsäure ein Endprodukt dar oder kann sie weiter abgebaut werden? (Selbst diese elementare Frage wird noch verschieden beantwortet!) Was wird aus den übrigen Purinsubstanzen, welche nicht als Harnsäure ausgeschieden werden? Werden sie retiniert oder werden sie bis zu Harnstoff oxydiert oder etwa nur bis zu einer Zwischenstufe (Allantoin, Glykokoll, Oxalsäure)? Entsteht Harnstoff aus den Purinkörpern auch ohne Harnsäure als Zwischenstufe direkt durch „Purinolyse"? Geht der Abbau durch Fermente vor sich und sind wir berechtigt, eine Störung dieser fermentativen Tätigkeit als maßgebendes Moment bei der Gicht anzusehen? Warum werden diese unnützen Purinsubstanzen, gleichgültig auf welcher Stufe sie stehen, eigentlich nicht ausgeschieden? Denn daß der Gichtiker zu viel Harnsäure in seinem Blut beherbergt, hat schon der alte Sir Garrod vor bald 50 Jahren festgestellt. Alle Nachuntersucher haben seinen Befund im Prinzip bestätigt, wenn sie auch über seine Methode, in das angesäuerte Blutserum eine leinene Faser zu hängen, an der die Harnsäure auskristallisieren soll, geringschätzig die Achseln zucken. Liegt daneben oder vielleicht gar als Hauptsache eine elektive Störung der Nierentätigkeit vor, derart, daß die Nieren die Harnsäure nicht passieren lassen? Garrod hatte sich derartiges vorgestellt; und gerade neuerdings wird diese Meinung wieder nachdrücklich vertreten. Denn eigentlich kann ja die Niere beliebige Mengen Harnsäure passieren lassen. Bei einem Pneumoniker oder einem Leukämiker enthält das Blut infolge des reichlichen Kernzerfalles ebensoviel oder gar noch viel mehr Harnsäure als es beim Gichtiker der Fall ist. Aber diese Harnsäure wird glatt ausgeschieden und von Gicht ist keine Rede dabei. Wird die Harnsäure vielleicht durch besondere Affinitäten im Körper zurückgehalten? Derartige Fähigkeiten des Knorpels, an welche die Lokalisation der gichtischen Ablagerungen denken läßt, hat man experimentell nachzuweisen sich bemüht. Oder ist die Harnsäure im Blute des Gichtikers etwa in einer abnormen Bindung, welche ihrer Ausscheidung hinderlich sein könnte? Unter den diesbezüglichen Möglichkeiten hat man neuerdings erwogen, ob vielleicht die Harnsäure beim Gesunden als labile leicht lösliche Laktamform des Mononatriumurats (mit einer CO-Gruppe in Nr. 8 des Purinkerns) zirkuliert und ob beim Gichtiker statt dessen die stabile unlösliche Laktimform (mit einer COH-Gruppe statt dessen) ausfällt? Jedenfalls läßt sich für die Annahme besonderer Bindungsverhältnisse tatsächlich allerlei ins Feld führen. Die Untersuchungen des Harnes auf Harnsäure haben nämlich folgendes ergeben: Der Gichtiker scheidet in seinem Harne durchschnittlich etwas weniger Harnsäure aus als der Gesunde. Nach purinreicher Kost geht die Ausscheidung der Harnsäure auch nur verschleppt und ungenügend vor sich. Auf der Höhe eines Gichtanfalles pflegt eine Harnsäureflut aufzutreten, während vor und nach dem Anfall in einem „ana- und postkritischen Depressionsstadium" die Ausscheidung noch geringer ist. Aber bei der Beurteilung dieser Befunde vergesse man nicht, daß zwischen der Menge der verabreichten Purine in der Nahrung und der Ausscheidung im Harne überhaupt keine feste zahlenmäßige Beziehung besteht. Manchmal scheidet der Gesunde im Harne mehr aus als der Aufnahme entspricht, also noch aus anderen Quellen; dann haben die Purine in der Nahrung gewissermaßen als Anreiz dazu gedient. Ferner ist auffallend die Divergenz der Harnsäure im Harne zu der Blutharnsäure. Der Gesunde hat trotz der relativ hohen Harnsäureausscheidung im Harne überhaupt fast keine nachweisbaren Harnsäuremengen in seinem Blute (sowohl in den Arterien als in den Venen). Der Gichtiker dagegen mit seiner verminderten Harnsäureausscheidung im Harne hat in seinem Arterien- und Venenblut stets deutlich nachweisbare Harnsäuremengen. Über diese Unstimmigkeiten, die freilich durch zahlreichere exakte Untersuchungen, besonders über das Arterienblut, noch gestützt werden müssen, würde die Vorstellung hinweghelfen, daß beim Gichtiker die Harnsäure im Blute in mehreren, durch ihre Löslichkeit und ihre Harnfähigkeit unterschiedenen Formen zirkuliere. Teilweise mag sie sogar durch unsere Untersuchungsmethoden gar nicht ohne weiteres nachweisbar sein. In buntem Durcheinander sind im letzten Jahrzehnt die sämtlichen hier angedeuteten Erklärungen vertreten (und bekämpft!) worden; keine vermochte sich allseitige Anerkennung zu verschaffen.

Für die Behandlung ist aus all diesen theoretischen Betrachtungen und Untersuchungen nur eines mit Sicherheit abzuleiten, nämlich dem Gichtiker die Einschränkung aller purinreichen Nahrungsmittel zu raten. Die früher gelegentlich vertretene Auffassung, die Gicht von einer abnormen Darmfäulnis herzuleiten und dementsprechend zu behandeln, dürfte nicht mehr zu halten sein. Über den Puringehalt der Nahrungsmittel finden Sie in den modernen Büchern genaue Tabellen. Die ältere Annahme, jedes Fleisch schlechtweg als purinreich und alle Vegetabilien als purinarm anzusehen, ist unrichtig. Von Medikamenten haben sich nur das Alkaloid von Colchicum autumnale, das sog. Kolchizin und neuerdings das Atophan, eine Phenylchinolinkarbonsäure, behauptet. Letzteres ist dadurch bemerkenswert, daß man mit ihm die Theorie von der elektiven Schädigung der Niere gegenüber der Harnsäureausscheidung stützen wollte. Alles andere, z. B. die harnsäurelösenden Mittel, haben der Kritik nicht standhalten können. Am bezeichnendsten für die Unsicherheit ist es, daß die einen Alkali und die anderen Salzsäure als Heilmittel empfehlen. Vor wenigen Jahren wurde die Radiumbehandlung warm gerühmt; bei der verschiedensten Applikationsweise, sogar als Radiumstiefel, sollte sie wirksam sein. Das Radium sollte eine schwer lösliche Form der Blutharnsäure in eine leicht lösliche überführen; doch scheint man von dieser Behandlung schon wieder abgekommen zu sein.

Die Prognose bei der Gicht ist stets mit Vorsicht zu stellen. Im Augenblick liegt bei unserem Kranken sicherlich keinerlei Gefahr vor; der akute Anfall wird mit Hilfe von Wärmeapplikationen, Analgetizis und den oben erwähnten Medikamenten abklingen. Aber wenn auch der Kranke unsere Vorschriften über die purinarme Ernährung streng einhält, werden wir kaum hoffen können, daß die Anfälle sich nicht doch wiederholen, wenn auch erst nach Monaten oder noch länger. Daneben drohen dem Gichtiker noch allerlei andere Gefahren. Zunächst kann der ganze Zustand chronisch werden und zu allerlei Gelenkversteifungen führen, wie ich das beim Gelenkrheumatismus erwähnt habe; ferner sind allerlei Komplikationen resp. Kombinationen von seiten der innern Organe zu befürchten, bei denen die Art des Zusammenhanges teilweise noch unklar ist; vor allem mit der Schrumpfniere. Manchmal mag dieselbe die primäre Erkrankung darstellen, manchmal mag sie auf gleicher Basis wie die Gicht entstehen. Das letztere wird bei Bleikranken der Fall sein. Denn die Bleivergiftung wird nach Aussage aller Autoren neben der allzu üppigen Lebensweise als Hauptursache der Gicht angeschuldigt. Das letztere Moment, allzu reichliches Essen und Trinken, stellt wohl auch das Bindeglied dar für die nicht seltene Kombination der Gicht mit Fettsucht und evtl. mit Diabetes.

Ich beschränke mich auf diese kurze Besprechung der Gicht, denn ihre praktische Wichtigkeit ist, wenigstens bei uns hier, nicht sehr groß. Typische Fälle werden Sie in vielen Gegenden von Deutschland überhaupt nur als Seltenheiten zu sehen bekommen.

Über die dritte der großen Stoffwechselkrankheiten, die Fettsucht, möchte ich mich mit einer kurzen theoretischen Besprechung begnügen. Ich will nur auf die Probleme hinweisen, die da augenblicklich zur Diskussion stehen. Fast jeder Fettsüchtige, der zum Arzt kommt, versichert, daß er nicht mehr äße und tränke wie andere, daß er sich fleißig Bewegung mache und daß er trotzdem abnorm dick geworden sei und bleibe. Wenn das richtig ist, so bedeutet das in die Sprache der Stoffwechselphysiologie übersetzt: Es gibt Menschen mit abnorm niedrigem Stoffumsatz. Der benötigte Sauerstoff, die ausgeatmete Kohlensäure und der Stickstoff im Harn, ihr gesamtes Kalorienbedürfnis betragen bei diesen Leuten in der Ruhe weniger als bei anderen Leuten gleicher Größe, gleichen Alters usw., oder die Steigerung ihrer Einnahmen und Ausgaben bei Muskelarbeit Nahrungszufuhr u. dgl. ist geringer als sonst. Solche Individuen befänden sich also bei durchschnittlicher Nahrungsaufnahme und Körperbewegung in einem Zustande von relativer Überernährung; ihr Fettansatz wäre durch den erniedrigten Stoffumsatz erklärt. Ein derartiges Verhalten, welches nicht nur dem Laien, sondern eigentlich auch uns Ärzten als die gewöhnliche Ursache von Fettleibigkeit erscheinen möchte, hat sich meistens nicht nachweisen lassen. Die Fettsüchtigen verhalten sich sowohl bei Respirationsversuchen als auch bei Prüfung der Stickstoffbilanz fast stets innerhalb normaler Grenzen.

Wie ist das Rätsel zu lösen? In vielen Fällen dadurch, daß diese Leute eben doch abnorm viel verzehren, ohne sich dessen bewußt zu werden. Bei Frauen spielen Süßigkeiten zwischen den Mahlzeiten und bei den Männern alkoholische Getränke, besonders Bier, eine große Rolle als kalorienreiche Nahrung, die man als solche nicht zu bewerten pflegt. In anderen Fällen, in denen sich die Nahrungsaufnahme tatsächlich nicht als besonders hoch herausstellt, kann man das Mitwirken derjenigen Faktoren in Rechnung setzen, welche man als „Temperament" zusammenfaßt. Wenn Sie Ihre Mitmenschen daraufhin beobachten, werden Sie leicht feststellen, daß die allergrößten Unterschiede bestehen in dem Kraftverbrauch zwischen einem beweglichen, lebhaften Individuum und einem trägen phlegmatischen, auch bei gleicher äußerer Lebensführung. Und die Fettleibigen gehören durchschnittlich der letzteren Gattung an. Die meisten Fälle von Fettsucht lassen sich wohl auf eine dieser beiden Weisen ihres Rätselhaften entkleiden. In allen diesen Fällen gelingt eine Entfettung, wenn Kalorienzufuhr und Muskelleistung auf ein entsprechendes Maß vermindert resp. gesteigert werden. Aber selbst die kritischsten Beobachter geben zu, daß diese Momente nicht alle Fälle erklären könnten. Neben dieser „exogenen" Fettsucht muß eine konstitutionelle „endogene" zugegeben werden. In einigen wenigen Fällen will man den verminderten Stoffverbrauch auch in strengen Beobachtungsreihen zahlenmäßig festgestellt haben. Was kommt als Ursache für dieses abweichende Verhalten in Frage? Wenn eine chemische Wärmeregulation beim Menschen eine Rolle spielt (was ja bekanntlich immer noch strittig ist), so könnte man sich vorstellen, daß dieselbe hier maßgebend mitwirkt, indem z. B. die einen Menschen bei den Umsatzsteigerungen nach Muskelarbeit und Nahrungszufuhr sparsamer wirtschaften als andere. Vor allem muß aber hier die Schilddrüse mit ihrem inneren Sekret in Betracht gezogen werden. Wie oben erwähnt, steht fest, daß bei Krankheitszuständen mit Hypofunktion der Schilddrüse (den Myxödemkranken) tatsächlich eine Herabsetzung und bei solchen mit Hyperthyreoidismus (den Basedowkranken) eine Steigerung des Stoffwechsels besteht (s. Vorlesung 19). Ebenso wirken Schilddrüsentabletten bei Gesunden erhöhend auf den Stoffwechsel und können damit zu Entfettungskuren benützt werden (aber stets nur mit größter Vorsicht). Die Annahme, daß die endogene Fettsucht stets eine thyreogene sei, trifft aber wohl nicht zu. Die Hypophysis spielt hier wahrscheinlich auch eine Rolle. (Hypophysäre Fettsucht S. 271.) Viel unsicherer in ihren Grundlagen ist die Rolle der Geschlechtsorgane auf den Stoffwechsel. Die darauf hinweisenden Beobachtungen über Fettansatz nach der Menopause u. dgl. sind nicht recht beweiskräftig, da in dieser Periode häufig Änderungen der Lebensgepflogenheiten im ganzen einhergehen, die einen Fettansatz begünstigen.

21. Vorlesung.

Meningitis.

Meine Herren! Wir wollen heute die verschiedenen Formen der Hirnhautentzündung, Meningitis, durchsprechen. Man unterscheidet drei Arten derselben, nämlich eine tuberkulöse und zwei verschiedene Formen einer eitrigen Entzündung. Von diesen beiden letzteren kommt die eine metastatisch zustande, als Folge eines anderwärts lokalisierten Eiterherdes, während die andere als selbständige

Krankheit auftritt. Diese wird verursacht durch den Meningokokkus und tritt öfters in ausgedehnten Epidemien, besonders bei Kindern auf. Als Eintrittspforte der Erreger gelten die Rachenorgane; doch ist der weitere Weg von dort, ob direkt durch die Keilbeinhöhle und längs der Gefäße und Nerven zur Hirnbasis oder indirekt auf dem Blutwege zu den weichen Hirnhäuten, noch unklar. Solche Epidemien sind im letzten Jahrzehnt wiederholt bei uns vorgekommen. Jedoch tritt diese Meningitis nicht ausschließlich in Epidemien auf. Vereinzelte Fälle „epidemischer Meningitis", wie man sie zu nennen pflegt, werden stets und überall bei Kindern und Erwachsenen gelegentlich beobachtet. Die Befürchtung jedoch, daß dann jedesmal eine Epidemie ausbricht, trifft glücklicherweise hier ebensowenig zu wie bei anderen sporadischen Fällen von Infektionskrankheiten. Solche Vorkommnisse sind ein lehrreiches Beispiel dafür, daß zum Ausbruch einer Epidemie nicht die Anwesenheit des spezifischen Bazillus genügt, sondern daß andere noch unbekannte Momente den Boden für die Infektion geeignet machen müssen, eine „Disposition" schaffen. Die Meningitis gehört ferner zu den Krankheiten, bei welchen in einem ersten Stadium häufig ausschließlich allerlei unbestimmte und uncharakteristische Symptome vorherrschen. Manchmal bestehen eigentlich nur die Folgen des Fiebers (Kopfweh, leichte Magen-Darmstörungen u. dgl.) und man kann im Anfang öfters nur einen „fieberhaften Infekt" diagnostizieren, wie ich das beim Typhus besprochen habe. Wenn man in diesem Stadium schon Meningokokken im Blute findet, ist die Bezeichnung „Meningokokkensepsis" erlaubt. Aber die Ausbildung eindeutiger, von dem Prozeß an den Meningen herzuleitender Krankheitszeichen bleibt meistens nicht allzulange aus. Bei der tuberkulösen Meningitis vergehen darüber zwar manchmal Wochen; anders bei der eitrigen, vor allem bei der epidemischen Form. Hier entwickelt sich häufig mit aller Plötzlichkeit ein prägnantes Krankheitsbild, das die Diagnose mit Leichtigkeit zu stellen erlaubt. Einen solchen Fall möchte ich Ihnen heute zeigen.

Der Knabe, den Sie hier im Bette liegen sehen, ist gestern früh mit stärkstem Kopfweh und Erbrechen erkrankt, nachdem er noch am Tage zuvor völlig gesund gewesen war. Schon im Laufe des Vormittags fiel den Eltern auf, daß sich eine Steifigkeit, hauptsächlich im Nacken ausbildete. Die Temperatur war hoch, ca. 39 und der Puls stark beschleunigt. Der Gesamtzustand verschlechterte sich rasch, und bis heute hat sich ein höchst charakteristisches Bild entwickelt. Der Knabe liegt steif auf dem Rücken, der Kopf ist nach hinten in die Kissen gepreßt. Der Kranke hält die Augen meist geschlossen, weil ihn das Licht blendet. Der Leib ist gespannt und etwas eingezogen. Jede Berührung ist ihm schmerzhaft, und er schreit laut auf, wenn man die Glieder in den Gelenken bewegen will. Seitwärtsdrehungen des Kopfes werden ausgeführt, aber Nickbewegungen sind dem Knaben unmöglich. Es ist wichtig, auf diesen Unterschied in der Bewegungsbeschränkung zwischen Drehen des Kopfes und Nicken zu achten. Ein Rheumatismus der Nackenmuskulatur kann ein sehr ähnliches Bild erzeugen; jedoch sind da die Bewegungen nach allen Richtungen gleichmäßig gehemmt. Hier geschieht dies nur in einer Richtung. Der Körper wird durch eine

Steifigkeit der Wirbelsäule, resp. durch eine Starre der Rücken-
muskulatur zu extremster Gradhaltung gezwungen. Manchmal wird
der Rücken sogar zu einem nach vorn konvexen Bogen gekrümmt, zum
sog. Opisthotonus. Mit dieser Art von Bewegungsbeschränkung
hängt es zusammen, daß der Kranke sich mit im Knie gebeugten
Beinen aufsetzen kann, daß er sich aber sofort nach hinten zurück-
fallen läßt, wenn man ihm die Beine im Knie streckt, sog. Kernigsches
Phänomen. Die Patellarreflexe sind aufgehoben, die Pupillen eng und
von normaler Reaktion. Im Blute findet sich eine starke Leukozytose.

Aus diesen Symptomen darf man eine Hirnhautentzündung
mit hinreichender Sicherheit diagnostizieren. Das Fehlen der Kniesehnen-
reflexe ist freilich keine ausnahmslose Regel; im ersten Beginn findet sich
sogar manchmal eine Steigerung, ja selbst ein Klonus kann auftreten.
Ebenso kann das Verhalten der Pupillen wechseln. Die tuberkulöse
Natur der Meningitis kann man hier ausschließen wegen des plötzlichen
Beginnes der Krankheit und der raschen Entwicklung des schweren
Bildes. Wenn wir dann weiter zwischen den beiden Formen der eitrigen
Hirnhautentzündung zu entscheiden haben, spricht die überwiegende
Wahrscheinlichkeit für die Meningokokkenmeningitis. Zunächst fehlt
ein anderweitiger eitriger Prozeß, von dem aus die Meningitis hier entstanden sein könnte. Ferner finden wir an den Lippen des Knaben
einen eben beginnenden kleinen Bläschenausschlag. Ein solcher Herpes
labialis ist nicht spezifisch für eine bestimmte Krankheit; er kommt,
wie ich schon erwähnt, bei verschiedenen, sich rasch entwickelnden
fieberhaften Krankheiten vor und kann dann differentialdiagnotische
Bedeutung haben, um diese gegen andere ähnliche Symptomenkom-
plexe abzugrenzen. So wissen wir, daß die epidemische Meningokokkenmeningitis ebenso wie die Pneumonie zu denjenigen Krankheiten gehört, welche gern von einem Herpes begleitet werden. Zur
völligen Sicherung der Diagnose dient die Lumbalpunktion, welche
zugleich den wichtigsten therapeutischen Eingriff darstellt. Wenn man
den Lumbalsack durch Einstich zwischen den untersten Lendenwirbeln
punktiert, fließt normalerweise eine wasserklare Flüssigkeit ab, die
unter einem Drucke von 10—14 cm Wasser steht; sie ist von ganz
geringem Eiweißgehalt und hat im Sediment nur vereinzelte Zellen.
Bei der hier ausgeführten Punktion schoß unter starkem Druck von
ca. 20 cm ein getrübtes Serum heraus. Sie sehen unter dem Mikroskop
das Sediment desselben. Es besteht aus lauter Eiterzellen und enthält
einige gramnegative Diplokokken, meist innerhalb von Zellen gelegen.
Diese Kokken zeigen morphologisch und färberisch die größte Ähnlichkeit
mit den Gonokokken; doch dürfen wir sie in einem Lumbalpunktat bei
einem Fall wie hier ohne weiteres als Meningokokken ansprechen.
Damit ist die Diagnose gesichert.

Der anatomische Prozeß, der hier zugrunde liegt, besteht in
einer eitrigen Entzündung der weichen Häute des Gehirns und des Rückenmarks (daher Meningitis cerebrospinalis genannt). Freilich sind
nicht nur die Häute selbst befallen, sondern die eitrige Entzündung
kriecht auch allenthalben in die Substanz des Gehirns und des Rückenmarks hinein und die Ausbildung von Abszessen im Anschluß daran

gehört nicht gerade zu den Seltenheiten. Für die Entwicklung und Ausbreitung dieser wie überhaupt aller Hirnabszesse ist die Tatsache wichtig, daß der Lymphstrom im Gehirn von der Rinde nach den Ventrikeln zu gerichtet ist. Die Plexus chorioidei daselbst resorbieren die Lymphe; sie sind nicht Organe der Sekretion, wie man früher annahm. In den Büchern lesen Sie, daß die eitrige Meningitis im Gehirn eine „Konvexitätsmeningitis" sein soll im Gegensatz zu der tuberkulösen Meningitis, welche „Basilarmeningitis" genannt wird. Hieran ist jedenfalls richtig, daß die tuberkulöse Hirnhautentzündung ganz vorzugsweise eine Basilarmeningitis darstellt. Die trüben Verdickungen der Hirnhäute und ihr Charakteristikum, die kleinen Knötchen, sitzen stets an der Basis, vor allem in der Fissura Sylvii. Sie erkennen sie am besten, wenn Sie die Hirnhäute in dieser Gegend abziehen und in Wasser schwimmen lassen. Aber die dicken sulzigen Infiltrate der eitrigen Hirnhautentzündung beschränken sich keineswegs nur auf die Konvexität. Speziell bei der epidemischen Form ist oftmals auch die Basis besonders um das Chiasma herum bevorzugt. Im Rückenmark sind die hinteren Partien und da wieder die im Lumbalteil Prädilektionsstellen. Ausdehnung und Lokalisation der Infiltration der Meningen sind natürlich von maßgebendem Einfluß auf die Symptome, wenn auch allzu detaillierte Lokaldiagnosen nicht immer möglich sind, weil manches wohl nur auf toxischer Wirkung beruht.

Es kann zu Lähmungen einzelner Hirnnerven, speziell der Augenmuskeln, aber auch des Fazialis und Hypoglossus kommen, ebenso zu Lähmungen der Gliedmaßen. Bei langsamer Entwicklung des Prozesses, also vor allem bei der tuberkulösen Form, bleiben solche wohl niemals aus, und es kommt ihnen eine große diagnostische Bedeutung zu, wenn sie bei einem Krankheitsbilde auftreten, das bis dahin unklar war und bei dem man vielleicht nur von einem „Infekt" reden konnte. An Stelle der Lähmungen können auch kurzdauernde Krämpfe auftreten, wenn die betreffenden Zentren nicht ausgeschaltet, sondern durch einen geringeren Grad von Alteration nur gereizt werden. Es ist ein wichtiger Grundsatz in der Neurologie, daß Krämpfe und Lähmungen keine Gegensätze darzustellen brauchen. Der Krampf kann das Zeichen der Reizung durch einen sonst gleichartigen und vor allem an gleicher Stelle lokalisierten Prozeß darstellen. Neben dem oben erwähnten Herpes kommen noch allerlei andere Hautausschläge, teils Roseolen, teils masernähnlicher Natur vor; ferner sieht man öfters Hautblutungen (auf septischer Basis?) und verschiedene Zeichen einer besonderen Erregbarkeit der Vasomotoren.

Der Verlauf der epidemischen Meningitis ist öfters günstiger, als man bei der Schwere des Krankheitsbildes befürchtet. Zwar sind die Fälle nicht selten, die sich rasch entwickeln und in wenigen Tagen oder gar Stunden unter tiefer Bewußtlosigkeit zum Tode führen. Aber ein allmählicher Rückgang der Erscheinungen mit Ausgang in Heilung ist glücklicherweise keine Ausnahme. Sehr bemerkenswert sind die protrahierten Fälle, bei denen wochenlang ein schwerer Zustand, freilich von recht wechselnder Intensität besteht. Die Temperaturen können tagelang fast normal sein, dann treten wieder höchste Steigerungen

wie bei einer Sepsis auf. Das Sensorium wechselt, auch die Reflexe
bleiben nicht dauernd erloschen. In den Gliedern entwickeln sich Kontrakturen; Gelenkvereiterungen und Endokarditiden treten als gelegentliche Komplikationen auf. Die Kranken bieten dann im letzten Stadium
ein besonders trostloses Bild, wenn sie daliegen, abgemagert zum Skelett,
in völliger Bewußtlosigkeit, die Augen weit offen, mit auffallend seltenem
Lidschlag, die Pupillen weit und reaktionslos, die Glieder in bizarrer
Haltung kontrakturiert. Wenn in solchen lang hingezogenen Fällen
schließlich doch noch ein Stillstand und Rückgang des Prozesses eintritt,
hat sich oft inzwischen eine Erweiterung der Hirnventrikel, ein
Hydrocephalus internus ausgebildet, der zu allerlei nervösen und
psychischen Defekten Anlaß gibt.

Die Lumbalpunktion, die zunächst zur Sicherung der Diagnose
ausgeführt werden muß, stellt zugleich den wichtigsten therapeutischen
Eingriff dar, indem sie das Zentralnervensystem von dem Drucke ent-
lastet. Viele Ärzte schließen gleich eine intralumbale Injektion von
Meningokokkenserum an, was von einigen Autoren auf Grund von Erfahrungen an den großen Epidemien im letzten Jahrzehnt sehr gerühmt
wurde. Ich habe bei den ziemlich zahlreichen sporadischen Fällen
epidemischer Meningitis, die ich während des Krieges gesehen habe,
nicht den Eindruck gewonnen, daß die spezifische Therapie hier überzeugende Resultate zu zeitigen vermag, während das häufige bloße Ablassen der Lumbalflüssigkeit meist von großem Nutzen schien, wenigstens
auf die Kopfschmerzen und die übrigen nervösen Beschwerden. Daneben wird man in schweren Fällen doch oft zur Morphiumspritze greifen
müssen. Alle andern Mittel, vor allem die oft empfohlenen Ableitungen
auf Haut oder Darm sind von fraglichem Werte. Hier bei dem Knaben
haben wir durch die Lumbalpunktion eine freilich nur vorübergehende
Besserung der starken Kopfschmerzen erzielt. Wir werden dieselbe
öfters wiederholen und jedesmal so viel wie möglich abfließen lassen.
Die Prognose im vorliegenden Falle ist ernst, aber nicht hoffnungslos.

Was kommt als Ursache der sekundären eitrigen Meningitis,
die nicht durch Meningokokken bedingt wird, in Frage? Die Meningitis
als Komplikation der Pneumonie habe ich bei der Besprechung derselben
schon erwähnt. Auch bei anderen Infektionskrankheiten kommen
Meningitiden gelegentlich vor, z. B. beim Typhus; aber das ist noch
seltener als bei der Pneumonie. Die wichtigste Ursache der sekundären eitrigen Meningitis sind Verletzungen oder Eiterungen am
Schädel; unter diesen nehmen, abgesehen von offenen Wunden, die
Mittelohrentzündungen den bei weitem ersten Platz ein. Die
Frage nach Ohrbeschwerden und die Untersuchung des Mittelohrs sind
das wichtigste in allen solchen Fällen. Von der oberen Decke der
Paukenhöhle oder vom Proc. mastoideus aus, ferner direkt längs der
Scheide des Fazialis oder Akustikus oder schließlich durch die Gefäße
in der Fissura petrosquamosa kann die Eiterung durch die Dura hindurch die weichen Hirnhäute erreichen. Schließlich geschieht dies
auch auf dem Umweg einer eitrigen Thrombophlebitis im Sinus transversus, longitudinalis superior, cavernosus oder petrosus superior. Die

Diagnose dieser Sinusaffektionen ist schwierig und oft unsicher, meist ist sie nur neben den Zeichen der septischen Infektion aus Stauungserscheinungen im Quellgebiet des Sinus zu stellen. Bei der Thrombose des Sinus transversus ist die Gegend des Processus mastoideus geschwollen, bei der des Sinus cavernosus die Bulbi mit den Augenlidern; auch Stauungspapille wird dabei gelegentlich beobachtet, ebenso Lähmung einzelner Augenmuskeln. Thrombose des Sinus longitudinalis führt zu Erweiterung der Schläfenvenen sowie zu Nasenbluten. Bei kleinen Kindern ist die große Fontanelle gespannt. Schließlich kann auch jeder Hirnabszeß, der vielleicht lange Zeit völlig symptomlos geblieben war, eines Tages durchbrechen und in kürzestem eine diffuse Meningitis mit den oben beschriebenen Symptomen nach sich ziehen. Bei rechtzeitiger Erkennung des Ausgangspunktes mag manchmal ein operativer Eingriff noch Heilung bringen.

Von der tuberkulösen Meningitis habe ich das Wichtigste im Verlaufe der Vorlesung schon gesagt; ich habe noch einiges zu ergänzen. Die tuberkulöse Meningitis kann gleich der tuberkulösen Peritonitis einen bis dahin scheinbar Gesunden wie eine selbständige primäre Krankheit befallen. Tatsächlich handelt es sich aber in beiden Fällen um Manifestationen einer alten Tuberkulose in den Drüsen oder sonst wo, die aus irgendeinem meist ungekannten Grunde aufflackert. Beide Erkrankungen, die tuberkulöse Peritonitis und Meningitis gleichen sich auch insofern, als häufig ein längeres Stadium mit ganz unbestimmten, häufig geringfügigen Symptomen die Szene eröffnet. Nicht selten denkt man überhaupt gar nicht an ein ernsteres Leiden, bis eines Tages die Zeichen der lokalisierten Erkrankung deutlich sind. Die Kinder, um solche handelt es sich bei tuberkulöser Meningitis fast immer, klagen über leichte Störungen allgemeiner Natur, Verdauungsbeschwerden, Kopfweh od. dgl. Eine Pulsverlangsamung und ein auffallender Wechsel in seiner Frequenz sind manchmal die einzigen Zeichen, die einen in solchen scheinbar harmlosen Fällen das Bestehen einer Meningitis ahnen lassen. Die Entwicklung der meningitischen Symptome erfolgt dann meist langsamer, so daß Lähmungen einzelner Hirnnerven, Inkoordination der Bulbi, Pupillendifferenz, Ptosis (Herabhängen des oberen Augenlides), Fazialislähmung, Zähneknirschen oder sonstige Reizsymptome deutlicher hervortreten als bei den rasch ablaufenden eitrigen Meningitiden. Die Diazoreaktion im Harn ist oft positiv. Im Stadium des benommenen Sensoriums sind plötzliche laute Aufschreie seit langem als meningitische Zeichen bekannt und gefürchtet. In der letzten Periode werden oft eigentümliche Störungen des Atmungstypus beobachtet. Es kommt zu einem langsamen An- und Abschwellen der einzelnen Atemzüge, von völligem Sistieren derselben bis zu abnorm langem und tiefem Atmen, sog. Cheyne-Stokessches Atmen. Es ist dies stets ein Zeichen übelster Vorbedeutung. Die Lumbalpunktion ergibt meistens einen klaren, eiweißhaltigen Liquor unter erhöhtem Druck. Beim Stehen läßt er ein wolkiges zartes Häutchen ausfallen, in welchem man öfters Tuberkelbazillen nachweisen kann. In freilich nur seltenen Fällen gelingt es, im Augenhintergrund Tuberkel zu finden. Aber auch ohne diese macht die Diagnose, so unsicher sie im Anfang zu sein pflegt, im ausgebildeten

Stadium meist keine Schwierigkeiten. Die Prognose ist wohl ausnahmslos ungünstig.

Mit einigen Worten möchte ich noch das Krankheitsbild der Meningitis serosa im Anschluß hieran erwähnen. Man findet manchmal in Fällen eines meningitisähnlichen Zustandes bei der Lumbalpunktion einen klaren Liquor unter erhöhtem Druck ohne sonstigen abnormen Befund darin. Nach einer oder mehreren Punktionen geht dieser Zustand öfters zurück. Manchmal hat man Erkrankungen der Nasennebenhöhlen dabei gefunden und als Ursache angeschuldigt. Von großer praktischer Wichtigkeit ist es, daß eine solche Meningitis serosa gelegentlich nicht nur allgemeine zerebrale Symptome macht, sondern in ganz umschriebener Weise ausschließlich einzelne Zentren befällt, so daß man eine Herdaffektion, z. B. einen Tumor, diagnostizieren möchte. Man hat geradezu von einem „Pseudotumor cerebri" gesprochen, so täuschend können die Symptome manchmal sein. Über die Prognose läßt sich nichts allgemein Gültiges sagen, weil man niemals sicher ist, ob es sich wirklich um eine selbständige „Meningitis serosa" handelt oder ob nicht ein anderer organischer Prozeß der Flüssigkeitsvermehrung zugrunde liegt.

22. Vorlesung.

Nervenkrankheiten I.

Schlaganfall, Enzephalitis.

Meine Herren! Der Kranke, den wir heute besprechen wollen, ein Mann von ca. 60 Jahren, hat vor 2 Wochen einen Schlaganfall erlitten. Er fühlte sich an jenem Tage völlig wohl und aß und trank mit gutem Appetit zu Mittag. Kurz danach wurde ihm heiß im Kopf, dann wurde ihm schwindelig und er verlor das Bewußtsein. Seine Angehörigen berichten, daß er plötzlich zu Boden stürzte und wie leblos liegen blieb. Man trug ihn ins Bett; dort lag er schwer atmend und bewegungslos; auf Anrufen antwortete er nicht. Der dazugerufene Arzt sprach sogleich von einem Hirnschlag; aber es war unsicher, welche Seite befallen war. Denn der Kranke lag in tiefster Bewußtlosigkeit, bewegte sich nicht und alle vier Gliedmaßen fielen schlaff herab, wenn man sie aufhob. Die Temperatur betrug 36°, der Puls war verlangsamt. In den nächsten Tagen besserte sich der Zustand. Das Bewußtsein kehrte allmählich zurück und erst jetzt gelang es festzustellen, was alles vom Schlag getroffen war. Als Wichtigstes und für die Angehörigen Überraschendstes merkte man, daß der Kranke die Sprache fast völlig verloren hatte. Er verstand nur langsam und schlecht, was man ihm sagte, und er wußte nicht recht darauf zu antworten; nur einige wenige Worte brachte er nach langem Suchen hervor. Was Art und Ausdehnung der Lähmungen betrifft, so waren zunächst der rechte Arm und das rechte Bein völlig unbeweglich. Als im Gesicht die starre Regungslosigkeit schwand, wie man sie bei Besinnungslosen findet, und wieder etwas Leben in die Züge kam, sah man eine Ungleichheit der beiden Gesichtshälften; der rechte Mundwinkel hing herunter und die Nasolabialfalte war rechts verstrichen. Die Stirne wurde beiderseits gleich gerunzelt, die Pupillenreaktion war erhalten. In den nächsten Tagen trat weiter eine geringe Besserung in der Sprachfähigkeit auf und es stellte sich auch etwas Beweglichkeit im rechten Arm und Bein wieder her; aber wegen der Schwierigkeit, ihn zu Hause zu pflegen, wurde der Kranke jetzt der Klinik überwiesen.

An der unbehilflichen steifen Lage, die der Kranke im Bett einnimmt, sehen Sie ohne weiteres, daß er offenbar nicht Herr über seine Glieder ist. Die Aufforderung, die Arme und Beine einzeln zu heben, müssen wir mehrmals wiederholen; er begreift offenbar nur langsam, was wir von ihm wollen. Dann hebt er den linken Arm und das linke Bein ohne Schwierigkeiten, rechts dagegen macht er nur mühsam ganz geringe Bewegungen. Er kann die Hand ein wenig schließen und den Arm etwas einwärts rollen, den Oberschenkel kann er leicht heben und zugleich nach innen rotieren, den Unterschenkel strecken und ebenso den Fuß. Wenn wir die übrigen Bewegungen, die der Kranke nicht ausführen kann, selber bei ihm machen wollen, so gelingen sie nicht so mühelos, wie man sich das bei einem gelähmten Gliede vorstellen möchte. Wir spüren dabei einen gewissen Widerstand und es bereitet dem Kranken Schmerzen. Sie können leicht feststellen, daß der Widerstand, der den passiven Bewegungen entgegentritt, um so stärker wird, je plötzlicher und brüsker Sie den Arm oder das Bein bewegen. Bei sehr sanftem Beugen und Strecken lassen sich alle Bewegungen leichter ausführen. Wenn man diesen Widerstand auf bestimmte Muskelgruppen zu lokalisieren sucht, so findet man ihn am ausgesprochensten in den Muskeln, die der Kranke von selbst ein wenig zu beugen vermag. Die anderen Muskeln, welche die entgegengesetzten Bewegungen ausführen, sind völlig schlaff und wie leblos sowohl für die Willensimpulse als auch bei passiven Bewegungen. Man bezeichnet Lähmungen, bei denen sich in bestimmten Muskelgruppen ein derartiger „federnder" Widerstand bei passiven Bewegungen einstellt, als spastische Lähmungen; im Gegensatz zu den schlaffen Lähmungen, bei denen alle Muskeln völlig leblos erscheinen.

Dieses Verhalten ist von allergrößtem diagnostischem Wert, weil es einen Schluß erlaubt, ob die die Lähmung auslösende Erkrankung im ersten oder im zweiten motorischen Neuron sitzt. Sie entsinnen sich aus der Anatomie der langen motorischen Bahnen, welche von der Großhirnrinde durch das weiße Marklager der inneren Kapsel zustreben, von dort durch den Pons ziehen, um dann nach Kreuzung der Mittellinie auf der anderen Seite des Rückenmarks hinabzuziehen und in den Ganglienzellen der Vorderhörner daselbst enden. Siehe Abb. 13 (unter Zugrundelegung von Figuren in Knoblauch, Erkrankungen des Zentralnervensystems und Bings Kompendium). Diese Strecke nennt man das erste motorische Neuron; wo es endet, beginnt das zweite Neuron, welches also aus der Ganglienzelle des Vorderhorns, dem peripheren Nerven und dem Muskel besteht. Das gleiche, aber etwas komplizierter, findet sich in den sensiblen Bahnen. Entsprechend

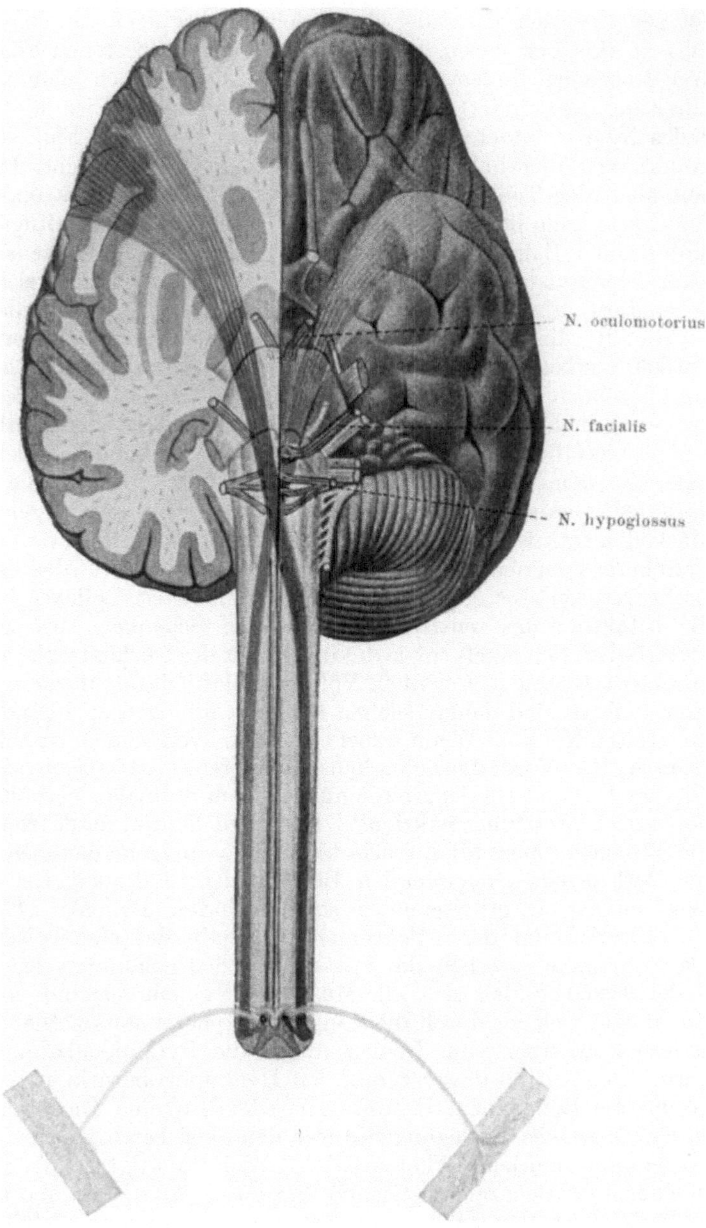

Abb. 13. Untere Gehirnfläche; an der rechten Hemisphäre ist außer dem Kleinhirn der untere Teil des Großhirns horizontal abgetragen. Die beiden Pyramidenbahnen (rot und blau); ihr Verlauf durch die innere Kapsel und ihr Verhältnis zum gleichseitigen und gegenseitigen Okulomotorius, Fazialis und Hypoglossus. Das erste Neuron ist dunkelrot resp. dunkelblau; das zweite Neuron vom Bulbuskern resp. von der Vorderhornganglienzelle an ist hellrot resp. hellblau.

der zentripetalen Richtung ihrer Leitung beginnen die sensiblen Neurone an der Peripherie. Die meisten Bahnen bestehen aber hier aus drei Neuronen, indem innerhalb des Gehirns noch eine zweite Umschaltung stattfindet; auf diese Einzelheiten gehe ich hier nicht ein. Jedes Neuron bildet eine nutritive und funktionelle Einheit. Bei Erkrankungen innerhalb eines Neurons fällt Funktion und Lebensfähigkeit aller der Teile aus, welche innerhalb des Neurons und unterhalb der Erkrankung liegen. „Unterhalb" heißt bei der zentrifugal leitenden motorischen Bahn „absteigend", bei der zentripetalen sensiblen Bahn natürlich „aufsteigend". Bei Affektionen im ersten motorischen Neuron degeneriert also nur dieses (in Form der sog. „sekundären Degeneration"); die Vorderhornganglienzelle, der periphere Nerv und der Muskel bleiben lebensfähig. Aber es fehlen ihm alle Impulse, die ihm vom Großhirn durch das erste Neuron sonst zugeleitet werden. Bei Erkrankung im zweiten Neuron fallen alle hier lokalisierten Funktionen aus und es verfällt der periphere Nerv und der Muskel allmählich der Atrophie. Zu den Funktionen des zweiten Neurons gehören die Reflexe; darunter versteht man, wie Sie in der Physiologie gelernt haben, Muskelkontraktionen, welche dadurch ausgelöst werden, daß ein von der Peripherie kommender Reiz im Rückenmark direkt auf das zweite motorische Neuron übergeht. Das Erhaltensein eines Reflexes beweist also die Intaktheit des zentripetalen sensiblen Schenkels, des zentrifugalen motorischen Schenkels sowie die Intaktheit des Rückenmarks an der Überleitung dieser beiden Schenkel. Völlige Schlaffheit der Muskeln und Fehlen aller Reflexe sind daher Zeichen für Erkrankungen an irgendeiner Stelle im zweiten Neuron. Wenn dabei ein Muskel von seinem trophischen Zentrum in der Vorderhornganglienzelle getrennt ist, zeigen sich bei elektrischer Reizung allerlei Abweichungen vom normalen Verhalten in Form der sog. „Entartungsreaktion". Das erste Neuron leitet vom Großhirn die Willensimpulse für die spontanen Bewegungen, daneben übt es auf die Reflexe einen hemmenden Einfluß aus. Lähmung für willkürliche Bewegungen mit erhaltenen, ja sogar lebhaften Reflexen ist deshalb das Charakteristikum der Affektionen innerhalb des ersten Neurons. Im gleichen Sinne sprechen die Spasmen in den gelähmten Muskeln. Normalerweise befinden sich alle Muskeln in einem Zustand von mittlerer Spannung, welcher durch die von der Peripherie stets zufließenden Reize unterhalten, aber vom Gehirn durch die Pyramidenbahnen gebremst wird. Der Ausfall dieser zerebralen Hemmung bewirkt neben der Steigerung der Reflexe eine Hypertonie der Muskeln. Diese verrät sich bei raschen passiven Bewegungen durch den oben beschriebenen spastischen Widerstand und bei stärkeren Graden beeinträchtigt sie alle Bewegungen in einer höchst charakteristischen Weise z. B. an den Beinen in Form des spastischen Ganges. Zur vorschriftsmäßigen Ausführung einer jeden Bewegung genügt nicht die Kontraktion einer Muskelgruppe, sondern es ist auch die Erschlaffung der Antagonisten erforderlich. Die Störung dieses Zusammenspiels bedingt die Spasmen.

Wenn Sie mit diesen Kenntnissen an die Untersuchung des Kranken herangehen, finden Sie alle Zeichen einer Affektion des ersten Neurons, nämlich eine spastische Lähmung im Arm und Bein mit Steigerung der

Reflexe. Beim Beklopfen der Quadrizepssehne unter der Patella erfolgt eine auffallend rasche und starke Kontraktion im Quadrizeps, also ein starkes Vorschnellen des herabhängenden Unterschenkels, von der Achillessehne aus ebenso eine rasche Streckung der Fußspitze. Der Ausfall der hemmenden Pyramidenbahnen führt manchmal sogar dazu, daß eine Reihe von kurzen rhythmischen Kontraktionen im Quadrizeps und Triceps surae auftreten, wenn man sie plötzlich dehnt; man spricht dann von Patellar- und Fußklonus. Ebenso sind die Knochenhautreflexe an den Armen abnorm lebhaft. Beim Klopfen auf das untere Radius- und Ulnaende erfolgen lebhafte Kontraktionen im Bizeps resp. Trizeps. Ferner finden Sie öfters noch Reflexanomalien, wie sie der Kranke hier auch zeigt, z. B. das sog. Babinskische Zeichen. Beim Kratzen der Fußsohle erfolgt nicht wie beim Gesunden eine Plantarflexion der Zehen, sondern die Zehen, vor allem die große, führen eine langsame Dorsalflexion aus, wie beim Kind im ersten Lebensjahre, bei dem die Pyramidenbahnen noch nicht mit Mark umkleidet sind. In den letzten Jahren sind noch eine ganze Reihe von anderen ähnlichen Reflexanomalien an den Beinen beschrieben worden, die aber auch mit dem Babinski gemeinsam auftreten und deshalb keine besondere Bedeutung haben. Diese Steigerung der Reflexe, die durch Beklopfen von Muskelsehnen oder vom Knochen ausgelöst werden, erklärt sich dadurch, daß der gesamte Reflexbogen unterhalb des ersten Neuron liegt und normalerweise vom Gehirn aus nur gebremst wird. Im Gegensatz hierzu ist bei den Reflexen, welche durch Streichen der Haut ausgelöst werden, der Reflexbogen anatomisch offenbar etwas anders angeordnet. Diese Reflexe fehlen nämlich bei Erkrankung des ersten Neurons, und daraus müssen wir schließen, daß die Überleitung vom zentripetalen zum zentrifugalen Schenkel keine so einfache und direkte ist wie bei den Sehnen und Knochenreflexen. Bei ihrem Zustandekommen scheinen Teile des ersten Neurons, vielleicht das Gehirn selbst maßgebend mitzuwirken. Bei Erkrankung des ersten Neurons fehlen dann diese Reflexe überhaupt. So sehen Sie bei dem Kranken hier den Bauchdeckenreflex (Kontraktion der Bauchmuskulatur beim Kratzen der Bauchdecken) und den Kremasterreflex (Hochsteigen des Hodens bei Reiz auf die Innenseite des Oberschenkels) auf der linken Seite normal auslösbar, während sie rechts fehlen. Als Analogon des Kremasterreflexes kann man bei Frauen manchmal einen Obliquusreflex auslösen: Kontraktion der untersten Fasern des Obliquus internus. Steigerung der Sehnen- und Knochenreflexe, sowie Fehlen der Hautreflexe sind hiernach Zeichen eines Ausfalls des ersten Neurons oder anatomisch ausgedrückt: einer Erkrankung im Verlauf der Pyramidenbahnen.

Das Streben nach anatomischer Lokalisation der Erkrankung steht bei allen Nervenleiden vollkommen im Mittelpunkt unserer Überlegungen. Ich habe mich im Verlaufe dieser Vorlesungen bemüht, Ihnen zu zeigen, mit welchen Fragestellungen und unter welchen Gesichtspunkten wir bei Affektionen der verschiedenen Organsysteme vorzugehen haben. Bei Erkrankungen des Nervensystems leitet uns vor allem die Tatsache, daß die Symptome im jeweiligen Falle so gut wie ausschließlich durch den Sitz der Erkrankung bestimmt werden; deren Art ist zunächst von untergeordneter Bedeutung. Die Symptome bleiben die gleichen, ob die betreffende Partie im Gehirn oder im Rückenmark (oder im Verlauf der peripheren Nerven) durch eine Blutung oder durch eine thrombotische Erweichung oder durch einen Tumor oder ein Gumma, eine Entzündung oder eine Degeneration oder durch eine Verletzung oder sonstige Kontinuitätstrennung od. dgl. zerstört oder ausgeschaltet ist. Die pathologisch anatomische Art des Prozesses ist aus dem Zustandsbild so gut wie niemals sicher zu erschließen. Hierzu fragen wir vor allem nach der Entwicklung des Leidens und bedienen uns (natürlich neben einer gründlichen körperlichen Untersuchung) aller der Hilfsmomente (Alter, vorausgegangene Krankheiten usw.), welche wir im Verlaufe der Vorlesungen öfters erörtert haben. Wir werden also zunächst alles zusammensuchen, was an Nervensymptomen nachweisbar ist, motorische Lähmungen, sensible Störungen, Reflexanomalien, Beeinträchtigung der Sinnesorgane u. dgl. Dann werden wir nach dem allgemeinen Grundgesetze, daß die einfachste Annahme immer die wahrscheinlichste ist, uns überlegen, wo die Erkrankung lokalisiert sein muß, um alle Symptome möglichst zwanglos zu erklären. Wir werden dann manchmal dazu kommen, einen einzelnen umschriebenen Herd im Gehirn oder im Rückenmark anzunehmen, manchmal werden wir auf eine Affektion eines ganzen zusammenhängenden Systems schließen, manchmal wird eine Erkrankung der peripheren Nerven das wahrscheinlichste sein, und manchmal werden wir multiple Herde oder gar eine ganz diffuse Ausbreitung der Erkrankung diagnostizieren. Einige der allerwichtigsten Beispiele werde ich Ihnen später noch vortragen.

Hier bei unserem Kranken werden wir zunächst nur auf die Pyramidenbahn hingewiesen, und zwar auf die zum rechten Arm und zum Bein führenden Stränge. Da diese vom Cortex cerebri bis zur Halsanschwellung im Rückenmark gemeinsam verlaufen, wäre keine spezialisiertere anatomische Diagnose möglich, wenn wir nur die bisher besprochenen Symptome hätten. Wir könnten die Lähmungen nicht auf einen „Herd“ zurückführen, sondern würden vielleicht auch an eine Systemerkrankung denken. Aber es müssen natürlich auch die anderen Symptome, von denen ich Ihnen in der Vorgeschichte schon gesprochen hatte, noch mitberücksichtigt werden, nämlich die Lähmungen im Gesicht sowie die Sprachstörungen, und schließlich noch eine geringe Beeinträchtigung des Hautgefühls, die wir in den gelähmten Gliedern nachweisen konnten. Im Gesicht sehen Sie eine Asymmetrie zuungunsten der rechten Seite, wie ich das oben schon kurz erwähnt habe. Der rechte Mundwinkel hängt herunter und bleibt offen beim Versuche zu pfeifen oder zu blasen. Die Nasolabialfalte ist verstrichen; dagegen wird die Stirn beiderseits gleichmäßig gerunzelt. Es besteht also eine Lähmung ausschließlich im 2. und 3. Ast des Fazialis; der erste Ast ist frei. Dieses Verhalten ist charakteristisch für Lähmungen, die oberhalb des Fazialiskerns lokalisiert sind, für die sog. zentralen Lähmungen. Bei Lähmungen im oder unterhalb des Kerns müssen unbedingt die drei Äste gleichmäßig befallen sein, da hier alle Äste gemeinsam verlaufen. Bei zentralen Lähmungen dagegen bleibt der erste Ast ausgespart, weil beide Stirnäste Fasern von beiden Hirnhemisphären erhalten. Eine solche bilaterale Innervation ist bei Muskeln, die wir stets in toto bewegen, ziemlich häufig. Ein Abweichen der Zunge nach rechts, das der Kranke hier zeigt, deutet auf eine weitere Hirnnervenstörung hin; gelähmt ist hier der rechte Nervus hypoglossus. Wenn wir nun noch die Sprachstörung, auf die wir vorläufig nicht weiter eingehen wollen, dazunehmen, so haben wir einen Symptomenkomplex, der uns eine ziemlich genaue Herddiagnose erlaubt. Die Zentren aller Funktionen, in denen wir Störungen gefunden haben (Sprache, Zunge, rechte Gesichtshälfte, rechter Arm und rechtes Bein), liegen bekanntlich an der linken Großhirnrinde nebeneinander vor der Sylvischen Furche. Die Zentren der Sensibilität liegen entsprechend dicht dahinter. Ihr gemeinsamer Verlauf reicht bis zu der Stelle im Hirnstamm, wo die zentrale Fazialisbahn die Mittellinie kreuzt und dem Fazialiskern zustrebt. Zwischen Cortex cerebri und diesem Punkte muß die Lähmung lokalisiert sein. Denn wäre sie tiefer, so könnten Fazialis, Hypoglossus, Arm und Bein nicht auf der gleichen Seite gelähmt sein. Entsprechend der Tatsache, daß diese Bahnen hintereinander auf die andere Seite des Hirnstammes ziehen, würde bei etwas tieferer Lage des Herdes die Lähmung nicht gleichseitig, sondern alternierend sein (siehe Abb. Nr. 13, S. 297). Und da alle diese Bahnen in der inneren Kapsel am engsten zusammenliegen, wird der Herd mit größter Wahrscheinlichkeit hier anzunehmen sein. Weiter oben nach der Rinde zu oder gar in der Rinde selber nehmen diese Zentren ein so weites Gebiet ein, daß nur ein unwahrscheinlich großer Herd sie alle gemeinsam ausschalten könnte. Kleinere Herde würden hier nur einzelne Zentren befallen und damit eine Monoplegie, keine Hemiplegie verursachen. Sie sehen aus diesen Überlegungen, meine Herren, wie wir bei der Diagnose eines Nervenleidens vorgehen. Das Streben nach genauer topographischer Lokalisierung muß stets das erste sein; in Fällen, bei denen eine operative Behandlung in Frage kommt, ist das auch von höchstem praktischem Interesse.

Eine Lokaldiagnose gelingt oft mit hinreichender Genauigkeit, wenn wir eine genügende Zahl von nervösen Ausfalls- oder Reizerscheinungen haben, deren „Zentren" im Gehirn oder im Rückenmark gut bekannt sind. Ich kann hier natürlich nicht auf alle die zahllosen Einzelheiten eingehen, deren Feststellung ein genauer neurologischer Status erfordert. Am Rumpfe und den Gliedmaßen hat er sich auf alle Bewegungen (einzelne Muskelaktionen und koordinierte Bewegungen) zu erstrecken, auf Erhaltensein aller Gefühlsqualitäten, auf normale Funktionsfähigkeit von Blase und Mastdarm, auf den Ernährungszustand der Haut usw. Am Kopfe werden die motorischen und sensiblen Funktionen der Hirnnerven geprüft, darunter vor allem auch die Augenbewegungen und das Verhalten der Pupillen. Differenz der Pupillenweite im Dunkeln (durch Lähmung des Okulomotorius) ist wchtiger als eine solche im Hellen; denn Sympathikuslähmungen können durch allerlei harmlose Affektionen ausgelöst werden. Dann spielen die Störungen des Sehens, des Hörens, des Schmeckens sowie die Prüfung des Gleichgewichts eine wichtige Rolle. Unbedingt erforderlich ist eine Untersuchung des Augenhintergrundes. Eine Stauungspapille deutet auf eine intrazerebrale Drucksteigerung und läßt uns vor allem an einen Tumor denken. Eine genauere Lokaldiagnose ist dadurch nicht ermöglicht. Nur wissen wir erfahrungsgemäß, daß Tumoren des Kleinhirns relativ selten eine Stauungspapille vermissen lassen. Wichtig sind ferner Reizsymptome in Form von Zwangsbewegungen, Zuckungen oder Krämpfen; letzteren kommt, wenn sie isoliert und immer in dem gleichen Gliede auftreten, die gleiche topographische Bedeutung wie einer Lähmung zu. Sie gelten dann, wie ich das bei der Besprechung der Meningitis schon gesagt habe, als Folge einer geringeren Alteration des befallenen Zentrums. In Fällen, wie dem vorliegenden, findet man von Störungen der Sinnesorgane öfters einen halbseitigen Ausfall des Gesichtsfeldes, weil die Sehbahn in der Nähe der inneren Kapsel den anderen hier befallenen Bahnen benachbart ist. Ferner eine Zwangsstellung der Bulbi, sog. Déviation conjuguée. Wenn die miteinander durch das hintere Längsbündel verbundenen Seitwärtsdreher des Auges, der Abducens und Rectus internus gelähmt sind, überwiegen die Antagonisten. Infolge davon ist der Blick nach der nichtgelähmten Seite fixiert, „der Kranke sieht seinen Herd an“, wie man zu sagen pflegt. Als Zentren dieser Seitwärtsdrehung gilt der Fuß der zweiten Stirnwindung und der Gyrus angularis. Dieses Symptom der konjugierten Blicklähmung ist übrigens meist nur vorübergehend; es bildet sich bald wieder zurück, offenbar dadurch, daß die Funktion von anderen Zentren und Bahnen übernommen wird. Diese Rückbildungsfähigkeit spielt überhaupt bei den akut einsetzenden Gehirn- und Rückenmarkskrankheiten eine große und wichtige Rolle. Ganz allgemein läßt sich sagen, daß fast niemals Lähmungen in der Ausdehnung und Stärke bestehen bleiben, wie sie unmittelbar nach der Erkrankung, der Verletzung od. dgl. sich zunächst darstellen. Ich übergehe die verschiedenen Möglichkeiten, welche man als Ursache hierfür diskutiert. Für die Prognose und die Behandlung ist diese Tatsache jedenfalls von allerhöchster Wichtigkeit, und es ist keine Seltenheit, daß ein Kranker, der anfangs ein so schweres Bild zeigt, wie unser Kranker hier, im Verlaufe von einigen Monaten wieder einen ziemlichen Grad von Gebrauchsfähigkeit seiner Glieder zurückgewinnt. Auch hier bei dem Kranken ist schon ein gewisser Rückgang der Lähmungen eingetreten, und wir wollen hoffen, daß durch eine zielbewußte Übungstherapie, auf deren Gesichtspunkte und Einzelheiten ich hier nicht eingehen kann, eine weitere wesentliche Besserung erzielt wird.

Die Art des vorliegenden anatomischen Prozesses haben wir bisher völlig außer acht gelassen. Seine Deutung macht hier keine Schwierigkeiten. Eine bei einem älteren Manne plötzlich auftretende halbseitige Lähmung ist mit ausreichender Sicherheit auf einen „Gehirnschlag“ zurückzuführen, wie das der zuerst zugezogene Arzt auch gleich angenommen hat. Das anatomische Substrat eines solchen Hirnschlages kann ein verschiedenes sein. Es kann durch die Ruptur einer kleinen Hirnarterie ein umschriebener Bezirk der Hirnsubstanz erweicht und mit Blutklumpen durchsetzt sein (Schlaganfall im engeren Sinne des Wortes, Apoplexia sanguinea). Ferner kann die Verstopfung eines Gefäßes durch Embolie vorliegen und schließlich die Verlegung desselben durch einen an Ort und Stelle entstandenen Thrombus oder durch eine luetische Endarteriitis. Plötzlichkeit des Auftretens spricht mehr für die erste dieser Möglichkeiten, für die Apoplexia sanguinea. Bei den übrigen ist ein gewisses Vorläuferstadium und eine allmähliche Etablierung der Symptome innerhalb einiger Stunden häufiger. Für Lues spricht, wenn kleinere derartige Schlaganfälle sich bald weitgehendst zurückbilden und öfters wiederholen. Wenn alle diese Vorkommnisse auch im streng pathologisch anatomischen Sinne eine Erkrankung des Zirkulationsapparates zur Vorbedingung haben, so kann dieselbe recht geringfügig sein und klinisch fast symptomlos verlaufen, so daß ein solcher Schlaganfall ganz gewöhnlich Leute befällt, die sich bis dahin als gesund betrachtet haben.

Auf differentialdiagnostische Erwägungen, die hier korrekterweise angestellt werden müßten, möchte ich nicht eingehen; nur auf folgendes weise ich hin: Ein plötzliches Auftreten der Symptome ist kein sicherer Beweis, daß wirklich ein plötzliches neues Akzidens vorliegt, wie jedermann zunächst anzunehmen bereit ist. Es ist durchaus nichts Ungewöhnliches, daß ein sich langsam entwickelnder Prozeß, z. B. ein Tumor oder eine ausgebreitete Systemdegeneration od. dgl. erst eine ziemliche Ausdehnung annimmt und daß dann eines Tages ganz überraschend ohne nachweisbare Ursache klinische Symptome auftreten.

Von den übrigen Gehirnerkrankungen möchte ich nur eine noch kurz besprechen, welche neuerdings wegen ihres gehäuften Auftretens Bedeutung gewonnen hat, nämlich die Enzephalitis. Die Enzephalitis, d. h. die nicht eitrige, diffuse Entzündung der Gehirnsubstanz spielte bisher keine sehr große Rolle. Man kannte 3 Formen: Zunächst eine nicht seltene akute Enzephalitis bei Kindern, die sog. „zerebrale Kinderlähmung". Dieselbe befällt Kinder in den ersten Lebensjahren unter schweren fieberhaften Erscheinungen und heilt meist unter Zurücklassung einer einseitigen spastischen Lähmung; im Gegensatz zur apoplektischen Lähmung der Erwachsenen geht dieselbe häufig mit Reizerscheinungen einher. Von den beiden anderen Formen ist die eine gut charakterisiert. Sie besteht in einer hämorrhagischen Entzündung hauptsächlich in der Gegend der Augenmuskelkerne; sie tritt vorzugsweise bei Schnapstrinkern auf und führt neben allgemeinen Zerebralsymptomen entsprechend ihrer Lokalisation zu Augenmuskellähmungen. Wernicke gab ihr den Namen „Polioencephalitis acuta haemorrhagica superior". Außerdem sprach man noch von einer akuten Enzephalitis, wenn im Anschluß an Infektionskrankheiten schwere zerebrale Erscheinungen allgemeiner Natur, gelegentlich aber auch mit deutlichen Herdsymptomen auftraten.

Erkrankungen, welche offenbar hierher gehören, sind in den letzten Jahren allerorts in großer Zahl aufgetreten. Man sprach anfangs von einer Grippe-Enzephalitis, weil sie mit Grippe-Epidemien Hand in Hand zu gehen scheint, ohne daß freilich jede Enzephalitis sich an eine Grippe anschließt. Dann nannte man sie unverbindlicherweise „Encephalitis epidemica"; allmählich sind eine ganze Reihe von anderen Benennungen in Gebrauch gekommen, um das jeweilig hervorstechende nervöse resp. psychische Hauptsymptom zu charakterisieren, z. B. Encephalitis lethargica oder choreatica oder athetotica oder convulsiva oder hemiplegica oder agitata und viele andere noch　In dem Beiwort „lethargica" kommt ein Symptom zum Ausdruck, welches in seinen ausgesprochenen Formen von ganz besonderer Prägnanz ist, nämlich eine Schlafsucht. Die ganze Krankheit besteht manchmal in einem tagelangen resp. gar mehrwöchigen Schlafzustand, in anderen Fällen wieder in den verschiedensten Krämpfen, Lähmungen und Muskelzuckungen. Symptome von seiten des Bulbus, speziell der Augen (Doppelsehen), sind sehr häufig; in leichten Fällen stellen sie fast das einzige Symptom dar. Der Temperaturverlauf ist ganz uncharakteristisch. Der Lumbaldruck ist meist gesteigert, das Eiweiß darin dagegen fast nie erhöht. Neben der praktischen Bedeutung, durch die Häufigkeit der Erkrankung bedingt, ist diese Enzephalitis von hohem theroretischem Interesse geworden. Es entwickelt sich nämlich in ihrem Verlaufe resp. als Nachkrankheit nicht selten Zustände, welche mit der Paralysis agitans (S. 313) die allergrößte Verwandtschaft haben. Anatomische Untersuchungen haben gezeigt, daß die hierbei auftretenden Steifigkeiten und Bewegungsbehinderungen offenbar durch Prozesse in den Streifenhügeln verursacht sind. Ein vom Streifenhügel ausgehendes Fasersystem, welches unabhängig von den Pyramidenbahnen alle unsere Bewegungen reguliert, wird augenblicklich an dem durch die Enzephalitis uns gebotenen Beobachtungsmaterial eifrig studiert. Die Prognose ist stets mit Zurückhaltung zu stellen. Nur eine Minderzahl heilt glatt. Gerade die Fälle mit den oben erwähnten Symptomen der Paralysis agitans sind sehr hartnäckig, und es kommen sogar chronisch-progrediente Zustände vor. Der makroskopische autoptische Befund ist uncharakteristisch, häufig fast negativ. Mikroskopisch findet man meist ausgedehnte perivaskuläre Infiltrate aus Lymphozyten und Plasmazellen, daneben kleine Ringblutungen und Gliawucherungen, teils diffus, teils knötchenförmig. Der Name „Enzephalitis" ist insofern etwas zu eng gefaßt, als der Prozeß offenbar manchmal auch das Rückenmark mitbefällt.

Meine Herren! Ich erwähnte vorhin die Sprachstörung, die bei unserem Kranken hier zugleich mit der Lähmung der Glieder aufgetreten war und die, wenn auch in geringerem Grade, jetzt noch besteht. Ich unterlasse es, den Kranken in Ihrer Gegenwart unter diesem Gesichtspunkte genauer zu untersuchen. Ich begnüge mich in bezug auf diese „Aphasie" mit einigen Hinweisen resp. Warnungen vor Irrtümern, die oft gemacht werden. Freilich verhehle ich mir nicht, daß die Darstellung dieses recht schwierigen Kapitels in der Kürze, auf die ich mich beschränken muß, nicht ganz leicht verständlich sein wird. Zunächst: Zu trennen von der Aphasie ist die Anarthrie, bedingt durch Störung der Sprachwerkzeuge, also z. B. infolge einer Zungenlähmung od. dgl. „Aphasie" ist die Störung eines höheren zentraleren Mechanismus, der den Sprechwerkzeugen übergeordnet ist. Aber damit ist das Gebiet der Aphasie lange nicht erschöpft. Unter der „Sprache" versteht man in diesem Sinne nicht nur alle die Mittel und Wege, mit denen wir einen Begriff ausdrücken, sondern auch diejenigen, mit deren Hilfe wir ihn in uns aufnehmen. Das „Verstehen" ist also hier ein Teil der „Sprache". Die Lehre der Aphasie umfaßt hiernach Störungen expressiver und perzeptiver Art. Die häufigsten Wege der Perzeption gehen durch Auge und Ohr; aber es können auch durch Geruch, Geschmack und durch unser tastendes Gefühl Begriffe in uns wachgerufen werden. Vermittels des Ohres geschieht dies für gewöhnlich durch das gesprochene Wort. Aufhebung dieser Fähigkeit (bei intaktem Hörapparat) nennt man „Worttaubheit" (über die sog. „sensorische Aphasie"

siehe weiter unten). Aber das ist nicht die einzige Möglichkeit. Statt durch
Worte können ebensogut durch Signale, durch charakteristische Geräusche,
z. B. das Läuten einer Glocke, bestimmte Begriffe in uns geweckt werden.
Die Unfähigkeit, derartiges richtig zu deuten, nennt man „Seelentaub-
heit“. Vermittels des Auges läßt der Anblick eines jeden Gegenstandes
in uns Begriffe lebendig werden. Einen Ausfall dieses Vermögens nennt
man „Seelenblindheit“ (NB. bei intaktem Sehorgan). Die Unfähigkeit
des Lesens, d. h. mit Hilfe des geschriebenen Wortes Begriffe wach werden
zu lassen, nennt man „Alexie“. Ebenso können durch Betasten Gegenstände
erkannt und dadurch Begriffe geweckt werden. „Astereognose“ heißt
die diesbezügliche Störung (natürlich auch nur bei normaler peripherer
Sensibilität und Motilität). Ferner kann Wort, Schrift usw. durch symbolische
Bewegungen ersetzt werden; „Agnosie“ hat man die Unfähigkeit genannt,
diese zu deuten. (Von manchen wird der Begriff der Agnosie freilich viel
weiter gefaßt.) Wenn uns z. B. ein Bekannter auf der Straße mit der Hand
zuwinkt, so weckt er in uns damit den gleichen Begriff, wie wenn er uns ein
„Guten Morgen“ zuruft. Der Taubstumme, der weder sprechen noch hören
kann, ist nicht aphasisch; es fehlt ihm nur die Fähigkeit, die Begriffe auf
den uns sonst gewohnten Wegen mitzuteilen und aufzunehmen; aber er
vermag es durch Zeichensprache und Schrift völlig genügend.

Um unsere Begriffe anderen mitzuteilen, stehen uns ebenfalls verschiedene Wege zur Verfügung. Um mit dem Analogon des zuletzt Besprochenen
zu beginnen, so gehört zu den Mitteln unserer expressiven Sprache die Fähigkeit, symbolische oder sonstige kompliziertere zweckmäßige Bewegungen auszuführen, allerlei Gegenstände ihrer Bestimmung entsprechend zu benutzen
usw. Diesbezügliche Störungen nennt man „Apraxie“. Das Analogon
der Alexie, nämlich eine Beeinträchtigung des Schreibvermögens, die fast
bei keiner Aphasie fehlt, nennt man „Agraphie“. Die wichtigste und
sinnfälligste Störung ist natürlich die der Sprache selber. Diese kann nun
wieder verschiedene Stellen des komplizierten Mechanismus befallen, der
uns das Sprechen ermöglicht. Der Aphasische kann in der Lage eines Menschen
sein, der in einer fremden Sprache spricht und eine Vokabel vergessen hat
(„amnestische Aphasie“). Er kann aber auch demjenigen gleichen, der
das Wort in seinem Inneren bereit hat. Aber, trotzdem seine Sprech-
muskeln nicht gelähmt sind, mißlingt ihm das komplizierte Zusammen-
spiel derselben, wie es uns sonst beim Sprechen geläufig ist („motorische
Aphasie“). Die motorische Aphasie ist also eine Störung ausschließlich
expressiver Natur. Was die „sensorische Aphasie“ betrifft, so identifizieren
sie manche mehr oder weniger mit der amnestischen Aphasie (dann also
ausschließlich expressive Störung); andere dagegen denken mehr an eine
Störung der Perzeption und meinen vor allem etwas der Worttaubheit Ähnliches. Der sensorisch Aphasische ist hiernach in der Lage eines Menschen,
der einen ihm in einer fremden Sprache zugerufenen Satz nicht versteht.

Die Trennung der Aphasie in eine motorische und eine sensorische
finden Sie in den Büchern meist in den Mittelpunkt der ganzen Besprechung
gerückt und die übrigen Defekte auf perzeptivem und expressivem Gebiet
sind nur mehr oder weniger daneben abgehandelt. Diese Darstellungen,
so richtig und korrekt sie in allen Einzelheiten auch sein mögen, erwecken
zu leicht die Vorstellung, daß man für gewöhnlich reine Formen von motorischer oder sensorischer Aphasie zu sehen bekommt, und daß die anderen
Störungen nur gelegentliche Komplikationen seien. Tatsächlich finden
wir aber bei jedem Aphasischen stets Ausfälle an den verschiedensten Stellen
dieses Mechanismus. Es ist dies gerade ein wichtiger diagnostischer Hinweis
auf die organische Natur der Affektion im Gegensatz zur Hysterie, welche eine
einzige Funktion völlig ausstreicht und alle andern dafür ganz unversehrt
läßt. Die Neigung, die Trennung der motorischen von der sensorischen
Aphasie in den Vordergrund zu rücken, hängt damit zusammen, daß wir, wie
Sie ja in der Anatomie gelernt haben, im Gehirn ein motorisches und ein
sensorisches Sprachzentrum kennen (das erstere in der dritten linken Stirnwindung, das letztere in der linken oberen Schläfenwindung). Mit der Entdeckung dieser beiden Zentren (das erstere durch Broca, das letztere durch

Wernicke) schien eine neue Ära der Hirnpathologie eröffnet, und man glaubte
bald alle intellektuellen usw. Fähigkeiten im Gehirne topographisch lokalisieren zu können. Diese Hoffnung hat sich nicht erfüllt und die ganze Lehre
von den Zentren im Gehirn, wenigstens in dem Sinne, daß dieselben die ausschließlichen Stätten für die betreffenden Bewegungsimpulse sein sollen,
ist neuerdings in Zweifel gezogen worden, so z. B. durch v. Monakow mit
seiner Diaschisislehre, auf welche ich aber hier nicht eingehen kann.

23. Vorlesung.

Nervenkrankheiten II.

Rückenmarkskompression, Tabes dorsalis, multiple Sklerose, Muskelatrophien, Poliomyelitis acuta ant.

Der junge Mann hier stammt aus einer tuberkulös belasteten Familie.
Als Kind hatte er Drüsen am Halse und wurde operiert, als dieselben aufbrechen wollten; später litt er dann einige Zeit an einem
Lungenspitzenkatarrh. Vor etwa einem Jahr, er ist jetzt 30 Jahre alt,
bekam er Schmerzen in den Beinen; dann stellte sich allmählich in denselben eine gewisse Steifigkeit ein, die ihm das Gehen nach und nach unmöglich machte. Dazu kamen Störungen von seiten der Blase. Er
spürte den Urindrang meist erst zu spät, so daß er häufig unter sich ließ.
Schließlich merkte er, daß er an den Beinen und an der unteren Rumpf-
hälfte Berührungen, Druck u. dgl. schlechter fühlte. Wegen Zunahme
der Gehstörungen wurde er schließlich ans Bett gefesselt; aber sein
Zustand verschlechterte sich in einer höchst überraschenden Weise
immer mehr. Es traten häufige Zuckungen und rasche Beugungen in
den Beinen auf, manchmal spontan, manchmal auf kleine Reize hin, und
allmählich blieben die Beine dauernd in stärkster Beugung an den Leib
gezogen. So sehen Sie den Kranken jetzt hier liegen. Er ist kaum imstande, seine Beine von selbst zu strecken. Wenn wir sie ihm strecken
wollen, dann gelingt es nur bei sehr sanftem Ziehen, den Widerstand in
den Beugemuskeln zu überwinden. Die Prüfung der Reflexe ergibt aller-
höchste Steigerung. Sie finden Patellar- und Fußklonus und
beiderseits deutliches Babinskisches Phänomen. Auf die Störungen des Hautgefühls hat der Bericht des Kranken schon
hingewiesen. Was deren Prüfung betrifft, so pflegen wir am Krankenbett nicht jedesmal alle die zahlreichen Qualitäten genau durch-
zuprüfen, welche Sie in der Physiologie gelernt haben. Wir begnügen
uns damit, feine Berührungen mit einem Wattebausch auszuführen
und uns angeben zu lassen, ob und wo sie gespürt werden. Ferner prüfen
wir die Unterscheidungsfähigkeit für spitz und stumpf, kalt und warm,
sowie die Schmerzempfindung gegen Kneifen, Nadelstiche od. dgl. Die
Lageempfindung prüfen wir, indem wir fragen, ob der Kranke passive
Bewegungen, die wir mit seinen Gliedern vornehmen, richtig fühlt. Eine
weitere einfache Methode, welche v. Bayer vor einigen Jahren angegeben
hat, besteht darin, die Haut gegen die Unterlage zu verschieben und

den Patienten die Richtung der Verschiebung angeben zu lassen.   Auf
den sog. Muskelsinn gehe ich nachher noch kurz ein.   Der Ausfall einiger
bestimmter Gefühlsqualitäten, wie er sich manchmal findet, kann von
hohem lokaldiagnostischem Wert sein, sofern der Verlauf der Bahnen,
welche die betreffende Gefühlsqualität leiten, genau genug bekannt ist.
Auf Abb. 14 (unter Zugrundelegung von Abbildungen in Bings Kompendium) sehen Sie die wichtigsten sensiblen Bahnen, deren Verlauf
gesichert ist, eingezeichnet.   Sie sehen darauf, daß ein Ausfall der Kalt-

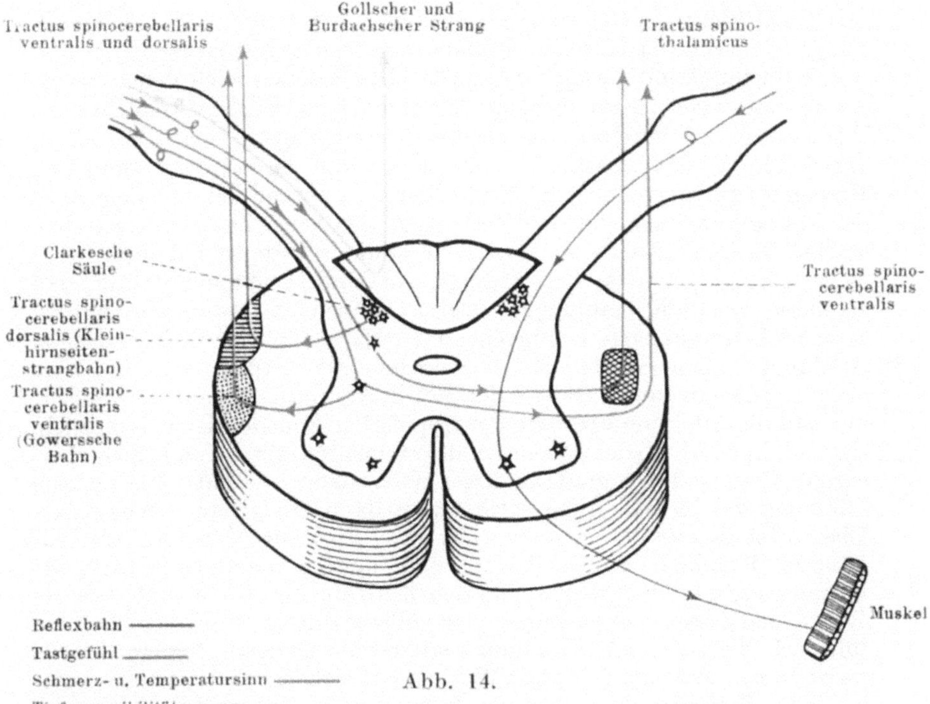

Abb. 14.

Warmunterscheidung und der Schmerzempfindung (auf der Zeichnung
rot) auf eine Erkrankung der zentralen Teile des Rückenmarks hinweist,
wo diese Bahnen getrennt von den andern die Mitte kreuzen.   Die
Syringomyelie, welche in einer gliomatösen Wucherung um den
Zentralkanal herum mit Neigung zu Zerfall daselbst besteht, ist dementsprechend durch einen Ausfall der Kalt-, Warm- und Schmerzempfindung, eine sog. dissoziierte Empfindungsstörung charakterisiert.
Alle andern Gefühlsqualitäten sind topographisch weniger sicher zu verwerten, weil sie stets von zwei Bahnen geleitet werden, deren eine für
die andere bis zu einem gewissen Grade eintreten kann.   Hier bei
dem Kranken ergibt die Untersuchung eine starke Herabsetzung aller
Gefühlsqualitäten. Bemerkenswert und diagnostisch wichtig ist vor allem

die **Begrenzung der Gefühlsstörung**. Wir finden sie von unten herauf an beiden Beinen, dem Gesäß und dem Bauch bis zur Nabelhöhe; dort schneidet sie ringsherum scharf ab. Hiernach ist der Sitz der Erkrankung mit aller Sicherheit ins Rückenmark zu verlegen und ist dort nach Regeln, die wir nachher besprechen werden, genau zu lokalisieren. Ohne diese Sensibilitätsstörung wäre eine Höhendiagnose im Rückenmark nicht sicher möglich. Die Motilitätsstörung hat uns nur eine beiderseitige Affektion der Pyramidenbahnen angezeigt, ohne über deren näheren Ort etwas auszusagen. Freilich wies uns die eigentümliche Haltung der Beine darauf hin, daß die Erkrankung im Rückenmark und nicht im Gehirn sitzt, und zwar auf Grund von folgendem: Länger dauernde spastische Lähmungen führen gerne zu Kontrakturen und bedingen damit Zwangshaltungen. Die Gesetze, nach denen solche Zwangshaltungen zustande kommen, sind uns noch nicht in allem klar. Wir müssen uns vorläufig mit gewissen Erfahrungstatsachen begnügen. Diese lehren, daß spastische Lähmungen auf Grund von zerebralen Herden zu Streckstellung der Beine führen, während bei spinalem Sitze der Erkrankung sich stets ein Bild ergibt, wie Sie es hier sehen, nämlich stärkste Beugung der Beine. Vielleicht ist dieser Unterschied durch keine eigentlich inneren Ursachen bedingt, sondern beruht nur darauf, daß zerebrale spastische Lähmungen meist plötzlich auftreten, während bei spinalen Erkrankungen, entsprechend der Natur der hier vorkommenden Affektionen, eine allmähliche Entwicklung die Regel darstellt. Eine genaue Höhendiagnose ist aus der Motilitätsstörung hier nicht möglich; nur daß die Affektion oberhalb der trophischen Zentren der Beinmuskeln sitzt (d. h. oberhalb der oberen Lendensegmente) läßt sich mit Sicherheit sagen. Denn säße sie grade in dieser Höhe, dann bestünde eine schlaffe Lähmung der Beine. Eine solche wäre dann ein genauer Wegweiser. Ebenso ist es mit der **Blasenstörung**. Daß die Notwendigkeit zur Blasenentleerung nicht zum Bewußtsein kommt, deutet auf eine Leitungsbehinderung zwischen dem zerebralen Zentrum der Blase und dem im Rückenmark resp. Sympathikus. Bei völliger Unterbrechung der Leitung füllt sich die Blase ad maximum und tröpfelt dann ab, sog. **Ischuria paradoxa**. Aber nach einigen Wochen entwickelt sich meist eine automatische Tätigkeit der Blase wie beim kleinen Kinde, d. h. es erfolgt ca. alle halbe Stunde eine richtige Entleerung im Strahl. Bei Erkrankung des Blasenzentrums selber besteht ein dauerndes **Abträufeln** des Urins. Manchmal finden sich oberhalb einer erkrankten Partie die Rückenmarkszentren in einem Reizzustand, der zu charakteristischen Zwangshaltungen führen kann, z. B. bei Affektion des oberen Brustmarks in den Armen. Eine solche erlaubt gelegentlich eine genaue Lokaldiagnose auf den ersten Blick. Natürlich kann das Verhalten der Reflexe, ihr Fehlen od. dgl., auch oft Hinweise geben.

Das Gesetz von der spastischen Natur der Lähmungen bei Läsionen oberhalb des trophischen Zentrums erleidet eine wichtige Ausnahme. Unmittelbar nach Traumen, welche das Rückenmark völlig durchtrennen oder doch auf das allerschwerste erschüttern, pflegt eine schlaffe Lähmung mit fehlenden Reflexen aufzutreten. Diese Regel ist früher auf Grund von Tierversuchen und spärlichen Beobachtungen am Menschen (z. B.

bei Messerstechereien) aufgestellt worden, und sie hat sich im Kriege bei den Rückenmarkschüssen vollauf bestätigt.

Was die Höhendiagnose aus der Sensibilitätsstörung betrifft, auf die wir meistens angewiesen sind, so leiten uns hier die Ergebnisse der experimentellen und klinischen Beobachtungen, deren Resultate Sie in den bekannten Schemata in allen Büchern dargestellt finden. Dieselben sagen aus, daß die einzelnen Rückenmarkssegmente nicht einfach nebeneinanderliegende Hautstreifen innervieren, sondern daß sich immer zwei benachbarte zur Hälfte (vielleicht sogar noch weiter) überdecken. Es wird also niemals ein Hautstreifen von nur einem Rückenmarkssegment versorgt, sondern stets von wenigstens zwei. Der Ausfall eines einzelnen Segmentes macht daher überhaupt keine Sensibilitätsstörung und dementsprechend beweist ein spinaler Sensibilitätsausfall stets, daß mindestens zwei Segmente ausgeschaltet sind. Daher ist auch die oberste Grenze der Erkrankung um ein (bis zwei) Segmente höher anzusetzen als es der Fall wäre, wenn die Segmente sich ohne Überdeckung einfach nebeneinander lagerten.

Wenn also die Zone des herabgesetzten Gefühls in Nabelhöhe beginnt, so haben wir die Erkrankung etwa in das 10. Brustsegment zu verlegen. Wie die Rückenmarkssegmente sich topographisch zu den Wirbelkörpern und ihren Dornenfortsätzen verhalten, ersehen Sie ohne weiteres aus den Abbildungen in den Büchern. In Fällen wie dem vorliegenden ist es also ziemlich leicht, eine präzise Lokaldiagnose zu stellen, ohne die Art der Affektion überhaupt mit berücksichtigt zu haben.

Was kommt hier in Betracht? Natürlich weder eine diffuse noch eine System- sondern nur eine Herderkrankung. Es muß ein Herd vorliegen, welcher den gesamten Rückenmarksquerschnitt in der Höhe des 10. Brustsegments befallen hat. Bei einem Manne mit tuberkulösen Antezedentien denken wir zuerst daran, ob hier vielleicht auch ein tuberkulöser Prozeß in Frage kommen kann. Derartige Überlegungen erscheinen dem klinischen Anfänger stets unwissenschaftlich oder unsachlich. Von Ihren naturwissenschaftlichen Studien sind Sie gewohnt, nur eindeutige Folgerungen aus sicheren Prämissen abzuleiten. Der Chemiker z. B. läßt nur Reaktionen gelten, die ihm zuverlässig mit ja oder nein antworten. Der Kliniker ist nicht so glücklich. Er besitzt überhaupt nicht viele Symptome, die ihm eine Krankheit untrüglich beweisen oder zweifelsfrei ausschließen. Häufig muß er sich derjenigen Diagnose zuneigen, die ihm durch äußere Bedingungen, durch das Zusammentreffen mit anderen Krankheitsfällen oder durch die Anamnese oder durch das Alter des Patienten oder durch den Ort oder die Jahreszeit od. dgl. nahegelegt werden. Ferner wundert sich der Anfänger immer, wie der erfahrene Diagnostiker bemüht ist, eine einzige Krankheit ausfindig zu machen, von der sich alle Symptome ableiten lassen. Es will zunächst nicht einleuchten, warum der Patient nicht mehrere, voneinander unabhängige Krankheiten haben soll. Der Einwand ist ohne Zweifel berechtigt und es kommen natürlich auch solche Fälle vor. Sie werden sich aber bald selber davon überzeugen, daß Überlegungen, wie ich sie hier angedeutet habe, meist das Richtige treffen; das Häufigste ist immer das wahrscheinlichste. Ein vorher Gesunder bekommt eben nicht so leicht einen Hirn- oder Rückenmarkstumor, wie der Luetiker eine gummöse Meningitis aquirieren kann, und wenn jemandem einmal ein Karzinom exstirpiert worden ist, dann ist der Verdacht immer ganz dringend, daß es sich um Metastasen dieses Tumors handelt, sobald der Patient überhaupt einmal wieder ernstlich erkrankt. So werden wir bei unserem Kranken eine Tuberkulose für das wahrscheinlichste halten, um so mehr, als tuberkulöse Affektionen, welche diesen Symptomenkomplex hier erklären können, ziemlich häufig sind. Es kann sich um eine Spondylitis tuberculosa handeln. Eine solche sitzt meist im Wirbelkörper, kann dort zu einem Knick in der Wirbelsäule, einem sog. Gibbus, führen und dadurch das Rückenmark komprimieren. Es kann aber auch ohne deutlichen Gibbus nur durch die Karies der Wirbelknochen eine umschriebene Tuberkulose der Meningen, eine Pachymeningitis tuberculosa, entstehen und ein solcher „pachymeningitischer Pfropf" kann, genau wie ein Tumor, auf das Rückenmark drücken. An Spondylitissymptomen, von welchen Sie noch in der medizinischen und chirurgischen Klinik öfters hören werden, findet sich hier eine konstante umschriebene Klopfempfindlichkeit und ein sog. Stauchungsschmerz in der Gegend des 7. und 8. Brustwirbels (entsprechend dem 10. Brustsegment). Daraufhin werden wir eine Karies des Wirbels mit einer tuberkulösen Pachymeningitis daselbst annehmen dürfen. Wenn die Angaben über die vorangegangenen tuberkulösen Erkrankungen nicht vorliegen und ein sicherer Befund an der Wirbelsäule fehlen würde, dann müßten wir, ohne die tuberkulöse Affektion etwa auszuschließen, doch ernstlich mit der Möglichkeit eines Tumors (Gliom) rechnen. Da wir die Lage genau angeben können, würden wir dem Chirurgen die Operation vorschlagen. Auch hier ist dieselbe nicht unbedingt ausgeschlossen, da die tuberkulösen Affektionen der Meningen öfters scharf umschrieben sind, genau wie ein Tumor, und die operative Entfernung damit immerhin technisch möglich wäre. Aber die Hoffnung auf definitive Heilung, die bei einem Tumor selbst nach längerem Bestande der Lähmungen leidlich gut ist, wird bei der Tuberkulose der Meningen wegen der Gefahr einer nachfolgenden Ausbreitung des tuberkulösen Prozesses wesentlich schlechter. Sonst wäre der Patient orthopädischer Behandlung (Extension der Wirbelsäule, Gipskorsett) zuzuführen, mit deren Hilfe öfters, wenn auch erst nach vielen Monaten, Heilung erzielt wird. Sorgfältigste Pflege hat vor allem auf die Gefahren des Dekubitus und der Zystitis zu achten.

Eine derartige Ableitung der Diagnose auf topographisch-anatomischem Wege wie bei der Rückenmarkskompression ist freilich durchaus nicht immer so streng möglich. Wir wollen zunächst die beiden häufigsten Rückenmarkskrankheiten, die Tabes dorsalis und die multiple Sklerose unter diesem Gesichtspunkte noch kurz besprechen.

Bei der Tabes lassen sich eine Reihe, wenn auch nicht alle Symptome von dem anatomischen Prozesse herleiten. Derselbe besteht in einer Degeneration des peripheren sensiblen Neurons, vor allem der Hinterstränge. Daß die Spinalganglien, trotzdem sie die trophischen Zentren darstellen, relativ geringe Veränderungen zu zeigen pflegen, ist ein noch nicht genügend geklärter Punkt. Die Tabes ist hiernach eine exquisite Systemerkrankung. Entsprechend der Lokalisation der anatomischen Veränderungen liegen die Störungen vor allem auf sensiblem Gebiet. Die für die Tabes charakteristische Beeinträchtigung der Motilität, die tabische Ataxie, ist, wie es zuerst Duchenne aufgeklärt hat, ebenfalls auf einen Ausfall der sensiblen Regulation zu beziehen. (Davon nachher noch einiges.)

Die beiden wichtigsten Tabessymptome sind die reflektorische Pupillenstarre, das „Argyll - Robertsonsche Phänomen" (Fehlen der Pupillenreaktion auf Lichteinfall bei erhaltener Reaktion auf Konvergenz und Akkommodation) und das „Westphalsche Zeichen"(Fehlen der Patellar- und Achillessehnenreflexe). Der Verlust der letzteren ist ohne weiteres durch den Ausfall des zentripetalen Schenkels des Reflexbogens erklärt, während das anatomische Substrat der reflektorischen Pupillenstarre noch strittig ist und jedenfalls aus dem Rahmen der systematischen Hinterstrangsdegeneration herausfällt. Wahrscheinlich ist es im zentripetalen Teil der Reflexbahn dicht vor dem Okulomotoriuskern zu suchen. Die totale Pupillenstarre, bei welcher auch die Verengerung der Pupillen bei Konvergenz gestört ist (die Akkommodation im Gegensatz zur „Ophthalmoplegia interna" dagegen erhalten bleibt), muß vom Okulomotoriuskern selber oder vom zentrifugalen Teil der Reflexbahn her ausgelöst sein. Ebenso ist es mit der nicht seltenen Optikusatrophie. Außerdem sind die Pupillen meist eng, öfters ungleich, manchmal entrundet. Weitere wichtige Symptome, größtenteils auf sensiblem Gebiete, sind: Blitzartig auftretende „lanzinierende" Schmerzen, meist in der Gürtelgegend und schmerzhafte krampfartige Attacken im Magen, Rektum usw., sog. „Krisen"; ferner eigentümliche Sensibilitätsstörungen besonders in bezug auf die Schmerzempfindung; außerdem Blasenstörungen, meistens im Sinne von erschwertem Urinieren und einige andere Affektionen (z. B. an Knochen und Gelenken), auf die ich nicht näher eingehen möchte.

Was die Bewegungsstörung, die tabische Ataxie betrifft, so beruht dieselbe nicht auf einer motorischen Lähmung, denn die grobe motorische Kraft pflegt dabei erhalten zu bleiben. Sie hängt ab von einer Störung der Sensibilität der Muskeln, Sehnen usw., der „Tiefensensibilität" des „Muskelsinns" oder „Kraftsinns". Diese informieren uns unbewußt über die jeweilige Lage unserer Glieder und sagen uns, welche Muskelgruppe und wie stark wir innervieren müssen, um eine bestimmte Bewegung auszuführen. Ohne Tiefensensibilität fehlt den Bewegungen die genaue Kontrolle. Deshalb schießen sie am Ziele vorbei oder über das notwendige Maß hinaus; sie werden unkoordiniert „ausfahrend"; daher der „stapfende" oder „schleudernde" Gang des Tabikers. Eine früher wohl nicht genügend gewürdigte Rolle spielt hierbei wohl auch die Hypotonie der Muskeln, indem die Antagonisten bei Bewegungen nicht so prompt bremsen als sie es beim Gesunden tun (sog. muskuläre Koordination). Die dem Gesunden unbewußte Kontrolle der Bewegungen durch die Tiefensensibilität kann der Tabiker durch das

Auge teilweise ersetzen. Seine Unsicherheit wird deshalb im Dunkeln oder bei geschlossenen Augen stärker. Hierauf beruht das „Rombergsche Zeichen". Der Tabiker schwankt stark, wenn er mit geschlossenen Füßen steht und die Augen schließt. Der Gesunde wird dabei höchstens ein wenig unsicher. Die üblichen Versuche, mit denen man geringe Grade von Ataxie aufzudecken sucht (Kniehackenversuch usw.), lernen Sie in der Klinik. Da die Tabes sich stets auf dem Boden einer Lues entwickelt, kann in zweifelhaften Fällen die Wassermannsche Reaktion im Blutserum resp. im Liquor cerebrospinalis die Diagnose manchmal entscheidend beeinflussen. Eine Lymphozytose in der Lumbalflüssigkeit ohne Drucksteigerung findet sich bei Tabes fast immer, ist aber diagnostisch vieldeutig, weil sie nicht nur bei allen syphilogenen Nervenkrankheiten vorkommt, sondern auch bei sonstigen organischen Gehirn- und Rückenmarksaffektionen gefunden wird.

In bezug auf den Verlauf läßt sich öfters ein erstes Stadium mit sensiblen Reizerscheinungen und eine zweite Periode unterscheiden, in welcher die Ataxie allmählich in den Vordergrund tritt. Durch Zunahme derselben können die Kranken zuletzt völlig hilflos werden. Über die Dauer der einzelnen Stadien lassen sich keinerlei Regeln aufstellen. Aber die Fälle sind glücklicherweise nicht selten, wo eine Tabes jahre- oder gar jahrzehntelang „inzipient" bleibt und die davon Befallenen mit geringen Störungen oder ganz selten auftretenden Krisen od. dgl. leidlich wohl und arbeitsfähig sind.

Für die Therapie ergibt sich aus der Natur der Tabes als einer metaluetischen Krankheit die Berechtigung, wenigstens bei beginnenden Fällen eine antiluetische Kur zu versuchen. Gastrische Krisen werden manchmal durch eine Durchschneidung der entsprechenden hinteren Wurzeln wesentlich gebessert. Im übrigen kommt neben einer symptomatischen, Ruhe- oder Bäderbehandlung für Fälle mit vorwiegender Ataxie die Frenkelsche Übungstherapie in Frage. Diese will durch entsprechende Muskelübungen den Kranken dazu erziehen, die Koordination seiner Bewegungen besser zu lernen. In den letzten Jahren sind verschiedene Bandagen angegeben worden, welche der Ataxie entgegenwirken sollen.

Bei der multiplen Sklerose ist es kaum möglich, die klinischen Symptome und die anatomischen Veränderungen in befriedigender Weise in Einklang zu bringen. Als klassische Symptome lernen Sie eine eigentümlich abgehackte, buchstabierende sog. skandierende Sprache, einen Nystagmus (ruckweise Bewegungen der Bulbi beim Fixieren, besonders in seitlicher Endstellung) und einen Intentionstremor (grobes Zittern oder Wackeln bei Bewegungen). Freilich dürfen Sie diese Trias, welche Charcot auf Grund der ersten von ihm beobachteten wohl ausgebildeten Krankheitsbilder aufgestellt hat, nicht in allen Fällen erwarten. Wir pflegen jetzt bei der Diagnose der multiplen Sklerose vor allem auf Störungen in den Beinen, die dabei so gut wie niemals fehlen, Gewicht zu legen. Wie die Erfahrung lehrt, muß man eine multiple Sklerose argwöhnen, wenn sich bei jüngeren Leuten Spasmen in den Beinen mit erhöhten Reflexen, Klonus und Babinskisches Phänomen finden. Kopfschmerzen und Schwindel, beides sonst vieldeutige Symptome, sind dann insofern wichtig, als sie auf eine Mitbeteiligung des Zerebrums hinweisen und eine rein spinale Erkrankung ausschließen lassen. Vor einer Verwechslung mit Hysterie, die leider nicht selten vorkommt, schützt der Babinskische Reflex und evtl. eine Lymphozytose der Lumbalflüssigkeit, welche jedenfalls eine Hysterie ausschließen läßt. Das Vorhandensein auch nur eines der Symptome der Charcotschen Trias genügt dann, um die Diagnose völlig zu sichern. Von anderen Zeichen, auf welche man neuerdings noch Gewicht legt, nenne ich ein Fehlen der Bauchdecken- und Kremasterreflexe (Pyramidensymptome!) und eine temporale Abblassung der Papille; die Sehprüfung ergibt häufig ein zentrales Skotom. Sie sehen, es handelt sich hier um sehr mannigfache Symptome, die weder auf einen einzelnen umschriebenen Herd noch auf ein funktionell einheitliches System zurückzuführen sind.

Beginn und Verlauf der multiplen Sklerose kann recht verschieden sein. Die meisten Fälle setzen sehr allmählich mit Gehstörungen ein. Dieselben sind teils durch Schwäche, teils durch Spasmen und teils durch Unsicherheit in den Beinen bedingt und werden durch eine Neigung des Rumpfes zum Schwanken manchmal noch kompliziert. Die Analyse dieser Bewegungsstörung ist schwierig und noch nicht in allem geklärt. Die Unsicherheit in den Beinen ist teilweise wohl gleich der Ataxie des Tabikers, also durch eine Störung in der zentripetalen Zuleitung zum Rückenmark bedingt; teilweise mögen aber auch zentrifugale, motorische Innervationsanomalien mit hineinspielen. Die Unsicherheit der Rumpfhaltung ist anderer Natur; sie ist wahrscheinlich aufs engste verwandt mit derjenigen Ataxie, welche man bei Kleinhirnaffektionen häufig sieht. Es fehlt hier die Regulation für die „Gemeinschaftsbewegungen", das Gehen und Stehen. Der Zerebellar-Ataktische torkelt beim Gehen wie ein Betrunkener; dabei kann er die Bewegungen der Extremitäten im einzelnen, welche bei der tabischen Ataxie behindert sind, oftmals gut ausführen.

Die Unsicherheit, die Zitter- und Wackelbewegungen waren Ursache, daß man die multiple Sklerose früher mit allerlei anderen Krankheiten verwechselt oder zusammengeworfen hat, so z. B. mit der Parkinsonschen Krankheit, Schüttellähmung, Paralysis agitans. (Auf die engen Beziehungen, welche zwischen derselben und gewissen Folgezuständen der Enzephalitis bestehen, habe ich oben S. 304 hingewiesen.) Abgesehen von der hier charakteristischen steif gbeeugten Körperhaltung und der maskenartigen Starre des Gesichts, welche zur Diagnose häufig genügen, führen die Kranken bei der Paralysis agitans allerlei komplizierte Bewegungen in den kleinen Gelenken aus (Pillendrehen!), während es sich bei der multiplen Sklerose um grobe, ruckartige Bewegungen in den größeren Gelenken handelt. Vor allem besteht das Zittern der Paralysis agitans kontinuierlich auch in der Ruhe und läßt bei Bewegungen eher etwas nach, während es umgekehrt bei der multiplen Sklerose in ausgesprochenster Weise gerade die Bewegungen begleitet. Sensible Störungen, meist in Form von

Hypästhesien, spielen bei der multiplen Sklerose praktisch keine große Rolle, wenn sie auch fast niemals völlig fehlen. Wichtiger sind vorübergehende Blasenstörungen und flüchtige Augenmuskellähmungen sowie eine ebenfalls rückbildungsfähige, meist einseitige Erblindung (auf einer retrobulbären Neuritis beruhend). Kurz erwähnen möchte ich noch die eigentümlichen, zwangsweise auftretenden Anfälle von Lachen und Weinen. Man sieht dieselben öfters schon in frühen Stadien der Krankheit und sie sind unabhängig von den Intelligenzdefekten, welche in den letzten Perioden manchmal auftreten.

Im Gegensatz zu den Fällen mit schleichender Entwicklung der Symptome sind apoplektiforme Anfälle im Beginne nicht ganz selten. Jüngere Leute, welche bis dahin gesund waren, werden plötzlich von Lähmungen (Arm, Bein, Hirnnerven) befallen, welche großenteils bald zurückgehen. Überhaupt ist die Rückbildungsfähigkeit der Symptome für die multiple Sklerose sehr charakteristisch, und es läßt sich bei genauem Erheben der Anamnese häufig feststellen, daß flüchtige motorische Störungen dem Ausbruch ernsterer Erscheinungen länger vorangegangen sind. Wieder andere Fälle treten unter dem ausgesprochenen Bilde der Herderkrankungen auf und können dadurch als Tumor imponieren. Der Verlauf ist bei allen Formen meist sehr protrahiert, oft über viele Jahre hin. Stillstände und weitgehende Besserungen kommen in jedem Stadium vor.

Pathologisch anatomisch findet man zahlreiche sklerotische (gliomatöse?) Herde im Gehirn und Rückenmark. Innerhalb derselben sind die Achsenzylinder großenteils erhalten und es fehlen die sekundären Degenerationen, welche sich sonst an Herde im Gehirn und Rückenmark anzuschließen pflegen. Hiermit dürfte in Einklang zu bringen sein, daß es eigentlich niemals zu völligen Lähmungen kommt. Die Regellosigkeit, mit welcher die Herde verteilt sind, bedingt es, daß klinisch die allerverschiedensten Bilder auftreten können. Ja es ist in Anbetracht der wechselnden Verteilung der Herde im Gehirn und Rückenmark beinahe erstaunlich, daß eine relativ große Zahl der Fälle eine gewisse Gleichartigkeit der Symptome aufweist. Die Ätiologie ist völlig unbekannt. Ein neuerdings gelegentlich erhobener Spirochätenbefund ist noch nicht hinreichend bestätigt. Daß die multiple Sklerose vorzugsweise bei jüngeren Leuten auftritt (zwischen 18 und 30 Jahren) habe ich schon erwähnt; auffallend ist ihre Häufigkeit bei der Landbevölkerung. Was die Therapie betrifft, so sieht man vor allem die Gehstörungen nach einer mehrwöchigen völligen Ruhebehandlung mit indifferenten Bädern sich oftmals bessern. Über den Nutzen der neuerdings empfohlenen Silbersalvarsankuren besteht noch keine Einigkeit.

Von den Systemerkrankungen, welche ausschließlich die motorischen Bahnen befallen, sind die meisten von geringerer praktischer Wichtigkeit, so daß ich mich mit einigen ganz kurzen Hinweisen begnügen möchte. Das Gemeinsame aller dieser Affektionen ist, daß sie sich streng auf die motorische Sphäre beschränken; Sensibilität sowie Blase und Mastdarm bleiben völlig frei. Soweit sie im zweiten motorischen Neuron lokalisiert sind, zeigen sie natürlich die oben erwähnten diesbezüglichen Charakteristika (degenerative Atrophie usw.). In diese Gruppe gehören die „Muskelatrophien", von denen man drei Formen unterscheidet: die spinale Muskelatrophie (Type Duchenne-Aran), die neurale Muskelatrophie (Peroneal-Vorderarmtyp) und die myopathische Muskelatrophie, gewöhnlich genannt „Dystrophia musculorum progressiva". Bei der ersten sind die Vorderhornganglienzellen infolge chronisch progressiver Degeneration erkrankt, bei der zweiten der periphere Nerv und bei der dritten der Muskel selber. Eine Unterscheidung am Krankenbette ist dadurch ermöglicht, daß jede der drei Formen bestimmte Muskelgruppen bevorzugt. Die spinale Muskelatrophie beginnt stets an den kleinen Handmuskeln, speziell dem Daumen und Kleinfingerballen, dann folgen die Strecker des Unterarms, dann meist der Deltoideus. Die Beine atrophieren für gewöhnlich später und geringer. Die gelähmten Muskeln zeigen als Reizsymptom der erkrankten Vorderhornganglienzellen fibrilläre Muskelzuckungen. Die neurale Muskelatrophie lokalisiert sich hauptsächlich in den Streckmuskeln der Unterschenkel und der Unterarme. Von dem Gesetze, daß alle Muskelatrophien die Sensibilität völlig verschont lassen, kommen hier gelegentlich einige Ausnahmen vor; die Lokalisation der Erkrankung im Nerven bringt es mit sich, daß die sensiblen Bahnen manchmal etwas mitbefallen werden. Die Muskeldystrophie schließlich befällt die langen Rückenmuskeln, den Schulter und Beckengürtel und den Quadrizeps, manchmal auch die Gesichtsmuskulatur. An Stelle der atrophischen Muskeln finden sich meistens ausgedehnte Fettwucherungen. Wegen ihres hauptsächlichen Vorkommens bei Kindern heißt sie auch die „juvenile Form" der Muskelatrophie. Sie ist die häufigste von allen. Sie werden während Ihrer klinischen Semester sicher einmal demonstriert bekommen, wie solch ein kleiner Patient, wenn er sich aus dem Liegen aufrichten soll, wegen seiner atrophischen Rücken- und Beckenmuskeln in höchst charakteristischer Weise „an sich emporklettert". Die neurale und die juvenile Form treten familiär und hereditär auf. Alle diese Muskelatrophien bedrohen das Leben nicht direkt. Bei leichten Fällen ist die Arbeitsfähigkeit oft wenig beeinträchtigt (d. h. wenn der Patient den guten Willen dazu hat). Viele schwerere Fälle sind leistungsunfähig, aber die Kranken fristen manchmal ihr Leben damit, daß sie sich als „interessante Fälle" in Kliniken demonstrieren lassen; die schwersten sind meist in Versorgungshäusern u. dgl. untergebracht.

Im Gegensatze dazu ist eine diesen Muskelatrophien völlig parallele Erkrankung des Gehirns von hoher praktischer Wichtigkeit, nämlich die progressive Bulbärparalyse. Sie befällt, genau wie die spinale Muskelatrophie die motorischen Vorderhornganglienzellen, die entsprechenden Kerne im Bulbus. Die Atrophie der Hirnnervenkerne führt zu einer Sprachbehinderung (Anarthrie) und vor allem zu Schlingstörungen; dadurch stellt die progressive Bulbärparalyse einen außerordentlich ernsten lebensbedrohlichen Zustand dar. Auch verschiedene akute Prozesse, Blutungen u. dgl. können zu dem gleichen Bilde der Bulbärlähmung führen. Gerade die akuten Fälle sind besonders ungünstig. Trotz aller Pflege, künstlicher Ernährung mit der

Schlundsonde usw. gehen die Kranken meist bald an Schluckpneumonie zugrunde. Etwas weniger schwer pflegte die „Pseudobulbärparalyse" zu verlaufen. Die Symptome sind ähnlich; aber die Erkrankung sitzt nicht in den Kernen des Bulbus, sondern es sind die supranukleären Bahnen durch multiple arteriosklerotische Erweichungen in beiden Hemisphären befallen. Als recht seltene, aber wegen ihrer ebenfalls absolut ungünstigen Prognose praktisch wichtige Erkrankung erwähne ich noch die amyotrophische Lateralsklerose. Dieselbe stellt eine systematische Degeneration sämtlicher motorischer Bahnen dar, nämlich der Pyramidenbahnen von der Hirnrinde durch das ganze Rückenmark, sowie der Vorderhornganglienzellen im Bulbus und ebenso im Rückenmark. Damit bildet sie gewissermaßen eine Vereinigung der progressiven Bulbärparalyse mit der spinalen Muskelatrophie. Die Degeneration der Pyramidenbahnen kommt in einer Reflexsteigerung zum Ausdruck. Da der Muskelschwund sich an den Beinen erst später und nur in geringerem Grade auszubilden pflegt, zeigen sich hier alle oben besprochenen spastischen Erscheinungen und Reflexanomalien.

Neben den bisher erwähnten rein degenerativen Erkrankungen möchte ich noch eine entzündliche erwähnen, welche ebenfalls auf die motorischen Bahnen beschränkt bleibt, nämlich die Poliomyelitis acuta anterior Wie der Name besagt, ist das eine in den grauen Vorderhörnern lokalisierte akute Entzündung, offenbar infektiöser Natur. Sie ist ziemlich allgemein bekannt unter dem Namen „spinale Kinderlähmung". In den letzten beiden Jahrzehnten ist sie in verschiedenen Gegenden in teilweise recht ausgedehnten Epidemien aufgetreten. Der Beginn ist akut mit hohem Fieber. Rasch treten atrophische Lähmungen an Armen und Beinen auf, welche sich aber meist teilweise wieder zurückbilden. Kindern mit Residuen dieser Krankheit, d. h. mit Lähmungen einzelner Beinmuskeln werden Sie in der chirurgischen Klinik begegnen, wo durch Transplantationen u. dgl. oft wesentliche Besserungen der Gehstörung erzielt werden.

Diese wenigen Hinweise auf die Muskelatrophien usw. sollen Ihnen nur eine ungefähre Vorstellung geben über die Mannigfaltigkeit der neurologischen Erkrankungen. Meine Bemerkungen über die Tabes und die multiple Sklerose können Ihnen auch kein erschöpfendes Bild verschaffen. Ebenso enthielt meine Darstellung der Apoplexie und der Rückenmarkskompression nur das Allernotwendigste.

Ich hatte Ihnen an der Hand dieser Fälle vor allem zeigen wollen, wie man bei jeder Nervenkrankheit zunächst bestrebt sein soll, die Diagnose aus den Symptomen anatomisch abzuleiten, wie man aber manchmal hierauf verzichten muß und sich dann bemüht, den Symptomenkomplex als Ganzes einem der bekannten Krankheitsbilder anzupassen.

24. Vorlesung.

Nervenkrankheiten III.

Ischias, Neuralgie, Neuritis, Epilepsie, Hysterie.

Nach der Besprechung der wichtigsten von den großen Nervenkrankheiten möchte ich heute zunächst einige kleinere Fälle kurz zeigen.

Der kräftige Mann mit der gesunden Gesichtsfarbe, den Sie hier im Bett sehen, klagt über Schmerzen im rechten Bein; sie ziehen vom Gesäß den ganzen Oberschenkel bis zum Unterschenkel hinunter. Der Kranke liegt etwas auf der linken Seite und hält das rechte Bein leicht gebeugt und ein wenig nach außen gedreht. Diese Haltung hält er stets inne. Solche Eigentümlichkeiten sind oft diagnostisch wichtig. Jeder Kranke pflegt bei allen schmerzhaften Affektionen instinktiv eine Stellung einzunehmen, in welcher die Schmerzen am geringsten sind. So ist gelegentlich eine Täuschung oder mindestens eine Übertreibung leicht nachzuweisen, wenn ein Kranker eine Körperhaltung einnimmt, welche mit seinen Klagen unvereinbar ist. Beim Abtasten des Gesäßes und Beines bereitet es dem Kranken jedesmal lebhafte Schmerzen, wenn man auf den N. ischiadicus drückt, also z. B. zwischen Trochanter und Tuber ischii und ebenso im weiteren Verlauf des Nerven. Hierdurch wird eine Affektion des N. ischiadicus nahegelegt und damit stimmt seine Haltung auch gut überein. So wie der Kranke hier liegt, entspannt er seinen Ischiadikus. Jeder Druck, jede Dehnung tut ihm offenbar weh. Das Gebundensein an den Verlauf eines bestimmten Nerven, Steigerung der ·Schmerzen bei jeder Berührung desselben, Dehnung od. dgl. sind wichtige Kriterien, um Schmerzen als „Neuralgie" anzusprechen und von anderen, z. B. diffusen rheumatischen, abzutrennen. Hiernach können wir bei dem Kranken eine Neuralgie des Ischiadikus, eine Ischias, annehmen.

Auf der Eigenschaft, bei Dehnung des Nerven Schmerzen zu verursachen, beruht folgendes Symptom: Man kann den Oberschenkel bis an den Leib heben, wenn das Bein im Knie gebeugt ist. Aber sobald man es dann im Knie streckt, dabei ein wenig adduziert und nach innen rotiert, wobei der Ischiadikus angespannt wird, empfindet der Kranke ruckartig einen starken Schmerz. Dieses sog. Laséguesche Ischiasphänomen hat große Ähnlichkeit mit dem Kernigschen Meningitiszeichen. Ein bemerkenswertes Symptom vieler Neuralgien ist das Auftreten der Schmerzen in stärksten Anfällen mit fast schmerzfreien Intervallen dazwischen. Diese Eigenschaft ist bei der Neuralgie des Ischiadikus freilich nicht so ausgesprochen wie bei manchen anderen Neuralgien, z. B. denen im Trigeminus. Hier ist es ganz gewöhnlich, daß die Krankheit ausschließlich in kurzen, aber allerstärksten Schmerzattacken besteht. Beim Trigeminus sind auch Druckpunkte besonders leicht nachzuweisen, nämlich· an den Stellen, wo der Nerv aus dem Schädel heraustritt und dort gegen den Knochen gedrückt werden kann. Bei den Interkostalneuralgien fehlt der paroxysmale

Charakter ebenfalls wie bei der Ischias meistens, während er bei der nicht seltenen Okzipitalneuralgie öfters auch deutlich ist. Bei der Ischias haben wir manchmal ein objektives Symptom von sicherer Beweiskraft für eine Ischiadikusaffektion, nämlich das Fehlen des Achillessehnenreflexes. Da man sonst ausschließlich auf die Angaben des Kranken angewiesen ist, gewinnt ein solches von den Klagen und dem Willen des Kranken völlig unabhängiges Zeichen besondere Bedeutung. Es deutet auf eine neuritische Genese hin; eine solche ist für die Neuralgien überhaupt möglich, aber nicht sicher. Für eine solche sprechen die öfters nachweisbaren Sensibilitätsstörungen im Bereiche der schmerzenden Hautpartien. Bei dem genaueren Studium derselben ist man neuerdings auf die etwas überraschende Tatsache gestoßen, daß die Begrenzung derselben nicht, wie erwartet, den Zonen der peripheren Innervation entspricht, sondern daß sie der streifenförmigen Anordnung der Rückenmarkssegmente folgt. Hiernach hätten wir den Sitz der Neuralgien also gar nicht im peripheren Nerven sondern im Rückenmark oder in den austretenden Wurzeln zu suchen. Erwähnt sei hier auch der Herpes zoster; es ist das ein bläschenförmiger Ausschlag, welcher ebenfalls den Rückenmarkssegmenten in seiner Anordnung folgt und sich häufig mit Neuralgien daselbst vergesellschaftet. Als seine Ursache werden Entzündungen der Spinalganglien angesprochen. Dementsprechend ist ein solcher Herpes manchmal ein Hinweis auf eine Rückenmarkserkrankung in seiner Höhe.

Die Ursachen einer Neuralgie sind recht häufig unklar. Manchmal treten sie nach Infektionskrankheiten auf, z. B. Malaria. Viele spricht man als rheumatisch an, was einem der Patient meist dadurch leicht macht, daß er eine Erkältung als Ursache anschuldigt. Stets muß der Urin auf Zucker untersucht werden. Nicht ganz selten sind mechanische Ursachen vorhanden, die den Nerven an irgendeiner Stelle seines Verlaufes irritieren, und man soll bei jeder Neuralgie gründlich danach forschen. Bei der Ischias kommen vor allem Prozesse im kleinen Becken in Betracht; eine Rektal- und eventuell Vaginaluntersuchung darf deshalb niemals versäumt werden. Speziell bei einer doppelseitigen Ischias soll man sich nicht leicht mit der Diagnose einer „idiopathischen" Ischias begnügen; eine beiderseitige Ischias ist häufig nur das Symptom eines im Becken oder an den Knochen lokalisierten oft malignen Prozesses oder einer Spondylitis od. dgl. Interkostalneuralgien deuten öfters auf organische Veränderungen am Rückenmark oder den Wirbelknochen hin; Trigeminusneuralgien können vom Ohr, den Nebenhöhlen oder den Zähnen ausgelöst werden und sind von hier aus dann zu behandeln. Neuralgien bei Diabetes, bei Karzinomen (d. h. ohne daß Metastasen den Nerven drücken) müssen wohl den oben erwähnten postinfektiösen in ihrer Genese gleichgestellt werden. Die Neuralgien, die nach Ausschluß aller solcher Ursachen als „idiopathische" übrig bleiben, sind in ihrer Prognose stets etwas fraglich. Eine Reihe von Fällen heilen bald aus unter geeigneter Behandlung. Bei Ischias ist strenge Bettruhe unbedingt erforderlich. Von Antipyretizis scheint Chinin auch bei den nicht mit Malaria zusammenhängenden Neuralgien öfters besonders wirksam zu sein. Bei den rheumatischen

Formen spielen die verschiedenen Arten von Schwitzprozeduren und Wärmeapplikationen, von Medikamenten, vor allem Salizylsäure eine wichtige Rolle. Der Wert der neuerdings viel empfohlenen Injektionen (Kochsalzlösung, Kokain, bei rein sensiblen Nerven auch Alkohol, bei Ischias auch als epidurale Injektionen) wird recht verschieden beurteilt. Eine leider nicht ganz geringe Zahl von Neuralgien, speziell die Ischias, heilt nicht prompt, sondern zieht sich mit wechselnden Beschwerden recht lange hin und bedingt eine mehr oder weniger große Beeinträchtigung der Arbeitsfähigkeit. Freilich mag bei diesen chronischen Neuralgien meist ein psychogen nervöses Moment mit hineinspielen.

Ich sprach soeben von der Neuritis, d. h. Entzündung des Nerven, als einer der Neuralgie wahrscheinlich aufs engste verwandten Affektion. Die gewöhnlichen Zeichen einer Neuritis sind freilich andere als nur neuralgische Schmerzen. Die Neuritis führt meist vorzugsweise zu motorischen Ausfallserscheinungen. Schmerzen, sowie objektiv nachweisbare Sensibilitätsstörungen können mehr oder weniger hinter den Lähmungen evtl. Atrophien zurückbleiben. Dadurch können sehr wechselnde, manchmal recht schwere Bilder entstehen. Man spricht von einer Neuritis, wenn nur ein Nerv, von einer Polyneuritis, wenn mehrere Nerven befallen sind.

Ein Beispiel für eine nicht seltene Polyneuritisform möchte ich Ihnen hier an einem zweiten Patienten zeigen. Er erkrankte vor zwei Wochen unter leichtem Fieber mit ziehenden Schmerzen in beiden Beinen; bald verspürte er eine Schwäche, welche rasch zunahm und ihn seit einigen Tagen ans Bett fesselt. Wie Sie sehen, kann er seine Beine auf Aufforderung nur wenig und mühsam heben. Wenn wir seine Beine bewegen, so gelingt das in allen Gelenken mühelos. Es ist hier ein wichtiger Unterschied gegenüber den Lähmungen des Apoplektikers und des Spondylitikers der vorigen Stunden. Jene waren spastisch, diese hier sind schlaff. Die Kniesehnenreflexe ebenso die Achillessehnenreflexe fehlen. Hiernach ist die Erkrankung mit Sicherheit in das zweite Neuron zu verlegen. Die Sensibilität ist für alle Qualitäten etwas herabgesetzt. Nach der neulich besprochenen Regel, bei Nervenkrankheiten zunächst nur topographisch anatomisch zu denken, haben wir zu fragen, in welchem Teile des zweiten Neurons die Affektion zu lokalisieren ist, ob im peripheren Nerven oder im Rückenmark in der Höhe der Beinzentren, d. h. im oberen Lumbalmark. Der Einfluß auf die Art der Lähmung bliebe natürlich der gleiche. Es leiten uns jetzt wieder die gleichen Überlegungen wie neulich; wir bemühen uns, alle Symptome einheitlich zu deuten. Das Befallensein beider Beine, der paraplegische Typus der Lähmung, leitet zunächst auf das Rückenmark; ein Herd in den Vorderhörnern des oberen Lumbalmarks würde die motorische Lähmung erklären. Von Prozessen in den Vorderhörnern nenne ich als chronisch-degenerative die mannigfachen Formen der spinalen Muskelatrophien, von den akut-entzündlichen die spinale Kinderlähmung, Poliomyelitis acuta anterior. Über das elektive Befallensein einzelner Muskeln auf Grund von Rückenmarksherden möchte man sich vielleicht wundern. Dies Verhalten findet seine Erklärung darin, daß in den Vorderhörnern des Rückenmarks jeder Muskel sein besonderes Zentrum hat, so wie auf der Tastatur des Klaviers jeder Ton für sich angeschlagen wird. Zerebrale Herde können durchschnittlich nicht zu Lähmungen einzelner Muskeln führen sondern nur zum Ausfall koordinierter Bewegungen. Denn im Cortex cerebri gibt es vorzugsweise Zentren für ganze Gruppen von zusammenarbeitenden Muskeln, so wie ein Pianola auf dem Klavier ganze Akkorde anschlägt. Aber alle Prozesse in den Vorderhörnern sind dadurch charakterisiert, daß sie ausschließlich zu motorischen Lähmungen führen; die hier vorhandenen sensiblen Störungen würden dadurch gar nicht erklärt sein. Um unsern Fall hier als spinale Erkrankung zu deuten, müßte man eine Herdaffektion über den ganzen Rückenmarksquerschnitt annehmen wie bei dem Spondylitiker der letzten Stunde. Aber dann sollte alles in Mitleidenschaft gezogen sein, was unterhalb der Läsion liegt, also auch Blase und Mastdarm. Daß dieselben bei unserem Kranken völlig intakt sind, leitet entschieden mehr auf die peripheren Nerven als Sitz der Erkrankung hin; hier verlaufen Sensibilität und Motilität dicht nebeneinander und können dementsprechend leicht gemeinsam erkranken. Die Annahme einer Neuritis beider Beine ist durchaus erlaubt, da derartige „Polyneuritiden" ein uns geläufiges Krankheitsbild darstellen. Sie treten unter verschiedenen Formen auf. Neben solchen, die akut unter Fieber verlaufen, wahrscheinlich infektiöser Natur sind und sich manchmal an Infektionskrankheiten anschließen, kennen wir auch (besonders bei Alkoholikern) schleichend einsetzende chronische Polyneuritiden. Die Schwäche in den Beinen und das Fehlen der Patellarreflexe lassen dann oft an eine Tabes denken, und man spricht geradezu bei solchen tabesähnlichen Fällen von einer Pseudotabes alcoholica oder peripherica. Die Unterscheidung kann manchmal recht schwierig sein (Wassermannsche Reaktion!), da eine Tabes lange Zeit ausschließlich auf die unteren Extremitäten beschränkt bleiben kann. Für eine Polyneuritis spricht in solchen Fällen die Schmerzhaftigkeit bei Druck auf die Nerven sowie beim Dehnen derselben. Bei Tabikern sind im Gegensatze dazu die Nervenstämme oft auffallend unempfindlich und die Beine lassen sich infolge des verminderten Tonus in den Gelenken manchmal geradezu überstrecken. Die Prognose aller dieser Polyneuritisformen ist im ganzen gut. Sie heilen, wenn auch erst nach langer Zeit; die alkoholischen natürlich nur bei völliger Alkoholabstinenz.

Aber es gibt auch bösartigere Fälle. Sie treten meist ohne nachweisbare Ursache auf, greifen von den Beinen auf die Arme über, können dann die Atmungsmuskeln und den Bulbus befallen und damit zum Tode führen. Von dieser „aufsteigenden" Polyneuritis, auch Landrysche Paralyse genannt, ist es übrigens nicht ganz sicher, ob sie wirklich nur in den peripheren Nerven ihren Sitz hat und nicht vielleicht doch vom Zentralorgan ausgeht. Derartige sonst seltene Krankheitsbilder traten im Kriege relativ häufig auf.

Wichtig zu kennen sind einige Neuritisformen, die bei bestimmten chronischen Intoxikationen vorkommen und welche einzelne Nervengebiete mit einer auffallenden Regelmäßigkeit bevorzugen. So führen Bleivergiftungen gerne zu Lähmungen der Extensoren der Hand, manchmal beiderseitig, stets nur auf die Motilität beschränkt. Bei Arsenikvergiftungen sieht man neuritische Prozesse an den distalen Teilen aller vier Extremitäten, die manchmal rasch zu Atrophien führen. Bei der Diphtherie habe ich die dort nicht seltenen neuritischen Lähmungen schon erwähnt, vor allem des Gaumensegels und der Akkommodation. Ferner kommen, wenn auch seltener, im Puerperium, dann nach Typhus, Ruhr, Influenza und nach allen möglichen septischen Erkrankungen Neuritiden vor. Als „Neuritis“ ist auch die bekannte Fazialislähmung zu deuten. Entsprechend der rein motorischen Natur des Fazialis besteht sie nur in einer Gesichtslähmung ohne jede sensible Beteiligung. Ihre periphere Natur verrät sie dadurch, daß alle drei Äste befallen sind. Bei zerebralen Fazialislähmungen bleibt, wie oben erwähnt, der erste Ast frei, weil beide Stirnhälften von beiden Hirnhemisphären innerviert werden. Die meisten Fazialislähmungen treten spontan als sog. rheumatische auf. Unter den Ursachen der sekundären Fazialislähmungen nimmt die Otitis media den ersten Platz ein.

Die Prognose der idiopathischen Neuritiden ist mit Ausnahme der sog. Landryschen Lähmung im ganzen gut. Sie pflegen evtl. nach Ausschaltung der ursächlichen Noxe völlig zu heilen ohne Hinterlassung von Atrophien, wenn auch erst im Verlaufe von einigen Monaten. Von der meist angewandten elektrischen Behandlung, mit der man die Wiederherstellung der Funktion zu fördern trachtet, verdient das Galvanisieren mit der Kathode am meisten Vertrauen.

Zum Schluß möchte ich Ihnen ein junges Mädchen vorstellen, das an Krampfanfällen leidet. Sie stammt aus einer nervösen Familie. Ihre Mutter leidet an Kopfweh und Schlaflosigkeit. Der Vater ist nach ihrer Schilderung ein Sonderling voller Launen und Unberechenbarkeiten. Die Patientin selber hat als Kind oftmals an nächtlichem Aufschrecken gelitten. Später in der Schule machte sie ihren Eltern viel Sorge durch ihre Aufgeregtheit und Ängstlichkeit, die sich besonders vor schriftlichen Aufgaben aufs höchste steigerte. Dann zog sie sich einmal eine geringfügige Verletzung an der linken Hand zu und im Anschluß daran war der ganze Arm mehrere Wochen gelähmt. Mit Bädern und Elektrisieren heilte der Zustand allmählich. Vor einigen Monaten, gelegentlich eines Wortstreites mit der Mutter, geriet sie in einen außerordentlichen Erregungszustand und verlor dabei allmählich die Herrschaft über sich. Sie fiel (oder warf sich?) zu Boden, schlug um sich, zuckte am ganzen Körper und schluchzte und weinte laut dabei. Nur mit Mühe konnte sie von ihrer erschrockenen Umgebung beruhigt werden. Seit diesem Ereignis ist sie öfters auch ohne besonderen Anlaß in richtige Krämpfe verfallen. Aus diesem Grunde wurde sie jetzt der Klinik überwiesen.

Wenn wir von Krämpfen hören, stellt sich uns sofort die Frage: Epilepsie oder Hysterie? Die Epilepsie, früher Morbus sacer genannt, äußert sich in Krampfzuständen, die von vollständiger Bewußtlosigkeit begleitet sind. Manchmal treten als Äquivalente nur kurzdauernde Zustände von Bewußtlosigkeit, öfters mit Harnabgang, auf. Der Beginn der Krämpfe ist meist ganz plötzlich mit einem lauten Aufschrei. Die Pupillen sind im Anfall weit und reaktionslos, das

Gesicht blaß, häufig zyanotisch, der Mund mit Schaum bedeckt. Nicht selten verletzen sich die Kranken im Anfall durch Zungenbisse, Aufschlagen des Kopfes usw. Im Gegensatz dazu kommt es bei hysterischen Anfällen niemals zu solchen Verletzungen. Die Bewußtlosigkeit ist meist keine vollständige, die Reflexe bleiben erhalten. Trotz des stärksten Krampfens, Umsichschlagens, plötzlichen Hinfallens u. dgl. wissen die Kranken mit einer manchmal geradezu bewundernswerten Geschicklichkeit jede Selbstverletzung zu vermeiden. Selbst Laien, wenn sie etwas kritisch beobachten können, bekommen beim Anblick eines hysterischen Anfalls nicht den Eindruck eines gefährlichen Zustandes, wie ihn der epileptische sicher stets auf jeden macht. Die Epilepsie, wenigstens wenn schwere Anfälle häufiger auftreten, führt zu einer Beeinträchtigung der Intelligenz und sonstigen derartigen Störungen, von denen Sie in der psychiatrischen Klinik noch hören werden. Bei den hysterischen Anfällen ist davon keine Rede. Sie stellen überhaupt keine selbständige Krankheit dar, sondern sie bilden nur Episoden in der Reihe eigentümlicher Symptome, die bei Hysterischen in buntem Wechsel auftreten. Die Anfälle bei unserer Kranken, von denen wir einen beobachten konnten, lassen an ihrer hysterischen Natur keinen Zweifel, wie das nach der Vorgeschichte schon zu vermuten war.

Ich möchte die Gelegenheit benutzen, um auf die Hysterie, Neurasthenie und die sog. nervösen funktionellen Krankheiten mit einigen Worten kurz einzugehen. Ich habe an verschiedenen Stellen meiner Vorlesungen, vor allem bei den Herz- und Magenkrankheiten darauf hingewiesen, daß wir Beschwerden und Funktionsstörungen kennen, für die uns bisher jedes anatomische oder chemische Substrat als Ursache fehlt. Diese bilden das Gebiet der nervösen oder funktionellen Krankheiten, deren Hauptrepräsentanten die Neurasthenie und Hysterie darstellen. Die letztere tritt unter den verschiedensten Bildern auf und kann eigentlich jedem organischen Nervenleiden, auch dem allerschwersten zum Verwechseln ähnlich sein; diagnostische Irrtümer sind tatsächlich nach beiden Richtungen recht häufig. Ein sehr großer Teil von derartigen Fehldiagnosen könnte freilich vermieden werden, wenn sich jeder Arzt bei der Untersuchung solcher Kranken vor Augen hielte, daß organische Nervenleiden so gut wie ausnahmslos mit groben Störungen wenigstens an einem der wichtigsten Reflexmechanismen einhergehen. Finden Sie bei einem Nervenkranken die Patellarreflexe normal, d. h. beiderseits gleich, die Pupillen rund, gleich weit und gleichmäßig prompt reagierend, fehlt Fußklonus und Babinskischer Reflex, dann ist ein organisches Leiden schon ganz unwahrscheinlich. Wenn Sie dann noch beim Augenspiegeln einen normalen Befund am Augenhintergrund erheben und an den Extremitäten nichts von Atrophien finden, wenn alle Hirnnerven sowie Blase und Mastdarm funktionieren, dann können Sie eine organische Gehirn- oder Rückenmarkskrankheit fast sicher ausschließen und können den Zustand getrost als hysterisch, nervös, funktionell, oder wie Sie es sonst nennen wollen, ansprechen.

Es ist schwierig, diese funktionellen Krankheiten durch eine kurze Definition zu charakterisieren. Ich möchte mich in meiner Darstel-

lung an das anlehnen, was Strümpell vom Wesen der Hysterie sagt,
möchte es aber freilich im Prinzip auf die ganze Gruppe der hier in Rede
stehenden Krankheiten ausgedehnt wissen. Es besteht bei allen „funktio-
nell-nervösen“ Krankheiten eine Lockerung der straffen Beziehungen,
die Körper und Bewußtsein beim Gesunden miteinander verbinden.
Jede Muskelgruppe folgt beim Gesunden prompt dem Willensimpulse,
der sie zur Tätigkeit veranlassen will, und ohne einen solchen bleibt sie
in Ruhe. Ebenso ist es in der sensiblen Sphäre. Empfindungen oder
Schmerzen kommen uns zum Bewußtsein genau entsprechend dem ein-
wirkenden Reiz; ohne einen solchen wissen und empfinden wir von unserem
Körper nichts. Die vegetativen Organe verrichten ihre Arbeit von selbst.
Wir vertrauen ihrer Leistungsfähigkeit; unsere Gedanken beschäftigen
sich sonst weiter nicht mit ihnen. Auf eine Störung in diesen Mechanismen
lassen sich die meisten Beschwerden beim Nervösen (im allerweitesten
Sinne des Wortes) zurückführen. Seine Gedankengänge sind häufig
mit ängstlicher Erwartung auf die körperliche Sphäre gerichtet. Die
Leitung der motorischen Impulse und die Perzeption der sensiblen Reize
geht verkehrt vor sich, und zwar in beiderlei Sinne. Sensible Reize aus
der Peripherie werden abnorm stark oder gar nicht empfunden (Hyper-
ästhesie, Anästhesie). Auf motorische Impulse hin bleiben die gewollten
Bewegungen aus oder sie erfolgen weit über das gewollte Maß hinaus
(Lähmungen, Krämpfe). Die Lähmungen und Anästhesien befallen deshalb stets Körperteile, die in unserem Bewußtsein eine Einheit bilden,
z. B. eine Hand oder den ganzen Arm oder ein Bein. Sie richten sich
nicht nach den anatomischen Verbreitungsgebieten der Rückenmarkssegmente oder der peripheren Nerven, an welche sich organische Läsionen
natürlich immer halten müssen. Ob alle diese mannigfachen Störungen
ausschließlich von solchen psychogenen Momenten abgeleitet werden
können, oder wie weit man etwas „Körperlich-nervöses“ zur Erklärung vielleicht doch mit zu Hilfe nehmen muß, kann hier nicht eingehend erörtert werden. Anomalien im vegetativen Nervensystem, die
nicht rein psychogener Natur sind, spielen sicher mit hinein. Die
Ansichten der Autoren weichen hier noch in manchem beträchtlich
voneinander ab. Ebenso ist es, wenn wir „Hysterisches“, „Neur-
asthenisches“ und „nervöse Organe“ als etwas Selbständiges definieren und voneinander trennen wollen. Bei ausgesprochenen Schul-
fällen lassen sich sicher nicht geringe Unterschiede finden, welche
übrigens von den Autoren recht verschieden charakterisiert werden.
(Auf die engere Fassung, welche man auf Grund der Kriegserfahrungen
dem Hysteriebegriffe zuerteilen will, gehe ich nicht näher ein.) Die
meisten Fälle der täglichen Praxis sind jedoch weniger charakteristische Zwischen- und Mischformen. Aber auch die prinzipiellen theoretischen Grenzen dürften sich immer mehr verwischen, je nachdrück-
licher man die psychogene Genese in den Vordergrund stellt. Wenn
dieselbe auch keineswegs jedes Symptom zwanglos zu erklären vermag,
so wird man sich mit der Betonung der psychischen Genese doch am
ehesten unter all diesen eigentümlichen Krankheitsbildern zurechtfinden.
Man wird sich ihre Entstehung einigermaßen erklären können, wenn
man die körperliche und geistige Konstitution des Kranken, das auf

ihn wirkende Milieu sowie spezielle Erlebnisse usw. berücksichtigt. Bei unserer Patientin bereitet die Herleitung ihrer Krankheitssymptome auf diese Weise keine Schwierigkeiten.

In bezug auf die Behandlung dieser Zustände bestehen die gleichen Meinungsverschiedenheiten, wie ich sie bei den Magenneurosen schon angedeutet habe. Wer hinter den funktionellen Störungen organische Veränderungen irgendwelcher Art vermutet, wird eine körperliche Behandlung mit beruhigenden oder stärkenden Medikamenten, mit Hydrotherapie, Elektrisieren usw. für notwendig halten. Wer dagegen das Psychogene als das Ausschlaggebende ansieht, wird vor allem danach streben, die psychischen Eigenheiten seiner Kranken günstig zu beeinflussen, um damit die Quellen ihrer körperlichen Beschwerden zum Versiegen zu bringen.

Sachverzeichnis.

Leitfaden der medizinisch-klinischen Propädeutik. Von Dr. F. Külbs, Professor an der Universität Köln. Dritte, erweiterte Auflage. Mit 87 Textabbildungen. 1922. Preis M. 210.—

Lehrbuch der Perkussion und Auskultation mit Einschluß der ergänzenden Untersuchungsverfahren, der Inspektion, Palpation und der instrumentellen Methoden. Von Prof. Dr. Ernst Edens. Mit 249 Abbildungen. (Aus: Enzyklopädie der klinischen Medizin. Allgemeiner Teil.) 1920. Preis M. 960.—

Lehrbuch der Differentialdiagnose innerer Krankheiten. Von Geh. Med.-Rat Prof. Dr. M. Matthes, Direktor der Medizinischen Universitätsklinik in Königsberg i. Pr. Dritte, durchgesehene und vermehrte Auflage. Mit 109 Textabbildungen. 1922. Preis M. 1002.—; gebunden M. 1200.—

Lehrbuch der Physiologie des Menschen. Von Dr. med. Rudolf Höber, o. ö. Professor der Physiologie und Direktor des Physiologischen Instituts der Universität Kiel. Dritte, neu bearbeitete Auflage. Mit 256 Textabbildungen. Erscheint Ende Herbst 1922.

Vorlesungen über Physiologie. Von Professor Dr. M. von Frey, Vorstand des Physiologischen Instituts der Universität Würzburg. Mit 142 Textfiguren. Dritte, neu bearbeitete Auflage. 1920. Preis M. 600.—; gebunden M. 780.—

Praktische Übungen in der Physiologie. Eine Anleitung für Studierende. Von Dr. L. Asher, o. Professor der Physiologie, Direktor des Physiologischen Instituts der Universität Bern. Mit 21 Textabbildungen. 1916. Preis M. 360.—

Physiologisches Praktikum. Chemische, physikalisch-chemische, physikalische und physiologische Methoden. Von Prof. Dr. Emil Abderhalden, Geheimer Medizinalrat, Direktor des Physiologischen Instituts der Universität Halle a. d. S. Dritte, neubearbeitete und vermehrte Auflage. Mit 310 Textabbildungen. Erscheint im Herbst 1922.

Allgemeine Physiologie. Eine systematische Darstellung der Grundlagen sowie der allgemeinen Ergebnisse und Probleme der Lehre vom tierischen und pflanzlichen Leben. Von A. von Tschermak, o. ö. Professor, Direktor des Physiologischen Instituts der deutschen Universität Prag. In zwei Bänden. Erster Band: Grundlagen der allgemeinen Physiologie.

I. Teil: Allgemeine Charakteristik des Lebens, physikalische und chemische Beschaffenheit der lebenden Substanz. Mit 12 Textabbildungen. 1916. Preis M. 600.—

II. Teil: Morphologische Eigenschaften der lebenden Substanz und Zellularphysiologie. Mit etwa 115 Textabbildungen. Erscheint im Herbst 1922.

Die innere Sekretion. Eine Einführung für Studierende und Ärzte. Von Dr. **Arthur Weil,** ehem. Privatdozent der Physiologie an der Universität Halle, Arzt am Institut für Sexualwissenschaft, Berlin. Zweite, verbesserte Auflage. Mit 45 Textfiguren. 1922. Preis M. 270.—; geb. M. 420.—

Kurzes Lehrbuch der physiologischen Chemie. Von Dr. **Paul Hári,** o. ö. Professor der physiologischen und pathologischen Chemie an der Universität Budapest. Zweite, verbesserte Auflage. Mit 6 Textabbildungen. 1922. Gebunden Preis M. 660.—

Die konstitutionelle Disposition zu inneren Krankheiten. Von Dr. **Julius Bauer,** Privatdozent für innere Medizin an der Wiener Universität. Zweite, vermehrte und verbesserte Auflage. Mit 63 Textabbildungen. 1921. Preis M. 1200.—

Vorlesungen über allgemeine Konstitutions- und Vererbungslehre. Für Studierende und Ärzte. Von Dr. **Julius Bauer,** Privatdozent für innere Medizin an der Wiener Universität. Mit 47 Textabbildungen. 1921. Preis M. 300.—

Anatomie des Menschen. Ein Lehrbuch für Studierende und Ärzte. Von Prof. **Hermann Braus,** Heidelberg. In drei Bänden.
Erster Band: Bewegungsapparat. Mit 400 zum großen Teil farbigen Abbildungen. 1921. Gebunden Preis M. 960.—
Zweiter Band: Eingeweide. Mit etwa 300 zum Teil farbigen Textabbildungen. Erscheint Ende 1922.
Dritter Band: (Schluß-) Band. In Vorbereitung.

Grundriß der gesamten Chirurgie. Ein Taschenbuch für Studierende und Ärzte. Allgemeine Chirurgie. Spezielle Chirurgie. Frakturen und Luxationen. Operationskurs. Verbandlehre. Von Prof. Dr. **Erich Sonntag** in Leipzig. Zweite, vermehrte und verbesserte Auflage. Erscheint Ende Oktober 1922.

Diagnostik der chirurgischen Nierenerkrankungen. Praktisches Handbuch zum Gebrauch für Chirurgen und Urologen, Ärzte und Studierende. Von Prof. Dr. **Wilhelm Baetzner,** Privatdozent, Assistent der Chirurgischen Universitäts-Klinik in Berlin. Mit 263 größtenteils farbigen Textabbildungen. 1921. Preis M. 1800.—; geb. M. 2100.—

Mikroskopie und Chemie am Krankenbett. Begründet von **Hermann Lenhartz,** fortgesetzt und umgearbeitet von Prof. Dr. **Erich Meyer,** Direktor der Medizinischen Klinik Göttingen. Zehnte, umgearbeitete und vermehrte Auflage. Mit 196 Textabbildungen und auf einer Tafel. 1922. Preis geb. M. 720.—

Repetitorium der Hygiene und Bakteriologie in Frage und Antwort. Von Prof. Dr. **W. Schürmann,** Universität Gießen. Vierte, verbesserte und vermehrte Auflage. 9. bis 15. Tausend. 1922. Preis M. 270.—